LES

GRANDS ÉCRIVAINS

DE LA FRANCE

NOUVELLES ÉDITIONS

PUBLIÉES SOUS LA DIRECTION

DE M. AD. REGNIER

Membre de l'Institut

CHARTRES. — IMPRIMERIE DURAND
Rue Fulbert, 9.

MÉMOIRES

DE

SAINT-SIMON

TOME XXII

MÉMOIRES

DE

SAINT-SIMON

(Suite de 1711.)
Union et concert le plus intime entre les ducs et les duchesses de Beauvillier, Chevreuse et Saint-Simon. Conduite du dernier avec le Dauphin, et sa façon d'y être.

On a pu voir épars en plusieurs endroits de ces *Mémoires* à quel degré d'intimité et de toute confiance j'étois arrivé avec le duc de Beauvillier, avec le duc de Chevreuse, et avec les duchesses leurs femmes[1]. Tout cela vivoit dans la même amitié avec Mme de Saint-Simon, et, ce qui étoit peut-être unique pour[2] des personnes si généralement cachées et compassées, dans la confiance et la liberté la plus entière, fondées sur l'estime de[3] sa vertu et l'expérience de la sagesse et de la bonté de son esprit et de sa conduite, plus encore, s'il se peut, que sur ce qu'elle m'étoit, et de ce qu'ils savoient que j'étois pour elle. Il faut donc comprendre que ces trois couples faisoient un groupe qui ne se cachoit rien, qui se consultoit tout[4], qui, en ce genre, étoit inaccessible à quiconque, et dont le commerce étoit non-seulement continuel, mais de

1. En dernier lieu, tome XXI, p. 305-306.
2. *A* surchargé en *p*r. — 3. *De* corrige un *et*.
4. Nous avons déjà rencontré *consulter quelque chose* dans le tome XX, p. 277.

tous les jours, et souvent de plus d'une fois par jour quand nous étions dans les mêmes lieux, et il étoit fort rare que nous en fussions séparés, parce que Vaucresson étoit fort proche, et que je ne sortois presque point de la cour, ni Mme de Saint-Simon non plus. Cette union, anciennement prise, mais liée et augmentée par degrés, en étoit à ce dernier bien longtemps avant la mort de Monseigneur, comme divers traits de ces *Mémoires* auront[1] pu le faire remarquer. Dans cet état, M. de Beauvillier ne cessoit depuis longtemps de faire naître de l'estime, de l'amitié, du goût pour moi en son pupille, sur l'esprit et le cœur duquel il pouvoit tout. Il n'en perdit aucune occasion pendant plusieurs années. On a vu que j'en sentis l'effet à l'occasion de l'ambassade de Rome[2], et un autre si grandement marqué à son arrivée de la campagne de Lille[3]. L'état triste où il fut après si longtemps ajouta aux mesures que le sage gouverneur me prescrivit toujours. On se souvient de la situation où la cabale de Meudon tenoit ce prince[4], et combien le Roi même demeura aliéné de lui, en sus de ce qu'il en étoit auparavant par la vie si recluse et si resserrée de son petit-fils, qui l'avoit dès lors mis fort à gauche[5] avec Monseigneur. On ne doutoit dans aucun de ces temps que le duc de Beauvillier ne possédât ce jeune prince. On ignoroit bien le fonds de mon intimité avec le duc; mais la liaison étoit trop forte, et le commerce trop continuel et trop libre avec des gens aussi enfermés, pour n'avoir pas percé. Être en mesure

1. *Auront* surcharge un autre mot illisible.
2. Tome XIII, p. 241. — 3. Tome XVI, p. 490.
4. Tome XXI, p. 76-78.
5. Le *Dictionnaire de l'Académie* portait seulement : « On dit figurément *prendre une chose à gauche* pour dire la prendre de travers, la prendre autrement qu'il ne faut ; » mais il ne donnait pas *mettre à gauche avec quelqu'un* pour dire mettre en mauvaise intelligence, en défaveur. Littré n'a pas non plus relevé cette locution, qui est plusieurs fois employée par notre auteur. On trouve dans les *Lettres de Mme de Sévigné*, t. VII, p. 477 : « des pensées emmanchées à gauche. »

et en garde[1] infinie étoit le caractère dominant du duc. La[2] haine de Mme de Maintenon, et les secousses qu'il avoit éprouvées du Roi même, augmentoient encore les entraves de sa timidité naturelle. Il craignoit les soupçons[3] de circonvenir son pupille; il craignoit la jalousie et les regards perçants qui s'étoient fixés sur moi depuis ce choix pour Rome. Il vouloit me mettre peu à peu dans la confiance du jeune prince; mais il ne vouloit pas qu'il en parût rien. Il redoubla encore de précautions depuis la campagne de Lille, où je m'étois si hautement déclaré[4], et dont je fus perdu un temps[5]. Je rappelle toutes ces époques et ces faits épars dans ces *Mémoires*, pour les remettre tous à la fois sous les yeux, et montrer les raisons de la conduite que le duc de Beauvillier me fit observer de concert avec le prince. Je ne le voyois chez lui, aux heures de cour, que rarement et courtement, assez pour qu'il ne parût rien d'affecté, assez peu pour qu'on ne pût soupçonner non seulement privance, mais même aucun dessein de m'approcher de lui : en tout, plus de négligence que de cour. Par cette raison, le prince me distinguoit peu chez lui, et ne me donnoit guères au delà de ce qu'il avoit accoutumé aux gens de ma sorte ; mais souvent un coup d'œil expressif, un sourire à la dérobée m'en disoit tout ce que j'en desirois savoir. Outre la transcendance[6] d'être sans cesse porté avec étude[7] par le duc de Beauvillier auprès de lui, et encore par le duc de Chevreuse, du caractère dont étoit ce prince, ce qu'il paroissoit du mien par le tissu de la conduite ordinaire de toute

1. Nous avons rencontré *être en mesure* dans le tome X, p. 104. « *Être en garde* se dit figurément pour dire se défier et donner si bon ordre, qu'on ne soit point surpris » (*Académie*, 1718). On a eu *se tenir sur ses gardes* dans le tome X, p. 214.

2. *Ce* corrigé en *la*.

3. Le *b* de *soubçons* surcharge un *s*.

4. Tome XVI, p. 249. — 5. *Ibidem*, p. 370 et 444.

6. Au sens de supériorité marquée ; voyez notre tome I, p. 2.

7. C'est-à-dire, avec application.

ma vie étoit un[1] avantage peu commun pour lui plaire. Il aimoit une vie appliquée, égale, unie ; il estimoit l'union dans les familles; il considéroit les amitiés qui faisoient honneur, et, de celles-là, on a vu que j'y fus toujours heureux. Ma jeunesse n'avoit rien eu de ce qui eût pu l'étranger[2] ou l'arrêter. Toutes mes liaisons particulières s'étoient trouvées avec des personnes qui presque toutes lui étoient agréables ou directement ou par quelque recoin ; mes inimitiés ou mes éloignements, avec celles qui, pour la plupart, étoient en opposition avec lui, et très ordinairement directe, ce qui étoit arrivé naturellement et sans aucun art. J'étois bien de toute ma vie avec les jésuites : quoique sans liaison qu'avec un seul à la fois, mais liaison unique jusqu'à la mort du dernier, qui survécut le feu Roi[3], ils me comptoient parmi leurs amis, comme on l'a vu du P. Tellier[4], et comme on le verra davantage. Je l'avois été intime, comme on l'a vu aussi[5], de l'évêque de Chartres Godet. C'étoient là des boucliers sûrs contre le dangereux soupçon de jansénisme, et ce que j'ai rapporté de cette conversation avec le Dauphin et l'abbé de Polignac en tiers dans les jardins de Marly[6], mit le sceau à l'assurance. Ma façon d'être à cet égard reviendra trop souvent dans les suites pour ne mériter pas d'être expliquée puisque l'occasion s'en présente si naturellement.

Mon sentiment sur le jansénisme,

Le célèbre abbé de la Trappe a été ma boussole[7] là-dessus[8] comme sur bien d'autres choses dont je desire-

1. Il y a *une*, par mégarde, dans le manuscrit.
2. Tome VIII, p. 268.
3. Il veut parler du P. Sanadon, qui fut son confesseur jusqu'à sa mort en 1720 : tome XVII, p. 62-63.
4. Tomes XVII, p. 63-64, et XIX, p. 319-320.
5. Tome V, p. 379-380.
6. Tome XXI, p. 387.
7. Locution déjà relevée dans le tome XII, p. 404.
8. Sur les sentiments de Saint-Simon à l'égard du jansénisme et sur la part de l'abbé de Rancé à la formation de ses idées sur ce point, il faut voir la lettre que le duc écrivit en 1718 au P. Isidore, abbé de la

rois[1] infiniment avoir eu la pratique comme la théorie. Je tiens tout parti détestable dans l'Église et dans l'État. Il n'y a de parti que celui de Jésus-Christ. Je tiens aussi pour hérétiques les cinq fameuses propositions[2] directes et indirectes, et pour tel tout livre sans exception qui les contient. Je crois aussi qu'il y a des personnes qui les tiennent bonnes et vraies, qui sont unies entre elles, et qui font un parti. Ainsi, de tous les côtés, je ne suis pas janséniste. D'autre part, je suis attaché intimement, et plus encore par conscience que par la plus saine politique, à ce que très mal à propos on connoît sous le nom de libertés de l'Église gallicane, puisque ces libertés ne sont ni privilèges, ni concessions, ni usurpations, ni libertés même d'usage et de tolérance, mais la pratique constante de l'Église universelle, que celle de France a jalousement conservée[3] et défendue contre les entreprises et les usurpations de la cour de Rome, qui ont inondé et asservi toutes les autres, et fait par ses prétentions un mal infini à la religion. Je dis la cour de Rome par respect pour l'évêque de Rome, à qui seul le nom de pape est demeuré, qui est de foi le chef de l'Église, le successeur de saint Pierre, le premier évêque avec supériorité et jurisdiction de droit divin sur tous les autres quels qu'ils soient, et à qui appartient seul la sollicitude[4] et la surveillance sur toutes les Églises du monde comme étant le vicaire de Jesus-Christ par excellence, c'est-à-dire le premier de

les jansénistes et les jésuites.

Trappe, dont nous avons donné une version incomplète dans l'appendice XV de notre tome V, mais dont le texte définitif a été imprimé par P. Faugère dans le tome IV des *Écrits inédits*, p. 132-140. Voyez ci-après aux Additions et corrections.

1. La première lettre de *desirerois* surcharge un *v*.

2. Tome XVIII, p. 259-260.

3. La première lettre de *conservée* corrige un *d*.

4. « *Sollicitude*, souci, soin affectueux. Il n'a guère d'usage qu'en cette phrase : *la sollicitude pastorale*. Saint Paul appelle *la sollicitude des églises* le soin qu'il prenoit des fidèles dispersés dans les différentes églises » (*Académie*, 1718).

tous ses vicaires, qui sont les évêques. A quoi j'ajoute que je tiens l'Église de Rome pour la mère et la maîtresse de toutes les autres, avec laquelle il faut être en communion ; maîtresse, *magistra*[1], et non pas *domina;* ni le Pape le seul évêque, ni l'évêque universel, ordinaire[2] et diocésain de tous les diocèses, ni ayant seul le pouvoir épiscopal duquel il émane dans[3] les autres évêques, comme l'Inquisition, que je tiens abominable devant Dieu, et exécrable aux hommes, le veut donner comme de foi. Je crois la signature du fameux Formulaire[4] une très pernicieuse invention, tolérable toutefois en s'y tenant exactement suivant la Paix de Clément IX[5], autrement insoutenable. Il résulte que je suis fort éloigné de croire le Pape infaillible en quelque sens qu'on le prenne, ni supérieur, ni même égal aux conciles œcuméniques[6], auxquels[7] seuls appartient de définir les articles de foi et de ne pouvoir errer sur elle[8]. Sur Port-Royal, je pense tout comme le feu Roi s'en expliqua à Mareschal en soupirant, p. 389[9], que ce que les derniers siècles ont produit de plus saint, de plus pur, de plus savant, de plus instructif, de plus pratique, et néanmoins de plus élevé, mais de plus lumineux et de plus clair, est sorti de cette école, et de ce qu'on connoît sous le nom de Port-Royal ;

1. La seconde lettre de *magistra* surcharge un *g*.

2. On a vu dans le tome XIX, p. 385, ce que signifie ce mot en termes de droit canonique.

3. Le *Dictionnaire de l'Académie* de 1718 ne donnait pas d'exemple d'*émaner dans quelqu'un ou dans quelque chose*.

4. Tome XVIII, p. 259.

5. *Ibidem*, p. 263. — 6. *Ibidem*, p. 261.

7. *Lesquels* a été corrigé en *auxquels*, en biffant *les* et en ajoutant *aux* en interligne ; à la suite de ce mot, il y a un *a*, biffé ; enfin *appartient de* est en interligne au-dessus de *peuvent*, biffé, et *définir* semble surcharger un autre mot.

8. Les sept derniers mots de la phrase ont été ajoutés en interligne.

9. L'indication *p. 389* a été ajoutée en interligne ; elle correspond aux pages 106-108 de notre tome XI.

que le nom de jansénisme et de janséniste est un pot au noir[1] de l'usage le plus commode pour perdre qui on veut, et que, d'un millier de personnes à qui on le jette, il n'y a peut-être pas deux[2] qui le méritent; que ne point croire ce qu'il plaît à la cour de Rome de prétendre sur le spirituel, et même sur le temporel, ou mener une vie simple, retirée, laborieuse, serrée[3], ou être uni avec des personnes de cette sorte, c'en est assez pour encourir la tache de janséniste ; et que cette étendue de soupçons mal fondés, mais si commode et si utile à qui l'inspire et en profite, est une plaie cruelle à la religion, à la société, à l'État. Je suis persuadé que les[4] jésuites sont d'un excellent usage en les tenant à celui que saint Ignace[5] a établi[6]. La Compagnie est trop nombreuse pour ne renfermer pas beaucoup de saints[7], et, de ceux-là, j'en ai connu, mais aussi pour n'en contenir pas bien d'autres[8]. Leur politique et leur jalousie a causé et cause encore de grands maux ; leur piété, leur application à l'instruc-

1. « On dit au figuré *gare le pot au noir,* pour avertir qu'on se détourne d'un piège dont on est menacé ; on dit aussi dans le même sens : *il a donné dans le pot au noir* » (*Académie,* 1718).

2. *Dix* corrigé en *deux.*

3. Au sens de caché, que donnait le *Dictionnaire de l'Académie.*

4. *La* corrigé en *les.*

5. Ignace de Loyola, né en Guipuzcoa en 1491, fut d'abord page de Ferdinand le Catholique et exerça le métier des armes. Une blessure qu'il reçut au siège de Pampelune en 1521 détermina sa conversion, et, après un pèlerinage en Terre Sainte, il étudia le latin, la philosophie et la théologie, d'abord en Espagne, puis à Paris. C'est dans cette dernière ville, en l'église de Montmartre, qu'il fonda avec cinq compagnons, le 15 août 1534, la célèbre Compagnie de Jésus, dont le pape Paul III confirma la fondation par une bulle du 27 septembre 1540. Ignace fut le premier général de la congrégation, et il mourut le 31 juillet 1556. Il fut canonisé par Grégoire XV le 12 mars 1622.

6. D'après les constitutions rédigées par saint Ignace, l'ordre avait pour objet la propagation de la foi, la conversion des infidèles et des hérétiques et l'éducation de la jeunesse.

7. Déjà dit dans le tome XVII, p. 62.

8. Voyez au même tome, p. 53.

tion de la jeunesse, et l'étendue de leurs lumières et de leur savoir fait aussi de grands biens. C'en [est] assez pour un homme de mon état; ce seroit en sortir, et des bornes de ce qui est traité ici, que descendre dans plus de[1] détail; mais ce n'est pas trop pour les choses dont les récits nécessaires s'approchent. Ce que je viens d'expliquer ne contentera pas ceux qui prétendent que le jansénisme et les jansénistes sont une hérésie et des hérétiques imaginaires, et satisfera sûrement encore moins ceux à qui[2] la prévention, l'ignorance ou l'intérêt en[3] font voir partout. Ce qui m'a infiniment surpris est comment la prévention qui mettoit M. de Beauvillier de ce dernier côté lui a pu permettre de[4] s'accommoder de moi au point qu'il a fait, et sans le moindre nuage, toute sa vie, avec la franchise entière que j'ai toujours eue avec lui là-dessus comme sur tous mes autres sentiments sur toutes autres matières.

Situation * personnelle de la duchesse de Saint-Simon à la cour.

Divers endroits de ces *Mémoires*[5] ont fait voir combien Mme de Saint-Simon pouvoit compter sur les bontés de Mme la duchesse de Bourgogne, et le dessein constant qu'elle eut toujours de la faire succéder à la duchesse du Lude[6]. La place qu'elle fut forcée de remplir auprès de Mme la duchesse de Berry l'approcha de tous les particuliers; plus elle fut vue de près, plus elle fut goûtée, aimée, et, si j'ose parler d'après toutes ces têtes presque couronnées, même après le Roi et Mme de Maintenon, elle fut honorée et respectée, et les écarts de la princesse à

1. *De,* oublié, a été ajouté en interligne.
2. *A qui* est en interligne, au-dessus de *que,* biffé.
3. Avant *en,* Saint-Simon a biffé *leur.*
4. Les mots *luy* et *permettre de* ont été ajoutés en interligne.
5. En dernier lieu, tome XX, p. 192.
6. Tome XIX, p. 244, 331 et 336; il dira plus loin, p. 290, qu'elle suppléait toujours la duchesse du Lude, lorsque celle-ci était empêchée.

* Il avait écrit *Situation particuliere et personelle*; il a biffé *particuliere,* mais a oublié de biffer *et.*

qui on l'avoit attachée malgré elle ne firent que plus d'impression en faveur de son grand sens, de la prudence[1], de la justesse de son esprit et de sa conduite, de la sagesse, de l'égalité, de la modestie, de la vertu de tout le tissu de sa vie, et d'une vertu pure, toujours suivie, et qui, austère pour elle-même, étoit aimable, et, bien loin de rebuter par ses rides[2], se fit toujours rechercher par celles même[3] dont l'âge et la conduite en étoient les plus éloignés[4], qui vinrent plus d'une fois se jeter à elle pour en être conseillées, et tirées par son moyen des dangers et des orages domestiques où leur conduite les avoit livrées. Tant de qualités aimables et solides lui avoient acquis l'amitié et la confiance de beaucoup de personnes considérables, et tant de réputation, que personne n'y fut plus heureuse qu'elle : sur quoi on peut se souvenir du conseil que les trois ministres[5], sans nul concert entre eux, me donnèrent lorsque je fus choisi pour Rome, de lui tout communiquer et de profiter de ses avis[6]. Le Dauphin, qui la voyoit souvent dans les parties[7] particulières, et toujours depuis le mariage de M. le duc de Berry, avoit pris pour elle beaucoup d'estime, d'amitié, même de confiance, qui me fut un autre appui très fort près de lui, que le duc de Beauvillier fortifia toujours et par amitié, et plus encore par l'opinion qu'il avoit d'elle. Ainsi, tout me portoit dans la confiance et dans l'amitié libre et familière du Dauphin.

Précautions de ma conduite; je sonde

La cour changée par la mort de Monseigneur, il fut question pour moi de changer de conduite à l'égard du

1. Ces trois mots ont été ajoutés en interligne.
2. Tome XXI, p. 313.
3. *Mesme* a été ajouté en interligne.
4. Il y a *eloignées*, au féminin pluriel, dans le manuscrit, par analogie avec les participes passés qui suivent.
5. Beauvillier, le Chancelier et Chamillart.
6. Tome XIII, p. 239-240.
7. Au sens de « divertissement entre plusieurs personnes » (*Académie*, 1718).

heureusement le Dauphin.

nouveau Dauphin[1]. M. de Beauvillier m'en parla d'abord; mais il jugea que ce changement ne devoit se faire que fort lentement, et de manière à y accoutumer sans effaroucher. J'avois, en divers temps, échappé à d'étranges noirceurs[2]; je devois compter que les regards se fixeroient sur moi à proportion de la jalousie, et que je n'en pouvois éviter les dangers qu'en voilant ma situation nouvelle, si fort changée par le changement de toute la scène de la cour; pour cela, ne m'approcher à découvert que peu à peu du prince, à mesure que son asile se fortifieroit à mon égard, c'est-à-dire à mesure qu'il croîtroit auprès du Roi en confiance, et en autorité dans les affaires et dans le monde. Je crus néanmoins à propos de le sonder dès les premiers jours de son nouvel essor. Un soir que je le joignis dans[3] les jardins de Marly, où il étoit peu accompagné, et de personne qui me tînt de court[4], je profitai de son accueil gracieux pour lui dire, comme à la dérobée, que bien des raisons qu'il n'ignoroit pas m'avoient retenu jusqu'alors dans un éloignement de lui nécessaire, que maintenant j'espérois pouvoir suivre avec moins de contrainte mon attachement et mon inclination, et que je me flattois qu'il l'auroit agréable. Il me répondit, bas aussi, qu'il y avoit en effet des raisons quelquefois qui retenoient, qu'il croyoit qu'elles avoient cessé, qu'il savoit bien quel j'étois pour lui, et qu'il comptoit avec plaisir que nous nous verrions maintenant plus librement de part et d'autre. J'écris exactement les paroles de sa réponse pour la singulière politesse de celles qui la finissent. Je la regardai comme l'engagement heureux d'une amorce[5] qui avoit pris comme je me l'étois proposé. Je

1. Saint-Simon avait d'abord écrit *de ce Prince*; il a corrigé en mettant en interligne *u nouveau Dauphin*.

2. Le dernier exemple en est rapporté dans le tome XX, p. 181 et suivantes.

3. *Dans* surcharge un *a*. — 4. Tome XXI, p. 368.

5. Mot déjà relevé dans le tome XXI, p. 175.

me rendis peu à peu plus assidu à ses promenades, mais sans les suivre entières qu'autant que la foule, ou des gens dangereux ne les grossissoient pas, et j'y pris la parole avec plus de liberté. Je demeurai sobre à le voir chez lui avec le monde, et je m'approchois de lui dans le salon suivant que j'y voyois ma convenance. Je lui avois présenté notre mémoire contre d'Antin lors du procès, et je n'avois pas manqué de lui glisser un mot sur notre dignité, à laquelle je le savois très favorable, et par principes. Il avoit lu le mémoire, et avoit été fort aise, à cause de quelques-uns d'entre nous, de le trouver fort bon, et la cause de d'Antin insoutenable. Je n'ignorois pas aussi ce qu'il pensoit sur la forme du gouvernement de l'État, et sur beaucoup de choses qui y ont rapport, et ses sentiments là-dessus étoient les miens mêmes, et ceux des ducs de Chevreuse et de Beauvillier[1], par qui j'étois bien instruit. C'étoit l'avoir trop beau[2] pour n'essayer pas à en tirer grand parti; je me rendis donc attentif à saisir tout ce qui pourroit me conduire à entrer naturellement en matière, et je ne fus pas longtemps à en trouver le moment. Quelques jours après, étant dans le salon, j'y vis entrer le Dauphin et la Dauphine ensemble, se parlant à diverses reprises. Je m'approchai d'eux, et j'entendis les dernières paroles; elles m'excitèrent[3] à demander au prince de quoi il s'agissoit, non pas de front, mais avec un tour de liberté respectueuse que j'usurpois déjà. Il me répondit qu'ils alloient à Saint-Germain pour la première fois qu'il étoit Dauphin, c'est-à-dire en visite ordinaire après celle en manteau et en mante[4], que cela

Court entretien dérobé avec le Dauphin.

1. Voyez notre tome XVII, p. 154 et suivantes.

2. Nous avons déjà rencontré *l'avoir belle* dans le tome XIV, p. 308, et *le donner beau* dans le tome XVIII, p. 311.

3. Le c de ce mot corrige une *h*, comme s'il avait voulu d'abord écrire *exhortèrent*.

4. Tome XXI, p. 127. — Tout ce qui précède, depuis *c'est à dire*, a été ajouté en interligne.

changeoit le cérémonial avec la princesse d'Angleterre[1], m'expliqua la chose, et appuya avec vivacité sur l'obligation de ne laisser rien perdre de ses droits légitimes. « Que j'ai de joie, lui répondis-je, de vous voir penser ainsi, et que vous avez raison d'appuyer sur ces sortes d'attentions dont la négligence ternit toutes choses ! » Il reprit avec feu, et j'en saisis le moment le plus actif pour lui dire que, si lui, qui étoit si grand, et dont le rang étoit si décidé, avoit raison d'y être attentif, combien plus nous autres, à qui on disputoit, et souvent on ôtoit tout sans qu'à peine nous osassions nous en plaindre, avions-nous raison de nous affliger de nos pertes et de tâcher à nous soutenir[2]. Il entra là-dessus avec moi jusqu'à devenir l'avocat de notre cause, et finit par me dire qu'il regardoit notre restauration[3] comme une[4] justice importante[5] à l'État, qu'il savoit que j'étois bien instruit de ces sortes de choses, et que je lui ferois plaisir de l'en entretenir un jour. Il rejoignit dans ce moment la Dauphine, et s'en allèrent à Saint-Germain. Le fait qui avoit donné lieu à cette courte mais importante ouverture étoit que, du vivant de Monseigneur, Mme la duchesse de Bourgogne cédoit partout en lieu tiers à la princesse d'Angleterre, mais[6] que, devenue l'épouse de l'héritier présomptif par la mort de Monseigneur, elle devoit désormais précéder partout en lieu tiers cette

1. Il avait dit, dans le tome XXI, p. 127-128, que, lors de la visite de cérémonie à Saint-Germain, elle s'était passée debout, parce que « la princesse ne pouvoit avoir de fauteuil devant elle (la reine d'Angleterre sa mère), ni les fils et filles de France [être] sans fauteuil devant la reine dans le sien, ni garder le leur en présence de la princesse d'Angleterre sur un ployant. »

2. L'emploi de *tâcher* avec la préposition *à* a été relevé dans le tome XVIII, p. 177.

3. « *Restauration*, réparation, rétablissement; son plus grand usage est au moral » (*Académie*, 1718).

4. *Un*, par mégarde, dans le manuscrit.

5. Au sens de qui importait.

6. *Mais* surcharge *et que*, effacé du doigt.

même princesse d'Angleterre, qui n'étoit pas héritière présomptive d'un frère qui auroit des enfants, et qui n'étoit pas même encore marié[1]. A peu de jours de là, le Dauphin[2] m'envoya chercher. J'entrai par la garde-robe, où du Chesne, son premier valet de chambre[3], très homme de bien, sûr, et qui avoit sa confiance, m'attendoit pour m'introduire dans son cabinet, où il étoit seul. Mon remerciement ne fut pas sans mélange de ma conduite passée et présente, et de ma joie du changement de son état. Il entra en matière en homme qui craint moins de s'ouvrir que de se laisser aller à la vanité de son nouvel éclat. Il me dit que jusqu'alors il n'avoit cherché qu'à s'occuper et à s'instruire, sans s'ingérer à rien[4], qu'il n'avoit pas cru devoir s'offrir ni se présenter de lui-même, mais que, depuis que le Roi lui avoit ordonné de prendre connoissance de tout, de travailler chez lui avec les ministres[5], et de le soulager, il regardoit tout son temps comme étant dû à l'État et au public, et comme un larcin tout ce qu'il en déroberoit aux affaires, ou à ce qui le pourroit conduire à s'en rendre capable; qu'aussi ne prenoit[-il] d'amusement que par délassement et pour se rendre l'esprit[6] plus propre à recommencer utilement après un relâchement nécessaire à la nature. De là il s'étendit sur le Roi, m'en parla avec une extrême tendresse et une grande reconnoissance, et me dit qu'il se croyoit obligé d'une manière très étroite à contribuer à

Tête-à-tête du Dauphin avec moi. Dignité, gouvernement, ministère*.

1. Cela a déjà été expliqué, plus brièvement, dans le tome XXI, p. 97.

2. *Le Dauphin* est en interligne, au-dessus d'*il*, que Saint-Simon a oublié de biffer.

3. Tome XV, p. 323.

4. Le *Dictionnaire de l'Académie* de 1718 ne donnait ce verbe qu'avec les prépositions *de* ou *dans*.

5. Tome XXI, p. 316.

6. Avant *l'esprit*, Saint-Simon a biffé *apres*.

* A partir de cette manchette, l'écriture plus serrée, nette et régulière, semble indiquer la transcription d'une mise au net.

son soulagement, puisqu'il avoit la confiance en lui de le desirer. J'entrai fort dans des sentiments si dignes; mais, en peine si la tendresse, la reconnoissance et le respect ne dégénéroient point en une admiration dangereuse, je glissai quelques mots sur ce que le Roi ignoroit bien des choses qu'il s'étoit mis en état de ne pouvoir apprendre, et auxquelles sûrement sa bonté ne demeureroit pas insensible, si elles pouvoient arriver jusqu'à lui. Cette corde, touchée ainsi légèrement, rendit aussitôt un grand son[1]. Le prince, après quelques mots de préface sur ce qu'il savoit par M. de Beauvillier qu'on pouvoit sûrement me parler de tout, avoua la vérité de ce que je disois, et tomba incontinent sur les ministres. Il s'étendit sur l'autorité sans bornes qu'ils avoient usurpée, sur celle qu'ils s'étoient acquise sur le Roi, sur le dangereux usage qu'ils en pouvoient faire, sur l'impossibilité de faire rien passer au Roi, ni du Roi à personne, sans leur entremise; et, sans nommer aucun d'eux, il me fit bien clairement entendre que cette forme de gouvernement étoit entièrement contraire à son goût et à ses maximes. Revenant de là tendrement au Roi, il se plaignit de la mauvaise éducation qu'il avoit eue[2], et des pernicieuses mains dans lesquelles il étoit successivement tombé; que, par là, sous prétexte de politique et d'autorité, dont tout le pouvoir et tout l'utile n'étoit[3] que pour les ministres, son cœur, naturellement bon et juste, avoit sans cesse été détourné du droit chemin sans s'en apercevoir; qu'un long usage l'avoit confirmé dans ces routes une fois prises, et avoit rendu le royaume très malheureux. Puis, se ramenant à soi[4] avec humilité, il me donna de grands sujets de l'ad-

1. Allusion aux instruments à cordes. « On dit figurément *ne touchez pas cette corde*, pour dire *ne touchez pas à ce point-là* » (*Académie*, 1718). Voyez ci-après, p. 26 et 200.

2. Voyez tome XX, p. 209. — 3. *Estoit* est bien au singulier.

4. Le *Dictionnaire de l'Académie* de 1718 ne donnait pas *se ramener* au sens de revenir.

mirer. Il revint après à la conduite des ministres, et j'en pris occasion de le conduire sur leurs usurpations avec les ducs et avec les gens de la plus haute qualité. A ce récit, l'indignation échappa à sa retenue : il s'échauffa sur le *Monseigneur* qu'ils nous refusent, et qu'ils exigeoient de tout ce qui n'étoit point titré à l'exception de la robe[1]. Je ne puis rendre à quel point cette audace le choqua, et cette distinction si follement favorable à la bourgeoisie sur la plus haute noblesse. Je le laissai parler, tant pour jouir des dignes sentiments de celui qui se trouvoit si proche d'en pouvoir faire des règles et des lois, que pour m'instruire moi-même du degré où l'équité enflammée le pouvoit porter. Je repris ensuite les commencements de l'intervertissement[2] de tout ordre, et je lui dis que le pur hasard m'avoit conservé trois lettres à mon père de M. Colbert, ministre, contrôleur général des finances et secrétaire d'État, qui lui écrivoit *Monseigneur*[3]. Cela parut lui faire autant de plaisir que s'il y avoit été intéressé. Il m'ordonna de les envoyer chercher, et admira la hardiesse d'un changement si entier. Nous le discutâmes, et, comme il aimoit à approfondir et à remonter tant qu'il pouvoit aux sources, il se mit sur la naissance des charges de secrétaire[4] d'État, dont la ténuité[5] de l'origine[6] le surprit de nouveau, quoique lui-même, par l'explication qu'il se prit à en faire, me montrât qu'il n'avoit rien à apprendre là-dessus. Tout cela fut la matière de plus d'une heure d'entretien ; elle nous détourna de celle que nous devions

1. Déjà dit tomes VI, p. 126-131, et XIV, p. 228.

2. Ce mot n'est donné par aucun lexique. Littré n'en a cité que le présent exemple.

3. Tomes VI, p. 126-128, et XIV, p. 227.

4. Ce mot est écrit *secr.* en abrégé, ce qui laisse douteux s'il faut le mettre au pluriel ou au singulier.

5. « *Ténuité*, qualité d'une chose ténue ; il n'a d'usage que dans le dogmatique » (*Académie*, 1718).

6. Notre auteur reviendra dans le prochain volume sur l'origine des secrétaires d'État.

traiter, mais d'une manière plus importante que cette matière même, à laquelle celle de cet entretien n'étoit rien moins qu'étrangère. Le Dauphin m'ordonna de l'avertir lorsque j'aurois ces trois lettres de M. Colbert à mon père, et me dit qu'en même temps nous reprendrions la[1] matière qu'il s'étoit proposé de traiter avec moi, et dont[2] celle-ci l'avoit diverti.

Belles et justes espérances.

Il est difficile d'exprimer ce que je sentis en sortant d'avec le Dauphin. Un magnifique et prochain avenir s'ouvroit devant moi. Je vis un prince pieux, juste, débonnaire[3], éclairé, et qui cherchoit à le devenir de plus en plus, et l'inutilité avec lui du futile, pièce[4] toujours si principale avec ces personnes-là. Je sentis aussi, par cette expérience, une[5] autre merveille auprès d'eux[6], qui est que l'estime et l'opinion d'attachement, une fois prise par lui et nourrie de tout temps, résistoit au non-usage et à la séparation entière d'habitude. Je goûtai[7] délicieusement une confiance si précieuse et si pleine dès la première occasion d'un tête-à-tête, sur les matières les plus capitales. Je connus avec certitude un changement de gou-

1. *La* est répété deux fois, à la fin de la page 1171 du manuscrit et au commencement de la page 1172.

2. Le *d* de *dont* semble surcharger un *q*.

3. « *Débonnaire*, doux et bienfaisant ; il n'a d'usage dans le style sérieux qu'en parlant des princes ; hors de là il ne se dit guère qu'en raillant » (*Académie*, 1718). Une chanson reproduite dans le *Nouveau siècle de Louis XIV*, tome III, p. 294, avait appliqué ce qualificatif au jeune prince en 1708, lors de la funeste campagne d'Audenarde, et nous verrons Saint-Simon, dans la suite des *Mémoires* (tome XI de 1873, p. 168-169) en gratifier le duc d'Orléans.

4. Ce mot est employé ici figurément par allusion au jeu des échecs.

5. Il y a *un*, au singulier, par mégarde dans le manuscrit.

6. *Eux* est bien au masculin, quoique tenant lieu du mot *personnes*.

7. Les premières lettres de *goustay* surchargent *co[nnus]*, qu'on va retrouver trois lignes plus loin, comme si, en copiant, Saint-Simon avait sauté une phrase.

vernement par principes, j'aperçus sans chimères la chute des marteaux[1] de l'État et des tout-puissants ennemis des seigneurs et de la noblesse, qu'ils avoient mis en poudre[2] et à leurs pieds, et qui, ranimée d'un souffle de la bouche[3] de ce prince devenu roi, reprendroit son ordre, son état et son rang, et feroit[4] rentrer les autres dans leur situation naturelle. Ce desir en général sur le rétablissement de l'ordre et du rang avoit été toute ma vie le principal des miens[5], et fort supérieur à celui de toute fortune personnelle ; je sentis donc toute la douceur de cette perspective, et de la délivrance d'une servitude qui m'étoit secrètement insupportable, et dont l'impatience perçoit souvent malgré moi. Je ne pus me refuser la charmante comparaison de ce règne de Monseigneur que je n'avois envisagé qu'avec toutes les affres possibles et générales et particulières, avec les solides douceurs de l'avant-règne[6] de son fils, et bientôt de son règne effectif, qui commençoit si tôt à m'ouvrir son cœur, et, en même temps, le chemin de l'espérance la mieux fondée de tout ce qu'un homme de ma sorte se pouvoit le plus légitimement proposer, en ne voulant que l'ordre, la justice, la raison, le bien de l'État, celui des particuliers, et par des voies honnêtes, honorables, et où la probité et la vérité se pourroient montrer. Je résolus, en même temps, de cacher avec grand soin cette faveur si propre, si on l'apercevoit, à effrayer et à rameuter[7] tout contre moi, mais de la cultiver sous cette sûreté, et à[8] me procurer avec discrétion

1. Le *Dictionnaire de l'Académie* ne donnait pas d'emploi de ce mot au figuré. Il y en a d'autres exemples dans la suite des *Mémoires*, tome XV de 1873, p. 469, et dans les *Écrits inédits*, tome V, p. 271.

2. Cette image continue celle des marteaux, qui servent à broyer.

3. Allusion au passage de la Genèse qui raconte la création de l'homme animé par le souffle de Dieu.

4. Avant *feroit*, il y a un *y* biffé. — 5. De mes désirs.

6. Mot que ne donne aucun lexique.

7. Verbe déjà relevé dans le tome XVIII, p. 8.

8. Il y a bien *à*, au lieu de *de*, réclamé par le verbe *résolus*.

de ces audiences dans lesquelles j'aurois tant à apprendre, à semer, à inculquer doucement, et à me fortifier; mais j'aurois cru faire un larcin, et payer d'ingratitude, si j'avois manqué de faire l'hommage entier de cette faveur à celui duquel je la tenois toute entière. Certain d'ailleurs[1], comme je l'étois, que le duc de Beauvillier avoit le passe-partout[2] du cœur et de l'esprit du Dauphin, je ne crus pas commettre une infidélité de lui aller raconter tout ce qui venoit de se passer entre ce prince et moi, et je me persuadai que la franchise du tribut en soutiendroit la matière, et me serviroit par les conseils à y bien diriger ma conduite. J'allai donc tout de suite rendre toute cette conversation au duc de Beauvillier; il n'en fut pas moins ravi que je l'étois moi-même. Ce duc, à travers une éminente piété presque de l'autre monde, d'une timidité qui sentoit trop les fers[3], d'un respect pour le Roi trop peu distant de l'adoration de latrie[4], n'étoit pas moins pénétré que moi du mauvais de la forme du gouvernement, de l'éclat de la puissance et de la manière de l'exercer des ministres, qui, chacun dans leur département, et même au dehors, étoient des rois absolus; enfin non moins duc et pair que je l'étois moi-même. Il fut étonné d'une ouverture si grande avec moi et surpris d'un si grand effet de ce que lui-même avoit pris tant de soin de planter et de cultiver en ma faveur dans l'esprit de son pupille. Sa vertu et ses mesures, qui le

Conférence entre le duc de Beauvillier et moi.

1. *Dailleurs* a été ajouté en interligne, et, avant *certain*, il y a un *et*, biffé.

2. Le *Dictionnaire de l'Académie* de 1718 ne donnait ce mot qu'au propre, au sens de « clef qui sert à ouvrir plusieurs portes ou commune à plusieurs personnes pour ouvrir la même porte. » Nous l'avons déjà rencontré dans une Addition à Dangeau placée dans notre tome VI, p. 444. — Saint-Simon écrit *passepartout*.

3. « *Fers* se prend figurément et poétiquement pour l'état d'esclavage » (*Académie*, 1718). Voyez ci-après, p. 231.

4. « *Latrie* n'a d'usage que dans cette phrase : *le culte de latrie*, qui signifie le culte que l'on rend à Dieu seul » (*Académie*, 1718).

contenoient avec lui, l'y captivoient[1], en sorte qu'il me parut qu'il ne l'avoit guères ouï parler si clairement. J'en fus surpris au dernier point; mais cela me parut à toute sa contenance, et aux répétitions qu'il exigea de moi sur ce qui regardoit le pouvoir des ministres et la mauvaise éducation du Roi[2]. Il m'avoua même sa joie sur ces deux chapitres, avec une naïveté qui me fit comprendre qu'encore qu'il n'apprît rien de nouveau sur les dispositions du Dauphin, les expressions pourtant le lui étoient, et que ce prince n'avoit pas été si net, ni peut-être si loin avec lui. La suite me le fit encore mieux sentir; car, soit que son caractère personnel[3] lui imposât des mesures qu'il ne se crût pas permis de franchir, ou qu'il ne voulût franchir que peu à peu, peut-être comme un maître qui aime mieux suivre son écuyer en de certains passages[4], il ne tarda pas à prendre des mesures avec moi pour agir sur plusieurs choses de concert, puis d'une manière conséquente, par lui-même. Il me parut très sensible à la confiance pleine de dépendance dont j'usois avec lui là-dessus, et bien déterminé à faire usage de sa situation nouvelle.

Autre tête-à-tête du Dauphin avec moi. Secret de ces entretiens. Dignité, princes, princes du sang, princes légitimés.

Peu de jours après, j'eus une autre audience. Il faut dire une fois pour toutes que du Chesne ordinairement[5], rarement M. de Beauvillier, quelquefois le Dauphin, bas, à la promenade, m'avertissoit de l'heure de me trouver chez lui, et que, lorsque c'étoit moi qui voulois une audience, je le disois à du Chesne, qui en prenoit l'ordre aussitôt et m'en avertissoit. Où que ce fût dans la suite, Fontainebleau, Versailles, Marly, j'entrois toujours à la

1. Au sens de rendaient captif le jeune prince, l'empêchaient de parler et de s'ouvrir.
2. Ci-dessus, p. 14.
3. Le commencement de *personnel* surcharge un *d*.
4. Comme il a dit que Monseigneur faisait à la chasse avec son écuyer Casaus : tome XXI, p. 47.
5. *Ord*[t] a été ajouté à la fin de la ligne et dans la marge sur un *et*.

dérobée par la garde-robe, où du Chesne avoit soin de m'attendre toujours seul pour m'introduire aussitôt, et de m'attendre à la sortie, seul encore, de façon que personne ne s'en est jamais aperçu, sinon une fois la Dauphine, comme je le raconterai en son lieu[1], mais qui en garda parfaitement le secret. Je présentai au Dauphin ces trois lettres dont j'ai parlé de M. Colbert à mon père[2]. Il les prit, les regarda fort, les lut toutes trois, et s'intéressa dans l'heureux hasard qui les avoit conservées, et sauvées du peu d'importance de leur contenu. Il en examina les dates, et retomba sur l'insolence des ministres (il n'en ménagea pas le terme), et sur le malheur des seigneurs. Je m'étois principalement proposé de le sonder sur tout ce qui intéresse notre dignité : je m'appliquai donc à rompre doucement tous les propos qui s'écartoient de ce but, à y ramener la conversation, et la promener sur tous les différents chapitres. Je le trouvai très instruit du fond de notre dignité, de ses rapports à l'État et à la couronne, de tout ce que l'histoire y fournit, assez sur plusieurs autres choses qui la concernent, peu ou point sur d'autres, mais pénétré de l'intérêt sensible de l'État, de la majesté des rois de France et de la primauté de leur couronne, à soutenir et rétablir cette première dignité du Royaume, et du desir de le faire. Je le touchai là-dessus par ce que j'avois reconnu de sensible en lui là-dessus[3] à l'occasion de sa première visite à Saint-Germain, avec la Dauphine, depuis la mort de Monseigneur[4]. Je le fis souvenir de la nouveauté si étrange des prétentions de l'électeur de Bavière, tout *incognito* qu'il étoit, avec Monseigneur à Meudon[5] ; je les mis en opposition avec l'usage constant jusqu'alors, et avec ce que l'histoire nous fournit de rois qui se sont contentés d'égalité avec des fils de France. Je lui fis faire les

1. Ci-après, p. 38. — 2. Ci-dessus, p. 15.
3. Cette répétition de *la dessus* est bien au manuscrit.
4. Ci-dessus, p. 11-13.
5. Tome XVIII, p. 224-225.

réflexions naturelles sur le tort extrême que la tolérance de ces abus faisoit[1] aux rois et à leur couronne, qui portoit après sur les choses les plus solides par l'affoiblissement de l'idée de leur grandeur. Je lui montrai fort clairement que les degrés de ces chutes étoient les nôtres, qui, avilis au dedans et abandonnés au dehors, donnions lieu par nos flétrissures à celles du trône même, par l'avilissement de ce qui en émane de plus grand, et le peu de cas qu'on accoutume ainsi les étrangers à en faire. Je lui exposai la nouveauté des usurpations faites sur nous par les électeurs ses oncles[2], par quelle méprise cela étoit arrivé et demeuré[3], d'où bientôt après l'électeur de Bavière s'étoit porté jusqu'à prétendre la main de Monseigneur et à s'y soutenir par des *mezzo-termine*[4], tout *incognito* qu'il étoit, parce qu'il s'étoit aperçu qu'il n'y avoit qu'à prétendre et entreprendre. Je vins après à la comparaison des grands d'Espagne avec les ducs pairs et vérifiés, qui me donna un beau champ[5], et, en même temps, à la politique de Charles V, soigneusement imitée par les rois d'Espagne ses successeurs, qui, non content d'avoir si fort élevé leur dignité dans ses États, s'étoit servi de leur étendue et de leur dispersion dans les différentes parties de l'Europe, et de l'autorité que sa puissance lui avoit acquise à Rome et dans d'autres cours, pour leur y procurer le rang le plus grandement distingué, duquel ils y jouissent encore, et qui sert infiniment à faire respecter la couronne d'Espagne au dehors de ses États[6]. Je passai de cet exemple à celui du vaste usage que les Papes ont su tirer, pour leur grandeur tem-

1. Il y a *faisoient*, au pluriel, par accord avec *abus*.
2. Ceux de Bavière et de Cologne, frères de la Dauphine, sa mère.
3. Tome IX, p. 234-235.
4. Terme déjà relevé dans le tome IX, p. 174.
5. Nous avons déjà rencontré *avoir beau champ* dans le tome VIII, p. 353.
6. Tout cela a déjà été dit dans le tome IX, p. 252.

porelle, de celle où ils ont porté les cardinaux[1], dont la dignité se peut appeler littéralement une chimère, puisqu'elle n'a rien de nécessairement ecclésiastique, qu'elle n'en a ni ordres ni juridiction, ainsi laïque avec les ecclésiastiques, ecclésiastique avec les laïques, sans autre solidité que le droit d'élection des papes, et l'usage d'être ses principaux ministres d'État. Me promenant ensuite en Angleterre, chez les rois du Nord, et par toute l'Europe, je démontrai sans peine que la France, seule entre tous les États qui la composent, souffre, en la personne de ses grands, ce que pas un des autres n'a jamais toléré, non pas même la cour impériale, quoique si fourmillante[2] de tant de véritables princes, et que la France, seule aussi, en a pensé périr, et la maison régnante, dont la Ligue, sur tous exemples, me fournit toutes les preuves. Le Dauphin, activement attentif, goûtoit toutes mes raisons, les achevoit souvent en ma place, recevoit avidement l'impression de toutes ces vérités. Elles furent discutées d'une manière agréable et instructive. Outre la Ligue, les dangers que l'État et les Rois ont si souvent courus, jusqu'à Louis XIV inclusivement, par les félonies et les attentats de princes faux et véritables, et les établissements qu'ils leur ont valu au lieu de châtiment, ne furent pas oubliés. Le Dauphin, extrêmement instruit de tous ces faits historiques, prit feu[3] en les déduisant, et gémit de l'ignorance et du peu de réflexion du Roi. De toutes ces diverses matières, je ne faisois presque que les entamer en les présentant successivement au Dauphin, et le suivre après pour lui laisser le plaisir de parler, de me laisser voir qu'il étoit instruit, lui donner lieu à se

1. Il en a parlé en dernier lieu dans le tome XX, p. 40-41, à propos du cardinal de Bouillon.

2. Cet adjectif verbal n'était pas donné par le *Dictionnaire de l'Académie* de 1718. Littré en cite un autre exemple de La Fontaine.

3. « On dit proverbialement et figurément qu'*un homme prend feu aisément,* pour dire qu'il est aisé à émouvoir » (*Académie,* 1718).

persuader par[1] lui-même, à s'échauffer, à se piquer et a moi de voir ses sentiments, sa manière de concevoir et de prendre des impressions pour profiter de cette connoissance, et augmenter plus aisément par les mêmes voies sa conviction et son feu. Mais, cela fait sur chaque chose, je cherchois moins à pousser les raisonnements et les parenthèses qu'à le conduire sur d'autres objets, afin de lui montrer une modération qui animât sa raison, sa justice, sa persuasion venue de lui-même, et sa confiance, et pour avoir le temps aussi de le sonder partout, et de l'imprégner[2] doucement et solidement de mes sentiments et de mes vues sur chacune de ces matières, toutes distinctes dans la même. Je n'oubliai pas d'assener sur M. d'Espinoy, en passant, le terme d'apprentif[3] prince[4], et sur[5] M. de Talmond[6] et autres pareils, par vérité d'expression, et pour m'aider d'un ridicule qui sert souvent beaucoup aux desseins les plus sérieux. Content donc au dernier point de ce que le Dauphin sentoit sur les rangs étrangers, la plume et la robe, qui eut aussi son léger chapitre, je mis en avant le nouvel édit de cette année 1711, fait à l'occasion de d'Antin sur les duchés[7]. Je discutai avec le Dauphin, naturellement curieux de savoir et d'apprendre, je discutai, dis-je, avec lui les prétentions diverses qui y avoient donné lieu. Je ne le fis

1. *Par* a été ajouté en interligne.

2. Saint-Simon écrit *empreigner*. Le *Dictionnaire de l'Académie* de 1718 ne donnait ni *emprégner*, ni *imprégner*, et ce dernier mot n'y a été admis qu'en 1740. Le *Dictionnaire de Trévoux* dit : « *Empreigner*, terme de physique. Quelques philosophes et quelques chimistes se servent de ce mot pour *imprégner*, qui doit être préféré et qui est seul employé par les bons écrivains ; » mais il ne cite pas d'exemple d'*imprégner* au figuré.

3. Tome X, p. 158.

4. Voyez ce qu'il a dit tomes I, p. 30, et V, p. 334.

5. *Et sur* est en interligne, au-dessus de *de*, biffé.

6. Voyez tome XV, p. 318-320.

7. Tome XXI, p. 143 et suivantes.

que légèrement pour le satisfaire, dans le dessein de passer le plus tôt que je le pourrois aux deux premiers articles de cet édit, et de m'y étendre selon que j'y trouverois d'ouverture. J'y portai donc le prince. Ma surprise et ma satisfaction furent grandes, lorsqu'à la simple mention je le vis prendre la parole, et me déduire lui-même et avec ardeur l'iniquité de ces deux premiers articles[1], et de là passer tout de suite aux usurpations des princes du sang, et s'étendre sur l'énormité du rang nouveau des bâtards. Les usurpations des princes du sang furent[2] un des points où je le trouvai le plus au fait de l'état[3] en soi de ces princes, et de celui de notre dignité, et, en même temps, parfaitement équitable, comme il me l'avoit paru sur tous les autres. Il me déduisit très nettement l'un et l'autre avec cette éloquence noble, simple et naturelle qui charmoit sur les matières les plus sèches, combien plus sur celle-ci. Il admettoit avec grande justice et raison l'idée qu'avoit eue Henri III, par l'équité de donner aux héritiers possibles d'une couronne successive[4] et singulièrement masculine une préséance et une prééminence sur ceux qui, bien que les plus grands de l'État, ne peuvent toutefois dépouiller jamais la condition de sujets ; mais n'oubliant point aussi qu'avant Henri III nos dignités précédoient le sang royal qui n'en étoit pas revêtu, et[5] qui jusqu'alors avoit si peu compté ce beau droit exclusif de succéder à la couronne, que les cadets de branches aînées cédoient partout aux chefs des branches cadettes, qui toutefois pouvoient devenir sujets de ces cadets qu'ils précédoient, il se souvint bien, de lui-même, que la préséance et prééminence ne put être établie qu'en suppo-

1. Voyez tome XXI, p. 147.
2. Le manuscrit porte *fut*, par mégarde.
3. La dernière lettre d'*estat* surcharge une *n*.
4. « On appelle *droits successifs* les droits qu'on a à une succession, à une hérédité » (*Académie*, 1718).
5. *Et* est en interligne.

sant et rendant tout le sang royal masculin pair de droit sans terre érigée par droit d'aînesse, et plus anciens que nuls autres, par lui faire tirer son ancienneté d'Hugues Capet, abolissant en même temps toute préséance entre les princes du sang par autre titre que celui de leur aînesse[1]. Avec ces connoissances exactes et vraies, le Dauphin ne pouvoit souffrir l'avilissement de notre dignité par ceux-là même qui s'en étoient si bien servis pour leur élévation, quoique si juste. Il se déclara donc fort contre les usurpations que les princes du sang lui avoient faites[2] ; sur toutes, il ne put souffrir l'attribution aux princes du sang, par l'édit, de la représentation des anciens pairs au sacre à l'exclusion des pairs[3] : il sentoit parfaitement toute la force d'expression des diverses figures de cette auguste cérémonie, et il me laissa bien clairement apercevoir qu'il vouloit être couronné comme l'avoient été ses ancêtres. Moins informé des temps et des occasions des usurpations des princes du sang sur les pairs que des usurpations mêmes, je l'en entretins avec un grand plaisir de sa part, plus soigneux de le suivre et de satisfaire à ses questions, pour entretenir son feu et sa curiosité, que de lui faire des récits et une suite de discours. En garde contre l'écoulement du temps, lorsque je le crus pour cette fois suffisamment instruit sur les princes du sang, je m'aidai de la grandeur des bâtards qui avoit si fort servi à augmenter celle des princes du sang, pour amener le Dauphin aux légitimés. C'étoit une

1. Édit donné à Blois en décembre 1576, publié dans le recueil de Fontanon, tome II, p. 32. Le Roi disait : « Voulons que dorénavant les princes de notre sang pairs de France précèdent et tiennent rang selon leur degré de consanguinité devant les autres princes et seigneurs pairs de France, de quelque qualité qu'ils puissent être. » Mais il n'y est point question de la pairie de droit pour tout le sang royal comme sorti d'Hugues Capet, ni du rang des princes du sang entre eux.

2. Avaient faites à la dignité ducale.

3. Tome XXI, p. 188 et 245.

corde que je voulois lui faire toucher le premier[1], pour sentir, au son qu'il lui donneroit, le ton que je devois prendre à cet égard. Ma sensibilité sur tout ce qu'ils nous ont enlevé, et le respect du Dauphin pour le Roi son grand-père m'étoient également suspects, de manière qu'attentif à le suivre sur les princes du sang, et à ne faire que lui montrer les autres, je fus longtemps à le faire venir à mon point[2]. Il y tomba enfin de lui-même. Prenant alors un ton plus bas, des paroles plus mesurées, mais, en échange, un visage plus significatif, car mes yeux travailloient avec autant d'application que mes oreilles, il se mit sur les excuses du Roi, sur ses louanges, sur le malheur de son éducation[3] et de[4] celui de l'état[5] où il s'étoit mis de ne pouvoir entendre personne[6]. Je ne contredisois que de l'air et de la contenance pour lui faire sentir modestement combien ce malheur portoit à plein sur nous. Il entendit bien ce langage muet, et il m'encouragea à parler. Je préludai donc, comme lui, par les louanges du Roi, par les plaintes que lui-même en avoit faites, et je tombai enfin sur les inconvénients qui en résultoient. Je me servis, non sans cause, de la piété, de l'exemple, de la tentation nouvelle, ajoutée à celle de la chose même, qui précipiteroit toutes les femmes entre les bras des rois, le scandale de l'égalité entière entre le fils du sacrement et le fils du double adultère, c'est-à-dire, après deux générations, de l'égalité parfaite, de l'égalité de la postérité des rois légitime et illégitime, comme on le voyoit déjà entre M. le duc de Chartres et les enfants de M. du Maine[7]; et ces remarques ne furent point languissantes. Le Dauphin, satisfait de son exorde, et peut-être content

1. Ci-dessus, p. 14.
2. Locution qui a déjà été relevée dans les tomes III, p. 158 et XXI, p. 254.
3. Ci-dessus, p. 14.
4. Ce mot *de* est bien au manuscrit.
5. *Estoit* corrigé en *estat*. — 6. Ci-dessus, p. 14.
7. Tome XIX, p. 97.

du mien, excité après par mes paroles, m'interrompit et s'échauffa. Cette application présente le frappa vivement. Il se mit sur la différence d'une extraction qui tire toute celle qui la distingue si grandement de son habilité[1] innée à la couronne, d'avec une autre qui n'est due qu'à un crime séducteur et scandaleux, qui ne porte avec soi qu'infamie. Il parcourut les divers et nombreux degrés par lesquels les bâtards, car ce mot fut souvent employé, étoient montés au niveau des princes du sang, et qui, pour leur avantage, avoient élevé ce niveau de tant d'autres degrés à nos dépens. Il traita de nouveau le point du sacre énoncé dans l'édit[2], et, s'il lui avoit paru intolérable dans les princes du sang, il lui sembla odieux, et presque sacrilège, dans les légitimés. Dans tout cela, néanmoins, de fréquents retours de respect, d'attendrissement même et de compassion pour le Roi, qui me firent admirer souvent la juste alliance du bon fils et du bon prince dans ce Dauphin si éclairé[3]. Sur la fin, se concentrant en lui-même : « C'est un grand malheur, me dit-il, d'avoir de ces sortes d'enfants. Jusques ici, Dieu me fait la grâce d'être éloigné de cette route ; il ne faut pas s'en élever[4]. Je ne sais ce qui m'arrivera dans la suite ; je puis tomber dans toutes sortes de désordres ; je prie Dieu de m'en préserver ; mais je crois que, si j'avois des bâtards, je me garderois bien de les élever de la sorte, et même de les reconnoître. Mais c'est un sentiment que j'ai à présent par la grâce que Dieu me fait ; comme on n'est pas sûr de la mériter et de l'avoir toujours, il faut au moins se brider[5] là-dessus de telle sorte qu'on ne puisse

Belles paroles du Dauphin sur les bâtards.

1. Tome XX, p. 124. — 2. Ci-dessus, p. 25.

3. Le commencement d'*éclairé* semble surcharger *ad*, effacé du doigt.

4. Au sens de s'en glorifier, que ne donnaient pas les lexiques du temps, mais qui est peut-être chez notre auteur une réminiscence des livres saints : *Omnis qui se exaltat, humiliabitur* (Évangile selon saint Luc, chap. XIV, verset 11).

5. « On dit figurément qu'*on a bridé un homme par un contrat ou*

plus tomber dans ces inconvénients. ». Un sentiment si humble, et en même temps si sage, me charma ; je le louai de toutes mes forces. Cela attira d'autres témoignages de sa piété et de son humilité : après quoi, la conversation revenue à son sujet, je lui dis qu'on n'ignoroit pas la peine qu'il avoit eue des dernières grandeurs que M. du Maine avoit obtenues pour ses enfants[1]. Jamais rien ne peut être plus expressif que le fut sa réponse muette. Toute sa personne prit un renouvellement de vivacité que je vis qu'il eut peine à contenir. L'air de son visage, quelques gestes, échappés à la retenue que l'improbation[2] précise du Roi lui imposoit, témoignèrent avec éloquence combien impatiemment il supportoit ces grandeurs monstrueuses, et combien peu elles dureroient de son règne. J'en vis assez pour en espérer tout, pour oser même le lui faire entendre ; et je connus très bien que je lui plaisois. Enfin, la conversation ayant duré plus de deux heures, il me remit en gros sur les pertes de notre dignité, sur l'importance de les réparer, et me témoigna qu'il seroit bien aise d'en être instruit à fond. Dans le commencement de la conversation, je lui avois dit qu'il seroit surpris du nombre et de l'excès de nos pertes, s'il les voyoit toutes d'un coup d'œil ; je lui proposai ici d'en faire les recherches et de les lui présenter ; non seulement il le voulut bien, mais il me pria avec ardeur de le faire. Je lui demandai un peu de temps pour ne lui rien donner que de bien exact, et je lui laissai le choix de l'ordre que j'y donnerois, par natures de choses et de matières, ou par dates de pertes. Il préféra le dernier, quoique moins net

par un autre acte, pour dire qu'on a mis dans le contrat, dans l'acte des conditions qui l'obligent indispensablement à certaines choses » (*Académie*, 1718). Nous aurons *brider*, au sens actif, p. 55.

1. Voyez la scène racontée dans le tome XIX, p. 94-96.

2. Ce mot n'est entré dans le *Dictionnaire de l'Académie* qu'en 1740. Littré en cite des exemples de Mme de Sévigné et de Vauvenargues.

pour lui, et plus pénible pour moi. Je le lui représentai même sur-le-champ ; mais il persista dans ce choix, et il m'étoit trop important de le servir là-dessus à son gré pour y rien ménager de ma peine[1]. J'omets ici les remerciements que je lui fis de l'honneur de sa confiance, et tout ce qu'il eut la bonté de me dire de flatteur. Il me donna, en prenant congé de lui, la liberté de ne le voir en public qu'autant que je le jugerois à propos sans inconvénient, et en particulier toutes les fois que je le desirerois pour l'entretenir de ce que j'aurois à lui dire.

Il n'est pas difficile d'imaginer dans quel ravissement je sortis d'un entretien si intéressant. La confiance d'un Dauphin juste, éclairé, si près du trône, et qui y participoit déjà, ne laissoit rien à desirer pour la satisfaction présente, ni pour les espérances. Le bonheur et la règle de l'État, et après, le relèvement de notre dignité, avoient été dans tous les temps de ma vie l'objet le plus ardent de mes desirs, qui laissoient loin derrière celui de ma fortune[2]. Je rencontrois tous ces objets dans le Dauphin ; je me voyois en situation de contribuer à ces grands ouvrages, de m'élever en même temps, et, avec un peu de conduite, en possession tranquille de tant et de si précieux avantages. Je ne pensai donc plus qu'à me rendre digne de l'une, et coopérateur fidèle des autres. Je rendis compte le lendemain au duc de Beauvillier de ce qui s'étoit passé entre le Dauphin et moi. Il mêla sa joie à la mienne ; il ne fut point surpris de ses sentiments sur notre dignité, en particulier sur les bâtards. J'avois déjà bien

Conférence entre le duc de Beauvillier et moi.

1. Si cette conversation eut lieu (voyez ci-après, p. 361, note 1), c'est sans doute elle qui a donné à Saint-Simon l'occasion de rédiger le Mémoire intitulé *État des changements arrivés à la dignité de duc et pair de France depuis mai 1643 jusqu'en mai 1711, divisé en deux parties*, qui a été publié par P. Faugère dans le tome III des *Écrits inédits de Saint-Simon*, p. 1-251, et dont il va être reparlé avec plus de détail, p. 60 et suivantes.

2. Déjà dit, p. 17.

su, comme je l'ai rapporté alors[1], que le Dauphin s'étoit expliqué à lui lors des grandeurs accordées aux enfants du duc du Maine; je vis encore mieux ici qu'ils s'étoient bien expliqués ensemble sur les bâtards, et que M. de Beauvillier l'avoit fort instruit sur notre dignité. Nous convînmes de plus en plus d'un concert entier sur tout ce qui auroit rapport au Dauphin, et aux matières qui s'étoient traitées dans mes deux conversations avec lui; que je le verrois plutôt à ses promenades qu'aux heures de cour chez lui, parce que j'y[2] serois plus libre de les suivre et de les quitter, de remarquer, de parler ou de me taire suivant ce qui s'y trouveroit; d'avoir attention d'éviter d'aborder et de quitter la promenade du Roi avec le Dauphin, et de lui parler en sa présence; enfin, de tout ce que la prudence peut suggérer pour éviter tout éclat, m'insinuer de plus en plus, et profiter au mieux de ce qui se présentoit à moi de si bonne grâce. Il m'avertit que je pouvois parler de tout sans aucune sorte de crainte au Dauphin, et que je devois le faire selon que je le jugerois à propos, étant bon[3] de l'y accoutumer; il finit par m'exhorter au travail où je m'étois engagé. C'étoient les fruits de ce qu'il avoit de longue main préparé, puis fait pour moi auprès du Dauphin. Son amitié et son estime l'avoient persuadé que la confiance que ce prince pourroit prendre en moi seroit utile[4] à l'État et au prince, et il étoit si sûr de moi, que c'étoit initier un autre soi-même. Il préparoit et dirigeoit le travail particulier du Dauphin avec les ministres; eux-mêmes ne le pouvoient guères ignorer. L'ancienne rancune de Mme de Maintenon cédoit au besoin présent d'un homme qu'elle n'avoit pu

Importance solide du duc de Beauvillier.

1. Tome XIX, p. 95. — 2. *Je* corrigé en *j'y*.
3. Les mots *estant bon* ont été mis en interligne, au-dessus d'*et il m'exhorta*, biffé.
4. Les deux mots *seroit utile*, oubliés par Saint-Simon en passant de la page 1175 à la page 1176 de son manuscrit, ont été ajoutés sur la marge, et *à*, qui suit, surcharge une autre lettre.

Concert entier entre lui et moi.

renverser, qui étoit toujours demeuré avec elle dans une mesure également ferme et modeste, qui étoit incapable d'abuser de ce que le Dauphin lui étoit, duquel elle ne[1] craignoit rien pour l'avenir, bien assurée[2] de la reconnoissance de ce prince, qui sentoit qu'il lui devoit la confiance du Roi et l'autorité où il commençoit à l'élever, d'ailleurs sûre de la Dauphine comme d'elle-même, pour l'amour de laquelle elle avoit ramené le Roi jusqu'à ce point. Par conséquent, le Roi, qui ne trouvoit plus d'aigreur ni de manèges en Mme de Maintenon contre M. de Beauvillier, suivoit son penchant d'habitude, d'estime et de confiance, et n'étoit point blessé de ce qui étoit pesant aux ministres, et de ce qui mettoit le duc dans une situation si principale au dedans et si considérable au dehors. Bien qu'on ignorât à la cour jusqu'où alloit mon intérieur[3] avec lui, et entièrement mes particuliers avec le Dauphin, je ne laissois pas d'être regardé, examiné, compté tout autrement que je ne l'avois été jusqu'alors[4]. On me craignit, on me courtisa. Mon application fut de paroître toujours le même, surtout désoccupé, et d'être en garde contre tout air important, et contre tout ce qui pouvoit découvrir rien de ce que tant d'envieux et de curieux cherchoient à pénétrer; jusqu'à mes plus intimes amis, jusqu'au Chancelier même, je ne laissai voir que l'écorce que je ne pouvois cacher.

Le[5] duc de Beauvillier étoit presque tous les jours en-

1. *Duquel elle ne* est en interligne au-dessus d'*et elle n'en*, biffé, et la première lettre du mot *elle* primitif semble surcharger un *q*.

2. *Asseurée* est en interligne, au-dessus de *seure*, biffé.

3. Au sens d'intimité. Littré ne cite de ce mot dans cette acception que des exemples d'écrivains postérieurs à Saint-Simon, comme Mme de Genlis ou Mme de Staël.

4. Il est curieux de remarquer que néanmoins Saint-Simon n'est pas nommé dans les vers de septembre 1711 sur la cour du nouveau Dauphin (*Nouveau siècle de Louis XIV*, tome III, p. 390-394), où figurent les ducs de Beauvillier et de Mortemart, Fénelon, le P. Martineau, etc.

5. Avant cet alinéa, Saint-Simon a biffé la phrase suivante : « Dans

fermé longtemps avec le Dauphin, et le plus souvent mandé par lui. Ils digéroient[1] ensemble les matières principales de la cour, celles d'État, et le travail particulier des ministres. Beaucoup de gens qui n'y pensoient guères y passoient en revue en bien et en mal, qui presque toujours avoient été ballottés[2] entre le duc et moi avant d'être discutés entre lui et le Dauphin. Il en étoit de même de quantité de matières importantes, et de celles surtout qui regardoient la conduite de ce prince. Une entre autres tomba fort en dispute entre le duc et moi, sur laquelle je ne pus céder ni le persuader, et qui regardoit la succession de Monseigneur. Le Roi eut un moment envie d'hériter, mais fit bientôt réflexion que cela seroit trop étrange. Elle[3] fut traitée comme celle du plus simple particulier, et le Chancelier et son fils furent chargés seuls, en qualité de commissaires, d'y faire ce que les juges ordinaires font à la mort des particuliers[4]. Meudon et Chaville, qui valoient environ quarante mille livres de rente, et pour quinze cent mille livres de meubles ou[5] de pierreries, composoient tout ce qui étoit à partager, sur quoi il y avoit à payer trois cent mille livres de dettes[6]. Le roi d'Espagne

Contrariété d'avis entre le duc de Beauvillier et moi sur la succession de Monseigneur. Manière dont elle fut traitée ; extrême indécence qui s'y commit à Marly.

les conférences qe j'avois avec M. de Beauvillier, ns eusmes une disputte assés forte sur la succession de Mgr. »

1. « *Digérer* signifie figurément examiner, discuter une affaire, la réduire par la méditation dans l'ordre, dans l'état où elle doit être » (*Académie*, 1718).

2. « On dit figurément *ballotter une affaire* pour dire la discuter, l'agiter de part et d'autre, en délibérer » (*Académie*, 1718). Nous avons déjà eu ce verbe dans un sens différent au tome VI, p. 75, et nous le retrouverons ci-après, p. 58.

3. La succession.

4. Déjà dit dans le tome XXI, p. 91. M. le comte d'Haussonville (*la Duchesse de Bourgogne*, tome IV, p. 117-118) a cité la lettre du 11 juin 1711, que le duc de Bourgogne écrivit à son frère Philippe V pour le règlement de cette succession.

5. *Ou* a été ajouté après coup à la fin d'une ligne, et *pierreries* corrige *pierri[es]*.

6. C'est exactement ce que dit Dangeau, tome XIII, p. 437.

se rapporta au Roi de ses intérêts, et témoigna qu'il préféroit des meubles pour ce qui lui devoit revenir. Il y avoit encore une infinité de bijoux[1] de toute espèce ; le Roi voulut que les pierres de couleur fussent pour le Dauphin, parce que la couronne en avoit peu, et au contraire beaucoup de diamants. On fit donc un inventaire, une prisée de tous les effets mobiliers[2], et trois lots : les plus beaux meubles et les cristaux furent pour le roi d'Espagne, et les diamants pour M. le duc de Berry, avec un meuble ; tous les bijoux et les moindres meubles, qui, à cause de Meudon, étoient immenses, se vendirent à l'encan pour payer les dettes. Du Mont et le bailli de Meudon furent chargés de la vente, qui se fit à Meudon, de ces moindres meubles, et des joyaux les plus communs. Les princi- [Add. St-S. 1010] paux bijoux, et qui étoient en assez grand nombre, se vendirent avec une indécence qui n'a peut-être point eu d'exemple[3] : ce fut dans Marly, dans l'appartement de Madame la Dauphine, en sa présence, quelquefois en celle de Monsieur le Dauphin par complaisance pour elle ; et[4] ce fut, pendant la dernière moitié du voyage de Marly, l'amusement des après-dînées. Toute la cour, princes et princesses du sang, hommes et femmes, y entroient à portes ouvertes ; chacun achetoit à l'enchère ; on examinoit les pièces, on rioit, on causoit : en un mot, un franc inventaire, un vrai encan[5]. Le Dauphin ne prit presque

1. *Bijous* corrigé en *bijoux*.

2. La succession totale ne fut évaluée qu'à trois millions (*Lettres de Mme Dunoyer*, tome IV, p. 5, lettre LXXX).

3. Dangeau écrivait dans son *Journal* le 9 juillet (p. 438) : « On a vendu beaucoup de bijoux de Monseigneur, et bien des gens en ont acheté pour le prix qu'on les a estimés, qui est fort bas, et cet argent est employé à payer de ses dettes ; c'est du Mont, gouverneur de Meudon, qui reçoit cet argent. » C'est à ce propos que notre auteur a fait l'Addition indiquée ci-contre ; voyez encore *Dangeau*, p. 489.

4. *Et* ajouté à la fin d'une ligne.

5. « *Encan*, cri public qui se fait par un sergent pour vendre des meubles à l'enchère : *mettre à l'encan, vendre à l'encan* » (*Acadé-*

rien ; mais il fit quelques présents aux personnes qui avoient été attachées à Monseigneur[1], et les confondit parce qu'il n'avoit pas eu lieu de les aimer du temps de ce prince[2]. Cette vente causa quelques petites riottes[3] entre la Dauphine et M. le duc de Berry, poussé quelquefois par Mme la duchesse de Berry, par l'envie des mêmes pièces. Elles furent même poussées assez loin sur du tabac, dont il y avoit en grande quantité et d'excellent, parce que Monseigneur en prenoit beaucoup, pour qu'il fallût[4] que M. de Beauvillier et quelques dames des plus familières s'en mêlassent ; et, pour le coup, la Dauphine avoit tort, et en vint même, à la fin, à quelques excuses de fort bonne grâce. Le partage de M. le duc de Berry étoit tombé en litige, parce qu'il avoit eu un apanage dont[5] Monseigneur et lui avoient signé l'acte, ce qui opéroit sa renonciation à la succession du Roi et à celle de Monseigneur comme en étant déjà rempli[6] d'avance. Cela fut jugé de la sorte devant le Roi, qui, en même temps, lui donna, par une augmentation d'apanage, tout ce qui lui seroit revenu de son partage outre le meuble et les diamants[7]. Pendant que

mie, 1718). Ici Saint-Simon emploie ce mot au sens de *vente à l'encan* ; nous avons eu *vendre à l'encan* quelques lignes plus haut.

1. Dangeau ne parle pas de ces cadeaux ; nous verrons ci-après, p. 240, le Dauphin donner à du Mont une bague de Monseigneur.

2. *Ce Prince* est en interligne, au-dessus de *Mgr*, biffé.

3. Mot déjà rencontré dans le tome VII, p. 303.

4. Il y a *falut*, à l'indicatif, dans le manuscrit.

5. *Que* surchargé en *dont*.

6. Terme de pratique, au sens de pourvu, que ne donnait pas le *Dictionnaire de l'Académie*.

7. *Dangeau*, tome XIII, p. 437 ; *Sourches*, tome XIII, p. 149. C'est le 7 juillet, au conseil des finances que cet arrêt fut rendu ; le texte ne s'en trouve pas dans la collection des minutes des Archives nationales. L'annotateur des *Mémoires de Sourches*, à propos de cette décision, fait remarquer que le duc de Berry « étoit un mineur, auquel on avoit fait signer tout ce qu'on avoit voulu ; outre que ce n'étoit pas une maxime bien certaine qu'en acceptant un apanage on renonçât à une succession. Cet apanage étoit si foible que, quand la maxime de la re-

tout cela s'agitoit, le Roi fit hâter le partage et la vente des meubles, dans la crainte que celui de ses deux petits-fils à qui Meudon demeureroit n'en voulût faire usage, et partageât ainsi la cour de nouveau. Cette inquiétude étoit vaine. On a vu p. 1104[1] qu'il devoit être pleinement rassuré là-dessus du côté du Dauphin, et, à l'égard de M. le duc de Berry, qui n'auroit osé lui déplaire, la suite d'un prince cadet, quand même il auroit usé de Meudon, n'auroit pas rendu la cour moins grosse, surtout dès qu'on s'y seroit aperçu que ce n'auroit pas été faire la sienne au Roi qu'être de ces voyages. Ce prince, qui, dans tout son apanage, n'avoit aucune demeure, desiroit passionnément Meudon, et Mme la duchesse de Berry encore davantage. Mon sentiment étoit que le Dauphin lui fît présent de toute sa part : il vivoit de la couronne en attendant qu'elle tombât sur sa tête ; il ne perdoit donc rien à ce don ; il y gagnoit au contraire le plaisir, la reconnoissance, la bienséance même d'un bienfait considérable, et plein de charmes pour Monsieur son frère et pour Mme la duchesse de Berry, qui recevroit sûrement un applaudissement universel. M. de Beauvillier, à qui je le dis, ne me surprit pas peu par un avis contraire. Sa raison, qu'il m'expliqua, fut que rien ne seroit plus dangereux que donner[2] occasion et tentation à M. et à Mme la duchesse de Berry d'une cour à part, qui déplairoit souverainement au Roi, et qui, tout au plus différée après lui, sépareroit les deux frères, et deviendroit la source, sinon de discorde, du moins de peu d'union ; qu'il falloit que l'aîné jouît de tous ses

nonciation auroit été constante, elle n'auroit pas dû avoir lieu à l'égard du duc de Berry, dont l'apanage ne valoit pas la sixième partie de celui du duc d'Orléans. On ne parloit point dans ce jugement du roi d'Espagne, lequel, selon les apparences, devoit avoir son partage dans la succession de Monseigneur, n'ayant point renoncé. » Il y a dans le manuscrit Mazarine 4358 des notes au sujet des droits du duc de Berry sur la succession de son père.

1. Tome XXI, p. 113-114.

2. Il y a bien *que donner,* sans *de,* dans le manuscrit.

avantages, que le cadet dépendît toujours de lui ; qu'il valoit mieux qu'il fût pauvre en attendant que son frère fût roi, pour recevoir alors des marques de sa libéralité, que si, mis prématurément à son aise, il se trouvât[1] alors en état de se passer, conséquemment de mériter peu ses bienfaits ; qu'avoir Meudon, et ne donner pas le moindre signe d'en vouloir user, seroit au Dauphin un moyen sûr de plaire infiniment au Roi ; qu'en un mot, Meudon convenoit au Dauphin, qu'il y avoit sa part et son préciput, et celle encore du roi d'Espagne en lui donnant des meubles et d'autres choses en échange, et que, si M. le duc de Berry se trouvoit y avoir quelque chose, il l'en falloit récompenser en diamants. Ce raisonnement politique me parut fort tiré[2], et ne put m'entrer dans la tête. Je soutins au duc la supériorité des bienfaits sur la nécessité, à l'égard d'un fils de France ; la[3] bienséance d'adoucir par des prémices solides d'amitié cette grande différence que la mort du père mettoit entre les frères, et la totale dont la perspective commençoit à se faire sentir ; l'utile sûreté d'émousser[4] les semences d'aigreur entre eux en saisissant l'occasion unique de gratifier un frère avant d'être son roi ; la disproportion de l'avantage idéal d'un côté, très effectif de l'autre, et celle de l'impression que prendroit le monde d'une conduite sèche, dure, littérale[5], ou remplie de générosité et de tendresse ; l'impuissance de retenir un frère dans sa future cour qu'à faute de maison ailleurs, que tôt ou tard il lui faudroit bien donner, non comme grâce, mais comme chose de toute nécessité ; l'abondance de moyens toujours nouveaux, fournis par la couronne, de gratifier un frère qui même étoit si mal apa-

1. Il y a bien *trouvast* dans le manuscrit.
2. « On dit d'une chose qui paroit forcée qu'elle est *tirée par les cheveux* » (*Académie*, 1718).
3. *La* corrige *d'a[doucir]*.
4. Mot déjà relevé au figuré dans le tome IV, p. 342.
5. C'est-à-dire conforme à la lettre de la loi, des règlements.

nagé, et à qui Meudon augmenteroit bien plus qu'il ne diminueroit le besoin des grâces, comme on avoit vu que Saint-Cloud avoit été une source de besoins à Monsieur, si prodigieusement apanagé, et, au Roi, un moyen continuel de le tenir, dont il avoit si bien su profiter ; enfin, indépendamment[1] du sacrifice de l'usage de Meudon, le Dauphin, établi et soutenu comme il l'étoit dans l'entière confiance du Roi, et ancré déjà par son grand-père dans l'exercice et en la disposition même en partie des affaires, ne manqueroit pas d'occasions et de moyens journaliers de lui plaire, et de s'établir de plus en plus dans son cœur, dans son esprit, et dans toute l'administration. Il me sembloit, et il me semble encore que mon raisonnement là-dessus étoit juste et solide : aussi devint-il celui de tout le monde ; mais il ne persuada point M. de Beauvillier. Meudon demeura au Dauphin, et tout ce qui regarda cette succession fut traité avec la même rigueur. Elle ne[2] fit pas honneur dans le monde, ni un bon effet en M. et Mme la duchesse de Berry, à qui je me gardai bien de laisser entrevoir quoi que ce soit là-dessus ; mais il n'étoit pas indifférent au bien, dont il avoit peu à proportion de ses charges, et dont il dépensoit avec fort peu de mesure, et poussé de plus par Mme la duchesse de Berry, haute avec emportement, et déjà si éloignée de cœur du Dauphin, surtout de la Dauphine. Ils se turent sagement, n'imaginèrent pas que le duc de Beauvillier eut[3] aucune part en cette affaire, et ne tardèrent pas à vendre beaucoup de diamants de leur héritage, pour remplir les vuides que leurs fantaisies avoient déjà creusés[4] dans leurs affaires.

Je vois souvent le Dauphin tête-à-tête.

Je voyois souvent le Dauphin en particulier, et je rendois aussitôt après au duc de Beauvillier ce qui s'y étoit

1. Les premières lettres d'*independam[t]* surchargent *sans*.
2. *Ne* a été ajouté en interligne.
3. *Eut* est ainsi, à l'indicatif, dans le manuscrit.
4. *Creusé,* sans accord, dans le manuscrit.

passé. Je profitai de son avis, et je parlai de tout au prince. Sa réserve ni sa charité ne s'effarouchèrent de rien ; non seulement il entra aisément et avec liberté dans tout ce que je mis sur le tapis de choses et de personnes, mais il m'encouragea à le faire, et me chargea de lui rendre compte de beaucoup de choses et de gens. Il me donnoit des mémoires; je les lui rendois avec le compte qu'il m'en avoit demandé; je lui en donnois d'autres qu'il gardoit, et qu'il discutoit après avec moi en me les rendant. Je garnissois toutes mes poches de force papiers toutes les fois que j'allois à ces audiences, et je riois souvent en moi-même, passant dans le salon, d'y voir force gens qui se trouvoient actuellement dans mes poches, et qui étoient bien éloignés[1] de se douter de l'importante discussion qui alloit se faire d'eux. Le Dauphin logeoit alors[2] dans celui des quatre grands appartements de plein pied au salon, que la maladie de Mme la princesse de Conti, comme je l'ai remarqué lors de la mort de Monseigneur[3], fit rompre pendant le voyage suivant de Fontainebleau pour y placer un grand escalier, parce que le Roi avoit eu peine à monter chez elle par les petits degrés tortueux, uniques alors. La chambre[4] du prince étoit dans cet emplacement[5]; le lit avoit les pieds aux fenêtres; à la ruelle du côté de la cheminée étoit la porte de la garde-robe obscure par où j'entrois; entre la cheminée et une des deux fenêtres, un[6] petit bureau portatif à travailler; vis-à-vis, la porte ordinaire d'entrée, et, derrière le siège à travailler et le bureau, la porte d'une autre pièce du côté de la Dauphine; entre les deux fenê-

Le Dauphin, seul avec moi, surpris par la Dauphine.

1. Il y a *eloignées*, dans le manuscrit, comme si ce mot s'accordait avec *personnes*.

2. A Marly. — 3. Tome XXI, p. 265-266.

4. *Le* est corrigé en *la*, et *chambre* est en interligne au-dessus d'un premier *chamb[re]*, biffé, qui surchargeait *cabinet*.

5. Dans l'emplacement du futur escalier.

6. Saint-Simon avait d'abord écrit *une* ; il a surchargé l'*e* final par le *p* de *petit*.

tres, une commode[1] qui n'étoit que pour des papiers. Il y avoit toujours quelques moments de conversation avant que le Dauphin se mît à son bureau, et qu'il m'ordonnât de m'asseoir vis-à-vis, tout contre. Devenu plus libre avec lui, je pris la liberté de lui dire, dans ces premiers moments de conversation debout, qu'il feroit bien de pousser le verrou de la porte derrière lui. Il me dit que la Dauphine ne viendroit pas, et que ce n'étoient pas là ses heures. Je répondis que je ne craindrois point cette princesse seule, mais beaucoup l'accompagnement qui la suivoit toujours Il fut opiniâtre, et n'en voulut rien faire. Je n'osai l'en presser davantage. Il se mit à son bureau, et m'ordonna de m'y[2] mettre aussi. La séance fut longue, après laquelle nous triâmes nos papiers : il me donna des siens à mettre dans mes poches, il en prit des miens, il en enferma dans sa commode, et, au lieu d'en enfermer d'autres dans son bureau, il en laissa dessus et se mit à causer le dos à la cheminée, des papiers dans une main et ses clefs dans l'autre. J'étois debout au bureau, y cherchant quelque papier d'une main, et de l'autre en tenant d'autres, lorsque tout à coup la porte s'ouvrit vis-à-vis de moi, et la Dauphine entra. Ce premier coup d'œil de tous les trois, car, Dieu merci ! elle étoit seule, l'étonnement, la contenance de tous les trois ne sont jamais sortis de ma mémoire. Le fixe des yeux et l'immobilité de statue, le silence, l'embarras également dans tous trois, dura plus d'un lent *Pater*[3]. La princesse les rompit la première. Elle dit au prince, d'une voix très mal assurée, qu'elle ne le croyoit pas en si bonne compagnie, en souriant à lui, et

1. Ce mot, au sens de bahut à tiroirs servant à ranger le linge ou les vêtements, n'entra dans le *Dictionnaire de l'Académie* qu'en 1740, bien qu'il ait été en usage dès le commencement du dix-huitième siècle comme le montrent les exemples cités par Henry Havard, dans le *Dictionnaire de l'ameublement*, tome I, col. 889.

2. *Me* corrigé en *m'y*.

3. Terme de comparaison pour la mesure du temps déjà employé dans le tome XIX, p. 234.

puis à moi. J'eus le temps de sourire aussi et de baisser les yeux avant que le Dauphin répondît. « Puisque vous m'y trouvez, Madame, lui dit-il en souriant de même, allez-vous-en. » Elle fut un instant à le regarder en lui souriant davantage, et lui à elle : elle me regarda après, toujours souriant, avec plus de liberté que d'abord, fit après la pirouette [1], sortit, et ferma la porte, dont elle n'avoit pas dépassé plus que la profondeur. Jamais je ne vis femme si étonnée ; jamais, j'en hasarderai le mauvais mot, je ne vis homme si penaud [2] que le prince, même après la sortie ; jamais homme, car il faut tout dire, n'eut si grand peur que j'eus d'abord, mais qui se rassura dès que je ne la vis point suivie. Sitôt [3] qu'elle eut fermé la porte : « Hé bien, Monsieur, dis-je au Dauphin, si vous aviez bien voulu tirer le verrou ? — Vous aviez raison, me dit-il, et j'ai eu tort ; mais il n'y a point de mal ; elle étoit seule heureusement, et je vous réponds de son secret. — Je n'en suis point en peine, lui dis-je (si l'étois-je bien toutefois) ; mais c'est un miracle de ce qu'elle s'est trouvée seule. Avec sa suite, vous en auriez été quitte pour être peut-être grondé ; mais moi, je serois perdu sans ressource. » Il convint encore de son tort, et me rassura de plus en plus sur le secret. Elle nous avoit pris non-seulement tête à tête, ce dont personne au monde n'avoit le moindre soupçon, mais sur le fait, mais, comme on dit, le larcin à la main [4]. Je compris bien qu'elle ne voudroit pas exposer le Dauphin ; mais je craignois la facilité de quelque

1. « *Pirouette* se dit d'un tour entier qu'on fait de tout le corps en se tenant sur un pied, *faire une pirouette* » (*Académie*, 1718).

2. « *Penaud*, qui est embarrassé, honteux, interdit, » dit le *Dictionnaire de l'Académie* de 1718, qui ajoute que ce mot « n'a d'usage que dans le style familier. » Est-ce pour cela que Saint-Simon, qui écrit *penault*, « en hasarde le mauvais mot ? »

3. *Sitost* est en interligne, au-dessus de *des*, biffé.

4. Locution figurée qui signifie sans possibilité de nier, et qui ne se trouve dans aucun lexique. Littré lui-même ne l'a pas relevée.

confidence, et de là la révélation après[1] du secret. Toutefois, il fut si bien gardé, ou confié, s'il le fut, à personnes si sûres, qu'il n'en a jamais rien transpiré. Je n'insistai pas davantage ; nous achevâmes, moi d'empocher, le prince de serrer nos papiers. Le reste de la conversation fut court, et je me retirai par la garde-robe comme j'étois venu, et comme je faisois toujours, où du Chesne seul m'attendoit. M. de Beauvillier, à qui je contai l'aventure en lui rendant compte du travail, en pâlit d'abord, et se remit lorsque je lui dis que la Dauphine étoit seule, et blâma fort l'imprudence du verrou ; mais il me rassura aussi sur le secret. Depuis cette découverte, la Dauphine me sourit souvent, comme pour m'en faire souvenir, et prit pour moi un air d'attention marquée. Elle aimoit fort Mme de Saint-Simon, et ne lui en a jamais parlé. Moi, elle me craignoit en gros, parce qu'elle craignoit fort les ducs de Chevreuse et de Beauvillier, dont les allures graves et sérieuses n'étoient pas les siennes, et qu'elle n'ignoroit pas mon intime et ancienne liaison avec eux. Leurs mœurs et leur influence sur le Dauphin la gênoit ; l'aversion de Mme de Maintenon pour eux ne l'avoit pas rassurée ; la confiance du Roi en eux et leur liberté avec lui, toute timide qu'elle étoit, la tenoit aussi en presse. Elle les redoutoit, surtout M. de Beauvillier, sur l'article le plus délicat auprès de son époux, et peut-être auprès du Roi[2] ; et elle ignoroit, sans qu'on osât le lui apprendre, à quel point il étoit occupé de la frayeur de ce qu'elle craignoit de lui, et qui lui pouvoit arriver par d'autres, et de toutes les précautions possibles à sagement prendre pour y barrer tout chemin. Pour moi, qui en étois tout aussi éloigné, et qu'elle n'avoit pas lieu d'appréhender là-dessus, je n'avois jamais été en aucune familiarité avec elle. Cela ne pouvoit guères

Ma situation à l'égard de la Dauphine.

1. *Après* a été ajouté en interligne.
2. Ses inconséquences avec Nangis, Maulévrier, etc. (tome XII, p. 269 et suivantes).

arriver que par le jeu, et je ne jouois point; très difficilement par ailleurs, et je ne l'avois point même recherché. Cette liaison des deux ducs et ma vie sérieuse avoient formé en elle, qui étoit timide, cette appréhension à laquelle Mme de Maintenon, qui ne m'aimoit pas, avoit pu contribuer aussi; mais cela n'alloit pas jusqu'à l'éloignement, par d'autres liaisons aussi fort étroites que j'avois avec des dames de sa confiance, comme avoit été la duchesse de Villeroy, et comme étoit Mme la duchesse d'Orléans, Mme de Nogaret, et quelques autres, outre qu'elle étoit légère, et qu'un éloignement effectif pour moi ne lui auroit pas permis de vouloir faire succéder Mme de Saint-Simon[1] à la duchesse du Lude autant qu'elle le desiroit[2], et de prendre là-dessus tous les devants et tous les tournants[3] pour l'y conduire. Le Dauphin ne le souhaitoit pas moins. Il ne s'en cacha pas à elle-même, et il y avoit pris confiance par l'estime de sa vertu et de sa conduite égale, et amitié par l'agrément et la douceur, surtout la sûreté de sa société, qu'il éprouvoit sans cesse dans la familiarité des particuliers et des parties avec Mme la duchesse de Bourgogne, de tout temps, beaucoup plus encore depuis le mariage de Mme la duchesse de Berry, qui, mettant nécessairement Mme de Saint-Simon de tout dans leur intrinsèque, avoit formé plus d'habitude et leur avoit montré un assemblage de vertu, de douceur, de sagesse, de grand sens[4] et de discrétion qui les charma dans l'exercice[5] d'un emploi que l'humeur de Mme la duchesse de Berry ne rendoit pas moins difficile que son tempérament, qui lui concilioit la plus grande considération de cette

Mérite de Mme de Saint-Simon m'est très utile.

1. Saint-Simon avait d'abord écrit : *faire succeder Me la D.*; il a ajouté un *à* en interligne après *succeder*; puis il a effacé du doigt *la D*, qu'il a surchargé en *de S. Simon*; mais il a oublié de biffer *à*.
2. Ci-dessus, p. 8.
3. Le *Dictionnaire de l'Académie* de 1718 ne donnait pas ce mot au figuré, au sens de *détour*.
4. Ces trois mots ont été ajoutés en interligne.
5. Le commencement de *l'exercice* surcharge *to[ut]*.

princesse, et sans aucun soupçon, en même temps que toute l'amitié et la confiance de M. le duc de Berry ; et tout cela entretenu par l'estime et la considération très marquée en tout temps pour elle du Roi et de Mme de Maintenon, et l'affection générale et la réputation entière qu'elle s'étoit acquise et entretenue à la cour depuis qu'elle y étoit, et sans soins, surtout sans bassesses, ni rien qui les sentît, et avec beaucoup de dignité, qui, avec l'opinion que le monde avoit prise d'elle, la fit toujours singulièrement respecter, ce qui, dans tous les temps de ma vie, m'a été un grand soutien et une puissante ressource[1].

Aversion de Mme de Maintenon pour moi ; sur quoi fondée.

Je viens de dire que Mme de Maintenon ne m'aimoit pas. Je ne faisois alors que m'en douter, et cet article mérite de s'y étendre un moment, au hasard de quelque répétition. Il y avoit longtemps qu'elle me haïssoit sans que je l'eusse mérité d'elle. Chamillart me l'apprit après la mort du Roi[2], jusqu'à laquelle il ne m'en avoit pas laissé soupçonner la moindre chose. Il me dit alors que, lorsqu'il travailla à me raccommoder avec le Roi et à me remettre dans le train ordinaire de Marly[3], ç'avoit été moins lui qu'il avoit eu à ramener, que Mme de Maintenon qu'il avoit eue à combattre, jusque-là qu'il en avoit eu des prises avec elle, et même fortes, sans l'avoir jamais pu faire revenir sur moi, ni tirer d'elle contre moi que des lieux communs et des choses générales : tellement qu'il avoit eu par là toutes les peines du monde, et fort longtemps, à travailler du côté du Roi, et à l'emporter enfin et de mauvaise grâce, par complaisance pour lui, parce que Mme de Maintenon fut toujours et constamment contraire. Chamillart n'avoit pas voulu me révéler ce secret, par fi-

1. Rappelons qu'au moment où notre auteur écrit ces lignes, il y a seulement quelques mois que Mme de Saint-Simon est morte (tome XXI, p. 339, note 3). Il a déjà fait son éloge ci-dessus, p. 8-9.

2. Il ne redira pas cela en 1715 ; mais il en a déjà parlé dans les tomes X, p. 215, et XVIII, p. 95-96.

3. Tomes X, p. 405 et suivantes, et XI, p. 359-360.

délité et par modestie, peut-être aussi pour ne me jeter pas dans une peine et dans un embarras où il ne voyoit point de remède, et me l'avoua enfin quand il n'y eut plus rien de tout cela à ménager. Cette tardive découverte, lorsqu'elle ne pouvoit plus servir à rien, me fit voir que mes soupçons ne m'avoient pas trompé, encore qu'ils n'allassent pas jusqu'à ce que j'appris alors. Je m'étois douté que M. du Maine, à bout enfin de ses incroyables avances envers moi, qu'on a vues p. 927[1], et outré de n'avoir pu parvenir à me lier, non pas même à m'apprivoiser avec lui, m'avoit secrètement regardé comme son ennemi, et dangereux pour son rang, que j'avois jugé être l'objet de ses infatigables et incompréhensibles recherches, et de celles de Mme la duchesse du Maine, et que, dans ce sentiment, il avoit inspiré à Mme de Maintenon cet éloignement[2] que je sentois, et que Chamillart m'apprit enfin être une véritable haine. Je n'avois personne auprès d'elle; je n'avois jamais songé à m'approcher d'elle; rien de si difficile que son accès; nulle occasion ne m'en étoit née, et, pour ne rien retenir[3], je ne m'en souciai jamais, parce que ce qu'elle étoit, et force choses qu'elle faisoit, me donnoient pour elle un extrême éloignement[4]. Mon intime liaison avec les ducs de Chevreuse et de Beauvillier d'une part, avec M. le duc d'Orléans de l'autre, avec le Chancelier encore, ne fit, dans la suite, qu'augmenter pour[5] moi les mauvaises dispositions de cette étrange fée, et sûrement ses mauvais offices, auxquels je ne comprends pas comment j'ai pu échapper, et

1. Correspondant aux pages 423 et 424 de notre tome XVIII.

2. Déjà dit à plusieurs reprises, et en dernier lieu dans le tome XVIII, p. 95-96.

3. Au sens de réserver, garder par devers soi.

4. Voyez dans le tome XIX, p. 334-335, le récit de l'unique visite qu'il fit jamais, dit-il, à Mme de Maintenon, lorsque sa femme eut été nommé dame d'honneur de la duchesse de Berry.

5. *A* surchargé en *p*r.

à ceux de Nyert, de Blouin et des valets principaux, tous à M. du Maine, et sur lesquels j'étois averti et défendu souvent par Mareschal. Je ne puis donc comprendre encore d'où m'est venue, et moins encore comment a pu subsister constamment la considération, même personnelle, que le Roi m'a toujours montrée depuis l'audience que Mareschal m'en procura, p. 897[1], jusqu'à sa mort, ni comment il a tenu à un intérieur si intime, et qui m'étoit si contraire, et dans les crises qu'on a vues depuis cette audience, et dans celles qu'on verra dans la suite. Quelquefois il se piquoit de caprice en de certaines choses contre Mme de Maintenon. M. du Maine, timide et réservé, laissoit à elle et aux valets à me nuire. Je n'ai jamais su qu'il m'eût desservi auprès du Roi expressément et à découvert : il n'alloit jamais qu'entre deux terres[2], et on verra qu'il me ménagea toujours personnellement en tout ce qui put me marquer son extrême envie de me raccrocher[3], et sa patience sans mesure à ne se lasser point de son peu de succès avec moi.

Je travaille à unir M. le duc d'Orléans au Dauphin. Intérieur de la famille royale, et le mien avec elle.

Parmi tant de choses générales et particulières qui m'occupoient, je ne l'étois pas peu d'unir bien M. le duc d'Orléans avec le Dauphin, et, pour cela, de le lier avec le duc de Beauvillier. Tout m'y secondoit, excepté lui et Madame sa fille, ce qui est étrange à concevoir, d'autant plus que ce prince en sentoit la convenance et le besoin, et qu'il le desiroit. L'obligation si prodigieuse de ce grand mariage qu'il avoit fait, la liaison qui s'en maintenoit entière entre la Dauphine et la duchesse d'Orléans, celle qui subsistoit en leur manière entre M. d'Orléans et le duc

1. Pages 311 à 314 de notre tome XVIII.

2. Par intrigues cachées, souterrainement. Cette locution n'est donnée par aucun lexique, et Littré (TERRE, 9°) n'en a relevé que le présent exemple. Nous la retrouverons dans la suite des *Mémoires* (tome XII de 1873, p. 274), appliquée au maréchal de Bezons.

3. Verbe déjà relevé dans le tome XXI, p. 297. — Après *raccrocher*, Saint-Simon a biffé *toujours*.

de Chevreuse, la partialité publique et non interrompue de ce prince pour l'archevêque de Cambray, et le coin[1] des jésuites qu'il avoit toujours utilement ménagé, tout cela étoit de grandes avances vers le but que je me proposois. Leur contredit n'étoit guères moindre. Les mœurs de M. le duc d'Orléans, l'affectation de se parer de ses débauches et d'impiété, des indiscrétions là-dessus les plus déplacées, faisoient fuir le Dauphin, et rebroussoient[2] infiniment son ancien gouverneur. Il étoit d'ailleurs en brassière du côté du Roi, à qui la conduite de son neveu étoit par plus d'un endroit odieuse, et cet autre endroit va être expliqué[3]; et la brassière étoit redoublée par la haine de Mme de Maintenon pour M. le duc d'Orléans, que le mariage de sa fille n'avoit point émoussée, dans le [Add. St S. 1011] temps même qu'elle le faisoit. Ce mariage, qui auroit dû être un centre de réunion, étoit devenu entre eux tous un flambeau de discorde[4]. On a vu ici, p. 1100[5], quelques traits du caractère terrible de Mme la duchesse de Berry, dont la galanterie, étrangement menée, et plus singulièrement étendue, n'étoit pas à beaucoup près le plus[6] mauvais côté en comparaison des autres. On a vu p. 1102[7] son ingratitude et la folie de ses desseins. L'élévation de son beau-frère et de sa belle-sœur, à qui elle devoit tout,

1. Au sens de parti, de cabale, par allusion au terme du jeu de paume *tenir son coin*, dont nous avons vu des exemples dans le tome IX, p. 40 et 44.

2. Tome XVIII, p. 366. — 3. Ci-après, p. 52-53.

4. « On dit figurément d'un homme qui est auteur d'une guerre qu'*il est le flambeau de la guerre*, et d'un homme séditieux que *c'est un flambeau de sédition* » (*Académie*, 1718). Avec *discorde*, on employait plutôt l'expression *pomme de discorde*, que nous avons déjà rencontrée dans le tome XX, p. 3. — *Discorde* semble surcharger *divorce*, dans le manuscrit.

5. Pages 99-110 du tome XXI. — Tous ces renvois à des pages du manuscrit ont été ajoutés après coup par Saint-Simon, d'une autre encre et quelquefois dans un espace trop étroit pour quatre chiffres.

6. *Plus* a été ajouté en interligne.

7. Tome XXI, p. 103-106.

n'avoit fait qu'exciter sa jalousie, son dépit, sa rage, et le besoin qu'elle avoit d'eux portoit les élans de ses passions à l'excès. Nourrie dans l'aversion de Mme la duchesse d'Orléans et dans l'indignation du vice de sa naissance, elle ne s'en contraignit plus dès qu'elle fut mariée[1]. Quoiqu'elle dût ce qu'elle étoit devenue à sa mère et à la naissance de sa mère, quoiqu'elle en eût sans cesse reçu toute sorte d'amitié, et nulle contrainte, cette haine et ce mépris pour elle éclatoit à tous moments par les scènes les plus scandaleuses, que la mère étouffoit encore tant qu'elle le pouvoit, et qui ne laissèrent pas souvent d'attirer à la fille de justes et rudes mercuriales du Roi[2], et même de Madame, qui n'avoit pourtant jamais pu s'accoutumer à la naissance de sa belle-fille; et ces mercuriales, qui contenoient pour un temps, augmentoient encore le dépit et la haine. Outre un naturel hardi et violent, elle se sentoit forte de son mari et de son père. M. le duc de Berry, né bon, doux, facile, en étoit extrêmement amoureux, et, outre que l'amour l'aveugloit, il étoit effrayé de ses emportements. M. le duc d'Orléans, comme on ne le verra que trop dans la suite, étoit la foiblesse et la fausseté même; il avoit aimé cette fille dès sa naissance préférablement à tous ses enfants, et il n'avoit cessé de l'aimer de plus en plus[3]; il la craignoit aussi; et elle, qui sentoit ce double[4] ascendant qu'elle avoit sur l'un et sur l'autre, en abusoit continuellement. M. le duc de Berry, droit et vrai, mais qui étoit fort amoureux, et dont l'esprit et le bien-dire n'approchoit pas de celui de Mme la duchesse de Berry, se laissoit aller souvent contre ce qu'il pensoit et vouloit, et, s'il osoit la contredire, il en essuyoit les plus terribles scènes. M. le duc d'Orléans, qui

1. On en a vu un exemple dans le tome XXI, p. 101-102.

2. *Ibidem*, p. 105, et ci-après, p. 239.

3. Voyez ce qu'il a dit de la cause de cette affection dans le tome XIX, p. 272.

4. *Cet* est corrigé en *ce*, et *double* a été ajouté en interligne.

presque toujours la désapprouvoit, et presque toujours s'en expliquoit très naturellement à Mme la duchesse d'Orléans et à d'autres, même à M. le duc de Berry, ne tenoit pas plus que lui devant elle, et si il pensoit vouloir lui faire entendre raison, les injures ne lui coûtoient rien : elle le traitoit comme un nègre[1], tellement qu'il ne songeoit après qu'à l'apaiser et à en obtenir son pardon, qu'elle lui faisoit bien acheter. Ainsi, pour l'ordinaire, il donnoit raison à elle et à Mme la duchesse d'Orléans sur les sujets de leurs brouilleries, ou sur les choses que l'une faisoit, et que l'autre improuvoit, et c'étoit un cercle dont on ne pouvoit le sortir. Il passoit beaucoup de temps par jour avec elle, surtout tête à tête dans son cabinet. On a vu p. 989[2] que le monde s'étoit noirci[3] de fort bonne heure d'une amitié de père, qui, sans les malheureuses circonstances de cabales enragées, n'auroit été ramassée[4] de personne. La jalousie d'un si grand mariage, que ces cabales n'avoient pu empêcher, se tourna à tâcher de le rendre infructueux, et l'assiduité d'un père malheureusement né désœuvré, et[5] dont l'amitié naturelle et de tout temps trouvoit de l'amusement dans l'esprit et la conversation de sa fille, donna beau jeu aux[6] langues de Satan[7]. Leur bruit fut porté jusqu'à M. le duc de Berry,

1. Expression déjà relevée dans le tome XV, p. 331.
2. Tome XIX, p. 271.
3. « On dit figurément *se noircir*, pour dire se diffamer par quelque méchante action » (*Académie*, 1718). Ici c'est plutôt le sens de se scandaliser.
4. Recueillir, remarquer, mais pris en mauvaise part.
5. *Et* surcharge un *d*.
6. Il y a *au*, par mégarde dans le manuscrit.
7. Le *Dictionnaire de l'Académie* de 1718 disait : « On dit figurément d'une personne qui aime à médire et à déchirer la réputation d'auteur, que *c'est une langue de serpent, une langue de vipère ;* » mais il ne donnait pas l'expression *langue de Satan*, qui n'a été relevée dans aucun lexique. Saint-Simon écrit *satan* par une minuscule. — Sous la régence, on répandit dans le public des pamphlets obscènes

qui, de son côté, voulant jouir en liberté de la société de Madame sa femme, s'importunoit d'y avoir presque toujours son beau-père en tiers, et s'en alloit peu content ; ce bruit de surcroît le frappa fort. Cela nous revint, à Mme de Saint-Simon et à moi (ceci n'arriva qu'au retour de Fontainebleau[1], pour ce que je vais raconter qui me regarde, mais je n'ai pas cru devoir y[2] revenir à deux fois). L'importance d'un éclat qui pouvoit arriver entre le gendre[3] et le beau-père sur un fondement si faux, mais si odieux, nous parut devoir être détourné avec promptitude. J'avois déjà tâché de détourner M. le duc d'Orléans de cette grande assiduité chez Madame sa fille, qui fatiguoit M. le duc de Berry, et je n'y avois pas réussi. Je crus donc devoir recharger[4] plus fortement encore ; et, voyant mon peu de succès, je lui fis une préface convenable, et je lui dis après[5] ce qui m'avoit forcé à le presser là-dessus. Il en fut étourdi ; il s'écria sur l'horreur d'une imputation si noire, et la scélératesse de l'avoir portée jusqu'à M. le duc de Berry. Il me remercia du service de l'en avoir averti, qu'il n'y avoit guères que moi qui le lui pût rendre. Je le laissai en tirer la conclusion que la chose présentoit d'elle-même sur sa conduite. Cela se passa entre lui et moi à Versailles, sur les quatre heures après midi. Il n'y avoit que Mme la duchesse d'Orléans,

Je donne un étrange avis à M. le duc d'Orléans, qui en fait un plus étrange usage avec Madame* sa fille ; je me brouille et me laisse après raccommoder avec lui, et je demeure très froidement avec Mme la duchesse de Berry depuis**.

sur ces prétendues relations incestueuses (*Archives de la Bastille*, tome XII, p. 93).

1. La cour quitta Fontainebleau le 14 septembre.

2. Avant *devoir*, Saint-Simon a biffé un *y*, pour le reporter en interligne après ce verbe.

3. La première lettre de *gendre* surcharge un *b*.

4. « *Recharger*, faire une nouvelle attaque, retourner au combat, » disait *l'Académie* en 1718 ; mais elle n'en mentionnait pas l'emploi au figuré. Nous avons déjà rencontré ce verbe, et le substantif *recharge*, dans le tome XVII, p. 325 et 427.

5. *Apres* est en interligne.

* *Me* a été ajouté en interligne.

** *Depuis* a été ajouté après coup à la fin de la manchette.

outre Mme de Saint-Simon[1], qui sût ce que je devois faire, et qui m'en avoit extrêmement pressé[2]. Le lendemain matin, Mme de Saint-Simon me conta que, rentrant la veille du souper et du cabinet du Roi chez Mme la duchesse de Berry, avec elle, elle avoit passé tout droit dans sa garde-robe, et l'y avoit appelée ; que là, d'un air colère et sec, elle lui avoit dit qu'elle étoit bien étonnée que je la voulusse brouiller avec M. le duc d'Orléans ; et que, sur la surprise que Mme de Saint-Simon avoit témoignée, elle lui avoit dit que rien n'étoit si vrai que je voulois l'éloigner d'elle, mais que je n'en viendrois pas à bout ; et tout de suite lui conta ce que j'avois dit à Monsieur son père, qu'il avoit eu la bonté de lui rendre une heure après. Mme de Saint-Simon, encore plus surprise, l'écouta[3] attentivement jusqu'au bout, et lui répondit que cet horrible bruit étoit public, qu'elle pouvoit elle-même, tout faux et tout abominable qu'il fût, se douter[4] des conséquences qu'il pouvoit avoir, sentir s'il n'étoit pas important que M. le duc d'Orléans en fût averti, et que j'avois rendu de telles preuves de mon attachement pour eux, et de mon desir de leur union et de leur bonheur à tous, qu'il n'étoit pas possible qu'elle pût avoir le moindre soupçon contraire, finit brusquement par la révérence[5], et sortir pour se venir coucher. Le trait me parut énorme. J'allai, l'après-dînée, le conter[6] à Mme la duchesse d'Orléans. J'ajoutai[7] qu'instruit par une si surprenante expérience, j'aurois l'honneur désormais de voir M. le duc d'Or-

1. Les cinq derniers mots ont été ajoutés en interligne.
2. On a vu, tome XIX, p. 272, que la duchesse d'Orléans était avertie de longtemps de ces bruits scandaleux.
3. Avant *écouta*, Saint-Simon a ajouté après coup une *l*, mais sans apostrophe.
4. *Se doutter* a été ajouté en interligne, ainsi que *sentir*, plus loin.
5. Il y a *revence*, par mégarde, dans le manuscrit.
6. *Conter* surcharge *comter*.
7. Avant ce verbe, Saint-Simon a biffé un *et*, et le *J'* surcharge d'autres lettres illisibles.

léans si rarement et si sobrement, que j'en éviterois les risques les plus impossibles à prévoir ; et que, pour Mme la duchesse de Berry, je me tiendrois pour dit, et pour toujours, la rare opinion qu'il lui plaisoit prendre de moi. Mme la duchesse d'Orléans[1] fut outrée ; elle se mit à dire de la chose tout ce qu'elle méritoit, mais, en même temps, à l'excuser sur la foiblesse du père pour sa fille, et à me conjurer de n'abandonner point M. le duc d'Orléans, qui ne voyoit que moi d'honnête homme en état de lui parler franc et vrai. La cause de la rupture lui fit peur. L'utilité journalière dont je lui étois auprès de lui, et à lui-même, si je l'ose dire, depuis que je les avois raccommodés, l'effraya encore d'en être privée ; elle ne me dissimula ni l'un ni l'autre, et déploya toute son éloquence, qui n'étoit pas médiocre[2], pour me persuader que l'amitié devoit pardonner cette légèreté, toute pesante qu'elle fût. J'abrégeai la visite ; je ne me pressai pas de la redoubler, et je cessai de voir M. le duc d'Orléans. L'un et l'autre en furent bien en peine. Ils en parlèrent à Mme de Saint-Simon. Mme la duchesse de Berry, que Monsieur son père avoit apparemment grondée, essaya de rhabiller[3] avec elle ce qu'elle lui avoit dit, quoique d'assez mauvaise grâce. Mme la duchesse d'Orléans m'envoya prier d'aller chez elle. Elle s'y remit sur son bien-dire[4] ; M. le duc d'Orléans m'y vint surprendre : excuses, propos, tout ce qui se peut dire de plus touchant. Je demeurai longtemps sur la glace[5] du silence, puis du respect ; à la fin, je me mis en colère, et

1. Les mots *d'Orleans* ont été ajoutés en interligne.

2. Voyez ce qu'il en a dit dans le tome XVIII, p. 401-402.

3. Tome XVIII, p. 427.

4. « On dit qu'*un homme est sur son bien-dire,* pour signifier qu'il est en train de parler, et ordinairement il se dit d'un homme qui affecte de bien parler ; il se prend ordinairement en mauvaise part » (*Académie,* 1718). Nous avons eu *le bien-dire* dans le tome XXI, p. 83, et ci-dessus, p. 47.

5. « *Glace* se dit figurément d'un certain air de froideur qui paroît sur le visage et dans les actions » (*Académie,* 1718).

m'en expliquai tout au plus librement avec lui. Ce ton-là leur déplut moins que le premier; ils redoublèrent d'excuses, de prières, de promesses de fidélité et de secret à l'avenir. L'amitié, je n'oserois dire la compassion de sa foiblesse, me séduisit; je me laissai entraîner dans l'espérance que je mis dans la bonté de cette leçon, et, pour le faire court, nous nous raccommodâmes, mais avec résolution intérieure et[1] ferme de le laisser vivre avec Madame sa fille sans lui en jamais parler, et d'être très sobre avec lui sur tout ce qui la regarderoit d'ailleurs. Depuis que j'avois reconnu Mme la duchesse de Berry, je la voyois fort rarement, et je m'étois défait de tout particulier avec elle; mais elle venoit quelquefois me trouver dans ma chambre, sous prétexte d'aller chez Mme de Saint-Simon, et m'y tenoit des[2] heures tête à tête quand elle se trouvoit dans l'embarras. Depuis cette aventure, je ne remis de longtemps le pied chez elle, et ailleurs je lui battis si froid[3], que je lui fis perdre l'habitude de me venir chercher. Dans la suite, pour ne rien trop[4] marquer, j'allois à sa toilette publique une fois en deux mois, et des moments chaque fois; et tant qu'elle a vécu je ne m'en suis pas rapproché davantage malgré force agaceries[5] directes et indirectes, qui ont souvent recommencé, et auxquelles j'ai constamment résisté. C'est une fois pour toutes ce qu'il falloit expliquer de cet intérieur de famille royale, et du mien avec eux tous. Revenons maintenant d'où je suis parti.

Dégoûts du Roi de M. le duc d'Orléans.

La[6] lueur de raison et de religion qui parut en M. le duc d'Orléans après sa séparation d'avec Mme d'Argenton[7],

1. *Et* surcharge un *de*. — 2. Le *d* de *des* corrige un *q*.
3. Tome VII, p. 125. — 4. *Trop* a été ajouté en interligne.
5. « *Agacerie*, terme par lequel on exprime les petites choses que dit ou que fait une femme, et les petites manières dont elle se sert pour attirer l'attention de quelqu'un qui ne lui déplaît pas » (*Académie*, 1718).
6. Ici, la plume et l'écriture changent, dans le manuscrit.
7. Dans le tome XVIII.

n'avoit pas été de longue durée, quoique de bonne foi pendant quelque temps, et peut-être allongée de politique jusqu'au mariage de Mme la duchesse de Berry, qui suivit cette rupture de cinq ou six mois. L'ennui, l'habitude, la mauvaise compagnie qu'il voyoit dans ses voyages de Paris, l'entraînèrent : il se rembarqua[1] dans la débauche et dans l'impiété, quoique sans nouvelle maîtresse en titre, ni de brouilleries avec Mme la duchesse d'Orléans que par celles de Mme la duchesse de Berry. C'étoit, entre le père et la fille, à qui emporteroit le plus ridiculement la pièce[2] sur les mœurs et sur la religion, et souvent devant[3] M. le duc de Berry, qui en avoit beaucoup, et qui trouvoit ces propos fort étranges, et aussi mauvais qu'il l'osoit les attaques qu'ils lui donnoient là-dessus, et qui ne réussirent jamais[4]. Le Roi n'ignoroit rien de la conduite de son neveu. Il avoit été fort choqué de son retour à la débauche et à ses compagnies de Paris. Son assiduité chez Madame sa[5] fille et son attachement pour elle fit retomber sur lui les dégoûts continuels qu'il prenoit d'elle, et les déplaisirs souvent éclatants qu'elle donnoit à sa mère, laquelle il aimoit en père et en protecteur, et pour l'amour de qui il avoit fait ce mariage malgré toute la répugnance de Monseigneur. Le manège de M. du Maine ne laissoit rien passer ni refroidir : il se montroit peu à découvert ; mais il faisoit le bon personnage[6], en plaignant une[7] sœur avec qui la haine de l'autre sœur l'avoit étroitement réuni[8]. Les valets principaux le servoient bien, et il disposoit d'autant

Dangereux manèges du duc du Maine, qui projette le mariage de son fils avec une sœur de Mme

1. « *Se rembarquer* signifie dans le figuré s'engager de nouveau à quelque chose » (*Académie*, 1718).
2. Expression déjà relevée dans le tome XVIII, p. 16.
3. *Devant* a été ajouté en interligne.
4. Voyez la suite des *Mémoires* (tome XI de 1873, p. 200).
5. *Sa* surcharge un *de*.
6. Le *Dictionnaire de l'Académie* de 1718 ne donnait que la locution *faire le bon apôtre*, au sens de « contrefaire l'homme de bien ».
7. *Un*, par mégarde, dans le manuscrit.
8. Tome XIX, p. 202.

La duchesse de Berry.

plus sûrement de Mme de Maintenon, qu'on a vu et qu'on verra encore mieux dans la suite à quel point d'aveuglement elle l'aimoit, et combien elle haïssoit M. le duc d'Orléans. M. du Maine avoit ses raisons : il avoit travaillé au mariage dans la crainte de celui de Mlle de Bourbon ; mais, le mariage fait, il ne vouloit pas, dans l'intérieur du Roi, aussi familier que le sien même pour les heures libres et les entrées[1], qu'un prince aussi supérieur à[2] lui l'égalât dans l'amusement, approchât de lui en amitié, et le diminuât par une considération à laquelle il n'étoit pas pour atteindre et pour être vis-à-vis de lui. Un autre grand intérêt le portoit encore à éloigner le Roi de ce prince le plus qu'il lui seroit possible. Un de ses motifs pour le mariage de Mme la duchesse de Berry étoit aussi celui d'une sœur de cette princesse avec le prince de Dombes[3]. Le principal obstacle en étoit levé par le rang entier de prince du sang qu'il avoit obtenu pour ses enfants[4]. Mme la duchesse d'Orléans, toute bâtarde et uniquement occupée de la grandeur de ses frères et de ses neveux[5], le desiroit passionnément. Elle s'étoit servie de cette vue auprès de M. du Maine pour le faire agir en faveur du mariage de Mme la duchesse de Berry ; elle ne me l'avoit pas caché, mais toutefois sans m'en parler autrement que comme d'un coup d'aiguillon à son frère, quoique je visse le fond de ses desirs. Je crois aussi que ce dessein entroit pour beaucoup dans l'inconcevable constance des ménagements si recherchés de M. du Maine pour moi, parce qu'il ne voyoit d'obstacle que M. le duc

1. Il veut dire que l'intérieur du Roi, pendant les heures libres et pour ceux qui avaient les entrées, était aussi familier, aussi dépourvu de toute contrainte que le propre intérieur du duc du Maine.

2. *A* est en interligne, au-dessus d'un premier *a*, biffé, qui surchargeait *que*.

3. Il en a déjà été parlé dans le tome XIX, p. 203, lors des négociations pour le mariage de Mme de Berry.

4. Tome XIX, p. 91 et suivantes.

5. Voyez ci-après, p. 306.

d'Orléans, et que, comme on présume toujours de son esprit, de son manège, et de la sottise de ceux qu'on veut emporter, il ne désespéroit peut-être pas de me gagner, et, par moi, M. le duc d'Orléans, quelque intérêt de rang que j'eusse à empêcher de consolider si bien celui de ses enfants. De toutes ces choses résultoit un mécontentement et un éloignement du Roi pour M. le duc d'Orléans, qui augmentoit[1] sans cesse, moins peut-être par sa conduite personnelle que par celle de Mme la duchesse de Berry. Le gros de tout cela n'étoit pas inconnu au duc de Beauvillier[2], qui l'éloignoit encore de la liaison que je voulois former entre M. le duc d'Orléans et lui[3]. Je voyois le but de M. du Maine : il vouloit plonger au plus bas[4] M. le duc d'Orléans, pour ne lui laisser de ressource auprès du Roi que le mariage du prince de Dombes, et, comme il le connoissoit l'unique obstacle à ce[5] dessein, et en même temps la foiblesse même, il se dévouoit à une route[6] de laquelle il espéroit un si grand succès. Mais, plus je voyois ce but et la justesse de cette noire politique[7] pour y arriver, plus je sentois l'extrême nécessité de fortifier M. le duc d'Orléans d'une union avec M. de Beauvillier qui opéreroit celle du Dauphin avec lui, et qui, étant sincère, contiendroit M. le duc d'Orléans sur beaucoup de choses, le rendroit considérable, et, à la longue, brideroit[8] Mme la duchesse de Berry, moins supportée de Monsieur son père, et émousseroit les choses passées dans cet intérieur de famille royale, et les disposeroit tout autrement à l'avenir;

1. *Augmentoit* est bien au singulier.
2. *Beauvillier* corrigé en *Beauvilliers*.
3. Ci-après, p. 56.
4. Au sens de l'enfoncer de plus en plus dans sa disgrâce.
5. *Ce*, oublié, a été remis en interligne.
6. « *Route* se prend figurément pour la conduite, pour les moyens qui mènent à quelque fin » (*Académie*, 1718).
7. Ci-après, p. 373, il dira que le duc du Maine était « maître dans les arts les plus ténébreux ».
8. Voyez ci-après, p. 210.

et, dans le crédit que le Dauphin prenoit de jour en jour, surtout pensant comme il faisoit sur les bâtards[1], je regardois cette union comme un des plus grands renforts que la foiblesse de M. le duc d'Orléans pût recevoir, et un obstacle dirimant[2] au mariage qui auroit fait le prince de Dombes beau-frère de M. le duc de Berry, qui, par lui-même, n'auroit eu ni la force ni le crédit de l'empêcher, et beaucoup moins Mme la duchesse de Berry d'en oser seulement ouvrir la bouche dans l'état où elle s'étoit mise avec le Roi.

Je travaille à unir M. le duc d'Orléans au Dauphin et au duc de Beauvillier, à laquelle* je réussis.

Pressé par ces vues, j'en exposai fortement au duc de Beauvillier l'importance, et combien il étoit nécessaire de ne se rebuter de rien, pour ne laisser pas échapper le fruit si principal qu'on s'étoit proposé du mariage de Mme la duchesse de Berry, qui étoit l'union de la famille royale ; que, plus on s'étoit trompé dans le personnel de cette princesse, plus il se falloit roidir pour en détourner et en corriger les inconvénients, dont le moyen unique étoit celui que je lui proposois ; que je le priois d'examiner s'il en pouvoit trouver un autre, et de comparer l'embarras de l'embrasser avec le danger de le négliger. Je lui représentai l'ascendant que cette union pouvoit lui faire prendre sur la facilité, la foiblesse, j'ajoutai la timidité de M. le duc d'Orléans, dont l'esprit et la conduite contenue, et peu à peu guidée[3] par son influence, qui portoit quand et soi[4] celle du Dauphin, et qui, par là, seroit doublement comptée, pouvoit prendre tout un autre tour, et servir alors autant qu'elle nuisoit maintenant à cette union de famille si desirable ; que, tout foible et futile par oisiveté qu'étoit à cette heure M. le duc d'Orléans, sa proximité, si

1. Ci-dessus, p. 25-28.
2. Adjectif déjà rencontré dans le tome XIII, p. 73.
3. *Guidée* surcharge *condui[te]*, effacé du doigt.
4. « On dit bassement *quand et moi* pour dire avec moi » (*Académie*, 1718).

* Il y a bien *à laquelle*, s'accordant avec le mot *union*, sous-entendu.

rapprochée par l'alliance, en faisoit toujours un prince qui ne pouvoit être dans l'indifférence, et bien moins encore à l'avenir que pendant la vie du Roi, qui retenoit tout dans le tremblement devant lui; qu'outre cette raison, il ne me pouvoit nier celle d'un esprit supérieur en tout genre, et capable d'atteindre à tout ce qu'il voudroit sitôt qu'il en voudroit faire usage; que ses campagnes avoient manifesté cette vérité, qui se développeroit bien davantage lorsque, délivré du joug du Roi, le dégoût d'une vie ennuyée du néant et de l'inutile à laquelle il étoit maintenant réduit, et l'aiguillon de l'humeur et de l'esprit ambitieux et imaginaire[1] de Madame sa fille, lui donneroit envie de se faire compter sous un nouveau règne, et si alors on ne se repentiroit pas de n'avoir pas, quand on l'avoit pu, mis pour soi et pour une union si nécessaire ce qu'on y trouveroit alors de si opposé, et toujours, en ce cas, plus ou moins embarrassant. J'assaisonnai la force de ces considérations de celle de l'opinion qu'il savoit que M. de Chevreuse avoit foncièrement de ce prince, qu'il voyoit toujours de fois à autre en particulier[2] de tout temps, et je me gardai bien d'omettre ce qu'il ne pouvoit ignorer que M. le duc d'Orléans avoit toujours pensé, et tout haut, sur Monsieur de Cambray[3]. Enfin je n'oubliai pas de lui faire entendre que les faits historiques, les arts, les sciences, dont le Dauphin aimoit à s'entretenir, étoient[4] une matière toujours prête et jamais épuisée, où M. le duc d'Orléans étoit maître, dont il savoit parler nettement et fort agréablement[5], et qui seroit entre eux un amusement sérieux qui leur plairoit beaucoup à l'un et à

1. Au sens de conduit, dominé par l'imagination. Littré ne cite pas d'exemple de cet emploi.

2. Il a expliqué dans le tome XIX, p. 240, les causes de cette liaison de M. de Chevreuse avec le duc d'Orléans.

3. Voyez l'anecdote racontée dans le même volume, p. 209.

4. Il y a *estoit*, au singulier, dans le manuscrit.

5. Voyez tome XVIII, p. 64, et 65, note 1.

l'autre, et qui ne serviroit pas peu au dessein si raisonnable que nous nous proposions. Tant de raisons ébranlèrent le duc de Beauvillier, qui s'étoit ému dès les premiers mots, mais qui, à ma prière, m'avoit laissé tout dire sans interruption. Il convint de tout; mais, en même temps, il m'opposa les mœurs et les propos étranges qui lui échappoient quelquefois devant le Dauphin, et qui l'aliénoient infiniment, et me montra sans peine que cette indiscrétion étoit un obstacle qui mettoit la plus forte barrière à leur[1] liaison. Je le sentois trop pour en pouvoir disconvenir; mais je le pressai en ôtant cet obstacle, et je vis un homme intérieurement rendu, à cette condition. Alors je m'arrêtai parce que je sentis que tout dépendoit de cela, qu'il s'agissoit par conséquent d'y travailler avant toutes choses, et que, connoissant la légèreté de M. le duc d'Orléans et ce détestable héroïsme d'impiété[2] qu'il affectoit bien plus encore qu'il n'en avoit le fonds, je ne pouvois me répondre de réussir. Je ne différai pas à l'attaquer, et je n'eus aucune peine à le faire sincèrement convenir de tous les solides avantages qu'il trouveroit, outre la considération présente, de son union avec le Dauphin, et, ce qui étoit inséparable, avec le duc de Beauvillier. De l'aveu je le conduisis aisément au desir, que je crus devoir aiguiser par la difficulté que lui-même sentoit bien résulter de ses mœurs et de sa conduite. Je le ballottai[3] longtemps exprès là-dessus dans la même conversation. Quand je crus l'avoir assez échauffé et assez embarrassé pour pouvoir espérer le faire venir à mon point[4] en lui proposant la solution que j'avois projetée, je lui dis que je m'abstenois de l'exhorter sur ses mœurs et sur ses opinions prétendues, qu'il ne pouvoit avoir foncièrement, et sur lesquelles il se trompoit soi-même;

1. Le commencement de *leur* surcharge *ce[tte]*.
2. Ces mots rappellent la qualification de *fanfaron de crimes* que Louis XIV appliquait à son neveu.
3. Ci-dessus, p. 32. — 4. Ci-dessus, p. 26.

qu'il savoit de reste ce que je pensois sur tout cela, et que je n'ignorois plus aussi combien vainement je le presserois d'en changer; qu'aussi étoit-ce à moins de frais que je croyois qu'il pourroit réussir à l'union qu'il avoit de si pressantes raisons de desirer; que le moyen en étoit entre ses mains et facile, mais que, s'il se résolvoit à le prendre, il ne falloit pas s'en[1] lasser, et qu'en ce cas je croyois qu'il ne tarderoit pas à en voir des succès qui, suivis et entretenus avec attention, le pourroient conduire à tout ce qu'il en pouvoit souhaiter. Je l'avois ainsi excité de plus en plus en le laissant au large sur le malheureux fonds de sa vie; je lui fis, dans la même vue, acheter l'explication de ce chemin et du moyen facile que je lui proposois sans le lui dire. Enfin, après lui avoir doucement reproché que je ne l'en croyois pas capable, je me laissai vaincre, et je lui dis que tout consistoit en deux points: le premier, d'être en garde continuelle de tout propos le moins du monde licencieux en présence du Dauphin et chez Mme la princesse de Conti, où le Dauphin alloit quelquefois, et d'où de tels discours lui pourroient revenir; que son indiscrétion là-dessus lui aliénoit ce prince plus dangereusement et plus loin beaucoup qu'il ne pouvoit se l'imaginer, et que ce que je lui disois là-dessus[2] n'étoit pas opinion, mais science; que la discrétion opposée lui plairoit tant, qu'elle le feroit revenir peu à peu, en lui ôtant l'occasion de[3] l'horreur qu'il concevoit de ces choses, et de celui qui les produisoit, par conséquent la crainte et les entraves où sa présence le mettoit, qui se changeroient en aise et en liberté quand l'expérience lui auroit appris qu'il pouvoit l'entendre sans scandale, et se livrer sans scrupule à sa[4] conversation, dont les arts, les sciences et des choses historiques entre-

1. *En* surcharge d'autres lettres.
2. Entre *là* et *dessus* il a biffé *disois là*, répété par mégarde.
3. Les mots *l'occasion de* ont été ajoutés en interligne.
4. *La* corrigé en *sa*.

tiendroient[1] la matière entre eux, et peu à peu en banniroient toute contrainte et n'y laisseroient que de l'agrément. L'autre point étoit d'aller moins souvent à Paris, d'y[2] faire la débauche au moins à huis clos, puisqu'il étoit assez malheureux que de la vouloir faire, et d'imposer assez à lui-même et à ceux qui la faisoient avec lui, pour qu'il n'en fût pas question le lendemain matin. Il goûta un expédient qui n'attaquoit point ses plaisirs; il me promit de le suivre. Il y fut fidèle, surtout pour les propos en présence du Dauphin, ou qui lui pouvoient revenir. Je rendis ce que j'avois fait au duc de Beauvillier. Le Dauphin s'aperçut bientôt de ce changement, et le dit au duc, par qui il me revint. Peu à peu ils se rapprochèrent, et, comme M. de Beauvillier craignoit toute nouveauté apparente, et[3] qu'il n'avoit pas accoutumé de voir M. le duc d'Orléans, tout entre eux passa par moi, et, après ce Marly, où le duc de Chevreuse n'étoit point, par lui et par moi, tantôt l'un, tantôt l'autre.

Mémoire des pertes de la dignité de duc et pair, etc. Voir les Pièces.

Parmi tous ces soins et ces affaires, il falloit travailler au mémoire de nos pertes tel que le Dauphin me l'avoit demandé[4]. De tous temps je les avois rassemblées, avec les occasions qui les avoient causées, autant que j'avois pu. J'avois eu cette curiosité dès ma première jeunesse, je l'avois toujours suivie depuis, je m'étois continuellement appliqué à m'en instruire des vieux ducs et duchesses les plus de la cour en leur temps, et les mieux informés, à constater par d'autres ce que j'en apprenois, et surtout à m'en donner à moi-même la dernière certitude par des gens non titrés, anciens, instruits, versés dans les usages de la cour et du monde, qui y avoient été beaucoup, qui avoient vu par eux-mêmes, et par d'anciens valets principaux. Je mettois les uns et les autres sur les

1. Saint-Simon a écrit *entretiendroient* au pluriel, et, plus loin, *banniroit* et *laisseroit* au singulier.
2. Avant *d'y*, il y a un *et*, biffé.
3. *Et* surcharge une autre lettre. — 4. Ci-dessus, p. 28-29.

voies, et, par conversation, je les enfilois doucement à raconter[1] ce que je m'étois proposé de tirer d'eux. J'avois écrit à mesure : ainsi j'avois tous mes matériaux, où j'avois ajouté, à mesure aussi[2], les pertes depuis mon temps, et dont j'avois été témoin avec toute la cour. Sans une telle avance, le recueil m'eût été impossible, et les recherches m'en auroient mené trop loin ; mais l'arrangement tel que le Dauphin le voulut fut encore un travail long et pénible. Je n'y pouvois être aidé de personne : M. de Chevreuse, encore une fois, n'étoit point à Marly[3] ; M. de Beauvillier étoit trop occupé ; je n'osai même me servir de secrétaire. Néanmoins, j'en vins à bout vers la fin du voyage. M. de Beauvillier ne put repasser ce travail que superficiellement. M. de Chevreuse, à qui je l'envoyai, l'examina à fond. J'allai le trouver après à Dampierre, de Marly, où je couchai une nuit. Il m'en parut content, et n'y corrigea rien. J'y fis une courte préface, adressée au Dauphin. Tout cet ouvrage se trouvera avec les Pièces[4]. Il s'en peut faire, depuis qu'il fut achevé, un étrange supplément. J'ajoutai un mémoire, qui eût pu être bien meilleur s'il n'eût pas été fait si rapidement, mais que je crus devoir présenter au Dauphin dans tout son naturel en lui en expliquant l'occasion. Ce fut lors de la sortie du cardinal de Bouillon du royaume, et de son impudente lettre au Roi[5], que le maréchal de Boufflers me le demanda sur les maisons de Lorraine, de Bouillon et de Rohan, et avec tant de précipitation que je le fis en deux fois dans la même journée[6]. Il croyoit pouvoir en faire usage dans un

1. On a eu *enfiler des raisons* dans le tome XVI, p. 6 ; mais les lexiques du dix-huitième siècle ne donnaient pas la locution *enfiler quelqu'un à faire quelque chose*, au sens de l'y amener progressivement.

2. *Aussy* a été ajouté après coup en interligne.

3. Ci-dessus, p. 60.

4. C'est le gros mémoire dont le titre a été donné ci-dessus, p. 29, note 1.

5. Tome XX, p. 12 et suivantes. — 6. *Ibidem*, p. 60 et 389.

moment critique ; il n'en fit aucun : c'est toujours le sort de ce qui regarde la dignité. J'avertis le Dauphin que l'état des changements arrivés à notre dignité pendant ce règne étoit prêt à lui[1] être présenté. J'y avois joint, en faveur de la haute noblesse, la lettre que le Roi écrivit à ses ambassadeurs et autres ministres dans les cours étrangères, du 19 décembre 1670, sur la rupture du mariage de Mademoiselle avec M. de Lauzun[2], parce que mon dessein, comme on l'a pu déjà voir, n'étoit pas moins de la relever[3], que les chutes de notre dignité. Quelque occupé que fût le Dauphin de l'affaire qui enfanta depuis la fameuse bulle *Unigenitus*[4], que le Roi lui avoit renvoyée en partie[5], il me donna heure dans son cabinet. J'eus peine à cacher dans mes poches, sans en laisser remarquer l'enflure, tout ce que j'avois à lui porter. Il en serra plusieurs papiers[6] parmi les siens les plus importants, et les autres avec d'autres qui ne l'étoient pas moins, et j'admirai cependant l'ordre net et correct dont il les tenoit tous, malgré les changements de lieu si ordinaires de la cour, qui n'étoit pas une de ses moindres peines. Avant de les mettre sous la clef, il voulut

Tête-à-tête du Dauphin avec moi.

1. Les mots *prest à luy* surcharge *en estat*.

2. Cette lettre a été publiée par Chéruel dans les *Mémoires de Mademoiselle,* tome IV, p. 624-627, puis par Prosper Faugère dans le tome III des *Écrits inédits,* p. 503-506, et réimprimée en 1886 par le comte de Cosnac. La minute originale en est conservée au Dépôt des affaires étrangères, vol. *France* 932, fol. 273. Il y en a des copies dans les papiers du P. Léonard aux Archives nationales, carton M 631, et dans le manuscrit Fr. 17047, fol. 307, à la Bibliothèque nationale. Elle fut rédigée par M. de Lionne, croit-on, sur l'ordre du Roi : voyez les *Mémoires de la Fare*, p. 270. Il en a déjà été parlé par notre auteur dans son Mémoire inédit sur le projet de mariage du jeune prince de Rohan avec une Condé (notre tome XXI, p. 481).

3. De relever la haute noblesse.

4. La dispute entre le cardinal de Noailles et les évêques de la Rochelle et de Luçon : tome XX, p. 330 et suivantes.

5. Ci-après, p. 64-65.

6. Le mot *papiers* a été ajouté en interligne.

passer les yeux sur notre décadence, et fut épouvanté du nombre des articles[1]. Son étonnement augmenta bien davantage lorsque je lui fis entendre en peu de mots le contenu du dernier article[2], qui comprenoit une infinité de choses qui auroient pu faire autant d'autres articles, mais que j'avois ramassées ensemble pour le fatiguer moins et n'avoir pas l'air d'un juste[3] volume[4]. Je lui lus la préface[5], et je lui expliquai les sources d'où j'avois puisé ce qui a précédé mon temps. Il admira la grandeur du travail, l'ordre et la commodité des deux différentes tables[6] ; il me remercia de la peine que j'y avois prise comme si je n'y eusse pas été intéressé ; il me répéta que, puisque je l'avois bien voulu, il ne pouvoit regretter la peine que m'avoit donnée l'ordre chronologique qu'il m'avoit demandé[7], auquel j'avois si nettement suppléé par l'arrangement des tables, que je ne lui dissimulai pas avoir été ce qui m'avoit le plus coûté. Je lui [dis] qu'avec un prince superficiel et moins desireux d'approfondir et de savoir à fonds, je me serois bien gardé de présenter les deux ouvrages ensemble, de peur qu'il ne se contentât des tables et de leurs extraits[8] ; mais que, ce que j'avois fait

1. Il n'y en a pas moins de cinquante.

2. *Article* a été ajouté en interligne.

3. Épithète dont le sens sera indiqué ci-après, p. 309.

4. Il est intitulé : « Invasion aussi générale qu'inimaginable de toutes entreprises, usurpations, prétentions et abus, et par tant de sortes de gens et d'espèces de personnes, qu'il est impossible d'ajouter par articles, mais qui achève parfaitement l'anéantissement des restes de la dignité de duc et pair de France dedans et dehors le royaume. »

5. *Écrits inédits*, tome III, p. 3-7.

6. La Table des matières (*Ibidem*, p. 221-251) est divisée en deux parties : « Articles restitués ou accordés » et « Articles exigés ou usurpés sur et contre les ducs et pairs. »

7. Ci-dessus, p. 28-29.

8. La troisième lettre du mot *extraits* surcharge une autre lettre. — Ces tables sont en effet composées d'analyses assez détaillées de chaque article, classées par ordre de matières, ainsi qu'on pourra s'en rendre compte en se reportant aux *Écrits inédits*.

pour son soulagement et pour la satisfaction subite d'une première curiosité, j'espérois qu'il ne deviendroit pas obstacle à la lecture des articles entiers, où il trouveroit encore toute[1] autre chose que les extraits ne pouvoient renfermer. Il me donna parole de lire le tout à Fontainebleau[2] d'un bout à l'autre, de le lire pour s'en meubler[3] la tête, et de m'en entretenir après. Il ajouta qu'il ne remettoit cela à Fontainebleau, où on alloit bientôt, que parce qu'il étoit accablé, outre le courant, d'une affaire que le Roi lui avoit renvoyée presque[4] toute entière, et qui l'occupoit d'autant plus que la religion y étoit intéressée. Je ne jugeai pas à propos de prolonger une audience en laquelle je n'avois rien à ajouter à la matière qui me la procuroit, et où je ne le[5] voyois pas disposé à me parler d'autre chose. Comme il ne s'ouvrit pas davantage sur l'affaire qui l'occupoit tant, et en effet beaucoup trop, je me contentai de le louer du temps qu'il y vouloit bien donner et de lui représenter en gros combien il étoit desirable qu'elle finît promptement, et combien dangereuses les passions et les altercations qui l'allongeroient en l'obscurcissant. Il me répondit là-dessus avec son humilité ordinaire sur lui-même, et avec bonté pour moi : sur quoi je me retirai. J'allai aussitôt après rendre compte de cette courte audience au duc de Beauvillier ; il fut ravi de la manière dont elle s'étoit passée ; mais, ainsi que le Dauphin, il étoit tout absorbé de l'affaire dont ce prince me venoit de légèrement parler.

Affaire du cardinal de Noailles

On entend bien que c'étoit celle du cardinal de Noailles, qui enfanta depuis la fameuse constitution *Unigenitus,*

1. Il y a bien l'adjectif *toutte*, dans le manuscrit, et non l'adverbe *tout*.
2. Ci-après, p. 68.
3. *Meubler*, pris figurément au sens d'orner, enrichir, emplir, n'était pas admis par le *Dictionnaire de l'Académie* de 1718. On en peut citer des exemples de Molière, de la Fontaine, de Voltaire, etc.
4. *Presque* a été ajouté en interligne.
5. *Le*, oublié, a été remis en interligne

sur laquelle on se souviendra ici de ce qui en est ci-devant dit et expliqué, p. 1075 et suivantes[1]. Les noirs inventeurs de cette profonde trame, contents au dernier point de l'avoir si bien conduite, et réduit le cardinal de Noailles à une défensive de laquelle même ils lui faisoient un crime auprès du Roi, ne laissoient pas d'être en peine d'avoir vu ce cardinal revenir à la cour, et y avoir une audience du Roi passablement favorable, après en avoir obtenu une défense de s'y présenter qui fut ainsi de courte durée[2]. Le Roi, tiraillé par les prestiges[3] de son confesseur appuyés de Mme de Maintenon, par ceux de l'évêque de Meaux[4], et l'ineptie irritée de la Chétardye, curé de Saint-Sulpice[5], ne résistoit qu'à peine à son ancien goût pour le cardinal de Noailles, et à l'estime qui alloit jusqu'à la vénération qu'il avoit conçue pour lui. Ils s'aperçurent que, quelques progrès qu'ils fissent, la présence du cardinal ou les déconcertoit, ou du moins mettoit le Roi dans un malaise qui les tenoit en échec. Le remède qu'ils y trouvèrent fut de faire renvoyer l'affaire au Dauphin puisque le Roi lui en renvoyoit tant d'autres, qu'il se mêloit de toutes avec autorité par la volonté et pour le soulagement du Roi, et que tous les ministres travailloient chez[6] ce prince[7]. Le Roi, fatigué de cette affaire, prit aisément à cette ouverture : il ordonna donc au Dauphin de travailler à la finir, de lui

remise par le Roi au Dauphin ; causes de ce renvoi.

1. Pages 330 et suivantes de notre tome XX.

2. Dangeau, après avoir mentionné que le cardinal n'était pas venu à la cour selon sa coutume les mercredi 6 et 13 mai (p. 404 et 405) et en avoir tiré des conclusions défavorables, dit que, le 20 mai, il eut une assez longue audience du Roi et une, après, du Dauphin, et que « son affaire prend un très bon chemin » (p. 409).

3. *L'Académie*, en 1718, n'admettait que le sens propre d'« illusion par sortilège, fascination, » et non pas celui d'influence ressemblant à un prestige.

4. M. de Bissy. — 5. Voyez tome XX, p. 342-343 et 346.

6. Le commencement de *chez* surcharge un *d*.

7. Tome XXI, p. 316.

en épargner les détails, et de ne lui en rendre compte qu'en gros, et seulement lorsqu'il seroit nécessaire[1]. Rien n'accommodoit mieux les ennemis du cardinal de Noailles. Il étoit[2] resté le seul en vie des trois prélats[3] qui avoient lutté contre l'archevêque de Cambray lors de l'orage du quiétisme, et qui l'avoient culbuté à la cour et fait condamner à Rome. Ce mot seul explique toute la convenance de la remise de l'affaire présente au Dauphin, livré absolument au duc de Beauvillier, beaucoup aussi au duc de Chevreuse, toujours également passionné pour son ancien précepteur, élevé dans tous leurs principes sur la doctrine, et qu'ils espéroient bien rendre pareil à eux sur Rome et sur les immenses terreurs du jansénisme et des jansénistes. Le Dauphin avoit pourtant montré plus d'une fois, en plein Conseil et avec éclat, sur des affaires très principales que les jésuites y avoient en leur nom[4], que la justice et ses lumières prévaloient à toute affection ; mais ils comptèrent gagner l'une et l'autre en celle-ci avec les deux ducs si puissamment en croupe, et si unis au P. Tellier.

Discussion entre le duc de Beauvillier

Raisonnant peu de jours après avec le duc de Beauvillier, allant avec lui de Marly à Saint-Germain, du renvoi de

1. Dangeau ne mentionne pas expressément la date du renvoi de l'affaire au Dauphin ; mais il dit le 13 août (p. 460) : « Les affaires de M. le cardinal de Noailles avec les deux évêques qui ont écrit au Roi une lettre cruelle contre lui ne sont pas encore réglées. M. le Dauphin y travaille avec beaucoup d'application, le Roi l'ayant chargé de prendre connoissance de cette affaire et de la finir. » Dès le 28 juin précédent, Mme de Maintenon avait écrit au cardinal (recueil Geffroy, tome II, p. 284), en le suppliant d'accepter les moyens de pacification proposés par Bissy et par ses véritables amis, pour éviter que le conflit ne fût déféré à Rome. Voyez aussi à ce sujet les lettres de Fénelon au duc de Chevreuse des 6 et 27 juillet (*Œuvres*, tome XXIII, p. 464-472).

2. *Estoit* est en interligne au-dessus d'*esté*, biffé.

3. Les deux autres étaient Bossuet et Godet des Marais, le « triumvirat », comme il les a qualifiés tome XX, p. 332.

4. Voyez ci-après, p. 317.

cette affaire au Dauphin, nous convînmes aisément de la nécessité de lui proposer un évêque pour y travailler sous lui, et y exécuter ses ordres à l'égard des parties, et nous agitâmes[1] les prélats qui pouvoient y être propres. Je lui nommai l'ancien évêque de Troyes[2]. Plusieurs raisons me firent penser à lui. C'étoit un homme d'esprit et de savoir[3], qui avoit de plus la science et le langage du monde, auquel il étoit fort rompu ; il avoit brillé dans toutes les assemblées du clergé, où il avoit souvent réuni les esprits; il s'étoit trouvé à la cour dans des liaisons importantes et fort opposées, sans soupçon sur sa probité. Dans les affaires de l'Église, il s'étoit maintenu bien avec tous et avec les jésuites ; il étoit neuf[4] sur celle-ci puisqu'il étoit démis et retiré à Troyes depuis nombre d'années[5]. Enfin, sa droiture et sa piété ne pouvoient être suspectes à la vie toute pénitente qu'il avoit choisie très volontairement, et dans laquelle il persévéroit depuis si longtemps. Toutes ces qualités, jointes à un esprit poli, doux, facile, liant, insinuant, qui étoit proprement le sien, me paroissoient faites exprès pour remplir les vues de l'emploi dont il s'agissoit. J'expliquai ces raisons à M. de Beauvillier, qui n'eut rien à m'opposer, sinon que Monsieur de Troyes étoit ami du cardinal de Noailles, et, de cela, je ne l'en pus tirer, quoi que je lui pusse représenter. Je vins donc à un autre, et lui parlai de Bezons, archevêque de Bordeaux, liant aussi, fort instruit, estimé, transféré d'Aire à Bordeaux par le P. de la Chaise[6], enfin ami des jésuites, et qui ne pouvoit être suspect. Le duc ne rejeta pas la proposi-

et moi sur un prélat à proposer au Dauphin pour travailler sous lui à l'affaire du cardinal de Noailles.

1. Le *Dictionnaire de l'Académie* de 1718 n'admettait qu'*agiter une question, une affaire,* mais non pas *agiter une personne,* au sens de discuter ses qualités, sa valeur, sa convenance.

2. François Bouthillier de Chavigny : tome IV, p. 115.

3. Les grandes lignes du portrait qui va suivre ont déjà été tracées par Saint-Simon dans le tome IV, p. 115-116.

4. « *Neuf* se dit aussi figurément des personnes qui n'ont point encore d'expérience en quelque chose » (*Académie,* 1718).

5. Tome IV, p. 116-118. — 6. Tome V, p. 37-38.

tion ; mais il me parla de Bissy, évêque de Meaux, comme du plus propre à travailler sous le Dauphin[1]. Celui-ci n'avoit pas encore levé le masque[2] : il s'entretenoit respectueusement bien[3] avec le cardinal de Noailles, tandis que, de concert en tout avec le P. Tellier, il l'égorgeoit en secret[4] auprès de Mme de Maintenon. Je m'élevai donc contre ce choix, et lui dis ce que je savois de l'ambition et des menées de ce prélat à Rome étant évêque de Toul, des causes de son refus opiniâtre de l'archevêché de Bordeaux qui le dépaysoit, et beaucoup d'autres choses que je ne répéterai pas, et qui se trouvent p. 138, 321, 884, etc.[5], pour la plupart. Alors M. de Beauvillier m'avoua qu'il en avoit déjà parlé au Dauphin, et, sur ce que je m'écriai encore davantage, et que je lui reprochai ensuite plus doucement une dissertation inutile puisque le choix étoit fait, je l'ébranlai, et je vis jour à joindre le Bordeaux au Meaux dans ce travail sous le Dauphin. Il n'est pas temps maintenant d'en dire davantage sur cette affaire[6].

Voyage de Fontainebleau par Petit-Bourg. Dureté du Roi dans sa famille.

Le Roi étoit à Marly depuis la mort de Monseigneur, c'est-à-dire qu'il y étoit arrivé de Meudon la nuit du 14 au 15 d'avril, et il y avoit été retenu, comme je l'ai remarqué[7], à cause du mauvais air, que Versailles étoit plein de

1. On vient de voir (p. 65) que M. de Bissy s'était déjà occupé de l'affaire de concert avec Mme de Maintenon.

2. « On dit figurément *lever le masque* pour dire ne dissimuler plus, agir ouvertement sans retenue et sans honte » (*Académie*, 1718). Nous avons déjà rencontré *le masque tombe* dans le tome III, p. 90.

3. « *S'entretenir* signifie continuer d'être, subsister au même état » (*Académie*, 1718).

4. « *Égorger* signifie figurément rendre de très mauvais offices à quelqu'un, ruiner sa réputation, sa fortune, ses affaires, lui porter un préjudice considérable » (*Ibidem*).

5. Le nombre *321* surcharge *pr la*, les mots *884* et *etc.* ont été ajoutés en fin de ligne l'un au-dessus de l'autre, et *pr la* a été reporté au commencement de la ligne suivante. Ces chiffres correspondent aux pages 36-37 du tome V, 322-323 du tome IX, et 240 du tome XVIII.

6. Nous verrons la suite ci-après, p. 145.

7. Tome XXI, p. 120 et 323-324.

petites véroles, et par la considération des princes ses petits-fils. Il fut trois mois pleins à Marly, et il en partit le mercredi 15 juillet après y avoir tenu Conseil et dîné, passa à Versailles, où il monta un moment dans son appartement, et alla coucher à Petit-Bourg chez d'Antin, et le lendemain à Fontainebleau[1], où il demeura jusqu'au 14 septembre. Je supprimerois une[2] bagatelle arrivée à l'occasion de ce voyage, si elle ne servoit de plus en plus à caractériser le Roi. Mme la duchesse de Berry étoit grosse pour la première fois de près de trois mois, fort incommodée, et avoit la fièvre assez forte[3]. M. Fagon trouva beaucoup d'inconvénient à ne lui pas faire différer le voyage de quelques jours. Ni elle, ni M. le duc d'Orléans n'osèrent en parler. M. le duc de Berry en hasarda timidement un mot, et fut mal reçu. Mme la duchesse d'Orléans, plus timide encore, s'adressa à Madame et à Mme de Maintenon, qui, toutes[4] peu tendres qu'elles fussent pour Mme la duchesse de Berry, trouvèrent si hasardeux de la faire partir, qu'appuyées de Fagon, elles[5] en parlèrent au Roi. Ce fut inutilement. Elles ne se rebutèrent pas, et cette dispute dura trois ou quatre jours[6]. La fin en fut que le Roi se fâcha tout de bon, et que, par capitulation, le voyage se fit en bateau au lieu du carrosse du Roi. Pour l'exécuter, ce fut une[7] autre peine d'obtenir que Mme la

1. *Dangeau*, p. 442 ; *Sourches*, p. 154-155. L'arrêt à Versailles avait eu pour objet de voir divers changements qu'on faisait à la chapelle.

2. Saint-Simon avait écrit *une*, qu'il semble avoir voulu corriger en *cette*.

3. Les journaux de la cour, qui avaient annoncé la grossesse dès le 19 mars, mentionnent une chute de la jeune princesse sur un genou le 28 avril, et des accès de fièvre les 14 juin et 11 juillet ; on la saigna le 1er juin, à mi-terme de sa grossesse (*Dangeau*, p. 364, 398 et 417 ; *Sourches*, p. 102, 132 et 152). La première rédaction de cette anecdote se trouve dans la grande Addition sur Louis XIV (*Dangeau*, tome XVI, p. 71).

4. Il y a bien *touttes*, au manuscrit. — 5. *Elles* corrigent *ils*.

6. Il n'y a pas trace de cette « dispute » dans les journaux de la cour.

7. Encore *un*, par mégarde, dans le manuscrit, comme nous l'avons déjà remarqué bien des fois devant une voyelle.

duchesse de Berry partiroit de Marly le 13 pour aller coucher au Palais-Royal, s'y reposer le 14[1] et s'embarquer le 15 pour arriver à Petit-Bourg, où le Roi devoit coucher ce jour-là, et arriver, comme lui, le 16 à Fontainebleau, mais toujours par la rivière. M. le duc de Berry eut permission d'aller avec Madame sa femme[2]; mais le Roi lui défendit avec colère de sortir du Palais-Royal pour aller nulle part, même l'Opéra, à l'un et à l'autre, quoiqu'on y allât du Palais-Royal sans sortir, et de plein pied des appartements dans les loges de M. le duc d'Orléans[3]. Le 14, le Roi sous prétexte d'envoyer savoir de leurs nouvelles, leur fit réitérer les mêmes défenses, et à M. et à Mme la duchesse d'Orléans, à qui il les avoit déjà faites à leur départ de Marly. Il les poussa jusqu'à les faire à Mme de Saint-Simon pour ce qui regardoit Mme la duchesse de Berry, et lui enjoignit de ne la pas perdre de vue : ce qui lui fut encore réitéré à Paris de sa part. On peut juger que ses ordres furent ponctuellement exécutés[4]. Mme de Saint-Simon ne put se défendre de demeurer et de coucher au Palais-Royal, où on lui donna l'appartement de la Reine mère[5]. Il y eut grand jeu tant qu'ils y furent, pour consoler M. le duc de Berry de sa prison. Le prévôt des marchands[6] avoit reçu[7] ordre de faire pré-

1. Dangeau (p. 441) et Sourches (p. 154) disent que le départ de la duchesse pour Paris n'eut lieu que le 14 dans l'après-midi, après une mauvaise nuit et une fièvre violente.

2. Ainsi que sa mère la duchesse d'Orléans.

3. On a vu dans le tome VI, p. 388, que ces loges se trouvaient à l'étage supérieur du théâtre.

4. Saint-Simon est seul à parler de ces défenses extraordinaires et réitérées.

5. L'appartement d'Anne d'Autriche au Palais-Royal était situé au premier étage.

6. C'était depuis 1708 Jérôme III Bignon, ancien intendant à Amiens : tome VI, p. 274.

7. Saint-Simon avait d'abord écrit *eu*, au commencement d'une ligne ; il l'a corrigé en *receu* en écrivant les trois premières lettres sur la marge.

parer des bateaux pour le voyage ; il eut si peu de temps, qu'ils furent mal choisis. Mme la duchesse de Berry s'embarqua le 15, et arriva avec la fièvre, à dix heures du soir, à Petit-Bourg, où le Roi parut épanoui [1] d'une obéissance si exacte. Le lendemain, Madame la Dauphine la vit embarquer [2]. Le pont de Melun [3] pensa être funeste : le bateau de Mme la duchesse de Berry heurta [4], pensa tourner, et s'ouvrit à grand bruit, en sorte qu'ils furent en très grand danger. Ils en furent quittes pour la peur, et pour du retardement. Ils débarquèrent en grand désordre à Valvin [5] où leurs équipages les attendoient, et ils arrivèrent à Fontainebleau à deux heures après minuit [6]. Le Roi, content au possible, l'alla voir le lendemain matin dans ce bel appartement de la Reine mère que le feu roi et la reine d'Angleterre, et, après eux, Monseigneur, avoient toujours occupé [7]. Mme la duchesse de Berry, à qui on avoit fait garder le lit depuis son arrivée, se blessa, et accoucha, sur les six heures du matin du mardi 21 juillet, d'une fille [8]. Mme de Saint-Simon l'alla dire au Roi à son premier

1. Il écrit *épanouï*.

2. *Dangeau*, p. 442.

3. Melun avait deux ponts de huit arches chacun, qui faisaient communiquer l'île, berceau de la cité, avec les deux rives de la Seine. Ils s'appelaient le Pont-aux-moulins et le Pont-au-fruit ; c'était sous le premier que passaient le plus fréquemment les bateaux, quoique le peu d'élévation et le peu d'ouverture de ses arches le rendissent assez incommode.

4. Le commencement de *heurta* surcharge une *s*. — Le *Dictionnaire de l'Académie* de 1718 ne donnait *heurter*, pris absolument qu'au sens de frapper à une porte.

5. Valvin, ou plutôt, comme on disait au dix-huitième siècle, le Port-de-Valvin, était l'endroit où débarquaient les marchandises amenées par eau pour Fontainebleau ; aujourd'hui c'est un hameau dépendant de la commune de Samois. Il s'y trouvait un bac.

6. *Dangeau*, p. 443.

7. Nous avons vu en 1696 le Roi y installer la petite duchesse de Bourgogne lors de son arrivée en France : tome III, p. 274 ; voyez aussi tome VI, p. 11 et 312.

8. *Dangeau*, p. 445-446 ; *Sourches*, p. 158. La sage-femme qui

réveil, avant que les grandes entrées fussent appelées : il n'en parut pas fort ému, et il avoit été obéi[1]. La duchesse de Beauvillier, accompagnée de la marquise de Châtillon, nommées par le Roi, l'une comme duchesse, l'autre comme dame de qualité[2], eurent la corvée de porter l'embryon[3] à Saint-Denis[4]. Comme ce n'étoit qu'une fille, on s'en consola, et que la couche n'eut point de mauvaises suites[5].

Comte de Toulouse attaqué de la pierre.

M. le comte de Toulouse, attaqué de grandes douleurs de vessie depuis deux mois à Marly, n'y voyoit, sur les fins, presque plus personne[6]. Le Roi l'alla voir plus d'une fois ; mais il voulut aussi qu'il allât à Fontainebleau en même temps que lui, quoiqu'il ne pût souffrir de voiture,

aida Mareschal dans l'accouchement, prétendit qu'elle avait ondoyé l'enfant étant encore en vie.

1. Comparez l'anecdote analogue racontée à propos d'une fausse couche de la duchesse de Bourgogne en 1708 : tome XV, p. 469-473.

2. « Mgr le duc de Berry a souhaité que la princesse morte en naissant ou avant que de naître fût enterrée à Saint-Denis, et on a trouvé dans les registres qu'une fille de Monsieur avoit été portée à Saint-Denis par une duchesse d'Elbeuf et une autre dame de la première qualité, et, sur cela, on a nommé Mme la duchesse de Beauvillier et Mme de Pompadour pour accompagner le corps à Saint-Denis » (*Dangeau*, p. 445). Mme de Pompadour fut remplacée par Mme de Châtillon.

3. « *Embryon*, fœtus qui commence à se former dans le ventre de la mère. » C'est le seul sens donné par le *Dictionnaire de l'Académie* en 1718.

4. Le 23 juillet : *Dangeau*, p. 446 ; *Gazette*, p. 371. On alla par relais de Fontainebleau à Saint-Denis (Archives nationales, carton K 1716, dossier 13, pièce 2, et registre de Desgranges, ms. Mazarine 2746, fol. 282-284 : ci après, appendice I). La lettre close du Roi au prieur de l'abbaye pour l'inhumation du corps dans le caveau des Bourbons est dans le registre $O^{1}55$, fol. 91 v°.

5. Ses relevailles eurent lieu le 13 août (*Dangeau*, p. 459).

6. Dangeau ne parle de sa maladie que le 12 juillet (p. 440) ; mais les *Mémoires de Sourches* donnent des détails médicaux très circonstanciés et des nouvelles presque journalières de la santé du prince (p. 143-152) ; voyez aussi les lettres de Mme de Maintenon, recueil Bossange, tome II, p. 195, 198, 202, etc.

et encore moins monter à cheval[1]. Il en fit le voyage en bateau, et ne put presque sortir de sa chambre, pour aller seulement chez le Roi, très rarement, tant qu'on fut à Fontainebleau[2]. C'est ainsi que rien ne pouvoit dispenser des voyages, et que le Roi faisoit éprouver aux siens qu'il étoit au-dessus de tout. Il fit, en arrivant, la galanterie à la Dauphine d'envoyer à sa messe toute sa musique, comme elle étoit auparavant à celle de Monseigneur[3]. Le Dauphin ne se soucia point de l'avoir à sa messe, qu'il entendoit d'ordinaire de bonne heure, et toujours dans un recueillement qui ne se seroit guères accommodé de musique, d'autant plus qu'il l'aimoit beaucoup. Ce fut une distinction que la Dauphine n'avoit point demandée[4]; elle la toucha beaucoup, et montra à la cour une grande considération.

Musique du Roi à la messe de la Dauphine. [*Add. St-S. 1012*]

Dès que nous fûmes à Fontainebleau, je songeai de plus en plus comment je pourrois réussir à une réconciliation sincère du duc de Beauvillier et du Chancelier[5]. Je continuois à parler au premier du fils sans jamais lui nommer le père, et je lui faisois valoir sa conversion par la soumission qu'il montroit entière à tout ce que je lui portois de sa[6] part[7]. J'en vis le duc si satisfait, que je crus qu'il étoit temps de le sonder tout à fait, pour m'assurer de voir rester le fils en place, dont j'avois bien de grandes

Je raccommode sincèrement et solidement le duc de Beauvillier et le Chancelier.

1. Cependant il put gagner Paris dans sa calèche et alla s'embarquer au port Saint-Paul (*Dangeau*, p. 441-442 ; *Sourches*, p. 152 et 155).

2. Ce n'est point à Dangeau que notre auteur prend ces détails. Les *Mémoires de Sourches* continuent (p. 161-163) à donner quelques nouvelles de la santé du prince, que nous verrons opéré bientôt par Mareschal ; ci-après, p. 160.

3. Dangeau annonce cela le 19 juillet (p. 444).

4. C'est à propos d'autres distinctions accordées à la Dauphine dès le mois d'avril que Saint-Simon a fait la courte Addition indiquée ci-contre. Sur le cérémonial de son couvert, voyez le *Dangeau*, p. 452, et l'extrait du *Mercure* donné en note.

5. Tome XXI, p. 386. — 6. *La* corrigé en *sa*.

7. Tome XXI, p. 384-385 et 389-391.

espérances, mais non encore la pleine certitude que je desirois. Je l'exécutai dans une conférence, dans la galerie des Cerfs[1]. Le duc en avoit une clef ; on y entroit du bas de son degré, et c'étoit là d'ordinaire qu'il aimoit à parler tête à tête, en se promenant, sans crainte d'être interrompu. Là[2], après quelques propos[3] sur Pontchartrain, j'en tirai ce mot décisif que, si Pontchartrain devenoit praticable[4], il opinoit à le laisser en place, puisqu'il y étoit, plutôt même qu'y en mettre un autre meilleur que lui, pour éviter un déplacement. Je remerciai extrêmement M. de Beauvillier, et je le confirmai de mon mieux dans une résolution pour laquelle j'avois tant labouré[5]. Sûr alors que Pontchartrain avoit échappé au danger, et qu'en continuant de se conduire à l'égard du duc comme il faisoit, et comme la frayeur l'empêcheroit d'y broncher[6], il n'avoit plus à craindre, et devoit son salut au duc de Beauvillier, je crus que c'étoit[7] le moment d'essayer de frapper le grand coup que je méditois ; mais je compris que, si la réconciliation étoit possible, ce ne seroit qu'en la forçant, et, pour ainsi dire, malgré l'un et l'autre. Le duc étoit trop

1. La galerie des Cerfs, au rez-de-chaussée du château, avait été construite par Henri IV et forme un des côtés du jardin de Diane. Elle tirait son nom des « massacres » de cerfs qui la décoraient et qui étaient choisis parmi les plus belles têtes (*Dangeau*, tome XIV, p. 216). Sur les murs se trouvaient des fresques représentant les châteaux royaux de Saint-Germain-en-Laye, La Muette, Verneuil-en-Halatte, Monceaux, Charleval près Lyons-la-Forêt, Saint-Léger-en-Yveline, Chambord, Amboise, Blois, Villers-Cotterets, Compiègne, Folembray et Fontainebleau. C'est dans cette galerie que Monaldeschi avait été assassiné par ordre de Christine de Suède le 10 novembre 1657.

2. *Là* a été ajouté après coup avant *après*.

3. La première lettre de *propos* corrige un *P* effacé du doigt.

4. Le *Dictionnaire de l'Académie* de 1718 ne donnait d'emploi de *praticable* qu'avec des noms de choses.

5. « *Labourer* se dit figurément pour dire avoir beaucoup de peine, avoir beaucoup à souffrir » (*Académie*, 1718).

6. « *Broncher* signifie figurément faillir » (*Ibidem*). On peut en citer un exemple de Corneille.

7. Le *c'* surcharge *il,* et, après *estoit,* Saint-Simon a biffé *temps*.

justement ulcéré, et sentoit trop ses forces pour vouloir ouïr parler du Chancelier, et celui-ci trop outré de voir toute la faveur et l'autorité sur lesquelles il avoit si raisonnablement compté sous Monseigneur, passées par la mort de ce prince au duc de Beauvillier, et qu'il[1] jouissoit déjà d'avance d'une grande partie, pour souffrir d'entendre parler de l'humiliation de se courber devant cet homme qu'il s'étoit accoutumé à attaquer et à haïr, et consentir[2] à lui faire des avances. Plein de mon idée, j'allai une après-dînée à la Chancellerie[3], où il logeoit, à heure de l'y trouver seul et de n'être pas interrompu. Il avoit un petit jardin particulier le long de son appartement et de plein pied, qu'il appeloit sa Chartreuse, et qui y[4] ressembloit en effet[5], où il aimoit à se promener seul, et souvent avec moi tête à tête. Dès qu'il me vit entrer dans son cabinet, il me mena dans ce petit jardin, affamé de causer depuis notre longue séparation de Marly, et qu'il ne faisoit qu'arriver à Fontainebleau, où je ne l'avois vu qu'un soir ou deux avec du monde. Là, après une conversation vague, assez courte, de gens qui effleurent tout parce qu'ils ont beaucoup à se dire, je lui demandai, à propos du travail des ministres chez le Dauphin et de la grandeur nouvelle du duc de Beauvillier, dont il étoit fort affecté, s'il savoit tout ce qui s'étoit passé à Marly, et si son fils lui en avoit rendu compte. Sur ce qu'il m'en dit, et qui n'avoit nul trait à son fait, je regardai le Chancelier en lui demandant s'il ne lui avoit rien appris de plus particulier et de plus intéressant. Il m'assura que non, avec curiosité de ce que je voulois dire. « Oh bien! donc, Monsieur, repris-je, apprenez donc ce que votre éloigne-

1. *Qui* corrigé en *qu'il*.
2. *Consentir* a été ajouté en interligne. — 3. Tome V, p. 75.
4. *Y* a été ajouté après coup entre *qui* et *ressembloit*.
5. C'est à dire au petit jardin que, dans les monastères de Chartreux, chaque religieux a auprès de sa petite maison et qu'il doit cultiver de ses mains.

ment continuel de Marly et votre passion pour Pontchartrain, d'où vous voudriez ne bouger, vous fait ignorer, et à quoi peut-être cette conduite vous expose : c'est que Monsieur votre fils a été au moment d'être chassé. — Hélas ! me répondit-il en haussant les épaules, à la conduite qu'il a et aux sottises qu'il fait tous les jours, c'est un malheur auquel je m'attends à tous instants. » Puis se tournant vers moi d'un air fort agité : « Mais contez-moi donc cela, ajouta-t-il, et à quoi il en est? » Je lui dis le fait, et tout ce que je crus le plus capable de l'effrayer, mais en prenant garde de lui rien montrer qui le pût faire douter le moins du monde du duc de Beauvillier, et le laissant, au contraire, dans l'opinion de l'effet de leur haine et de son nouveau crédit, qu'il exhala vivement à plus d'une reprise. Je le tins longtemps entre deux fers[1], comme en effet son fils y avoit été longtemps, et lui dans l'impatience de la conclusion et de savoir où en étoit son fils, et je fis exprès monter cette impatience jusqu'à la dernière frayeur. Alors, je lui dis qu'il étoit sauvé, que[2], pour cette fois, il n'avoit plus rien à craindre, et que j'avois même lieu de croire qu'il pourroit être soutenu par qui l'avoit sauvé. Voilà le Chancelier qui respire, qui m'embrasse, et qui me demande avec empresssement qui peut être le généreux ami à qui il doit le salut de sa fortune. Je ne me pressai point de répondre, pour l'exciter davantage, et revins à l'extrême et imminent péril dont la délivrance étoit presque incroyable. Le[3] Chancelier à pétiller[4], et à me demander coup sur coup le nom de celui à qui il devoit tout, et à qui il vouloit être sans mesure toute sa vie. Je le promenai encore sur l'excès de l'obliga-

1. Locution déjà relevée dans le tome XIX, p. 100.
2. Avant *que*, il y a un *et*, biffé.
3. Avant *le*, Saint-Simon a biffé *voila*.
4. Tome III, p. 101. « On dit qu'*un homme pétille de faire quelque chose*, pour dire qu'il souhaite avec ardeur de faire quelque chose, et qu'il en a une extrême impatience » (*Académie*, 1718). Ci-après, p. 80.

tion, et sur les sentiments qui lui étoient dus par le Chancelier et par toute sa famille, et, comme il me demanda de nouveau qui c'étoit donc, et si je ne le lui nommerois jamais, je le regardai fixement, et d'un air sévère qui m'appartenoit peu avec lui, mais que je crus devoir usurper pour cette fois. « Que vous allez être étonné, lui dis-je, de l'entendre, ce nom que vous devez baiser, et que vous allez être honteux ! Cet homme que vous haïssez sans cause, que vous ne cessez d'attaquer partout, M. de Beauvillier enfin, » en haussant la voix et lui lançant un regard de feu, « est celui à qui il n'a tenu, en laissant faire, que votre fils n'ait été chassé, et qui l'a sauvé, et raffermi de plus dans sa place. Qu'en direz-vous, Monsieur? ajoutai-je tout de suite[1]. Croyez-moi : allez vous cacher[2]. — Ce que j'en dirai, répondit le Chancelier d'une voix entrecoupée d'émotion, c'est que je suis son serviteur pour jamais, et qu'il n'y a rien que je ne fasse pour le lui témoigner ; » puis, me regardant et m'embrassant avec un soupir : « C'est bien là votre ouvrage, je vous y reconnois ; eh ! combien je le sens[3] ! mais cela est admirable à M. de Beauvillier au point où il est, et au point où nous sommes ensemble. Je vous conjure de l'aller trouver, de lui dire que je me jette à ses pieds, que j'embrasse ses genoux, que je suis à lui pour toute ma vie ; mais, auparavant, je vous conjure de me raconter tout ce détail dont vous ne m'avez dit que le gros. » Alors je n'en fis plus de difficulté. Je lui fis le récit fort étendu de ce que j'ai cru devoir resserrer ici, sans plus ménager le secret que M. de Beauvillier m'avoit imposé, et, par moi, ensuite à Pontchartrain, lorsqu'il voulut après que je lui parlasse de sa part. Ce récit très exact, mais appuyé et circonstancié avec soin, jeta le Chancelier dans une honte, dans une confu-

1. *Toutte suitte* corrigé en *tout de suitte.*
2. Molière a employé la même locution dans le *Misanthrope*, acte V, scène 3.
3. Le point d'exclamation a été ajouté après coup.

sion, dans un repentir, dans une admiration, dans une reconnoissance dignes d'un homme de sa droiture et de son esprit. Il redoubla les remerciements qu'il me fit d'un service si signalé que j'avois rendu à lui et à son fils, et lorsque j'en étois si mécontent[1], mais qu'il falloit qu'il s'en souvînt toute sa vie et passât partout par où je voudrois. Je répondis au Chancelier qu'à mon égard ce n'étoit là, au sien, que le payement de mes dettes, mais qu'il devoit porter toute sa gratitude vers le duc de Beauvillier, qui, n'ayant reçu de lui qu'aigreurs et procédés fâcheux, et souvent même de son fils encore, le sauvoit néanmoins par pure générosité, par effort de religion, sans y être obligé le moins du monde, n'ayant qu'à se taire pour le laisser périr, et dans un temps encore où il falloit avouer qu'il n'avoit, et que, selon toute apparence humaine, il n'auroit jamais aucun besoin de lui ni de son fils. Le Chancelier convint bien franchement qu'il n'auroit jamais pensé trouver là son salut, se livra de même à toute la honte que je voulus encore lui faire de ses préventions et de ses manières à l'égard de M. de Beauvillier, ajouta de nouveau qu'il vouloit être pour jamais à lui et sans mesure[2], et qu'il lui tardoit qu'il le sût par lui-même. Je le priai de suspendre jusqu'à ce que j'eusse préparé le duc à la révélation de son secret, et, ce que je ne lui dis pas, à vouloir bien recevoir son hommage et se raccommoder avec lui. Il me conjura de n'y perdre pas un moment, de protester au duc qu'il étoit à lui sans réserve, qu'il le supplioit de trouver bon que son opinion au Conseil lui demeurât libre en choses graves, mais qu'à cela près, qu'il se rangeroit toujours à son avis toutes les fois que cela lui seroit possible, qu'il n'y manqueroit jamais dans les choses qui ne seroient pas vraiment importantes[3], et que,

1. Tome XXI, p. 347 et suivantes.
2. Les trois derniers mots ont été ajoutés en interligne.
3. Il y a *importante*, écrit au singulier par mégarde, dans le manuscrit.

si, dans celles qui le seroient, il ne pouvoit pas toujours se ranger à son avis, il diroit le sien tout uniment sans jamais contester ni disputer avec lui ; qu'enfin il verroit, par toute sa conduite[1], combien exactement il rempliroit ses engagements, et combien, en tout genre, son dévouement et sa reconnoissance seroient fidèles et entières[2]. J'allai de ce pas chez le duc de Beauvillier, à qui je racontai sans détour toute la conversation que je venois d'avoir. Il rougit, et me demanda, avec quelque petite colère, qui m'en avoit prié. Je lui repartis que c'étoit moi-même, que je ne lui dissimulois pas que mon desir, et enfin mon dessein, avoit toujours été de le raccommoder avec le Chancelier, dont le péril troubloit toute la joie de ma vie. Un peu de courte, mais de vive paraphrase, que j'ajoutai en même sens, calma le duc, jusqu'à me savoir bon gré, non de la chose, mais du sentiment qui me l'avoit fait faire. Je lui fis comprendre tout de suite assez aisément que, bien loin qu'il y allât le moins du monde du sien dans la situation où il se trouvoit, une générosité si gratuite et si peu méritée lui enchaînoit le Chancelier et son fils, par une obligation de nature à ne pouvoir jamais s'en séparer, lui épargnoit la peine d'achever[3] de perdre l'un, et de continuer nécessairement par travailler à la perte de l'autre ; que je ne regardois le fils que comme accessoire, mais qu'une fois sincèrement réuni avec le père, j'étois persuadé qu'il y trouveroit des ressources qui le soulageroient en tous les temps, et qui deviendroient fort utiles à l'État. Le duc, tout à fait radouci, me chargea de compliments modestes pour le Chancelier, et de lui dire qu'il étoit bien aise de montrer à lui et à son fils combien ils s'étoient mécomptés sur lui ; que les engagements qu'il vouloit prendre pour le Conseil étoient trop forts ; qu'il étoit juste que tous deux y conservassent

1. Le mot *conduitte*, oublié, a été ajouté après coup sur la marge.
2. Il y a bien *entières*, au féminin pluriel, dans le manuscrit.
3. *D'achever* a été ajouté en interligne.

leur liberté entière ; que l'aigreur et la chaleur étoient les seules choses à y retrancher, et qu'il l'assuroit aussi qu'il y seroit toujours le plus qu'il le pourroit favorable à ce qu'il jugeroit qu'il lui pourroit être agréable. Tout de suite, j'exigeai du duc, et aussitôt après du Chancelier, que, mettant à part toute prévention réciproque sur les affaires concernantes Rome et la matière du jansénisme, ils en parleroient mesurément au Conseil, en y disant néanmoins tout ce qui feroit à l'affaire et à leur sentiment, mais de façon à se marquer réciproquement leur considération mutuelle jusque dans ces choses qui les touchoient si fort tous deux, et d'une manière si opposée. J'en eus parole de tous les deux, et de bonne grâce, et tous deux l'ont toujours depuis tenue fort exactement. Je me gardai bien de rendre au Chancelier la manière dont j'avois été reçu d'abord du duc de Beauvillier ; je lui dis tout le reste. Il pétilloit[1] de sceller lui-même cette grande réconciliation avec lui ; mais le duc, toujours et quelquefois trop plein de mesures, voulut un délai de dix ou douze jours sans que j'en visse la raison. Je soupçonnai qu'ayant été pris au dépourvu, et comme par force, il crut avoir besoin de ce temps pour se dompter entièrement sur le Chancelier et ne rien faire de mauvaise grâce. Le Chancelier toutefois ne s'en douta point ; mais son impatience le porta à me prier de demander en grâce au duc de trouver bon qu'au premier Conseil il profitât de ce petit passage long et noir qui avoit d'un côté la chambre du premier valet de chambre en quartier, et de l'autre une vaste armoire, et qui étoit l'unique entrée de l'antichambre[2] dans la chambre du Roi[3], et que là, comme passant presque ensemble, il le serrât, lui prît la main, et lui exprimât au moins par ce langage muet ce qu'il n'avoit pas encore la liberté de lui dire. Le duc y consentit, et

1. Ci-dessus, p. 76, et ci-après, p. 113 et 152.
2. *Lantichambre* (sic) surcharge *la ch*[*ambre*].
3. Il ne faut pas oublier que la scène se passe à Fontainebleau.

cela fut exécuté de la sorte. Au bout de dix ou douze jours, M. de Beauvillier me chargea d'avertir le Chancelier qu'il iroit chez lui le lendemain après dîner avec le duc de Chevreuse, qui avoit à lui parler, et, ce qui me surprit fort, de le prier de ne lui rien témoigner devant ce tiers, à qui toutefois il ne cachoit rien, et qui étoit ami particulier du Chancelier. Il ne voulut pas non plus que je m'y trouvasse. La visite ne se passa que[1] civilement, quoique avec plus d'onction qu'il n'y en avoit eu jusque-là entre eux. Quand elle fut finie, le duc de Beauvillier pria le duc de Chevreuse de le laisser seul avec le Chancelier. Alors se firent les remerciements d'une part, les embrassades et les protestations de toutes les deux d'une amitié sincère. Le Chancelier ne feignit point de s'avouer vaincu de tous[2] points, et l'obligé de toutes les sortes. Ils se remirent, pour abréger, à tout ce que je leur avois dit de la part de l'un à l'autre; ils convinrent que leur réconciliation demeureroit secrète pour éviter les discours et les raisonnements, et ils se séparèrent extrêmement contents l'un de l'autre. Le duc de Chevreuse attendoit son beau-frère, avec qui il s'en alla, et le Chancelier avoit mis ordre à être trouvé seul, et qu'il ne se trouvât personne chez lui pendant leur visite. Le duc et le Chancelier me rendirent tous deux ce qu'il s'y étoit passé, et tous deux me prièrent que leur commerce continuât à passer par moi; tous deux aussi me rendirent longtemps comment les choses se passoient entre eux au Conseil. Le Chancelier et sa femme ne tarissoient point de remerciements avec moi. Pontchartrain, souple par la nécessité dont je lui étois[3], par crainte et par honte, ne me dit pas un mot de la capitainerie garde-côte de Blaye[4], ni moi à lui. J'en admirai la ténacité, et j'avois beau jeu alors de lui faire quitter prise; mais je n'en voulus pas faire la moindre

1. *Que*, en abrégé, surcharge une autre lettre.
2. *Touts*, dans le manuscrit. — 3. Tome XXI, p. 390.
4. Tome XXI, p. 347 et suivantes.

mention, ni leur laisser croire qu'un si petit objet eût pu entrer pour rien dans le projet du pénible ouvrage que je venois d'exécuter. Son succès[1] me donna la joie la plus sensible et la plus pure, et j'ai eu celle que cette amitié de mes deux plus intimes amis a duré vraie, fidèle, entière, sans lacune et sans ride, tant qu'ils ont vécu. Mme de Beauvillier en fut enfin[2] fort aise, et me le témoigna ; M. et Mme de Chevreuse beaucoup aussi, à qui M. de Beauvillier ne le cacha pas. Le monde ignora longtemps cette réconciliation. Les manières si changées au Conseil de ces deux personnages ouvrirent enfin les yeux aux autres ministres, et lentement après aux courtisans. L'érection nouvelle de Chaulnes, postérieure à tout ceci de trois mois[3], fut prise quelque temps pour la cause du raccommodement, dont ils ne s'aperçurent que longtemps après ; mais, à la fin, tout se sait en vieillissant, et on découvrit la véritable origine. Je ne pus en faire un secret au premier écuyer après ce qui s'étoit passé entre lui et moi là-dessus[4]. La réconciliation s'étoit consommée dans les quinze premiers jours de Fontainebleau[5] ; son séjour d'Armainvilliers[6] lui en différa la joie jusque vers la fin du voyage.

Famille et mort du prince de Nassau.

Le prince de Nassau[7], gouverneur héréditaire des provinces de Frise et de Groningue[8], se noya au passage du Moerdijck[9]. La pluie le rendit paresseux de sortir de son

1. Les mots *son succès* surchargent *il me d[onna]*.

2. *Enfin* a été ajouté en interligne. — 3. Voyez ci-après, p. 154.

4. Tome XXI, p. 391-394. — 5. C'est-à-dire avant le 30 septembre.

6. Tome XXI, p. 394. Ici il écrit *Arminvillier.*

7. Jean-Guillaume-Frison ; tome X, p. 136.

8. Cette province, une des plus septentrionales des Pays-Bas, avait pour capitale la ville du même nom, et jouissait d'une certaine autonomie avec juridiction et coutume particulières. Saint-Simon écrit *Grœningue.* — Ce prince de Nassau avait succédé à son père comme gouverneur en 1696.

9. Moerdijck, dans le Brabant hollandais, est un village situé sur la rive sud du bras de mer qui sépare le Brabant de la Hollande. C'était

carrosse et de passer dans un autre bâtiment que celui où on l'embarqua. Les chevaux s'effrayèrent, et causèrent tout le désordre[1]. Il n'y périt que deux ou trois personnes avec lui. Il avoit pris le nom de prince d'Orange depuis la mort du roi Guillaume[2], qui l'avoit fait son héritier de tout ce qu'il avoit pu[3]. Le pensionnaire Heinsius, tout-puissant en Hollande et la créature la plus affidée et dévouée au roi Guillaume, le vouloit faire stathouder[4] de la République[5]. Il étoit bien fait, spirituel, appliqué, affable, aimé ; il promettoit infiniment pour son âge[6]. Il avoit épousé la sœur du landgrave d'Hesse-Cassel depuis roi de Suède[7] ; il la laissa grosse d'un fils unique, qui porte

gouverneur de Frise.

à cet endroit que l'on s'embarquait généralement pour aller d'une province à l'autre. Il ne faut pas le confondre avec le village de Moërdyck, voisin d'Ostende; tome XVI, p. 359. — Saint-Simon écrit *Mordick*.

1. Ceci est conforme aux récits de la *Gazette* (p. 370 et 382), et de la *Gazette d'Amsterdam* (nos LVII et LVIII); Dangeau (p. 444 et 446) est plus bref. Voyez aussi les *Mémoires de Sourches*, p. 158, le *Mercure* d'août, quatrième partie, p. 48-53, le recueil de Lamberty, tome VI, p. 514 et suivantes. L'accident arriva le 14 juillet, entre onze heures et midi. Les obsèques solennelles ne furent célébrées que le 25 février 1712 (*Gazette d'Amsterdam*, no XIX).

2. C'est sous ce nom que le désignent les *Mémoires de Sourches*.

3. Nous avons vu, tome X, p. 136, qu'il était à ce sujet en grande contestation avec le roi de Prusse, dont il était aussi le compétiteur à Neufchâtel. Le procès était toujours pendant devant les États-Généraux des Provinces-Unies (*Gazette* de 1711, p. 22, 101, 382 et 479 ; *Gazette d'Amsterdam*, no LVIII), et, en 1704, sa mère avait refusé de rendre à la reine Anne les pierreries du roi Guillaume. Sur sa succession, on peut voir la *Correspondance des contrôleurs généraux*, tome III, no 1123.

4. Écrit ici *stadhoulder*.

5. *Dangeau*, p. 444 ; il était stathouder de la province de Hollande depuis le mois de novembre 1707.

6. A Malplaquet, il avait combattu dans les rangs de l'armée alliée.

7. Marie-Louise de Hesse-Cassel, née le 7 février 1688, avait épousé ce prince de Nassau le 26 avril 1709 et mourut le 9 avril 1765. Elle était fille du landgrave Charles (tome II, p. 166) et sœur de Frédéric, devenu roi de Suède en 1720 (tome XVII, p. 18).

[Add. StS. 1013] aussi le nom de prince d'Orange[1], qui a épousé une fille[2] du roi Georges II d'Angleterre[3], qui est bossu et fort vilain, mais qui a beaucoup d'esprit et d'ambition, et qui n'oublie rien pour arriver au stathoudérat[4] de la République, dont néanmoins il paroît encore assez éloigné[5].

Mort de Pennautier; quel il étoit. [Add. StS. 1014]

Pennautier[6] mourut fort vieux en Languedoc[7]. De petit caissier il étoit devenu trésorier du clergé[8] et trésorier des

1. Guillaume-Charles-Henri-Frison, né posthume le 1er septembre 1711, maréchal héréditaire de Hollande, stathouder, capitaine et amiral général des provinces de Gueldre, Frise et Groningue en 1722, puis stathouder des Provinces-Unies, mourut le 22 octobre 1751. Il avait une sœur, Anne-Louise-Charlotte de Nassau, née le 13 octobre 1710 et qui épousa le 3 juillet 1727 le margrave Frédéric de Bade-Dourlach.

2. Anne, princesse d'Angleterre, née le 2 octobre 1709, mariée au prince d'Orange le 25 mars 1734, mourut le 12 janvier 1750.

3. Tome XVII, p. 19. Ici Saint-Simon a écrit *Gorges*, par mégarde.

4. Écrit *stadhoulderat.*

5. Il fut reconnu stathouder des Provinces-Unies par divers actes des mois de mai 1747, août, septembre et décembre 1748. Le 16 juin 1732, il avait conclu avec le roi de Prusse un accord définitif pour le partage de la succession du roi Guillaume.

6. Pierre-Louis Reich de Pennautier, fils d'un trésorier de France à Béziers, fut choisi dès 1654 comme trésorier de la bourse des États de Languedoc. A la mort d'Hanyvel de Saint-Laurent, il fut nommé, par arrêt du 11 mai 1669, receveur général du clergé de France, et il conserva ces deux charges jusqu'à la fin de sa vie, mais partagea la seconde avec Crozat à partir de 1708 et, quelques mois avant sa mort, il dut céder la première au sieur Bonnier, pour cause de maladie. Son nom de Pennautier lui venait d'une petite terre sise à une demi-lieue de Carcassonne. Saint-Simon écrit *Penautier.*

7. *Dangeau,* p. 454; il mourut à Montpellier le 2 août 1711.

8. Saint-Simon veut dire receveur général du clergé. Cette charge était donnée par une commission de l'assemblée du clergé, renouvelable de dix ans en dix ans, sous l'approbation du Roi. Elle jouissait de douze mille livres d'appointement et de plus de quarante mille livres de retenues par an, sans compter les profits considérables faits sur les emprunts et sur les avances. Voyez la *Table des procès-verbaux des assemblées du clergé,* colonnes 1837 et suivantes, et les *Mémoires de la Société académique de l'Oise,* tome XV, 2e partie, p. 506-518.

États de Languedoc[1], et prodigieusement riche[2]. C'étoit un grand homme très bien fait, fort galand et fort magnifique, respectueux et très obligeant ; il avoit beaucoup d'esprit, et il étoit fort mêlé dans le monde[3] ; il le fut aussi dans l'affaire de la Brinvilliers et des Poisons[4], qui a fait tant de bruit, et mis en prison avec grand danger de sa vie[5]. Il est incroyable combien de gens, et des plus considérables, se

1. Le titre réel était trésorier de la bourse des États de Languedoc. M. H. Monin dans son *Essai sur l'histoire administrative du Languedoc* (p. 57-69 et 410-411) a exposé en quoi consistaient les fonctions et les profits de cette charge, en sus des vingt-cinq mille livres d'appointements fixes, et a fait connaître les grandes lignes de la gestion de M. de Pennautier.

2. En 1676, lors de l'emprisonnement dont il va être parlé, on évaluait sa fortune à près de cinq millions (*Archives de la Bastille*, tome IV, p. 191). Les scellés furent apposés sur ses papiers dès le 5 août (Archives nationales, G^7 1727, et E 1960, fol. 105), et sa succession, très embrouillée, fut longue à régler ; il ne laissait que des neveux (*Correspondance des contrôleurs généraux*, tome III, n°s 942 et 1090 ; H. Monin, *Essai sur l'histoire administrative du Languedoc*, p. 145).

3. Mme de Sévigné (*Lettres*, tome X, p. 372) parle d'un grand souper qu'il donna en 1696 à la meilleure compagnie de la cour. Il avait d'abord habité, au Marais, l'ancien hôtel Galland, bâti par Mansart et situé au coin de la rue du Grand-Chantier et de la rue des Quatre-Fils, puis il alla ensuite rue Coq-Héron dans une maison que Chamillart acheta plus tard et qui passa après à M. de Fervacques (*Historiettes de Tallemant des Réaux*, tome IV, p. 18 ; *Description de Paris*, par Piganiol de la Force, tome III, p. 46 ; ms. Fr. 8603, fol. 589). En 1708, il fonda à Pennautier un établissement des Filles de la Charité (Archives nationales, carton S 6173).

4. Tome XIV, p. 176.

5. On l'accusait d'avoir empoisonné son prédécesseur Hanyvel de Saint-Laurent, son associé Dalibert, et même son beau-père ; les procédures entamées contre lui conclurent à un non-lieu, mais sa prison préventive avait duré plusieurs mois. Voyez les *Archives de la Bastille*, tome IV, p. 295 et suivantes, *la Police sous Louis XIV*, p. 97-98 et 120-129, les *Lettres de Mme de Sévigné*, tome IV, p. 507, 526, 541 et 552, les *Œuvres de Louis XIV*, tome IV, p. 98, le *Nouveau siècle de Louis XIV*, tome IV, p. 317, le ms. Arsenal 6603, les manuscrits Joly de Fleury, vol. 2505, fol. 4, et Clairambault, vol. 296, fol. 89, et les *Chroniques de Languedoc*, livraison du 20 octobre 1877, tome IV, p. 292 et suivantes.

remuèrent pour lui, le cardinal Bonsy[1] à la tête[2], fort en faveur alors, qui le tirèrent d'affaires[3]. Il conserva longtemps depuis ses emplois et ses amis, et quoique sa réputation eût fort souffert de son affaire, il demeura dans le monde comme s'il n'en avoit point eu[4]. Il est sorti de ses bureaux force financiers qui ont fait grande fortune[5]; celle de Crozat, son caissier[6], est connue de tout le monde.

Mort du duc de Lesdiguières, qui éteint ce duché-pairie.

Le duc de Lesdiguières mourut à Paris, à quatre-vingt-cinq ans, sans enfants[7], et en lui fut éteint ce duché-pairie[8]. C'étoit un courtisan imbécile[9], frère des duc et maréchal de Créquy, qui n'étoient rien moins. J'en ai parlé sous le

1. Tome III, p. 325.

2. D'après les *Archives de la Bastille* (tome IV, p. 273 note), on l'appelait « l'étoile du cardinal de Bonsy ».

3. Il ne fut mis en liberté qu'en juillet 1677 (*Gazette*, p. 612). Les couplets satiriques ne lui furent pas épargnés à cette occasion :

> Si Pennautier dans son affaire
> N'a rencontré que des amis,
> C'est qu'il a bien su se défaire
> De ce qu'il avoit d'ennemis.

4. Le Roi même lui donna le 10 octobre 1685 une petite charge de sous-lieutenant de la capitainerie des chasses de Madrid (reg. O¹ 29, fol. 451 v°). Sa veuve, Madeleine-Françoise le Secq, qu'il avait épousée par contrat du 13 juillet 1670 (reg. Y 234, fol. 458) et avec laquelle il s'était fait une donation mutuelle en décembre 1684 (reg. Y 241, fol. 49), se retira après sa mort dans une maison de la rue du Bac appartenant aux Jacobins (carton S 4224).

5. C'est ce que dit Dangeau (p. 454).

6. Antoine Crozat : tome VI, p. 198. Nous avons vu sa fille épouser le comte d'Évreux en 1706 (tome XIV, p. 362-364).

7. Le 5 août : *Dangeau*, p. 455 ; *Sourches*, p. 168 ; *Gazette*, p. 396 ; *Mercure* d'août, 4e partie, p. 59-64.

8. Il a été parlé du duché de Lesdiguières, dans nos tomes X, p. 264, et XIX, p. 302 ; voyez aussi Boulainvilliers, *État de la France*, tome VII, p. 480-481. La terre, qui rapportait à peine quinze mille livres par an, fut achetée en 1719 par Tallard (*Dangeau*, tomes IX, p. 323, et XVII, p. 482).

9. Voyez tome X, p. 263-267, où notre auteur a déjà dit tout ce qu'il va répéter ici.

nom de Canaples[1], qu'il portoit lors[2] du voyage de la maison de Mme la duchesse de Bourgogne au-devant d'elle à Lyon, où il commandoit, et à l'occasion de son mariage[3]. Sa femme[4], qui tenoit beaucoup de l'esprit des Mortemarts[5], eut la sottise de le pleurer ; on se moqua bien d'elle. « Que voulez-vous ? dit-elle, je le respectois comme mon père, et je l'aimois comme mon fils. » On s'en moqua encore davantage : elle n'osa plus pleurer. Elle avoit passé sa vie dans une grande contrainte avec Mme de Montespan ; ce mari la contraignoit encore davantage ; avec tout son esprit, elle se trouva embarrassée de sa liberté. Il avoit neuf mille francs de la ville de Lyon, que le Roi donna au duc de Villeroy[6]. Canaples, cousin germain des Villeroy, avoit eu par eux le commandement de Lyon après l'archevêque de Lyon frère du vieux maréchal de Villeroy[7], qui lui avoit fait donner douze mille livres par la ville. Canaples les eut en lui succédant[8]. On l'ôta à force d'imbécillités[9]. Le maréchal de Villeroy fit mettre Rochebonne[10] à sa place avec mille écus, et c'est les

9 000# de pension sur Lyon au duc de Villeroy.

1. La terre de ce nom, avec titre de comté, était située en Picardie, élection de Doullens ; c'est actuellement une commune du canton de Domart, dans le département de la Somme.

2. Avant *lors*, Saint-Simon a biffé *alors*.

3. Il n'a pas parlé de Canaples à l'occasion du voyage (tome III, p. 157) ; mais, lors de son mariage avec Mlle de Vivonne, il a raconté une anecdote relative au voyage de la maison de Mme de Bourgogne (tome X, p. 266).

4. Fille du maréchal de Vivonne : tome X, p. 266.

5. Voyez ce qu'il a dit d'elle et de son caractère dans le tome XIX, p. 301. Mme de Sévigné en parle dans ses *Lettres*, tome X, p. 507.

6. *Dangeau* (p. 456) explique très bien l'origine de cette pension.

7. Déjà dit tome X, p. 265.

8. Le payement de cette somme était assigné sur le produit des octrois de la ville.

9. Son « imbécillité » était si bien reconnue que l'expression *dire Canaples de quelque chose* signifiait ne pas en tenir compte : voyez les exemples cités par M. A. Hyrvoix de Landosle dans la *Revue des Questions historiques* d'octobre 1904, p. 558.

10. Charles de Châteauneuf, comte de Rochebonne, avait été mestre-

neuf mille livres qui furent laissées à Canaples qu'eut le duc de Villeroy.

Mort de Peletier ci-devant ministre et contrôleur général.

M. Peletier, qui avoit été ministre et contrôleur[1] général des finances, mourut à Paris, à plus de quatre-vingts ans[2]. J'ai suffisamment parlé de lui lors de sa belle retraite[3], qu'il soutint admirablement[4]. Il avoit une grosse pension[5], voyoit le Roi quelquefois par les derrières, qui le traitoit toujours avec beaucoup d'estime et d'amitié[6], et dont il a obtenu tout ce qu'il a voulu depuis sa retraite, et les établissements les plus considérables dans la robe pour sa famille[7].

de-camp du régiment de la Reine-cavalerie de 1676 à 1688 ; c'est en 1697 qu'il remplaça M. de Canaples comme commandant en Lyonnais, Forez et Beaujolais ; il mourut en mars 1725. De son mariage avec Thérèse Adhémar de Monteil, sœur du comte de Grignan, il avait eu trois fils : l'un fut tué à Malplaquet, colonel de cavalerie ; le second devint évêque de Noyon, puis archevêque de Lyon, et le troisième, évêque de Carcassonne.

1. Le mot *Contr.* surcharge d'autres lettres illisibles.

2. Il mourut le 10 août, après une longue maladie (*Dangeau*, p. 459 ; *Sourches*, p. 169 ; *Gazette*, p. 408), et fut enterré dans l'église Saint-Gervais. Son inventaire après décès, fait le 4 septembre, est conservé dans le minutier de l'étude Crémery. Santeul avait fait son panégyrique alors qu'il était encore ministre (*Œuvres*, édition 1698, tome I, p. 136-143). Voyez aux Additions et Corrections.

3. Tome IV, p. 258-273.

4. Depuis sa retraite (1697) jusqu'à sa mort, il mena une vie fort chrétienne et fort retirée dans sa maison de Villeneuve-le-Roi. Presque tous les ans, il venait passer le carême dans le couvent des Chartreux de Paris. Il était en relations de correspondance avec Fléchier, Bourdaloue, l'évêque d'Avranches Huet, les PP. Ruinart et Mabillon. Pour témoigner sa reconnaissance au chancelier le Tellier, qui avait fait sa fortune, il écrivit un panégyrique de lui.

5. Vingt mille livres : tome IV, p. 268.

6. Les *Mémoires de Sourches* ont mentionné plusieurs de ces audiences, qui faisoient toujours nouvelle à la cour (tomes VII, p. 150 et 153, VIII, p. 241, et X, p. 300 ; *l'Esprit des cours de l'Europe*, février 1700, p. 144-146).

7. Dit en dernier lieu à propos de l'élévation de son fils à la première présidence du Parlement : tomes XIV, p. 383, et XVII, p. 457 ;

Le Chancelier perdit aussi son frère[1], accablé d'apoplexies[2], qu'il aimoit fort, quoique ce ne fût pas un grand clerc[3], mais un fort honnête homme[4], extrêmement riche par sa femme[5]. Son frère l'avoit fait intendant de Paris[6],

Mort de Phélypeaux, conseiller d'État, frère du Chancelier.

en 1706, il n'avait pu cependant empêcher la translation de son fils l'évêque d'Angers à Orléans, quoiqu'il le jugeât indigne de succéder au cardinal de Coislin (tome XIII, p. 256-257).

1. Jean Phélypeaux : tome IV, p. 9 Il mourut le 19 août, à soixante-cinq ans (*Dangeau*, p. 463 ; *Sourches*, p. 174 ; *Gazette*, p. 420).

2. Le *Dictionnaire de l'Académie* de 1718 ne donnait pas d'exemple de ce mot au pluriel ; mais nous l'avons déjà rencontré dans notre tome XVIII, p. 296. Le célèbre prieur de Cabrières avait inventé des remèdes pour l'apoplexie (*Dangeau*, tome I, p. 257, avec Addition de Saint-Simon). Notre auteur a parlé des « apoplexies » de ce Phélypeaux dans nos tomes XVI, p. 143, et XVIII, p. 116 et 296.

3. Locution déjà relevée dans le tome XVI, p. 81. — C'est cependant à lui, comme intendant de Paris, qu'Audiger dédia en 1692 sa *Maison réglée*.

4. Il habitait, au coin de la rue Coq-Héron et de la rue Pagevin, la maison bâtie en 1679 par le financier Monginot, et qui faisait pendant aux derrières de l'hôtel d'Armenonville. À sa mort, on trouva chez lui cent cinquante volumes ou portefeuilles in-folio de papiers de son grand-père le secrétaire d'État Paul Phélypeaux de Pontchartrain (1610-1621) ; ils furent rendus au Chancelier, et celui-ci les céda à son cousin la Vrillière, qui possédait alors la même secrétairerie d'État. Mais Clairambault préleva sur cette collection nombre de pièces et même des volumes entiers qui se retrouvent aujourd'hui parmi ses manuscrits. Le Chancelier ne conserva par devers lui qu' « une espèce de Journal de 1610 à 1620 », qui était le manuscrit original des Mémoires de ce Pontchartrain. Ce manuscrit est arrivé par les Maurepas aux représentants actuels du dernier ministre de ce nom, MM. de Chabrillan (Baschet, *le Dépôt des Affaires étrangères*, p. 123-124 ; ms. Clairambault 376).

5. Anne-Marie de Beauharnais, fille du lieutenant général au bailliage d'Orléans, avait épousé Jean Phélypeaux le 16 septembre 1683 ; elle mourut le 8 août 1723, à quatre-vingt-un ans.

6. Par commission du 13 décembre 1690. — L'intendance de Paris, dont la création remontait à 1633, et qui était « de toutes celles du royaume la plus considérable pour le revenu et pour l'agrément, » dit Dangeau, rapportait environ quarante mille livres. La succession des divers titulaires de 1633 à 1789, leurs fonctions, les profits de la charge, la composition des bureaux de l'intendance, etc., ont été expo-

qu'il n'étoit plus [1], et conseiller d'État [2]. Il laissa des enfants [3], que leurs richesses [4] ni leur parenté n'ont pu sauver de leur peu de mérite, et de la dernière obscurité.

Mort de Serrant et du chevalier de Maulévrier; leur famille.

Le vieux Serrant mourut aussi, extrêmement vieux [5], dans sa belle maison de Serrant en Anjou [6], où il étoit retiré depuis longues années [7]. Il avoit été maître des requêtes et surintendant de Monsieur [8]. Il étoit Bautru, bourgeois de Tours [9], extrêmement riche, oncle et beau-

sés par M. de Boislisle dans *les Intendants de la généralité de Paris* (*Mémoires de la Société de l'histoire de Paris*, tome VII, p. 271-298).

1. Nous l'avons vu s'en démettre pour raison de santé en 1709 : tome XVIII, p. 116.

2. Conseiller d'État semestre depuis 1693, il était passé ordinaire à l'ancienneté par commission du 10 mai 1705. — Saint-Simon a corrigé *estat* en *Estat*.

3. Deux fils : 1° Jean-Louis Phélypeaux, né le 9 janvier 1688, d'abord avocat du Roi au Châtelet, puis conseiller au Parlement avec dispense d'âge (Archives nationales, X1A 8707, fol. 403) en juillet 1710, quitta la robe pour acheter une charge de guidon des gendarmes, et abandonna bientôt la carrière militaire ; il mourut le 12 septembre 1763 ; il portait le titre de comte de Montlhéry, terre du domaine royal dont son père avait eu l'engagement en 1706 ; 2° François Phélypeaux, sieur d'Outreville, né le 28 avril 1689, devint conseiller au Parlement avec dispense d'âge en novembre 1709 (reg. X1A 8707, fol. 616 v°), et allait être nommé maître des requêtes lorsqu'il mourut de la petite vérole, le 19 décembre 1715.

4. Le manuscrit porte *leurs*, au pluriel, et *richesse*, au singulier.

5. Guillaume III Bautru (tome XX, p. 196) mourut en septembre 1711, à quatre-vingt-treize ans, selon *Dangeau*, p. 477, le *Mercure* de septembre, 4e partie, p. 46, et la *Gazette*, p. 467-468. Le *Dictionnaire critique* de Jal, p. 130, émet l'opinion qu'il ne devait avoir que quatre-vingt-trois ans.

6. Tome VII, p. 152.

7. Célestin Port lui a consacré un article de son *Dictionnaire de Maine-et-Loire*, tome I, p. 235-236. Depuis 1661, il jouissait d'une pension de six mille livres comme gouverneur démissionnaire du château des Ponts-de-Cé (ms. Fr. 22735, fol. 61).

8. Il y a dans le ms. Fr. 12617, p. 473, des vers contre lui tandis qu'il était chancelier de Monsieur (et non surintendant) en 1666.

9. Il a été déjà parlé de la famille Bautru dans le tome XV, p. 391.

père de Vaubrun, grand-père de l'abbé de Vaubrun et de la duchesse d'Estrées[1]. Son petit-fils, le chevalier de Maulévrier Colbert[2], par son autre fille[3], mourut en même temps, de la petite vérole[4], fort aimé, estimé et regretté à la guerre, où il s'étoit fort distingué, et étoit devenu maréchal de camp fort jeune[5]. Son père étoit frère de M. Colbert, mort étrangement chevalier de l'Ordre, de douleur de n'être pas maréchal de France, qu'il méritoit; M. de Louvois, pour l'en empêcher, ne pouvant pis, lui fit donner l'Ordre en 1688[6].

Mort de la princesse de Fürstenberg; sa famille, son caractère, maison de son mari. Le tabouret lui est procuré

En même temps mourut aussi la princesse de Fürstenberg[7]. On a vu p. 212[8] qui étoit son mari[9], qui fut le dernier de sa maison, des premières[10] et des plus anciens comtes de l'Empire[11], et dont le père[12] en avoit été fait prince[13], qui étoit frère de l'évêque de Strasbourg[14] et[15] du cardinal de Fürstenberg. La princesse de Fürstenberg étoit fille unique et fort riche de Ligny, maître des requêtes, et de la

1. Ces personnages ont déjà été mentionnés à diverses reprises, notamment dans le tome VII, p. 39 et 152.
2. Henri Colbert : *ibidem*, p. 39.
3. Marie-Madeleine Bautru, que nous avons vu mourir en 1700 : *ibidem*.
4. Il mourut le 25 août, au camp de Paillencourt, près Cambray (*Dangeau*, p. 468 ; *Sourches*, p. 180 ; *Gazette*, p. 444 ; *Mercure* de septembre, 4e partie, p. 43-45). Voyez les lettres de sa sœur, religieuse visitandine, et du chevalier de Luxembourg, et la copie de son testament, dans le carton G7 580 (26 à 29 août).
5. En 1704, et il avait été nommé lieutenant général en mars 1710.
6. Déjà dit dans le tome I, p. 120.
7. Le 18 août : *Gazette*, p. 420 ; *Dangeau*, p. 463 ; *Sourches*, p. 174.
8. Page 92 de notre tome VII.
9. Antoine-Égon : tome IV, p. 188. — 10. Des premières maisons.
11. Il a été parlé de l'antiquité de la maison de Fürstenberg dans le tome VII, p. 89, note 1.
12. Hermann-Égon : *ibidem*, p. 90 et 92. — 13. En 1654.
14. François-Égon : tome VII, p. 90.
15. Les mots *qui estoit frere de l'evesq. de Strasbourg et* ont été écrits en interligne, au-dessus de *qui estoit Gr Gl de l'Electorat de Saxe et frere*, biffés.

tard par adresse.
[*Add. StS. 1015, 1016 et 1017*]

sœur de la vieille Tambonneau et de la mère du duc et du cardinal de Noailles[1]. Elle avoit été extrêmement jolie, faite à peindre, et, quoique boiteuse, dont elle ne se cachoit point, elle avoit été une des meilleures danseuses de son temps[2]. C'étoit la meilleure et la plus aimable femme du monde, dont elle étoit extrêmement[3], et d'une naïveté très plaisante. Elle étoit amie intime de la duchesse de Foix[4], et logeoit et couchoit à Versailles avec elle; un soir que Mme de Foix s'étoit amusée[5] fort tard à jouer chez Monsieur le Grand, elle trouva la princesse de Fürstenberg couchée, qui, d'une voix lamentable, lui dit qu'elle se mouroit, et que c'étoit tout de bon. Mme de Foix s'approche, lui demande ce qu'elle a; l'autre dit qu'elle ne sait, mais que, depuis deux heures qu'elle est au lit, les artères lui battent, la tête lui fend[6], et qu'elle a une sueur à tout percer, qu'enfin elle se trouve très mal et que le cœur lui manque. Voilà Mme de Foix bien en peine, et qui, de plus, n'ayant point d'autre lit, va par l'autre ruelle pour se coucher au petit bord. En se fourrant doucement pour

1. Tout cela a déjà été dit dans le tome IV, p. 112-114 et 188.

2. Voyez les Additions indiquées ci-contre et les *Mémoires de Sourches*, tome I, p. 179, note 3. On ne connaît pas de portraits d'elle.

3. On trouve dans le Chansonnier des couplets grivois qui parlent de ses amours avec Francine, de l'Opéra. Mme de Maintenon la craignait et la tenait à distance (*Correspondance*, recueil Geffroy, tome I, p. 344). A Paris, elle habitait rue des Saints-Pères près la rue de Grenelle, et il semble que ses affaires furent assez embarrassées, si l'on s'en rapporte à une lettre du 15 mai 1703 publiée par Depping (*Correspondance administrative*, tome II, p. 383), et à un acte du 26 mars de la même année conservée dans le minutier de l'étude Breuillaud.

4. Fille du duc de Roquelaure, que nous avons vue mourir en 1710 (tome XIX, p. 40).

5. Avant *amusée*, Saint-Simon a biffé *retirée plus tost qu'elle et que Me de Furste[mberg]*.

6. « *Fendre* est aussi neutre, disait le *Dictionnaire de l'Académie* de 1718; mais il ne s'emploie alors que figurément et dans ces phrases, *la tête me fend, le cœur me fend*, pour marquer un violent mal de tête, un grand sentiment de compassion. »

ne pas incommoder[1] son amie, elle se heurte contre du bois fort chaud : elle s'écrie ; une femme de chambre accourt avec une bougie ; elles trouvent un moine[2] dont on avoit chauffé le lit, que la Fürstenberg n'avoit point senti, et qui, par sa chaleur, l'avoit mise dans l'état où elle étoit. Mme de Foix se moqua bien d'elle, et toute la cour le lendemain. Je ne sais comment un Allemand de la naissance de son mari l'avoit épousée[3]. Il la planta là quelques années après, et s'en retourna en Allemagne[4], où il devint le premier ministre de l'électeur de Saxe, et gouverneur en plein de l'électorat quand ce prince fut en Pologne[5]. Sa femme n'avoit jamais été assise, ni prétendu à l'être[6]. Le cardinal de Fürstenberg, fort en faveur, prétexta que son

1. *Incomoder* corrige *incomodées*, et *son amie* a été ajouté en interligne.

2. « *Moine*, certain meuble de bois où l'on suspend un petit chaudron plein de braise pour chauffer le lit » (*Académie*, 1718). Le *Dictionnaire de l'ameublement* par M. Henry Havard reproduit (tome III, p. 839) un moine en bois ajouré et en cuivre du XVIIIe siècle.

3. Le Chansonnier (ms. Fr. 12620, p. 116) a expliqué comment Mlle de Ligny, jolie, coquette et riche, avait beaucoup fréquenté les Fürstenberg avant son mariage, et notamment l'évêque de Strasbourg, qui fit faire à son neveu cette mésalliance, où, à défaut de naissance, il trouvait la fortune. Le contrat de mariage, du 11 janvier 1677, est dans le registre des Insinuations du Châtelet Y 243, fol. 56.

4. En réalité, le prince vécut fort bien avec sa femme en France, au moins jusqu'en 1685 ; c'est sans doute à cette époque que, mécontent de se voir refuser par le Roi la charge de chevalier d'honneur de la Dauphine (*Mémoires de Sourches*, tome I, p. 179), il quitta la France pour aller chercher fortune en Allemagne ; mais il n'emmena pas sa femme, qui, à cause de sa naissance, n'aurait pu être admise dans les cours allemandes.

5. Déjà dit dans le tome VII, p. 92. L'ambassadeur Bonnac, dans son *Mémoire sur les affaires du Nord*, publié par Ch. Schefer (*Revue d'histoire diplomatique*, 1889, p. 116), fait ressortir qu'il gouvernait l'électorat « avec un succès dont on ne le croyoit pas capable en France ».

6. En mai 1679, elle avait obtenu, pour une fois seulement, de prendre le tabouret chez la Reine (*Gazette*, p. 216 ; *Correspondance de Bussy-Rabutin*, tome IV, p. 419).

neveu la demandoit. Elle fit longtemps ses paquets et ses adieux. Sur le point de partir, le cardinal de Fürstenberg témoigna au Roi sa douleur de la situation de son neveu avec sa femme, qu'il n'avoit osé mener en Allemagne à cause de la mésalliance; que ses occupations l'empêchoient de se mêler de ses affaires domestiques ; que sa maison s'éteignoit; que ces raisons le forçoient de la faire venir auprès de lui pour ne plus revenir en France ; que ce lui seroit une grande consolation, et à son neveu un grand moyen de bien faire recevoir sa femme, si, en partant d'ici, le Roi lui vouloit faire la grâce de la faire asseoir à son souper; qu'il ne le demandoit qu'en prenant congé, et pour une fois unique. Le Roi, accoutumé à ne rien refuser à un homme qui l'avoit si bien servi, et tant et si dangereusement souffert pour lui, l'accorda à cette condition. Elle s'assit donc, mais se garda bien de prendre congé; le voyage parut différé incontinent après. Monsieur, qui l'aimoit fort, excusa le délai, et représenta au Roi, en même temps, que ne pas continuer ce tabouret jusqu'au départ étoit pis que de l'avoir refusé ; le cardinal de Fürstenberg, de son côté[1], que sa nièce, après avoir eu cet honneur, ne pouvoit plus paroître à la cour sans qu'il lui fût continué, et que, si elle n'y venoit plus, son mari la croiroit chassée, et que cela les brouilleroit. Avec tout ce manège, le tabouret lui demeura ; le voyage s'éloigna, puis s'évanouit par insensible transpiration. Elle demeura, le reste de sa vie à Paris et à la cour, assise[2]. Elle n'eut

1. Les mots *de son costé* ont été ajoutés en interligne.

2. Que faut-il penser de cette anecdote, dont aucun contemporain ne confirme l'authenticité, et dont Saint-Simon avait donné une version quelque peu différente dans la seconde des deux Additions indiquées ci-dessus ? Les *Mémoires de Sourches* (tome II, p. 31, 15 mars 1687 ; comparez *Dangeau,* tome II, p. 29) semblent plus exacts : « Le Roi accorda quelques jours après à Mme la princesse de Fürstenberg les honneurs du Louvre, qu'elle n'avoit possédé qu'une seule fois au commencement de son mariage, et peut-être que c'étoit une des clauses du contrat de vente qu'elle faisoit de sa terre de Grognoles [ou plutôt

point de garçons, ni sa fille aînée d'enfants du prince d'Isenghien, qu'elle laissa bientôt veuf[1]. Sa seconde[2] avoit épousé Seignelay comme on l'a vu en son temps[3], dont une fille unique, très riche, qui a épousé le duc de Luxembourg petit-fils du maréchal[4] ; et[5] sa troisième, le comte de Lannoy, en Normandie[6].

Mariage du chevalier de Luxembourg* avec Mlle d'Harlay.

Ce fut en ce même temps que le chevalier de Luxembourg, dernier fils du maréchal[7], et maréchal de France lui-même vingt-trois ans[8] depuis[9], épousa la fille unique[10]

Grogneul], que le Roi achetoit trois cent soixante mille livres pour Mme de Maintenon, que cette terre accommodoit extrêmement, parce qu'elle étoit à une lieue de la sienne. »

1. Nous avons vu mourir cette princesse d'Isenghien en 1706 : tome XIII, p. 229.

2. Après *2de*, Saint-Simon a biffé *et dre fille*.

3. En 1708 : tome XV, p. 358.

4. Marie-Sophie Colbert de Seignelay épousa le 8 janvier 1724, Charles-François-Frédéric II de Montmorency-Luxembourg, titré d'abord prince de Tingry, né le 31 décembre 1702, colonel du régiment de Touraine en 1717, gouverneur de Normandie en survivance de son père le 27 septembre de la même année ; il devint duc de Piney-Luxembourg en juin 1728, brigadier des armées en 1734, et mourut le 18 mai 1764. Sa femme, qu'il perdit le 29 octobre 1747, était héritière de tous les biens de sa maison par la mort prématurée d'une jeune sœur.

5. Cette dernière phrase a été ajoutée après coup dans le blanc resté à la fin du paragraphe et en interligne.

6. Louis-Auguste, comte de Lannoy, d'une famille de Normandie distincte de la famille flamande du même nom, épousa, le 13 mars 1704, Philippe-Louise de Fürstenberg, baptisée le 22 janvier 1699 ; il avait un régiment d'infanterie depuis 1702, eut après son père les gouvernements d'Eu et du Tréport, et mourut en septembre 1738, âgé d'environ soixante ans. — Saint-Simon écrit *Lannois*.

7. Christian-Louis (tome XV, p. 397), qui prit en se mariant le nom de prince de Tingry et signa depuis MONTMORENCY TINGRY.

8. Le chiffre *23* a été ajouté à la fin d'une ligne et le mot *ans* surcharge *33* effacé du doigt au commencement de la ligne suivante.

9. Dans la promotion du 14 juin 1734.

10. Louise-Madeleine de Harlay-Beaumont, née en 1694, épousa le

* Les cinq premiers mots de cette manchette surchargent *Mort du Card. de Tourn[on]*, effacé du doigt et peu lisible.

d'Harlay[1], conseiller d'État[2], fils unique du feu premier président Harlay, qui étoit une riche héritière[3].

Mort du cardinal de Tournon. [*Add. St-S. 1018 et 1019*]

On eut en ce même temps, à Rome et ici[4], l'étrange nouvelle de la mort du cardinal de Tournon légat *a latere* à la Chine et aux Indes[5]. Elle fit un prodigieux bruit par toute l'Europe. Sa mission, son succès, sa sainte mais exécrable catastrophe, sont tellement connus et imprimés partout[6], que je m'abstiendrai d'entrer dans cette énorme

chevalier de Luxembourg le 6 décembre 1711, et mourut le 9 septembre 1749.

1. Achille IV : tome II, p. 118.

2. Quand il avait été nommé conseiller d'État, en 1697, son père lui avait dit : « Mon fils, nous avons bien de l'obligation au Roi de ce qu'il vous fait conseiller d'État et vous permet de vous défaire de votre charge d'avocat général : il vous épargne par là la peine de faire de mauvais discours, et à moi de les entendre » (ms. Nouv. acq. fr. 4529, p. 82 ; voyez aussi Depping, *Correspondance administrative*, tome II, p. XXIX).

3. *Dangeau*, tomes XIII, p. 475, et XIV, p. 36 ; *Mémoires de Sourches*, tome XIII, p. 243 ; Archives nationales, carton G⁷ 581, lettre du premier président au contrôleur général (octobre 1711) ; Dépôt de la guerre, vol. 2305, n° 182, lettre du chevalier de Luxembourg au ministre de la guerre.

4. *Dangeau*, p. 476 ; *Gazette*, p. 511 et 559 ; *Mercure* d'octobre, quatrième partie, p. 103-105.

5. Charles-Thomas Maillard de Tournon : tome XX, p. 200. Il mourut le 18 juin 1710 à Macao. Le pape fit prononcer son oraison funèbre le 27 novembre 1711 par son chapelain Charles Majel (Bibl. nat., L n²⁷ 19728), et ordonna que son corps fût rapporté à Rome, ce qui fut exécuté par les soins du vicaire apostolique Mezzabarba. Le cercueil contenant ses restes n'arriva en Italie qu'en mai 1723 et fut inhumé au collège de la Propagande le 27 septembre suivant (*Gazette* de 1723, p. 295).

6. Il parut à Amsterdam en 1714 une *Relation de la nouvelle persécution de la Chine..... jusqu'à la mort du cardinal de Tournon*, par le dominicain François Gonzalez ; un récit manuscrit de sa mission jusqu'en 1706 est dans le carton K 1375, n° 14, aux Archives nationales, et l'on trouvera aussi des renseignements et des relations dans le ms. Arsenal 6348 et dans la *Gazette d'Amsterdam* de 1708, n°s XXVIII, LXXVI et LXXX. De nos jours, Rohrbacher, *Histoire de l'Église*, tome XI, p. 328 et suivantes, et le P. Adrien Launay, *Histoire générale*

affaire, qui, aussi bien, est tout à fait étrangère aux[1] matières de ces *Mémoires*, si ce n'est l'admirable cadence de ce martyre avec la naissance de l'affaire de la bulle *Unigenitus*[2].

Mort et caractère du maréchal de Boufflers. [*Add. St-S.* 1020]

Le maréchal de Boufflers mourut à Fontainebleau, à soixante-huit ans[3]. Il est si souvent mention de lui dans ces *Mémoires*, qu'il n'en reste presque rien à dire[4]. Rien de si surprenant qu'avec aussi peu d'esprit[5] et un esprit aussi courtisan, mais non jusqu'aux ministres, avec qui

de la Société des Missions (1894), tome I, p. 467 et suivantes, ont parlé de la mission et de la mort de ce cardinal, que Saint-Simon appelle « le dernier martyr » dans une des Additions indiquées ci-contre. Deux lettres que le cardinal écrivit peu avant sa mort au gouverneur de Manille sont dans le ms. Fr. 10206, fol. 276-283.

1. *Au*, par mégarde, dans le manuscrit.

2. Voyez notre tome XX, p. 200-201.

3. Il mourut le 22 août, âgé de soixante-sept ans et sept mois : *Dangeau*, p. 464-465 ; *Sourches*, p. 174-175 ; *Gazette*, p. 432 ; *Mercure* de septembre, 4e partie, p. 23-37 ; *Lettres historiques et édifiantes de Mme de Maintenon*, tome II, p. 350 et 354. Son corps fut inhumé à l'église Saint-Paul de Paris (Jal, *Dictionnaire critique*, col. 259), et ses entrailles à Fontainebleau ; Desgranges a inséré dans ses registres (ms. Mazarine 2746, fol. 82-83) la mention de son convoi funéraire. Les PP. de la Rue et Poisson prononcèrent son oraison funèbre (Lelong, *Bibliothèque historique de la France*, tome III, nos 31599-31600). On trouvera aux Additions et corrections le récit des *Mémoires de Sourches*. Il y a un bon résumé de sa vie dans la notice inédite de notre auteur qui sera donnée à l'appendice II.

4. Voyez nos tomes IV, p. 230, XII, p. 303-304, XVI, p. 343, XVIII, p. 39, 213 et 214, et XIX, p. 211.

5. Comparez au portrait qui va suivre la *Relation de Spanheim*, édition Bourgeois, p. 536-538, les *Portraits et caractères de 1703*, p. 35, les *Mémoires de Villars*, tome I, p. 157-158, ceux *de Feuquières*, tome I, p. 126 ; les *Lettres historiques et édifiantes*, tome II, p. 348, 350 et 354. Madame écrivait (recueil Jæglé, tome II, p. 103) : « Le maréchal de Boufflers n'inventera pas la poudre, ni ne sera un fauteur d'hérésies ; il est des gens plus fins que lui ; mais il a bon cœur ; c'est réellement un honnête homme et véridique ; on peut croire ce qu'il dit. Il fait tout le bien qu'il est en son pouvoir. Il est sans peur à la cour, dit la vérité au Roi et n'est pas un flatteur ; c'est pourquoi je l'estime grandement. » Au physique, il n'était pas grand, mais assez gros, avec

il se savoit bien soutenir, il ait conservé une probité sans la plus légère tache, une générosité aussi parfaitement pure, une noblesse en tout du premier ordre, et une vertu vraie et sincère, qui ont continuellement éclaté dans tout le cours de sa conduite et de sa vie. Il fut exactement juste pour le mérite et les actions des autres sans acception[1] ni distinction, et à ses propres dépens ; bon et adroit à excuser les fautes, hardi à saisir les occasions de remettre en selle les gens les plus disgraciés[2]. Il eut une passion extrême pour l'État, son honneur, sa prospérité ; il n'en eut pas moins, par admiration et par reconnoissance, pour la gloire et pour la personne du Roi. Personne n'aima mieux sa famille et ses amis, et ne fut plus exactement honnête homme, ni plus fidèle à tous ses devoirs. Les gens d'honneur et les bons officiers lui étoient en singulière estime, et, avec une magnificence de roi, il sut être réglé autant qu'il le put, et singulièrement désintéressé. Il fut sensible à l'estime, à l'amitié, à la confiance, discret et secret au dernier point, et d'une rare modestie en tout temps, mais qui ne l'empêcha pas de se sentir aux occasions rares qu'on a vues, et de se faire pesamment[3] sentir aussi à qui s'outrecuidoit[4] à son égard[5]. Il tira tout de son amour du bien, de l'excellente droiture de ses intentions, et d'un travail en tout genre au-dessus des forces ordinaires, qui, nonobstant le peu d'étendue de ses lumières, tira souvent de lui des mémoires, des

le visage brun et les cheveux noirs. Rigaud avait fait son portrait, dont Saint-Simon avait une copie dans sa salle du dais, et qui fut gravé par Thomassin ; on en connaît d'autres des graveurs Duflos, Picard, Arnoult et Bonnart : voyez le ms. Clairambault 1163, fol. 123-126.

1. « *Acception*, sorte de préférence » (*Académie*, 1718).

2. *Disgratiés* corrige *disgraciés*. Saint-Simon a raconté dans le tome XVI, p. 283, ce qu'il fit en 1708 pour Surville et la Frezelière.

3. *Pesem[t]* corrigé en *pesam[t]*.

4. Ce verbe ne figure pas dans le *Dictionnaire de l'Académie* de 1718 ; mais on en peut citer des exemples de Corneille.

5. Par exemple, à propos de la pairie de Villars (tome XIX, p. 5).

projets et des lettres d'affaires très justes et très sensés[1], dont il m'a montré plusieurs. Je lui en communiquois aussi des miens, et il en avoit un fort important dans sa cassette[2] lorsque je fus averti de son extrémité, telle qu'il mourut le lendemain. J'avois espéré jusque-là, et je n'avois pas voulu lui montrer d'inquiétude. Je courus chez lui dans la frayeur du scellé et de l'inventaire[3]; je lui dis que j'espérois tout de l'état où je le trouvois, mais que, cette maladie étant grande, il seroit longtemps sans pouvoir s'appliquer à rien de sérieux, pendant quoi j'aurois besoin de mon mémoire, qu'il me feroit plaisir de me rendre, et que je lui redonnerois après quand il voudroit. Il ne fut point ému de ce[4] discours, appela sa femme, qui étoit arrivée la surveille[5], la pria d'aller chercher sa cassette, l'ouvrit, y prit le papier et me le rendit. J'ai déjà dit[6] que le service si rare, et qui fut si heureux, qu'il rendit à la bataille de Malplaquet lui avoit tourné la tête jusqu'à oser demander l'épée de connétable, et, sur le refus, la charge de colonel général de l'infanterie[7], supprimée aussi, et encore plus dangereuse. De celle-là, le refus encore plus sec l'outra; il oublia ses récompenses; il ne vit que les refus en contraste de tout ce qui fut prodigué au maréchal de Villars pour prix de la même bataille, et d'une campagne où tous les genres de mérites étoient de son côté, et, de celui de Villars, tous les démérites[8] possibles: cela le désespéra. Le Roi se dégoûta de lui comme d'un ambitieux qui étoit insatiable, et ne s'en

Danger que j'y cours.

Triste fin de vie.

1. Il y a bien *sensés* au masculin dans le manuscrit.

2. On est réduit aux conjectures sur ce mémoire : est-ce un de ceux relatifs à la pairie dont il a été parlé dans le précédent volume ?

3. Tout ce qui précède, depuis *dans*, a été ajouté en interligne.

4. *Se* corrigé en *ce*. — 5. *Dangeau*, p. 464 ; *Sourches*, p. 174.

6. Tome XVIII, p. 212-219.

7. Dans le passage cité ci-dessus il n'avait été question que de la charge de connétable, pas de celle de colonel général de l'infanterie.

8. « *Démérite*, ce qui rend digne de blâme ou de punition » (*Académie*, 1718).

contraignit pas[1]. Boufflers aimoit le Roi comme on aime un maître ; il le craignoit, l'admiroit, l'adoroit presque comme un dieu. Il sentit que l'impression étoit faite, et, bientôt après, qu'elle étoit sans remède. Il en tomba dans un déplaisir cuisant, amer et sombre, qui lui fit compter toute sa fortune pour rien, et qui peu à peu le jeta dans des infirmités où les médecins ne purent rien comprendre[2]. Je perdis mon temps et mes efforts à le consoler ; car il ne m'avoit caché que ses demandes avant de les faire, mais non leur triste succès. Il s'en plaignoit quelquefois à Monseigneur, qui le considéroit, et qui cherchoit à le consoler, souvent à Mgr le duc de Bourgogne, et encore depuis qu'il fut Dauphin, qui l'aimoit et l'estimoit, et qui l'alla voir avec affection dans sa maladie[3]. Il revenoit d'un tour à Paris lorsqu'elle le[4] prit ; quatre ou cinq jours le conduisirent aux portes de la mort. Un empirique lui donna un remède qui le mit presque hors de danger par la sueur, et qui défendit bien tout purgatif. Le lendemain matin, la Faculté, bien étonnée de le trouver en si bon état, lui persuada[5] une médecine, qui le tua dans la journée, avec des accidents qui montrèrent bien que c'étoit un poison après le remède qu'il avoit pris, et qui ne fit pas honneur à ceux qui la lui donnèrent. Il fut universellement regretté, et ses louanges retentirent dans toutes les bouches, quoique sa considération fût tout à fait

Horreur des médecins.

1. Tessé écrivait en 1710 (recueil Rambuteau, p. 320) qu'il avoit « trop bien servi et trop dit vérité pour n'être pas à charge. »

2. Trente ans plus tard, le duc de Luynes (*Mémoires*, tome VIII, p. 383) disait aussi qu'il était mort de chagrin. Depuis longtemps sa santé était mauvaise (*Sourches*, tome VI, p. 99 et 101, et nos tomes XVII, p. 172-173, et XVIII, p. 153, 155, 156 ; *la Marquise d'Huxelles* par Éd. de Barthélemy, p. 176 et 331-332).

3. Les journaux de la cour ne parlent pas de cette visite ; mais Desgranges l'a relevée dans ses registres au 21 août (fol. 83) et ajoute qu'en sortant le prince raconta qu'il devait au maréchal d'avoir été admis au Conseil au retour de la campagne de 1702.

4. *Le* est en interligne. — 5. *Persuaderent* corrigé en *persuada*.

tombée[1]. Le Roi en parla bien, mais peu, et se sentit extrêmement soulagé[2]. On emporta chez la duchesse de Guiche la maréchale de Boufflers[3], où le Dauphin et la Dauphine allèrent la voir[4]. Elle voulut s'en aller aussitôt après à Paris[5], et ne permit point qu'on demandât rien pour elle : ce qu'elle rejeta même avec indignation. Néanmoins, leurs affaires étoient fort embarrassées[6], et, quelques

Générosité de la maréchale de Boufflers, qui accepte à peine une pension du Roi de 12 000#.

1. Mme de Maintenon, en annonçant sa mort à la princesse des Ursins (recueil Bossange, tome II, p. 206-207), disait qu'elle perdait en lui le meilleur de ses amis, le plus honnête homme de France et le plus attaché à son roi ; et Tessé écrivait (recueil Rambuteau, p. 353) : « Il faisoit honneur à la noblesse françoise. C'étoit la vertu en chausses et en pourpoint ; je ne sais même s'il ne l'habilloit pas souvent en cothurne ; car il y avoit du Romain dans ses maximes. L'on ne sauroit trop honorer sa mémoire et regretter sa personne. ».

2. Comme c'étoit son habitude, selon Saint-Simon, pour tous ceux qui avaient été ses favoris.

3. Catherine-Charlotte de Gramont (tome I, p. 301), dont le contrat de mariage, du 16 décembre 1693, est dans le registre Y 266, fol. 81, aux Archives nationales. Elle était sœur du duc de Guiche. Avant de l'épouser, Boufflers aurait bien voulu obtenir la main de Mlle de Mursay ; mais Mme de Maintenon le considéra comme un trop grand parti pour cette nièce, à laquelle elle fit épouser Caylus (*Correspondance générale*, tome III, p. 13 ; *Mémoires de l'abbé de Choisy*, tome I, p 192 ; commentaire du Chansonnier, ms. Fr. 12620, p. 464-465).

4. Ce détail est pris à Dangeau (p. 465).

5. Sur la douleur de la maréchale, voyez *Sourches*, p. 175, et les *Lettres historiques et édifiantes de Mme de Maintenon*, tome II, p. 354.

6. Le maréchal était endetté de longue date (*Sourches*, tome II, p. 86), et les fructueuses contributions qu'il avait levées pendant l'hiver de 1690 dans le pays de Waes (*ibidem*, tome III, p. 344 ; *Gazette* de 1691, p. 34-36) n'avaient point remis ses affaires à flot. Ses dépenses excessives pour le camp de Compiègne en 1698 (tome V, p. 349-352) les embarrassèrent encore. Cependant comme son fils n'avait que cinq ans lors de sa mort, et que les revenus que lui assurait la survivance des gouvernements de son père s'élevaient à soixante mille livres, on pensait que toutes les dettes pourraient être payées avant sa majorité (*Dangeau*, tome XIV, p. 3). Le règlement de la succession et des dettes fit l'objet de deux arrêts du Conseil (registres E 1956, fol. 479, et 1964, fol. 79 ; voyez une lettre du maréchal à Pontchartrain aux Additions et corrections).

jours après, on la força d'accepter une pension du Roi de douze mille livres[1].

La charge vacante eut plusieurs prétendants[2]. Je hasardai de m'en mettre par une lettre que je présentai au Roi[3]. Il me revint aussitôt qu'elle lui avoit plu assez pour me donner de l'espérance ; mais M. de Beauvillier, sans qui je ne faisois rien d'important, et qui m'y avoit exhorté à tout hasard, me la diminua bientôt[4]. Le maréchal étoit mort le 22 août ; le vendredi matin, 4 septembre[5], le Roi travailla à l'ordinaire avec le P. Tellier, puis envoya chercher le Dauphin ; il lui dit qu'en l'âge où il étoit, ce n'étoit plus pour soi qu'il devoit faire des choix de gens qui ne le serviroient guères, mais qui serviroient le Dauphin toute leur vie ; qu'ainsi il vouloit lui donner un capitaine des gardes à son gré, et qu'il lui ordonnoit de lui dire franchement à qui des prétendants il donnoit la préférence. Le Dauphin, après lui avoir fait les réponses convenables, lui nomma le duc de Charost comme celui qui lui étoit le plus agréable, et, dans l'instant, il l'obtint. Le

Charost capitaine des gardes du corps par le Dauphin. [*Add. St-S. 1021 et 1022*]

1. Dangeau la mentionne au 5 octobre (tome XIV, p. 3) ; mais le brevet ne s'en trouve pas dans les registres du Secrétariat de la maison du Roi.

2. Notamment Villars, qui fut fort mécontent de n'avoir pas été choisi (marquis de Vogüé, *Villars d'après sa correspondance*, tome I, p. 399-401) ; sa lettre de demande, du 25 août, est au volume 2305 du Dépôt de la guerre, n° 84.

3. Cette lettre a été publiée par Faugère dans les *Écrits inédits*, tome IV, p. 5-6, d'après la minute autographe du Dépôt des affaires étrangères, et à la suite se trouve une lettre de la duchesse à Mme de Maintenon pour le même objet ; on les trouvera toutes deux ci-après, appendice VIII, p. 489-490.

4. Faugère a donné aussi (p. 8-9) la lettre de Beauvillier du 24 août, par laquelle le duc enleva presque toute espérance à notre auteur ; voyez ci-après, p. 490-491.

5. Tout ce qui va suivre n'est que le développement de l'article du *Journal de Dangeau* (p. 472-473), sauf pour ce qui regarde la consultation du Dauphin, dont Dangeau ne parle pas, mais à laquelle les *Mémoires de Sourches* font allusion (p. 185).

Roi passa ensuite chez Mme de Maintenon ; il y fit appeler Charost, lui donna la charge avec cinq cent mille livres de brevet de retenue pour en payer autant qu'en avoit le maréchal de Boufflers, lui dit qu'il devoit cette préférence au Dauphin, à qui il avoit laissé le choix, et lui ordonna d'envoyer sur-le-champ[1] cette nouvelle à son père[2], à qui elle feroit grand plaisir[3]. Charost étoit lieutenant général, mais ne servoit plus depuis longtemps; il n'étoit pas même sur un pied avec le Roi à se faire craindre aux prétendants de la charge : ce fut donc un étonnement extrême et un bourdonnement étrange[4], et, en même temps, un événement qui imprima à toute la cour un grand respect pour le Dauphin, et une persuasion parfaite de tout ce qu'il pouvoit. Un nommé Domingue, portemanteau de la Dauphine[5], et fort familier avec elle, courut lui dire la nouvelle. Il osa ajouter qu'il[6] l'en félicitoit avec toute la joie possible parce qu'au moins M. de Charost, fait capitaine des gardes, ne seroit pas gouverneur

Domingue ; quel, et son propos sur Charost à la Dauphine.

1. Ces trois mots sont en interligne.

2. Le duc de Béthune, qui, sans être très vieux, était presque impotent ; il avait lui-même exercé cette charge et s'en était démis en 1671 (ci-après, p. 109).

3. Quoique désigné dès le 4 septembre, Charost n'eut ses provisions que le 21 octobre (registre $O^1 55$, fol. 163 v°, avec brevet de retenue de cinq cent mille livres) ; il fut installé le même jour, prêta serment au Roi et conserva, suivant l'usage, le bâton toute la journée (*Dangeau*, tome XIV, p. 12 ; *Sourches*, tome XI, p. 10, note 4).

4. A la cour, on pensait que la charge resterait longtemps vacante à cause de la difficulté de trouver quelqu'un qui remplît toutes les conditions (*Lettres de Tessé*, recueil Rambuteau, p. 353).

5. Louis-Philippe d'Arosteguy, dit Domingue, avait d'abord été garçon ordinaire de la chambre de la reine Marie-Thérèse en survivance de son père, puis de la Dauphine-Bavière ; en 1704, lorsque Bellocq mourut, il obtint la charge de porte-manteau de la duchesse de Bourgogne. A la mort de sa maîtresse, il reçut une pension de trois mille livres, et mourut l'année suivante, comme va le dire Saint-Simon (*Mémoires de Sourches*, tomes IX, p. 103, et XIII, p. 331).

6. *Qu'* surcharge *to*[*ut*].

de Mgr le duc de Bretagne. On verra qu'il ne fut pas prophète[1]; mais la Dauphine en rit, et y applaudit, et ce qui se trouva là de ses familières, par qui je le sus. Ce Domingue étoit un garçon d'esprit et orné, fort au-dessus de son état, et bien traité et avec distinction de tout le monde. Il étoit venu tout enfant d'Espagne avec son père[2], à la suite de la Reine, à qui il étoit, et lui aussi quand il fut plus grand, puis à la Dauphine de Bavière, enfin à celle-ci à son mariage. Elle avoit de la bonté pour lui, qui alloit à une vraie confiance. Il lui parloit pourtant en honnête homme, et très franchement tête à tête, et ne laissoit pas de lui faire souvent impression. Il s'attacha tellement à elle, qu'il ne voulut point se marier, pour ne se point partager, et elle lui en savoit gré. Enfin il fut tellement touché de sa mort qu'il ne put se consoler: il tomba dans des infirmités qui, en moins d'un an, le conduisirent au tombeau, sans être sorti presque de sa chambre, ni avoir voulu voir personne que pour sa conscience.

N'ayant pas la charge, je fus ravi de la voir à un de mes plus intimes amis. Lui et moi nous l'étions réciproquement souhaitée. Je ne vis jamais homme si aise, et de la chose et de la manière. Le Dauphin, à travers toute sa modeste retenue, parut extrêmement content, et la Dauphine aussi, mais par concomitance[3]. On a vu[4] quel rang tenoit la duchesse de Béthune dans le petit troupeau de Monsieur de Cambray et parmi les disciple de Mme Guyon, et quelle considération il en revenoit au duc de Charost, son fils, auprès du Dauphin, par celle de Monsieur de

Cause de la charge de Charost.

1. Suite des *Mémoires*, tomes XI de 1873, p. 285, XII, p. 280, XVIII, p. 475, et XIX, p. 9-10.
2. Dominique d'Arosteguy, qu'on appelait familièrement Domingue, figure à partir de 1677 sur les états de la Maison de la Reine comme garçon ordinaire de la chambre et du cabinet (Archives nationales, Z[1A] 512).
3. Mot déjà relevé dans le tome XXI, p. 238.
4. En dernier lieu, tome XXI, p. 302-303.

Cambray, et par les ducs de Chevreuse et de Beauvillier : ce qui lui valut la charge. Quoique cette fortune fût fort peu apparente, et aussi peu espérée, on lui en verra faire une plus haute, et encore moins attendue de lui ni de personne[1]. C'est ce qui m'engage à un peu de disgression sur la singulière et curieuse fortune de ces Messieurs de Charost.

Fortune des trois Charost.

Le comte de Charost[2] grand-père de celui-ci étoit quatrième fils, mais tenant lieu de second fils, du frère[3] du premier duc de Sully ministre favori d'Henri IV[4]. Ce frère, qui étoit catholique, fut célèbre par ses nombreuses et importantes ambassades[5], par[6] les succès qu'il y eut et par ses emplois considérables dans les armées; chevalier du Saint-Esprit en 1619, et mort à quatre-vingt-quatre ans en 1649[7]. Charost, son cadet, ne pouvoit pas espérer grand bien de lui[8]. Le fameux procès que le comte de Soissons intenta au prince de Condé[9], duquel M. de Sully avoit pris la défense auprès d'Henri IV, qui le rendit partial, et dont le comte de Soissons ne pardonna jamais le succès au favori, avoit lié une amitié intime entre ce dernier et Lescalopier[10], qu'il avoit fait nommer rapporteur du procès,

1. Il remplaça le maréchal de Villeroy comme gouverneur de Louis XV : ci-dessus, p. 104.

2. Il écrit ici *Charrost*. — 3. *Pere* corrigé en *fere* (sic).

4. Louis de Béthune, comte de Charost (tome I, p. 212) était en effet le quatrième fils de Philippe de Béthune, comte de Selles et de Charost (tome XI, p. 296), frère de Sully ; mais de ses trois aînés, l'un était mort en bas âge et l'autre était dans les ordres. Saint-Simon n'a pas pensé à remarquer ici que les Béthune-Charost, par une alliance avec une Bouteillier de Senlis, descendaient de ce Jean d'Aunoy qui épousa Isabeau, fille de Gaucher de Saint-Simon.

5. Philippe de Béthune fut ambassadeur en Écosse en 1599, à Rome en 1601 et 1624, en Savoie et à Mantoue en 1616, en Allemagne en 1619.

6. Avant *par*, Saint-Simon a biffé un *et*.

7. Il y a au château de Chantilly un portrait au crayon de ce Charost.

8. Parce qu'il n'était qu'un cadet.

9. Voyez notre tome XV, p. 118.

10. Jean Lescalopier, reçu conseiller au parlement de Paris le 19 décembre 1597, devint maître des requêtes en mai 1605, et c'est à ce

et qu'il en fit récompenser d'une charge de président à mortier au parlement de Paris. Lescalopier avoit une fille fort riche[1], dont M. de Sully, qui ne mourut qu'à la fin de décembre 1641[2], fit le mariage avec le comte de Charost son neveu, en février 1639. Ce comte de Charost se trouva un homme de mérite, qui se distingua fort dans toutes les guerres de son temps, et qui y eut toujours des emplois considérables[3]. Il s'attacha au cardinal de Richelieu jusqu'à s'en faire créature[4]: cette[5] protection lui valut la charge de capitaine des gardes du corps, dont se défit en 1634 le comte de Charlus[6] bisaïeul du duc de Levis[7], et, deux ans après, Calais[8]. Le cardinal Mazarin,

Cause curieuse du mariage du vieux Charost. [*Add. S^tS 1023*]

titre qu'il fut, devant le Conseil, rapporteur du procès Condé; nommé président à mortier le 15 avril 1614, il mourut en 1620.

1. Marie Lescalopier, seconde fille du président (l'aînée fut mariée à M. de la Thuilerie, connu par ses missions diplomatiques), épousa, par contrat du 28 février 1639, Louis de Béthune, comte de Charost; elle mourut le 24 janvier 1687. Tallemant a parlé d'elle dans ses *Historiettes* (tome V, p. 38-39).

2. Il mourut le 21 décembre, retiré dans ses terres depuis 1611 et ayant reçu en 1634 le bâton de maréchal de France.

3. Il parvint en 1650 au grade de lieutenant général; l'état de ses services est dans la *Chronologie militaire* de Pinard, tome IV, p. 81.

4. Tallemant des Réaux (*Historiettes*, tome II, p. 319) et Bussy-Rabutin (*Correspondance*, tome I, p. 440) ont raconté comment il s'était acquis l'estime et la faveur du Cardinal.

5. *Cet* corrigé en *cette*.

6. Charles II de Levis, comte de Charlus, nommé capitaine des gardes du corps en 1631, prêta serment le 6 octobre; mais, étant tombé en disgrâce, il fut exilé le 28 mars 1633 et forcé de donner sa démission en avril de l'année suivante; c'est alors qu'il vendit sa charge à M. de Charost, moyennant quatre-vingt-cinq mille écus (*Cabinet historique*, 1869, 1ère partie, p. 41). Sur cette somme, le cardinal de Richelieu s'était rendu garant de soixante-et-onze mille deux cent cinquante livres empruntées par Charost. Le comte de Charlus avait été nommé à l'ordre du Saint-Esprit à la fin de 1632; mais sa disgrâce empêcha sa réception, et il mourut en 1662 sans avoir été reçu.

7. Charles-Eugène : tome IV, p. 224.

8. En septembre 1636. Il avait déjà le gouvernement de Stenay, sur la frontière des Ardennes. Celui de Calais rapportait vingt-cinq mille livres.

qui se piqua d'aimer et d'avancer tout ce qui avoit particulièrement été attaché au cardinal de Richelieu, rechercha l'amitié du comte de Charost, et le mit en grande considération auprès de la Reine mère, et ensuite auprès[1] du Roi, qui le regardèrent toujours comme un homme de tête et de valeur, et d'une fidélité à toute épreuve. Il se fit un principe de demeurer uni avec tout ce qui avoit tenu au cardinal de Richelieu, qu'il appeloit toujours son maître[2], et dont il avoit force portraits, quoique sa mémoire ne fût pas agréable à la Reine mère. Il avoit beaucoup dépensé ; il aimoit la faveur quoique fort homme d'honneur ; il maria donc son fils[3], au commencement de 1657, à la fille unique du premier lit de M. Foucquet[4], qui étoit alors dans l'apogée du ministère et de la faveur. La sienne à lui obtint un tabouret de grâce, en 1662, qui fit le mariage de sa fille avec le prince d'Espinoy[5], qui n'y songeoit pas, et qui avoit été avec lui de la promotion de l'Ordre de 1661 sans aucune prétention parmi les gentilshommes, et qui n'en a jamais eu jusqu'à sa mort. Celle[6] du cardinal Mazarin, qui suivit de près le mariage que Charost avoit fait de son fils, la fut de bien plus près de la disgrâce, ou plutôt de la perte de Foucquet,

Cause du tabouret de grâce de la princesse d'Espinoy. Prince d'Espinoy chevalier de l'Ordre parmi les gentilshommes en 1661.

1. *Aupés* (sic) a été ajouté sur la marge, avant *du*.

2. C'est ce que disent Tallemant des Réaux (*Historiettes*, tome V, p. 39, note) et l'abbé de Choisy (*Mémoires*, tome II, p. 131), et le premier ajoute que « cela est bien valet ».

3. Armand Ier, duc de Béthune : tome III, p. 93.

4. C'est cette duchesse de Béthune dont il vient d'être parlé, p. 104. Son contrat de mariage du 11 février 1657 est dans le registre Y 223, fol. 231, aux Archives nationales ; voyez aussi le *Dictionnaire critique* de Jal, col. 371, la *Muse historique* de Loret, tome II, p. 301, et J. Lair, *Nicolas Foucquet*, tome I, p. 394 et 395. Ce mariage le rempluma bien, disent les deux jeunes Hollandais dont Faugère a publié la relation de voyage à Paris (p. 166).

5. Alexandre-Guillaume de Melun, prince d'Espinoy, épousa le 19 avril 1665 Louise-Anne de Béthune : voyez notre tome V, p. 333-334, où tout cela a déjà été dit.

6. *Celle* a été écrit en interligne, au-dessus de *la mort*, biffé.

que ce premier ministre, mourant, avoit conseillée. Colbert, son intendant, qu'il avoit recommandé comme un homme très capable, s'éleva bientôt sur les ruines du surintendant[1]. Le Tellier et lui, qui, bien qu'ennemis, étoient très unis pour la perte de Foucquet, qu'ils avoient hâtée et approfondie, le furent toujours à la sceller de toutes parts. Dans la frayeur de son retour, ils ne voyoient qu'avec la dernière inquiétude le vif sentiment avec lequel le vieux Charost et son fils avoient pris les malheurs de Foucquet, combien[2] ils s'étoient peu embarrassés de garder les moindres mesures dans leurs discours et dans leurs mouvements en sa faveur[3]. Le fils étoit capitaine des gardes en survivance de son père[4]; ils n'en avoient rien perdu de leur familiarité, ni de leur considération auprès du Roi et auprès de la Reine, et l'un et l'autre aimoient, estimoient et[5] distinguoient le père comme un ancien serviteur de toute épreuve[6], ce qui influoit aussi sur le fils. Les deux ministres ne purent se croire en sûreté à l'égard de Foucquet, ni sur eux-mêmes, tant que ces deux hommes conserveroient une charge qui leur donnoit un accès si libre et si continuel. Le Roi et la Reine sa mère,

1. Les mots *du Surintendant* ont été ajoutés en interligne, et Saint-Simon a corrigé *ses* en *les*, avant *ruines*.

2. Après *combien*, Saint-Simon a biffé *il a*.

3. Sur l'attachement des deux Charost pour Foucquet, on peut voir les *Lettres de Colbert*, tome II, p. XXII, et le *Journal d'Olivier d'Ormesson*, tome II, p. 217, 222, 508-509 et 588-589. Le fils et sa femme avaient même été, en décembre 1664, relégués temporairement à Ancenis.

4. Par brevet du 2 janvier 1658. — 5. *Et* surcharge une *l*.

6. On disait plutôt alors comme maintenant : *à toute épreuve*. — Les contemporains s'accordent pour le reconnaître comme un véritable homme de bien, un seigneur sans reproche, un courtisan de la vielle roche (*Mémoires de Mme de Motteville*, tome II, p. 137 ; Loret, *Muse historique*, tome III, p. 580). A la tranchée devant Lille, il avait changé de chapeau avec le Roi pour attirer sur lui tous les coups (*Mémoires de l'abbé de Choisy*, tome I, p. 10-11 ; *Mémoires de Luynes*, tome V, p. 406 ; ms. Nouv. acq. fr 5429, fol. 30.)

tiraillés de part et d'autre, se seroient trouvés soulagés de voir leur charge en d'autres mains; mais, trop sûrs de leur fidélité, et trop accoutumés à une sorte de déférence pour le père, ils ne purent se résoudre à les en dépouiller. Ce fut donc aux deux ministres à recourir à la voie de la négociation, et ils eurent permission de leur faire un pont d'or[1]. Charost, vieux routier de cour[2], sentit qu'à la longue il ne leur résisteroit pas, deviendroit à la fin à charge au Roi, et seroit forcé de faire avec dégoût, et pour ce qu'on voudroit bien lui donner, une chose qu'il pouvoit faire alors avec agrément en imposant la loi, et en conservant et augmentant même sa considération et sa familiarité. Le traité fut donc que M. de Duras lui rendroit le prix de sa charge, et qu'il en seroit pourvu[3]; que M. de Charost auroit pour rien la lieutenance générale unique[4] de Picardie[5], Boulonnois et Pays Reconquis[6], avec le commandement en chef dans la province[7]; que son fils, qui

Pont d'or fait aux Charost pour leur ôter la charge de capitaine des gardes et sa cause.

1. Expression déjà relevée dans le tome XIII, p. 19.

2. Comme le maréchal de Villeroy : tome XII, p. 124.

3. Le duc de Duras fut pourvu dans les derniers mois de 1671 : il ne paya aux Charost que deux cent mille francs, le Roi s'étant chargé du reste (*Journal de Dangeau*, tome I, p. 97-98 ; *Lettres de Mme de Sévigné*, tome II, p. 326). Un procès, qui s'éleva entre M. de Charost et son fils à propos du prix de cette charge, ne fut réglé que par un arrêt du Conseil du 15 novembre 1683 (reg. E 1819).

4. Le commencement d'*unique* surcharge un *d*.

5. Il n'y avait en effet qu'un seul lieutenant général pour le gouvernement de Picardie et Artois, alors réunis ; mais, dans la haute Picardie, l'autorité du lieutenant général était restreinte par celle du grand bailli d'épée. Le lieutenant général avait vingt-quatre mille livres d'appointements et huit mille livres d'émoluments ; en outre les États d'Artois lui accordaient un traitement de dix-huit mille livres.

6. On appelait Pays Reconquis un petit territoire d'environ vingt-cinq lieues carrées, formé de la seigneurie d'Ardres et des comtés de Guines et d'Oye avec la ville de Calais ; son nom lui venait de ce qu'il avait en effet été reconquis sur les Anglais en 1558 par le duc de Guise.

7. Le commandant de la province n'avait pas d'appointements fixes; mais il avait des profits. MM. de Charost furent pourvus de ces charges

quitteroit sa survivance en faveur de M. de Duras, auroit celle de ladite lieutenance générale, avec celle du gouvernement de Calais[1], et que le père et le fils seroient en même temps faits ducs à brevet l'un et l'autre[2]. Mais ce ne fut pas tout : le père voulut deux choses du Roi, auquel il s'adressa directement, et les obtint toutes les deux.

Habileté importante du vieux Charost.

L'une fut un billet entièrement écrit et signé de la propre main du Roi, portant parole et promesse expresse de ne point faire de pair de France, pour quelque cause que ce pût être, sans faire Charost père ou fils, et sans le faire avant tout autre, en sorte qu'il auroit le rang d'ancienneté sur celui ou ceux que le Roi voudroit faire[3]. L'autre chose fut un brevet d'affaires[4] au père, et un au fils, c'est-à-

par lettres patentes du 1er avril 1672 (reg. du Parlement X1A 8670, fol. 66), et en prêtèrent serment le 6 (*Gazette*, p. 356).

1. Ci-dessus, p. 106.

2. Non pas ducs à brevet, mais ducs et pairs, ainsi que le portent les lettres d'érection de mars 1672 (*Histoire généalogique*, tome V, p. 31-33, et registres du Parlement, X1A 8684, fol. 356 v°). Mme de Sévigné (*Lettres*, tome II, p. 526) dit bien que MM. de Charost reçurent des lettres de ducs et pairs, « c'est à dire qu'ils auront dès à présent les honneurs du Louvre tous deux, et une assurance d'être passés au Parlement la première fois qu'on en passera. » Le duché, assis sur la terre de Charost, en Berry, devait porter le nom de Béthune-Charost : voyez La Thaumassière, *Histoire de Berry*, p. 728 et suivantes.

3. On vient de voir que Mme de Sévigné ne parle pas de billet, mais d'une simple assurance.

4. « On appelle à la cour un *brevet d'affaires*, dit Furetière, le brevet qui donne permission d'entrer dans la chambre du Roi quand les autres se sont retirés et dès qu'il est sur la chaise d'affaires, » ou chaise percée. Voyez à ce sujet les *Mémoires de Brienne*, éd. Michaud et Poujoulat, p. 38, ceux *du jeune Brienne*, tome II, p. 167 et 372-374, le *Journal de Dangeau*, tomes IV, p. 342 et 345, et VIII, p. 214, les *Mémoires de Sourches*, tome IX, p. 224, nos tomes XIII, p. 285 note et 613, et XIV, p. 472, et le *Dictionnaire critique* de Jal, p. 468 et 991. Ces sortes de brevets étaient fort rares : d'après Dussieux (*le Château de Versailles*, tome I, p. 264), il n'y en avait que sept en 1693 et il n'en restait que cinq en 1712, dont Dangeau avait un. On trouvera comme type, aux Additions et corrections, celui qui fut accordé en 1708 au maréchal de Boufflers. Lémontey (*Œuvres*, tome V,

dire de moindres entrées que celles des premiers gentilshommes de la chambre, et beaucoup plus grandes que toutes les autres. Cette voie si rare et si précieuse d'un accès continuel et familier n'étoit pas le compte des deux ministres, qui l'auroient bien empêché, s'ils l'avoient pu ; mais Charost brusqua ce dernier point du Roi à lui, comme le vin du marché[1], sans lequel il ne pouvoit le conclure de bon cœur, ni quitter une charge qui l'approchoit si fort de lui, et[2] sans s'assurer pour soi et pour son fils de s'en approcher encore davantage. Le billet fut un point capital, et un effort extrême de considération. C'est l'unique promesse que le Roi ait jamais donnée par écrit d'aucune grâce. On verra bientôt de quelle importance furent les entrées et la promesse, et combien ce trait fut celui d'un habile homme. Il mourut en 1681, à soixante-dix-sept ans[3], et toujours en grande considération. Il ne faut pas omettre que Calais et la lieutenance générale de Picardie fut et est encore un morceau de quatre-vingt mille livres de rente[4], outre le grand établissement. Charost son fils servit avec distinction, et se maintint dans la familiarité du Roi. Ce ne fut pas sans une légère éclipse. Il étoit à Calais lorsque la reine d'Angleterre y arriva avec le prince de Galles[5]. M. de Lauzun, qui[6] les avoit sauvés d'Angleterre et conduits, s'étoit pris à Pignerol d'une aversion extrême contre le malheureux Foucquet, qu'il y avoit

p. 155-156) a fait à ce sujet une singulière erreur en croyant qu'ils conféraient à ceux qui en étaient gratifiés la faculté de participer aux profits des partisans.

1. « On dit *boire le vin du marché* lorsqu'après la conclusion d'une affaire considérable, l'une des parties donne à manger à l'autre » (*Académie*, 1718).

2. *Et* a été ajouté en interligne.

3. Le 20 mars 1681 : *Mercure* de mars, p. 330-337, et d'avril, p. 302-303.

4. Voyez ci-dessus, p. 106, note 8, et 109, note 5.

5. Il écrit ici *Gales*. — Voyez notre tome I, p. 125.

6. *Qui* est en interligne, au-dessus de *que* biffé.

Malice de Lauzun sur le duc de Charost, et sa cause.

trouvé et laissé. Cette haine s'étendit à sa famille, et il n'en est jamais revenu. Tout occupé qu'il devoit être de son retour à la faveur d'une fortune si unique et si inimaginable, il ne le fut pas moins de nuire à Charost : il rendit au Roi un compte si désavantageux en tout de Charost, de sa réception de la reine d'Angleterre, de l'état de Calais et de la garde de la place[1], que Charost eut le dégoût d'y voir arriver Laubanie[2] en qualité de commandant, le même qui s'acquit longtemps depuis tant de gloire en la défense de Landau[3]. Charost revint, et lui et Lauzun demeurèrent des années sans se parler, et longtemps sans se saluer. Laubanie se conduisit en très galand homme qu'il étoit à l'égard de Charost, avec[4] toutes sortes d'égards et de respects, et se fit un point d'honneur de lui rendre justice, et de détruire les mauvaises impressions que le Roi avoit prises. Il y réussit, et Charost revint auprès du Roi comme auparavant[5]. Il avoit vu faire en divers temps plusieurs ducs vérifiés : M. de la Feuillade, M. de Chevreuse, M. de la Rocheguyon, M. de Duras, le maréchal d'Humières[6] ; il s'en étoit plaint[7]. Le Roi, qui

Raison qui fit renouveler* des ducs vérifiés sans pairie.

1. Voyez les *Mémoires de Mme de la Fayette*, p. 195-197, et le *Journal de Dangeau*, tome II, p. 313.

2. Yrieix de Magontier de Laubanie : tome X, p. 296.

3. Tome XI, p. 300, 302 et 306. — Son brevet de commandant à Calais est du 23 janvier 1689, d'après la *Chronologie militaire* de Pinard ; voyez les *Mémoires de Sourches*, t. III, p. 25, les *Lettres de Mme de Sévigné*, tome VIII, p. 440 et 446, et le Chansonnier, ms. Fr. 12 689, p. 493.

4. Avant *avec*, il y a un *et*, biffé.

5. Dangeau dit au 29 janvier 1689 (tome II, p. 313) : « M. de Charost, depuis son retour, a eu audience du Roi, où il prétend s'être entièrement justifié des mauvais offices qu'on lui avoit rendus sur la réception de la reine d'Angleterre et sur la garde de sa place. » En effet, il fut reçu chevalier de l'Ordre le 2 février suivant (*ibidem*, p. 321).

6. Les érections de la Feuillade et de Chevreuse sont de 1667, antérieures par conséquent à celle de Charost ; la Rocheguyon fut érigé en 1679, Duras en février 1689, Humières en avril 1690.

7. Saint-Simon écrit *pleint*.

* *Renouveller* est en interligne, au-dessus de *faire*, biffé.

ne les faisoit point pairs pour éviter de faire Charost, lui répondoit toujours froidement qu'il avoit tort de se plaindre, qu'il ne faisoit point de pairs, et Charost, en effet, n'avoit point à répliquer; mais il voyoit que le Roi se moquoit de lui. A la fin, la faveur d'Harlay, archevêque de Paris, prévalut. Il étoit duc à brevet depuis le mois d'avril 1674[1], et il petilloit d'attacher la pairie à son siège. Ce n'est pas d'aujourd'hui que les rois se laissent entraîner en des fautes, même en les voyant. Le cardinal Gondy[2] avoit arraché le consentement de Louis XIII à l'érection de son évêché de Paris en archevêché. Rome, à son ordinaire, avoit longtemps balancé pour mieux faire acheter une grâce qui lui coûtoit si peu[3]. Cependant on ouvrit les yeux là-dessus à Louis XIII : il comprit qu'il n'avoit pas intérêt à augmenter l'autorité du siège de sa capitale, ni de ceux qui le rempliroient, et il en fut si persuadé, qu'il fit dépêcher un courrier à Rome pour rompre cette affaire. Le courrier arriva le lendemain du consistoire[4] où l'érection avoit passé; le cardinal Gondy fut archevêque de Paris[5], d'évêque qu'il en étoit auparavant, et on se garda

Repentir de Louis XIII de l'érection de Paris en archevêché.

1. Les cinq derniers mots sont en interligne, au-dessus de *longtemps*, biffé. — Les lettres d'érection du duché de Saint-Cloud sont dans l'*Histoire généalogique*, tome V, p. 36-38.

2. Henri de Gondy, évêque de Paris après son oncle en 1598, abbé de la Chaume et de Saint-Jean-des-Vignes de Soissons, proviseur de Sorbonne en 1616, cardinal en 1618, commandeur de l'ordre du Saint-Esprit en 1619, chef du conseil du Roi, mourut au siège de Béziers le 13 août 1622, âgé de cinquante ans.

3. Le pape régnant était alors Grégoire XV, Alexandre Ludovisi, élu le 9 février 1621, mort le 8 juillet 1623.

4. « On appelle *consistoire* l'assemblée des cardinaux convoqués par le Pape pour les consulter et leur demander leur avis sur quelques affaires importantes » (*Académie*, 1718).

5. Non pas le cardinal, mort avant la promulgation de la bulle d'érection, mais son frère, Jean-François de Gondy, qui lui succéda immédiatement (août 1622). Abbé de Saint-Aubin d'Angers dès 1598, maître de la chapelle du Roi, abbé de Saint-Martin de Pontoise, et conseiller d'État d'église, ce premier archevêque mourut le 21 mars 1654, à soixante-dix ans.

bien de laisser découvrir que, vingt-quatre heures plus tard, Paris n'eût jamais été métropole[1]. C'étoit ici le même inconvénient dans le genre séculier, et plus grand encore en tant que ce siège avoit déjà tout dans le genre ecclésiastique. Son prélat, que le Roi aimoit, étoit duc à brevet ; c'étoit des honneurs pour sa personne dont il se devoit d'autant mieux contenter que ses successeurs ne lui étoient rien, et que leur dignité ne décoroit point sa famille. Le Roi aussi pouvoit aussi[2] se contenter de cette distinction unique dans le clergé, et personnelle, qu'il lui avoit donnée, sans se soucier de ses successeurs et craindre d'en augmenter l'autorité, que le cardinal de Retz lui avoit assez fait sentir, et de rendre une septième pairie éternelle[3]. Néanmoins, la faveur l'emporta, et le Roi résolut d'élever le siège de Paris à la pairie. En même temps, il ne vouloit point faire Charost : il recommanda donc fort le secret à l'archevêque de Paris, dans le dessein qu'il fût enregistré et reçu en même moment, et que la grâce ne se sût que par là, quitte après pour se défaire comme il pourroit des clameurs de Charost. L'archevêque eut beau mener son affaire le plus sourdement qu'il fût possible, et le premier président et le procureur général[4] l'y aider par ordre du Roi ; les érections sont sujettes à quantité de formes. Charost étoit au guet ; il eut le vent

Cause qui fit Charost duc et pair.

1. L'évêché de Paris fut distrait de la métropole de Sens et érigé en archevêché, avec les évêchés de Chartres, Meaux et Orléans pour suffragants, par deux bulles des 20 octobre et 14 novembre 1622 (*Gallia christiana*, tome VII, preuves, col. 169-173). En 1377, Charles V avait sollicité en vain cette érection du pape Grégoire XI (*Bulletin de la Société de l'histoire de Paris*, 1898, p. 38-40). L'archevêque de Sens ne se résigna pas facilement à cette diminution ; il protesta à diverses reprises, et notamment en 1655 pendant la quasi-vacance du siège produite par l'exil du cardinal de Retz (*Procès-verbaux des assemblées du clergé*, tome IV, pièces justificatives, p. 22-27).

2. Saint-Simon a répété deux fois *aussy*, avant et après *pouvoit*.

3. Comme l'étaient déjà les six pairies ecclésiastiques.

4. Le premier président était alors M. de Harlay et le procureur général M. de la Briffe.

de ce qu'il se préparoit; il en parla au Roi, qui biaisa, et se hâta de se défaire de lui. Charost, par là encore plus certain de la chose, et qu'on lui vouloit faire passer la plume par le bec[1], ne se rebuta point: il attaqua le Roi à la fin du petit coucher, où le peu de ceux qui jouissoient de ces entrées avoient[2] toujours la considération réciproque de sortir tous dès que l'un d'eux se présentoit à parler au Roi comme il donnoit le bonsoir, afin de le laisser seul en liberté avec lui. Là, le Roi, prêt à se mettre au lit, ne pouvoit prétexter des affaires, ni passer dans une autre pièce: il falloit bien qu'il écoutât jusqu'au bout des gens, en très petit nombre, la plupart en grande dignité, et distingués tous par leurs privances, et presque tous par leurs charges. Le Roi, pris ainsi au trébuchet[3], se mit à se promener par sa chambre avec Charost, qui, son billet à la main, le somma de sa parole comme le plus honnête homme qui fût dans son royaume. Le Roi ne put disconvenir de l'engagement; mais il se tourna à exagérer les services de l'archevêque[4], dont la nature demandoit d'autant plus une récompense éclatante et immédiate de sa main, qu'ils étoient obstacles invincibles à celle qu'il lui avoit voulu donner par Rome, où les propositions de l'assemblée du clergé de 1682[5], où il présidoit, étoient si

Raison qui priva Harlay archevêque de Paris du cardinalat, et qui le fit duc et pair.

1. « On dit proverbialement et figurément *passer la plume par le bec à quelqu'un*, pour dire le frustrer de son attente, de son espérance » (*Académie*, 1718).

2. Il y a bien *avoient*, au pluriel, dans le manuscrit.

3. Expression figurée déjà rencontrée dans le tome VIII, p. 347.

4. Sur ces services, on peut voir le travail de Ch. Gérin dans la *Revue des Questions historiques* de janvier 1878, p. 32 et suivantes.

5. Ces célèbres propositions, rédigées par Bossuet, disaient en substance : 1° les papes ne tenant de Dieu qu'une puissance spirituelle, ils ne peuvent ni déposer les souverains ni relever les sujets du serment de fidélité ; 2° les canons du concile de Constance qui limitent l'autorité spirituelle des papes conservent toute leur vigueur; 3° la puissance des papes est donc limitée par les canons des conciles, et par les règles et constitutions des églises particulières que le saint siège a approuvées ; 4° le jugement du pape en matière de foi n'est pas irréformable.

odieuses, que le Pape, qui ne pouvoit ne pas remplir la[1] nomination qu'il lui avoit donnée pour la promotion des couronnes, s'opiniâtroit depuis tant d'années à la différer toujours, et aimoit mieux ne faire plus de promotions de son pontificat, que de donner un chapeau à l'archevêque. Charost trouva ces raisons fort bonnes ; mais il ajouta qu'elles ne concluoient en quoi que ce fût pour son exclusion, et pour que le Roi oubliât les services de son père et les siens, et manquât pour l'unique fois de sa vie à une promesse solennelle, qu'il lui représentoit de sa propre main, et que lui-même avouoit telle. Le Roi prétendit que l'archevêque devoit passer seul par les considérations qu'il venoit d'expliquer, mais avec assurance qu'il ne feroit plus aucun pair sans tenir la parole qu'il avoit donnée. Charost insista, et se retira au bout d'une demi-heure, fort mal satisfait du succès d'une si longue dispute. Il en eut encore trois fort près à près[2], toutes à la même heure, toutes autant ou plus longues, toutes en se promenant. A la dernière, il emporta le prix de sa persévérance : le Roi lui dit qu'il lui auroit fait grand plaisir d'entrer dans ses raisons, et de se fier à lui pour une autre fois ; mais enfin, puisqu'il ne se vouloit point relâcher de sa parole qu'il avoit, il la lui vouloit tenir, et qu'il pouvoit avertir de sa part le premier président et le procureur général de prendre ses ordres là-dessus, et qu'il pouvoit aussi prendre ses mesures pour[3] ce qu'il avoit à faire de sa part. On peut juger qu'il n'y perdit pas de temps. Lui-même m'a conté ce détail, et celui qui va suivre, et m'a dit que, sans ses entrées et la facilité de forcer le Roi de l'écouter seul à la fin de son petit coucher tant qu'il vouloit, il n'auroit jamais emporté sa pairie. L'archevêque de Paris, qui avoit compté sur la distinction d'être seul, voulut au moins être le premier des deux, et prit secrètement toutes

Importance des entrées.

Ruses d'Harlay, archevêque de Paris,

1. *Sa* corrigé en *la*.
2. Les quatre derniers mots ont été ajoutés en interligne.
3. L'abréviation p^r surcharge un *d*.

ses mesures, Charost n'y fut pas moins attentif, ni moins bien servi qu'il l'avoit été sur l'érection même. Il retourna au Roi, toujours au petit coucher, toujours son billet en main ; il se plaignit du dessein avantageux de l'archevêque, et montra au Roi que sa parole n'étoit pas moins engagée à ce qu'il fût le premier de ceux qu'il feroit, qu'à n'en faire aucun sans lui. Le principal étoit accordé ; l'accessoire ne tint pas. Le Roi avoit bien tacitement consenti à la surprise que l'archevêque lui vouloit faire ; mais, une fois éventée et portée en plainte, elle ne tint pas. Le Roi promit à Charost d'arrêter l'archevêque, qui, en effet, ne fut enregistré et reçu au Parlement que huit jours[1] après lui[2]. Mais ce fut encore une autre ruse, où Charost le poursuivit jusqu'au bout : l'archevêque, outré de n'avoir pu faire que Charost ne fût point fait pair en même temps que lui, plus[3] piqué encore de n'avoir pu réussir à faire passer sa pairie la première, eut la petitesse d'en vouloir éviter au moins la préséance actuelle, et, pour cela, voulut, ce qui ne se fait jamais, être reçu à la dérobée sans assistance d'aucun pair. Il eut encore l'infortune d'être découvert, et forcé dans ce dernier retranchement. Charost, toujours aux écoutes, fut encore averti ; il sut le jour que le secret complot se devoit exécuter[4] : en vingt-quatre

démontées par Charost.
[*Add. St-S. 1024*]

1. Les mots *8 jours* ont été ajoutés en interligne.

2. La réception de M. de Charost eut lieu le 11 août, ses lettres ayant été enregistrées le 9 ; celles de l'archevêque furent enregistrées le 18, et il fut reçu le lendemain 19 (reg. du Parlement, X^1A 8407, fol. 52, 57, 63 et 65 v°-71 ; *Histoire généalogique*, tome V, p. 33-34 et 38). Sur la réception de MM. de Charost et de Harlay, on peut voir le *Journal de Dangeau*, tome III, p. 184, les *Mémoires de Sourches*, tome III, p. 275 et 286, le *Mercure* d'août 1690, p. 149-153. Les informations de vie et mœurs et les autres pièces sont dans le carton K 616 des Archives nationales, n°s 12 et 32 ; il s'y trouve également des notes curieuses du greffier Gilbert, que nous reproduirons aux Additions et corrections.

3. *Plus* a été ajouté en interligne.

4. Peut-être eut-il connaissance du billet que le Roi adressa le 15 août au premier président pour lui ordonner de ne plus retarder la

heures, il s'assura du plus grand nombre de pairs qu'il put, qui arrivèrent avec lui à la grand chambre à sept heures du matin, comme on alloit commencer l'affaire de l'archevêque. Ils l'y trouvèrent lui-même qui attendoit, à l'ordinaire des pairs qui vont être reçus, et ils lui firent des compliments dont il se seroit bien passé. Sa surprise et son dépit ne purent se cacher. Ces pairs prirent aussitôt leurs places, et l'archevêque fut obligé de prendre la sienne au-dessous du duc de Charost[1]. Cette aventure fut fort ridicule pour l'archevêque, et Charost eut complète satisfaction. Il avoit été duc à brevet avec son père en 1672, et il fut pair avec l'archevêque de Paris en 1690. Il étoit chevalier de l'Ordre de 1688. La teinture[2] que M. de Lauzun lui avoit donnée auprès du Roi[3], et qui n'étoit pas encore effacée comme elle la fut depuis, eut grand part à tout ce qu'il eut à surmonter dans cette occasion pour lui si capitale.

réception du prélat, et de lui donner le rang le plus avantageux sans faire tort à personne (reg. O[1] 34, fol. 231 v°).

1. Le procès-verbal de réception mentionne, contrairement à l'usage du greffe du Parlement, que l'archevêque prit place au-dessous du duc de Charost ; il donne aussi les discours du premier président et du récipiendaire, ainsi que les noms des pairs présents, qui furent : l'archevêque-duc de Reims, l'évêque-duc de Laon, les ducs de Richelieu, d'Estrées, de Foix et de Charost (reg. X[1A] 8407, fol. 65 v°-71). En racontant cette réception, Dangeau (tome III, p. 199) ayant dit que ce fut à cette occasion que le terme de « conseiller de cour souveraine » avait été retranché du serment, Saint-Simon a écrit en marge du manuscrit : « Voir la Table sur cet allégué sur Monsieur de Paris et les termes de son serment. La voir aussi sur le prince de Turenne à Rome. A l'avenir, ces tables seront plus simples et les Additions plus correctes. » En effet, à la table de ce manuscrit (volume *France* 100, p. 591), on trouve un long passage que nous insérerons ci-après, p. 411, parmi les Additions au *Journal de Dangeau*, n° 1024.

2. Le *Dictionnaire de l'Académie* de 1718 ne donnait *teinture* au figuré que dans le sens de « l'impression que la bonne ou la mauvaise éducation laisse dans l'âme » ; ici c'est le sens absolu de « mauvaise impression ». Nous retrouverons ce mot dans la suite des *Mémoires*, tome XIII de 1873, p. 358.

3. Ci-dessus, p. 112.

Il maria son fils, cause de cette disgression, en 1680, à sa cousine germaine[1], fille du prince d'Espinoy et de sa première femme[2], qui mourut trois ans après, et lui laissa deux fils[3]. Il se remaria huit ans après à une Lamet, fille unique de Baule, gouverneur de Dourlens[4], dont il eut après le gouvernement[5]. Il avoit déjà les survivances de son père de Calais et de Picardie, etc. Il fut lieutenant général des armées du Roi en 1702, et n'a presque pas servi depuis. Son père se démit de son duché en sa faveur en 1697[6]. Il[7] aimoit à aller au Parlement, et y entraînoit souvent son cousin le duc d'Estrées[8]. Le cardinal d'Estrées disoit plaisamment qu'il y avoit là du Lescalopier[9]. Démis, il continua à y aller plus d'un an[10] parce que son fils ne s'y faisoit

1. Armand II de Béthune épousa le 2 novembre 1680 Louise-Marie-Thérèse de Melun-Espinoy, qui mourut le 31 octobre 1683, âgée de dix-sept ans et demi : tome V, p. 334.

2. Ci-dessus, p. 107.

3. Louis-Joseph de Béthune, marquis de Charost (tome XII, p. 335), qui fut tué à Malplaquet (tome XVIII, p. 184 et 195), et Paul-François, titré marquis d'Ancenis (tome XVI, p. 194).

4. Il a été parlé de cette seconde femme, de son père et du gouvernement de Doullens dans le tome XVII, p. 171-172.

5. Ces trois mots sont en interligne, au-dessus de *la survivance*, biffé ; par contre, plus loin, les mots *les survivances* ont été aussi mis en interligne, au-dessus de *celles*, biffé.

6. *1697* corrige *1698*, et Saint-Simon avait ajouté en interligne *et prit alors le nom de duc de Béthune*, qu'il a ensuite biffé, cette phrase se retrouvant plus loin. — Cette date est d'ailleurs erronée. La démission du père en faveur de son fils est du 23 novembre 1695 (*Dangeau*, tome V, p. 312), et il obtint, le 29, un brevet pour conserver ses rang et honneurs (reg. O[1] 39, fol. 230 v°).

7. C'est du père qu'il est question maintenant.

8. François-Annibal III, duc d'Estrées, était petit-fils de Marie de Béthune-Selles, tante d'Armand Ier, duc de Charost.

9. Dans l'Addition indiquée ci-dessus, n° 1023, il a mis ce mot sur le compte du duc de Foix (ci-après, p. 411); mais il le répétera, en l'attribuant au cardinal, dans la suite des *Mémoires*, tome X de 1873, p. 354.

10. Plus de deux ans ; l'erreur vient de la fausse date de 1697 donnée ci-dessus.

point recevoir. Le Roi, à la fin, le trouva mauvais, et le duc de Charost fut reçu au Parlement[1], et son père cessa d'y pouvoir aller, qui, lors de sa démission, avoit pris le nom de duc de Béthune. Nous verrons dans la suite la continuation de cette fortune. M. de Beauvillier, qui ne jugeoit le duc de Charost propre qu'aux choses du dehors, qui en effet ne lui communiquoit jamais rien[2], et qui l'avoit extrêmement approché du Dauphin sur ce même pied-là de tout temps, le voulut placer de même auprès de lui, récompenser ainsi la liaison si intime de sa mère, favoriser tout le petit troupeau, et avoir un homme à eux et à lui dans cette charge principale, et qui, par la singularité de la grâce, fît[3] montre du crédit du Dauphin. Il avoit sur moi d'autres vues, qu'il ne tarda pas à m'expliquer, et où je fus bientôt après confirmé par le Dauphin même : c'étoit de me faire gouverneur de Mgr le duc de Bretagne, né le 8 janvier 1707, lorsqu'il seroit en âge de sortir des mains des femmes[4], place dont il y avoit d'autant plus d'apparence que le Roi en laisseroit la disposition au Dauphin, qu'il venoit de lui donner celle d'une autre principale[5], et qui ne lui étoit ni si directe ni si intime. Dieu, qui souffle sur les projets des hommes[6], n'a pas permis l'accomplissement de celui-là. On verra bientôt enterrer ce jeune prince avec toute l'espérance et le bonheur de la nation, et avec toutes les grâces, les charmes

Dessein du duc de Beauvillier et du Dauphin de me faire gouverneur de Mgr le duc de Bretagne.

1. Le 16 janvier 1698, en même temps que son cousin le duc de Sully (Archives nationales, reg. X1A 8414, fol. 50 v°, et carton K 616, n° 12).

2. C'est ce qu'il a déjà dit en d'autres termes dans le tome XXI, p. 305.

3. Il y a *fit* à l'indicatif dans le manuscrit.

4. On lit au 9 juillet 1711 dans les *Mémoires de Sourches* (p. 150) : « On vit l'après-dînée à Marly le duc de Bretagne en chausses, en justaucorps et en chapeau, et il parut très bien fait en cet habit, et nullement embarrassé. » Les princes ne sortaient « des mains des femmes » qu'à sept ans.

5. Ci-dessus, p. 102. — 6. Tome XXI, p. 267.

et les plaisirs de la cour[1]. Ainsi, Charost, par des événements uniques, eut le pont d'or que la compagnie des gardes valut à sa famille pour s'en démettre, rattrapa en sus cette même compagnie, et on verra qu'outre qu'il la fit passer à fils et à petit-fils[2] avec les charges qui en avoient été la récompense, et la dignité de duc et pair où elle l'avoit porté, il eut encore la place qui m'avoit été destinée[3], et dont la vue fit préférer Charost pour la charge de capitaine des gardes du corps.

Fortune de Charost du tout complète.

Les armées du Rhin et des Alpes passèrent de part et d'autre la campagne à s'observer et à subsister[4]. Bezons, qui soulageoit fort Harcourt, vivoit aux dépens de l'ennemi au delà du Rhin, tandis qu'Harcourt étoit demeuré dans nos lignes de Wissembourg[5], avec le gros de l'armée, que Bezons rejoignit après avoir consommé tout ce qu'il avoit pu de fourrages. Le reste de la campagne s'y passa dans cette tranquillité jusqu'à la mi-octobre, qu'Harcourt, ne voyant plus rien à craindre, la laissa en quartiers de fourrages sous Bezons, et s'en alla prendre des eaux à Bourbonne[6].

Campagne d'Allemagne.

Berwick, toujours sur une assez foible défensive faute de troupes et de moyens à pouvoir mieux, ne fut que mollement inquiété. M. de Savoie, qui commandoit son

Campagne de Savoie.

1. Nous le verrons mourir le 8 mars 1712, peu de jours après son père et sa mère (ci-après, p. 350).

2. Le fils est le marquis d'Ancenis (ci-dessus, p. 119, note 3), qui eut la survivance de son père en novembre 1715 ; le petit-fils est François-Joseph de Béthune, né le 6 janvier 1717, titré marquis d'Ancenis, colonel de cavalerie en 1736, duc d'Ancenis et capitaine des gardes du corps par démission de son père en 1737, mort le 26 octobre 1739 ; sa charge revint au duc de Charost.

3. *Destinée* est en interligne, au-dessus de *reservée*, biffé. — On a dit plus haut que M. de Charost succéda au maréchal de Villeroy comme gouverneur de Louis XV.

4. Pour les petits faits de cette campagne d'Allemagne, voyez l'*Histoire militaire* du marquis de Quincy, tome VI, p. 532-536.

5. Saint-Simon écrit *Weissembourg*.

6. *Dangeau*, tome XIV, p. 9.

armée, auroit pu l'attaquer plus d'une fois avec beaucoup d'avantage; mais il fut retenu par ses soupçons, et plus encore par son mécontentement. Il prit ombrage du trop grand affoiblissement de la France[1], qui faisoit trop pencher la balance, et il ne pouvoit obtenir du nouveau gouvernement de Vienne de lui tenir les paroles qu'il avoit tirées du précédent sur des cessions en Lombardie[2], ni en tirer[3] les payements de ce qui lui étoit dû de subsides.

Campagne de Flandres.

En Flandres, le prince Eugène et le duc de Marlborough, dans leur union accoutumée, se contentèrent longtemps de vivre aux dépens des pays du Roi, et de resserrer son armée dans les lignes[4]. A ce qui s'y étoit passé les années précédentes, c'étoit pour celle-ci en être quitte à bon marché, quoique fort honteux. Néanmoins, ces avantages des Alliés, quoique très réels, ne leur parurent pas dignes de leurs campagnes[5] ordinaires. Marlborough, au faîte de la gloire et de la plus haute fortune où un capitaine de sa nation pût parvenir, se trouvoit menacé d'un funeste revers qu'il avoit un pressant intérêt de parer par quelque grand coup qui ranimât son parti, et qui pût ébranler celui qui lui étoit contraire[6]. Le prince Eugène, personnelle-

1. Saint-Simon avait écrit *Franche*, par mégarde; il a corrigé en biffant la lettre *h*.

2. Notre tome XIX, p. 416. On peut voir aux Affaires étrangères les correspondances du volume *Italie* 116, nos 47-67, 104, 136-140 et 193.

3. *Tirer* est en interligne au-dessus d'*obtenir*, biffé.

4. Jusqu'au mois d'août, il n'y eut en effet que quelques petits faits d'armes: la destruction de l'écluse d'Harlebecque, la prise du poste d'Arleux par les alliés et sa reprise par les Français, la destruction d'un camp des ennemis auprès de Douay.

5. Le commencement de ce mot surcharge des lettres illisibles.

6. Marlborough appartenait au parti whig, qui avait dû céder le pouvoir aux tories et à leur chef Harley à la fin de 1710. Dès lors, les pamphlets contre sa cupidité et ses concussions se multiplièrent, et, comme indice de la mauvaise volonté du ministère à son égard, on lui supprima les dix livres sterling par jour qui lui étaient allouées pour sa table de généralissime (Archives de Chantilly, S XVII, fol. 160;

ment mal avec l'Archiduc successeur de son frère[1], et fort en brassière avec le nouveau gouvernement de Vienne, avoit le même intérêt[2] que Marlborough. Il leur étoit particulier à chacun, et, en commun, ils avoient celui de la continuation de la guerre, qui maintenoit toute leur autorité, leur puissance et leurs établissements, et qui augmentoit journellement leurs immenses richesses, de Marlborough surtout, également avare et avide[3]. De si pressantes raisons les jetèrent à une entreprise en apparence insensée, que leur bonheur, leur témérité, et l'incompréhensible[4] conduite du maréchal de Villars fit réussir[5]. Ce dernier couvrait Bouchain[6]. Outre le peu de places qui nous restoient de cette frontière si malmenée, celle-là est un passage fort important, tient la tête des rivières, ouvre ou ferme un grand pays. Pour en faire le siège, il falloit tourner toute notre armée et la place par un long détour, et s'exposer à tout au passage inévitable de l'Escaut. C'est ce que les deux généraux ennemis osèrent entreprendre au hasard d'une bataille demi-passés, ou incontinent après. Villars, qui tiroit gros de partout où il pouvoit[7], Témérité

Mémoires de Lamberty, tome VI, p. 527 et suivantes, 542 et suivantes). Les *Lettres historiques* (tome XXXIX, p. 322-323) disent cependant que la démission de sa femme n'avait point influé sur sa faveur; voyez aussi *Sourches*, tome XIII, p. 38, et les *Lettres de Mme Dunoyer*, tome III, p. 104, lettre LVIII.

1. Tome XXI, p. 133-134.

2. Le manuscrit porte *le mesme interests*.

3. Sur les profits énormes de Marlborough, on peut voir les *Mémoires de Villars*, tome VI, p. 262, ceux *du chevalier de Quincy*, tome III, p. 83, et *Villars d'après sa correspondance*, par le marquis de Vogüé, tome I, p. 257 note.

4. Il y a *imprehensible*, par erreur, dans le manuscrit.

5. L'ordre de bataille des deux armées à la fin de juin est donné dans le *Mercure* de juillet, 4e partie, p. 1 et suivantes.

6. Cette place, dont il a été parlé, à propos de sa prise par Monsieur en 1676, dans le tome X, p. 340, était bâtie sur une hauteur à gauche de l'Escaut, dont elle interceptait le passage entre Cambray et Valenciennes.

7. Il a déjà été parlé à bien des reprises de sa cupidité.

du prince Eugène et de Marlborough. Fautes énormes de Villars.

mais qui payoit peu et mal les espions, fut tard averti. Il voulut les suivre. S'il se fût[1] pressé, il les eût combattus à l'Escaut. Il montra desir de réparer cette faute, qui ne se pouvoit dissimuler, et arriva de fort bonne heure dans une belle plaine, où il voulut camper. Plusieurs officiers généraux, et le maréchal de Montesquiou même, lui rapportèrent des nouvelles des ennemis si proches et en si mauvais ordre, que personne ne douta qu'elles ne le déterminassent à les aller attaquer, et à réparer sur-le-champ l'occasion qu'il venoit de manquer. Son froid, ses difficultés, ses lenteurs surprirent infiniment l'armée, où les nouvelles des ennemis s'étoient répandues, et avoient inspiré une ardeur qui éclata par des cris, et qui fit souvenir avec joie de l'ancien courage françois. Les remontrances furent redoublées, pressées, poussées au delà de la bienséance. Villars fut inflexible : pour toutes raisons, il vanta son courage avec audace, on n'en doutoit pas, et fit des rodomontades pour le lendemain. L'armée, en fureur contre lui, coucha en bataille, et ne s'ébranla qu'assez avant dans la matinée suivante, par les mêmes lenteurs. Elle eut beau marcher ; les ennemis avoient pris les devants, qui furent redevables de leur salut à la rare retenue du maréchal de Villars, dont le motif n'a pu être pénétré, puisqu'en l'état où les ennemis se trouvèrent, ils ne pouvoient, de l'aveu des deux armées, éviter d'être battus[2]. Villars avoit annoncé la bataille par un courrier à la

1. Il y a *fut*, à l'indicatif, dans le manuscrit, et, plus loin, *combattu* sans accord.

2. Il faut lire dans les *Mémoires du chevalier de Quincy* (tome III, p. 75-83), témoin oculaire, le récit de la marche de Marlborough, de celle de l'armée française, de l'incertitude de Villars, et aussi la cause qui l'empêcha de livrer bataille ; il ne faisait qu'obéir aux ordres du Roi, qui lui avait prescrit de rester sur la défensive à cause des négociations secrètes entamées avec la reine Anne ; cela est confirmé par les correspondances du volume 2304 du Dépôt de la guerre. On y voit que le maréchal aurait voulu attaquer les ennemis dans la plaine de Lens, mais que le Roi l'en empêcha. Les ennemis célébrèrent la mar-

cour, qui fut quatre jours dans la plus vive attente[1]. Enfin, un courrier arriva à Fontainebleau, que Voysin amena au Roi, qui venoit de donner le bonsoir. Le Dauphin, qui se déshabilloit, se rhabilla, et tout courut en un moment chez le Roi pour apprendre le succès de la bataille, et savoir les morts et les blessés. L'antichambre étoit pleine, qui croyait que Voysin en lisoit le détail au Roi, qui[2] attendoit qu'il sortît avec la dernière impatience, et qui sut enfin de lui qu'il n'y avoit point eu d'action[3]. Pour revenir à l'armée, Villars, voyant les ennemis échappés,

che téméraire de Marlborough (*Gazette d'Amsterdam*, n°s LXIV et LXV ; *Mémoires de Lamberty*, tome VI, p. 543-545 ; voyez aussi l'*Histoire militaire*, tome VI, p. 514-517, les *Mémoires militaires*, tome X, p. 416-421, et ceux *de Villars*, tome III, p. 122-124). Dans sa correspondance (tome I, p. 506), Fénelon blâme le ministre Voysin d'avoir excité Villars à attaquer les ennemis, contrairement aux ordres du Roi, et il est exact que le ministre écrivit au maréchal, le 2 août, une lettre assez ambiguë (*Mémoires militaires*. p. 634-636), dans laquelle il semble l'autoriser, de la part de Louis XIV, à ne point rester sur la défensive.

1. Saint-Simon résume les articles du *Journal de Dangeau* des 5, 6 et 7 août (p. 454-456), qui peignent bien l'anxiété de la cour et rapportent des paroles de la Dauphine qu'on peut s'étonner que notre auteur n'ait pas reproduites.

2. Avant ce *qui*, il y a un *et* biffé, dans le manuscrit.

3. Quelques jours plus tard, lorsqu'on sut la perte de la dernière communication avec Bouchain, les *Mémoires de Sourches* (p. 173) revinrent sur l'étonnement de la cour et le mécontentement du Roi quand on avait appris que les ennemis avaient pu passer l'Escaut sans coup férir : « Cela augmenta les discours des courtisans contre le maréchal de Villars ; ils savoient qu'il avoit écrit au Roi une lettre de quatre pages pour s'excuser de n'avoir pas attaqué les ennemis lorsqu'ils avoient passé l'Escaut, et que le Roi en colère avoit été près de lui faire une terrible réponse ; mais le duc d'Antin, qui étoit alors dans le cabinet avec lui, avoit pris la liberté de lui représenter que, s'il écrivoit au maréchal de Villars dans la colère où il le voyoit, cela seroit capable de lui faire tourner la tête et de l'obliger à donner mal à propos une bataille qu'il pourroit perdre, et que le Roi avoit reçu cet avis avec sa sagesse ordinaire. » La lettre de Villars en quatre pages dont il est question plus haut est au Dépôt de la guerre, vol. 2305, n° 22, et est datée du camp de Bourlon, le 7 août.

Impudence de Villars, qui donne faussement un démenti net et public au maréchal de Montesquiou, qui l'avale.

se[1] mit à éclater en reproches. Les officiers généraux, surpris tout ce qu'on peut l'être, se regardèrent les uns les autres ; Albergotti et quelque autre avec lui prirent la parole pour le faire souvenir qu'il n'avoit pas tenu à leurs représentations les plus vives qu'il n'eût vivement poursuivi sa marche ; Montesquiou, qui se crut plus offensé, et plus à l'abri que les autres par son bâton de maréchal de France, lui répondit plus vertement qu'eux. Un prompt démenti net et sec, sans détour ni enveloppe, fut le salaire de cette vérité. Montesquiou frémit, tourna le dos la main sur la garde de son épée, et sortit[2]. Villars, fier de ce triomphe, l'unique de sa campagne après en avoir coup sur coup manqué deux si beaux, si sûrs, si nécessaires, se mit à braver de plus belle, d'autant mieux qu'après cet étrange essai, il ne craignoit plus d'être contredit en face ; mais la vérité étoit contre lui ; elle demeuroit entière ; elle étoit connue de toute l'armée, et, quoique Montesquiou n'en fût pas aimé, il fut visité de toute l'armée en foule. Villars enfin, un peu revenu à soi, fut fort embarrassé ; il fit des pas pour se raccommoder avec Montesquiou. Les armées, non plus que les cours, ne manquent pas de gens qui aiment à se faire de fête[3] et à s'empresser ; il s'en trouva qui volontiers s'entremirent entre les deux maréchaux. Le second, bien empêché d'avoir à repousser contre son supérieur une injure si atroce et si publique, ne fut pas fâché d'en sortir par

1. Avant *se*, Saint-Simon a ajouté par mégarde un *il* inutile.

2. Les correspondances du Dépôt de la guerre ne parlent point de dissentiments entre les deux maréchaux à cette époque (juillet-août 1711) ; mais les débuts de la campagne avaient été troublés par de fâcheuses discussions, qui n'allèrent peut-être pas jusqu'au « prompt démenti net et sec » dont parle Saint-Simon, mais qui nuisirent beaucoup à la réussite des opérations. Nous donnerons à l'Appendice, nº III, quelques lettres caractéristiques de Villars et de Montesquiou.

3. « On dit figurément *se faire de fête*, pour dire s'entremettre de quelque affaire et vouloir s'y rendre nécessaire sans y avoir été appelé » (*Académie*, 1718).

l'apparente porte de l'amour du bien public dans des conjonctures fâcheuses, soutenu par une réputation plus que faite sur la valeur, et par la consolation d'avoir toute l'armée pour témoin de la vérité qu'il avoit soutenue. Pour couper court à une si étrange affaire, il ne fut pas question d'éclaircissement, qui n'eût pas été possible, ni d'excuse, qui n'eût fait qu'aggraver ; on crut qu'un air d'oubli ou de chose non avenue étoit l'unique voie à prendre. Dès le lendemain Montesquiou parut un moment chez Villars, et peu à peu ils se revirent à l'ordinaire. Pour achever tout de suite ce qui regarde cette aventure, elle revint à Paris et à la cour par toutes les lettres de l'armée[1]. Le Roi aimoit Montesquiou, qu'il voyoit depuis longtemps quelquefois par les derrières, et qui étoit ami de tous les valets principaux[2] ; mais son démenti le peinoit bien moins que la cause et que les suites qu'il en voyoit par le siège de Bouchain, que les ennemis avoient formé. Il ordonna donc à Villars de lui envoyer un officier général bien instruit, pour lui rendre compte des mouvements qui avoient précédé ce siège[3]. Villars, en bon courtisan, choisit Contades, major du régiment des gardes[4], fort connu du Roi et fort dans le grand et le meilleur monde, qui étoit major général de son armée. Contades savoit aller et parler, et se tourner à propos, et fort bien à qui il avoit affaire ; il s'étoit fort attaché à

Course de Contades à la cour ; son caractère.

1. Les journaux de la cour n'en font pas mention.

2. Déjà dit dans le tome XVIII, p. 208-209.

3. Il n'y a pas dans les correspondances du Dépôt de la guerre de lettre du Roi ou du ministre demandant l'envoi d'un officier ; mais, le 19 août, Villars écrivait au ministre Voysin (vol. Guerre 2305, n° 60) : « Comme le Roi désire être informé par quelque officier entendu de ce qui s'est passé et des situations actuelles, je n'ai trouvé personne qui fût plus capable de rendre un bon compte de tout que M. de Contades, major général. Dans tous ces mouvements, il passe la nuit dans ma chambre ; il a vu et peut mieux rendre compte que personne si l'on n'a rien oublié qui pût être utile au service du Roi. » Dès le 18, Contades avait envoyé un rapport sur l'affaire (*ibidem*, n° 69).

4. Tome XIII, p. 413.

Villars ; il étoit fort ami de la maréchale, et plus qu'ami de longtemps de Mme de Maisons[1], sœur de la maréchale. Contades arriva le 20 août à Fontainebleau ; il fut le lendemain matin vendredi conduit après la messe du Roi chez Mme de Maintenon, où ils[2] demeurèrent deux heures avec lui. Ils y[3] retournèrent encore l'après-dînée, où Contades prit congé[4]. Il fut après assez longtemps seul avec le Dauphin, dans son cabinet, et repartit le 22 pour retourner à l'armée[5]. On peut juger du compte que rendit Contades, disposé comme il l'étoit, choisi et instruit par Villars, en présence de Mme de Maintenon, qui lui fut toujours si favorable, et d'un ministre moins ministre du Roi et d'État que ministre de cette dame.

Siège de Bouchain ; Ravignan dedans : sa situation personnelle, son caractère.

Marlborough, qui n'avoit jamais tenté un si dangereux hasard, se félicita publiquement d'y être échappé, et ne songea plus qu'à former le siège de Bouchain, qui étoit l'objet qui l'avoit engagé à s'y exposer, ce qu'il exécuta incontinent après. Villars espéra d'abord de sauver la place en s'y entretenant une communication libre par les marécages. La garnison y étoit bonne, forte, et bien munie et approvisionnée, et Ravignan[6] y commandoit. Il vint concerter[7] avec les maréchaux. Sa personne fit un embarras : il avoit été fait prisonnier avec la garnison de Tournay, et renvoyé sur sa parole[8] ; la difficulté des

1. Marie-Charlotte Roque de Varengeville : tome X, p. 20-21. Saint-Simon a parlé de ses galanteries dans une Addition au *Journal de Dangeau*, tome XVI, p. 102.

2. Lui et le secrétaire d'État Voysin qui le conduisait.

3. Le mot *y* a été ajouté après coup.

4. Le *c* de *congé* corrige un *C*.

5. *Dangeau*, p. 464-465, que Saint-Simon reproduit ; voyez aussi *Sourches*, p. 174-175 : « Tout le monde disoit que Contades étoit chargé d'une commission bien difficile ; mais les gens éclairés étoient persuadés qu'il s'en tireroit bien. »

6. Joseph de Mesmes, marquis de Ravignan : tome XVI, p. 447.

7. Le *Dictionnaire de l'Académie* de 1718 donne cet emploi de *concerter* au neutre.

8. Tome XVIII, p. 158.

échanges l'empêcha de servir; il exposa le malheur de cette situation au duc de Marlborough, qui eut la générosité, par[1] sa réponse, de lui permettre de servir, en l'avertissant toutefois qu'il ne lui répondoit en cela que des Anglois, et nullement des Impériaux ni des Hollandois[2]. Cette restriction n'arrêta point Ravignan. Il avoit beaucoup d'ambition ; il ne pouvoit la satisfaire que par la guerre; il l'aimoit, et il étoit fort bon officier, et de même nom que le président de Mesmes, qui prenoit grand part à lui. Il étoit fort connu du Roi, dont il avoit été page, et qui avoit ri quelquefois de ses tours de page, et de ce que la passion de la chasse lui avoit fait faire[3]. Il ne balança donc pas à servir d'inspecteur qu'il étoit[4], et partout où il put, mais sans être mis comme officier général sur les états des armées[5], parce que la permission seule des Anglois ne suffisoit pas pour cela. Il falloit quelqu'un d'intelligent pour commander l'été dans Bouchain, et on l'y mit parce qu'on ne crut pas que la place dût craindre d'être assiégée. Le cas arrivé, il fut question de savoir si Ravignan y demeureroit. C'étoit contrevenir très directement à sa parole à l'égard des Impériaux et des Hollan-

1. *En* corrigé en *par*.

2. Cette faveur dut lui être accordée aussitôt, puisque, sorti de Tournay le 2 septembre, nous l'avons vu servant à l'armée de Villars quelques jours plus tard (tome XVIII, p. 174).

3. Lors de la mort de Ravignan, en 1742, le duc de Luynes inséra dans ses *Mémoires* (tome IV, p. 149-150) l'anecdote suivante : « Il avoit été page du Roi de la petite écurie ; il aimoit beaucoup à tirer, et tiroit fort bien. Ce fut lui qui, étant page, imagina avec deux de ses camarades d'acheter deux des habits de la livrée de M. Fagon, qu'il leur fit mettre ; pour lui, il se fit une bosse comme celle de M. Fagon, et alla tirer dans le petit parc, les deux prétendus laquais priant les gardes de ne point approcher, parce que M. Fagon ne vouloit point être reconnu. Le Roi leur pardonna en faveur de la singularité de l'imagination. »

4. Il avait été nommé inspecteur général de l'infanterie après la bataille de Malplaquet.

5. Il est cependant porté dans les états de l'armée de Villars en 1711 : *Mémoires militaires*, tome X, p. 603.

dois. Il est même si différent de servir en ligne parmi la foule, ou de se charger de la défense d'une place attaquée, que Marlborough avoit droit de trouver que c'étoit abuser de la générosité de sa permission. Les lois de la guerre n'alloient à rien moins qu'à excepter Ravignan de toute capitulation, si la place étoit prise, et de le faire pendre haut et court : ce que Marlborough, quelque bonne volonté qu'il pût lui conserver, n'étoit pas en état d'empêcher. Cette matière amplement délibérée au camp tandis que Ravignan s'y trouvoit, il fut résolu que son honneur ni la bonne foi de la guerre ne devoient pas être exposés[1], et on songeoit déjà à envoyer dès le soir même un autre commandant dans Bouchain ; mais Ravignan mit moins son honneur à garder sa parole qu'à sortir d'une place où il commandoit, à la vue des ennemis qui en alloient former le siège. Il pressa Villars de l'y laisser retourner, et il fit des instances si fortes, que Villars, outré d'un siège formé par ses fautes, et dont les suites étoient si terribles pour les campagnes suivantes, ne fut peut-être pas fâché d'en laisser la défense à un officier aussi entendu, et dont l'opiniâtreté seroit assistée de la perspective d'une potence. Ainsi, contre l'avis universel, Villars prit sur soi d'y renvoyer Ravignan, qui ne se le fit pas dire deux fois, et y retourna aussitôt[2]. La communication avec la place, entreprise avec de grands travaux, ne put se soutenir. Albergotti, qui la gardoit, en fut chassé, et l'événement fut regardé comme décisif pour le siège[3]. Il

1. *Exposée*, dans le manuscrit.

2. Il n'est question de cette difficulté ni dans l'*Histoire militaire*, ni dans les journaux de la cour, ni même dans la *Gazette d'Amsterdam*.

3. « Le 19 août, on apprit avec bien du chagrin que les ennemis s'étoient emparés de la seule communication que l'armée du Roi pouvoit conserver avec Bouchain, étant venus au travers d'un marais, dont la tête n'étoit gardée que par deux compagnies de grenadiers, au lieu qu'elle devoit l'être par trois mille hommes, qui y étoient arrivés une demi-heure trop tard » (*Mémoires de Sourches*, p. 173 ; comparez *Dangeau*, p. 463). Cette communication consistait en un chemin de

produisit des accusations réciproques entre Albergotti et Villars, qui furent fort[1] poussées[2]. Tout à la fin du siège, l'adroit Italien n'oublia aucune souplesse pour se raccommoder avec son général. A l'extérieur, il ne parut plus rien ; personne n'en fut la dupe, et, à leur retour, ils se portèrent l'un à l'autre tous les coups qu'ils purent, mais avec une égale impuissance. Villars fit toutes les démonstrations de vouloir combattre et secourir la place. On est encore à savoir s'il en eut effectivement le dessein. La fanfaronnade fut courte : il s'éloigna pour subsister[3].

fascines à travers les marais ; elle fut emportée dans la nuit du 16 au 17 août : *Mémoires du chevalier de Quincy*, tome III, p. 92 ; *Histoire militaire*, p. 520-521 ; *Mémoires militaires*, p. 427-428, avec (p. 643-645) une lettre très dure de Voysin ; *Gazette d'Amsterdam*, n° LXVIII (les ennemis se vantent d'avoir « encore damé le pion » à Villars). On trouvera une lettre du duc du Maine aux Additions et corrections.

1. *Fort* surcharge *assez*, effacé du doigt.

2. Le lieutenant général d'Estaing écrit au ministre le 18 août (vol. Guerre 2305, n° 58) : « M. le maréchal, qui regardoit cette communication comme une ressource, en a témoigné le même chagrin que s'il eût pu se flatter qu'elle fût assurée, et qu'elle eût été perdue par la faute de quelqu'un. C'est ce qu'il m'a fait entendre ce matin. Je ne puis savoir si c'est M. d'Albergotti qui en étoit chargé dans le temps qu'elle a été perdue, ou moi qui venois de prendre jour. Il a plaint le Roi d'être si mal servi ; j'ai été obligé de le prendre sur un ton un peu plus haut, qui s'est pourtant rabaissé sur le sien qu'il a baissé aussi, voyant bien que je n'étois pas dans mon tort... » Villars écrivait de son côté, le 17 (n° 54) : « J'apprends que les ennemis sont maîtres de la communication sans qu'il leur ait coûté un seul homme pour l'attaquer, ni à nous pour la défendre. Je ne veux jeter la faute sur personne : M. d'Albergotti, qui s'est donné de grandes peines pour établir cet ouvrage, avoit non seulement la liberté, mais l'ordre de moi d'y mettre jusqu'à vingt bataillons. » Et le 21 août (n° 64) : « ... Vous avez raison d'être surpris que les ennemis trouvent tout facile et que le contraire soit pour nous ; j'en suis plus outré que vous ne pouvez l'imaginer.... » Il y a aussi des lettres du comte de Broglie des 17 et 18 août (n°s 55 et 56).

3. Dès le 4 septembre, le maréchal dut déplacer toute son aile gauche de cavalerie, par suite du manque de fourrage (*Mémoires militaires*, p. 434). La prise de la place fut l'occasion de couplets moqueurs (*Nouveau siècle de Louis XIV*, tome III, p. 395).

Bouchain rendu et la garnison prisonnière; générosité des ennemis à l'égard de Ravignan; fin de la campagne en Flandres.

Cependant, après une défense de moins d'un mois[1], Bouchain battit la chamade le 13 septembre, et la garnison, prisonnière de guerre, fut conduite à Tournay[2]. Les généraux ennemis ne voulurent pas s'apercevoir de Ravignan[3], avec toute la générosité possible, et demeurèrent un mois à réparer la place. Il étoit lors la mi-octobre[4].

1. Les ennemis se présentèrent devant Bouchain dès le 7 août; la ville fut complètement investie le 17, et la tranchée ouverte dans la nuit du 22 au 23. Sur les détails du siège, voir la *Gazette d'Amsterdam*, nos LXV et suivants, les *Mémoires militaires*, p. 425-436, l'*Histoire militaire*, p. 518-525, la *Gazette de France*, p. 430, 443-444, 454-455, 466-467 et 479, les *Mémoires de Quincy*, tome III, p. 93, et les correspondances et relations du Dépôt de la guerre, vol. 2305.

2. Le texte de la capitulation est dans la *Gazette d'Amsterdam*, no LXXV, et dans les *Mémoires de Lamberty*, tome VI, p. 546-549. Elle fut l'occasion d'une contestation entre les ennemis et M. de Ravignan, qui accusa Marlborough, ou plutôt le général Fagel, de manquement à la parole donnée (*Mémoires de Sourches*, p. 195-196; *Journal de Dangeau*, p. 481). Ravignan envoya à la cour un mémoire à ce sujet, et Villars en écrivit à Marlborough, qui se disculpa (*Mémoires militaires*, p. 667-673; *Mémoires de Lamberty*, p. 549-551). Voyez aussi une lettre de M. d'Affry au contrôleur général Desmaretz, qu'on trouvera aux Additions et corrections, et les correspondances du Dépôt de la guerre, vol. 2305, nos 166, 168 et 185).

3. Son nom est énoncé dans la capitulation, sans remarque quelconque; mais, dans une lettre de Villars du 14 septembre (vol. Guerre 2305, no 166), on trouve cette phrase: « Sur le billet que M. de Ravignan a montré de M. le prince Eugène, les généraux ennemis sont convenus qu'il étoit en droit de servir... » Il aurait donc été autorisé par Eugène et par Marlborough.

4. C'est à cette époque que se place un curieux incident, que notre auteur a sans doute ignoré. Le 14 octobre, l'intendant Bernières écrivait au ministre Voysin (vol. Guerre 2309, fol. 306): « M. de Marlborough fit dire avant-hier à Monsieur l'archevêque [de Cambray, Fénelon,] qu'il avoit un desir extrême de pouvoir avoir l'honneur de le voir et de l'entretenir, qu'il le prioit de ne lui pas refuser cette satisfaction, comme aussi de ne pas croire qu'il fût opposé à la paix, qu'il la desiroit ardemment et qu'il avoit même besoin de repos, ayant soixante-deux ans passés. Monsieur l'archevêque m'a fait part de ce compliment et bien témoigné en même temps que pareil rendez-vous ne lui convenoit point et n'étoit pas de son goût. » Dès le 18 (fol. 139), Voysin

Marlborough étoit pressé de passer la mer, pour soutenir son parti fort abandonné, et une fortune chancelante[1]. Le prince Eugène, si inséparablement uni à lui par les mêmes intérêts, n'étoit pas lui-même sans inquiétude, comme on l'a vu p. 1108[2]. Il avoit à soutenir à la Haye la bonne volonté d'Heinsius et de leur cabale, à y tout concerter en l'absence de Marlborough, et la perspective d'un voyage en Allemagne vers un nouveau maître et une cour nouvelle, avec qui il étoit mal[3]. De si fortes raisons, et dans une saison si avancée, leur persuadèrent de finir la campagne ; notre armée, harassée à l'excès et sans utilité, profita aussitôt de l'exemple : chacun de part et d'autre tourna aux quartiers d'hiver[4]. Villars fut assez bien reçu[5], parce qu'on [n']avoit personne à lui substituer pour la campagne suivante. Montesquiou passa l'hiver sur la frontière comme les précédents, et, par la raison qui vient d'être expliquée, fut assez peu content d'une course qu'il vint faire à la cour[6].

Villars assez bien reçu à la cour, et pourquoi.

répondit que le Roi ne jugeait pas qu'il convînt dans la conjoncture présente de rechercher cette entrevue, ni même de l'accepter ; et l'affaire n'eut pas de suites.

1. Ci-dessus, p. 122.

2. Tome XXI, p. 133-134.

3. Ci-après, p. 178-179.

4. Le départ des troupes se fit dans les deux armées à partir du 20 octobre ; les états des quartiers d'hiver de l'armée française sont dans les *Mémoires militaires*, p. 678-681.

5. Dangeau dit le 29 octobre (tome XIV, p. 16) : « Comme le Roi sortoit de sa chambre pour aller chez Mme de Maintenon, le maréchal de Villars lui fit la révérence et en fut très bien reçu, au grand étonnement des ennemis de ce maréchal ; » voyez aussi les *Mémoires de Sourches*, p. 227. Le maréchal eut une longue audience du Roi en tête à tête, le 5 novembre, « de laquelle il ne parut pas sortir trop content » (*Sourches*, p. 231 ; *Dangeau*, p. 22 ; *Mémoires de Villars*, tome III, p. 135-136 ; lettres de Mme de Maintenon, recueil Bossange, tome II, p. 233 ; *Journal de Verdun*, décembre 1711).

6. Il arriva vers Noël et prêta, le 28 décembre, entre les mains du Roi le serment de fidélité comme maréchal de France et en reçut solennellement le bâton ; il y avait deux ans qu'il demandait la permis-

Défaite entière du Czar en personne sur le Pruth, qui se sauve avec ce qui lui reste par un traité et par l'avarice du grand vizir, qui lui coûte la tête.

On apprit en ce même temps[1] le malheur du Czar contre le grand vizir[2], sur la rivière du Pruth[3]. Ce prince, piqué de la protection que la Porte[4] avoit accordée au roi de Suède retiré à Bender[5], en voulut avoir raison par les armes, et tomba dans la même faute qui avoit perdu le roi de Suède contre lui. Les[6] Turcs l'attirèrent sur le Pruth à travers des déserts, où, manquant de tout, il fallut périr ou hasarder tout par un combat fort inégal[7]. Il étoit à la tête de soixante mille hommes; il en perdit plus de trente mille sur la place, le reste mourant de faim et de misère, et lui sans aucune ressource, sans pouvoir éviter d'être prisonnier des Turcs avec tout ce qu'il avoit avec lui. Dans une extrémité si pressante[8], une femme de rien[9]

sion de venir, sans avoir pu l'obtenir. « Il eut une longue audience du Roi chez la marquise de Maintenon, dans laquelle, entre autres choses, le Roi lui avoua qu'on l'avoit voulu perdre trois ou quatre fois auprès de lui » (*Sourches*, p. 261 et 263 note; comparez *Dangeau*, tome XIV, p. 42 et 63).

1. Dangeau en parle le 7 septembre, mais jusqu'au 15, on ne sut qui était vainqueur (*Dangeau*, tome XIII, p. 474-475; *Sourches*, tome XIII, p. 177; *Gazette*, p. 424-425, 447-449 et 458-459; *Gazette d'Amsterdam*, nos LXVII-LXXIII).

2. Il s'appelait Méhémet Baltagi.

3. Affluent du Danube, dans lequel elle se jette près de Galatz, cette rivière sépare la Moldavie de la Bessarabie.

4. Le *P* corrige un *p*.

5. Tomes XVIII, p. 220, et XX, p. 245.

6. Saint-Simon suit le récit de Dangeau (p. 479-480); voyez aussi les *Mémoires de Sourches*, p. 196-197, la *Gazette*, p. 460, 469-473, 481-483, 496-497 et 501-502, et la *Gazette d'Amsterdam*, nos LXXIV-LXXVIII.

7. La bataille fut livrée le 19 juillet, près de la petite ville de Falczyn (aujourd'hui Faltschi), sur la rive orientale du Pruth, à quatre-vingt-dix kilomètres N. de son confluent dans le Danube.

8. Dangeau ne parle point de l'intervention de Catherine; mais tous les historiens la racontent avec les mêmes circonstances.

9. On ignore sa date de naissance et son origine; on croit néanmoins qu'elle était suédoise et qu'elle porta primitivement le nom de Marthe. Orpheline et élevée chez un pasteur protestant de Marienbourg, elle épousa en 1702 un dragon suédois qui mourut peu après.

qu'il avoit ôtée à son mari, tambour dans ses troupes, et qu'il avoit publiquement épousée après avoir répudié et confiné la sienne dans un couvent[1], lui proposa de tenter le grand vizir pour le laisser retourner libre dans ses États avec tout ce qui étoit resté de la défaite. Le Czar approuva la proposition, sans en espérer de succès. Il envoya sur-le-champ au grand vizir, avec ordre de lui parler en secret. Il fut ébloui de l'or et des pierreries, et de plusieurs choses précieuses qui lui furent offertes; il les accepta, les reçut, et signa avec le Czar un traité de paix[2] par lequel il lui étoit permis de se retirer en ses États par le plus court chemin, avec tout ce qui l'accompagnoit, les[3] Turcs lui fournissant des vivres, dont il manquoit entièrement, et le Czar s'engageoit à rendre Azof[4] dès qu'il seroit arrivé chez lui, de raser tous les forts et de brûler tous les vaisseaux qu'il avoit sur la mer Noire, de laisser retourner le roi de Suède par la Poméranie, et de payer aux Turcs et à ce prince tous les frais de la guerre[5].

En 1703, Marienbourg ayant été prise par les Russes, elle fut emmenée prisonnière et entra au service du prince Mentzikoff. Pierre le Grand en devint amoureux, en fit sa maîtresse et la fit baptiser dans la religion orthodoxe; c'est alors qu'elle prit le nom de Catherine. Il l'épousa secrètement en février 1707, mais ne déclara son mariage qu'au retour de la campagne de 1711. Elle ne fut couronnée czarine à Moscou que le 18 mai 1724. Proclamée impératrice à la mort de Pierre, 8 février 1725, elle prit le nom de Catherine Ière, et mourut deux ans après, 17 mai 1727, âgée d'environ quarante ans.

1. Pierre le Grand avait épousé, le 27 janvier 1689, Eudoxie Lapoukhine, fille d'un seigneur russe; il la répudia dès 1692, et la fit enfermer au monastère de Susdahl en 1698; elle y mourut le 8 septembre 1731, à l'âge de soixante ans.

2. Il fut signé le 21 juillet, et Du Mont l'a inséré dans son *Corps diplomatique*, tome VIII, 1re partie, p. 275-276.

3. *Ses* corrigé en *les*.

4. Azof, l'ancienne Tanaïs, dans la petite Tartarie, est située au fond du golfe ou mer d'Azof, à l'embouchure du Don. — Saint-Simon écrit *Asoph*, comme le *Moréri*.

5. Le texte du traité ne parle ni d'indemnité de guerre, ni de vivres à fournir par les Turcs, ni de brûlement des vaisseaux.

Le grand vizir trouva une telle opposition au Divan[1] à passer ce traité, et une telle hardiesse dans le ministre du roi de Suède, qui l'accompagnoit[2], à exciter contre lui tous les principaux de son armée, que peu s'en fallut qu'il ne fût rompu, et que le Czar, avec tout ce qui lui restoit, ne subissent le sort d'être faits prisonniers : il n'étoit pas en état de la moindre résistance ; le grand vizir n'avoit qu'à le vouloir, pour l'exécuter sur-le-champ. Outre la gloire de mener à Constantinople le Czar, sa cour et ses troupes, on peut juger de ce qu'il en eût coûté à ce prince ; mais ses riches dépouilles auroient été pour le Grand Seigneur[3], et le grand vizir les aima mieux pour soi. Il paya donc d'autorité et de menaces, et se hâta de faire partir le Czar et de s'éloigner en même temps. Le ministre de Suède, chargé des protestations des principaux chefs des Turcs, courut à Constantinople, où le grand vizir fut étranglé en arrivant[4]. Le Czar n'oublia jamais ce service de sa femme, dont le courage et la présence d'esprit l'avoit sauvé. L'estime qu'il en conçut, jointe à l'amitié, l'engagea à la faire couronner czarine[5], à lui faire part de toutes ses affaires et de tous ses desseins. Échappé au danger, il fut longtemps sans rendre Azof et à démolir ses forts de la mer Noire[6]. Pour ses vais-

1. « On appelle ainsi en Turquie le Conseil du Grand Seigneur » (*Académie*, 1718).

2. Voltaire, dans son *Histoire de Charles XII*, donne un récit bien plus dramatique, dans lequel le roi de Suède intervient en personne.

3. Le sultan Achmet III.

4. Dangeau dit seulement qu'il fut disgracié (tome XIV, p. 16, 43, 55-56 ; *Sourches*, p. 270) ; envoyé en exil à Lemnos, il y mourut en 1713, quoique le bruit eût couru quelques mois plus tard, que le sultan, amoureux de sa femme, rappellerait le mari (*Dangeau*, tome XIV, p. 157).

5. *Czarine* surcharge *à C*, effacé du doigt. — On a vu ci-dessus qu'elle ne fut couronnée qu'en 1724, et que Pierre le Grand déclara seulement son mariage. En souvenir du service que Catherine lui avait rendu, il institua l'ordre de Sainte-Catherine, qui ne peut être porté que par des femmes.

6. *Dangeau*, tome XIV, p. 8-9. Dès qu'il vit son armée tirée d'af-

seaux, il les[1] conserva presque tous, et ne voulut pas laisser retourner le roi de Suède en Allemagne, ce qui pensa rallumer la guerre avec le Turc.

Chalais; quel. Va trouver la princesse des Ursins en Espagne. [*Add. St-S. 1025*]

Chalais[2] prit congé à Fontainebleau[3] pour s'en aller en Espagne prendre un bâton d'exempt des gardes du corps dans la compagnie wallonne[4], dont M. de Bournonville étoit capitaine[5]. Mme des Ursins avoit toujours conservé un grand attachement pour son premier mari[6], pour son nom, pour ses proches[7] : celui-ci étoit fils unique de son frère aîné[8], qui n'étoit jamais sorti de sa province, et ce fils n'avoit paru ni à [la] cour ni dans le service. Le père étoit fort mal aisé[9], et le fils, qui n'avoit rien, fut trop heureux de cette ressource ; on le retrouvera[10] dans la suite plus d'une fois[11]. Outre cette affection, Mme des Ursins fut bien aise d'avoir quelqu'un entièrement à elle, qui ne tînt qu'à

faire, Pierre alla prendre les eaux de Carlsbad en Bohême, puis se rendit à Torgau pour assister au mariage de son fils avec la princesse de Wolfenbüttel : ci-après, p. 169.

1. *En* corrigé en *les*.

2. Louis-Jean-Charles de Talleyrand : tome IX, p. 199.

3. Il prit congé le 2 septembre (*Dangeau*, tome XIII, p. 471). Dès le mois de juillet, sa tante, la princesse des Ursins, avait chargé le duc de Noailles et Pontchartrain de négocier cette affaire. En 1703, elle avait essayé de lui faire donner une compagnie de mousquetaires espagnols (notre tome XI, p. 308).

4. Non pas aux gardes wallonnes, mais à la compagnie flamande (Geffroy, *Lettres de Mme des Ursins*, p. 412-413). C'est Dangeau qui a induit Saint-Simon en erreur. En Espagne, cette place d'exempt, inférieure en France, était occupée par les plus grands seigneurs (*Gazette* de 1723, p. 477, et de 1727, p. 544).

5. Michel-Joseph, prince de Bournonville (tome IX, p. 146), n'eut le commandement des gardes du corps flamands qu'en 1720. L'erreur est bien de Saint-Simon, qui le vit en place à Madrid en 1722.

6. Blaise de Talleyrand : tome V, p. 101.

7. Déjà dit tome XVIII, p. 101.

8. Jean de Talleyrand : tome XVIII, p. 101.

9. C'est-à-dire fort peu riche.

10. Avant *retrouverra*, il a biffé *retrouv*, corrigeant *verra*.

11. Dès le prochain volume.

elle, qui ne pût espérer rien que d'elle, et qui ne fût connu de personne en France ni en Espagne.

Princesse des Ursins forme et avance le projet d'une souveraineté pour elle et de l'usage qu'elle en fera*; se fait bâtir sans paroître une superbe demeure en Touraine; sort de cette demeure et du

Non contente d'y régner en toute autorité et puissance, elle osa songer à avoir elle-même de quoi régner. Elle saisit la conjoncture du don que le roi d'Espagne fit à l'électeur de Bavière de ce qui étoit demeuré dans son obéissance aux Pays-Bas[1], pour y faire stipuler que l'Électeur y donneroit des terres[2] jusqu'à cent mille livres de rente[3] à elle, pour en jouir sa vie durant en toute souveraineté[4]. Bientôt après, il fut convenu avec l'Électeur que le chef-lieu de ces terres, qui devoient être contiguës et n'en former qu'une seule, seroit la Roche-en-Ardenne[5], et que la souveraineté en porteroit le nom. On verra dans la suite[6]

1. Tome XXI, p. 337.

2. La première lettre de *terres* surcharge un *d*.

3. Les mots *de rente* ont été ajoutés en interligne, et la première lettre de *elle* corrige une *s*.

4. Par l'article II des conditions spéciales jointes à l'acte de donation du 2 janvier 1712 (*Corps diplomatique* de Du Mont, tome VIII, 1re partie, p. 289), Philippe V stipulait que l'Électeur devrait constituer à la princesse un domaine de trente mille écus de revenu, dont il lui faisait don en souveraineté indépendante pour elle et ses héritiers, et non sa vie durant seulement, comme le dit Saint-Simon. Auparavant, le 28 septembre 1711, le roi d'Espagne avait donné à la princesse le duché de Limbourg (*Corps diplomatique*, p. 279-280; Geffroy, *Lettres de la princesse des Ursins*, p. 479-489); mais cette donation fut modifiée par celle qui fut faite à l'Électeur. Dans le volume *Espagne* 218 du Dépôt des affaires étrangères, fol. 349, il y a un pouvoir délivré par la princesse pour prendre possession en son nom du comté de Durbuy, dans le Luxembourg, qui lui avait été cédé par les premières conventions du 18 décembre 1711 avec l'électeur de Bavière. On trouve encore d'autres documents curieux dans le volume *Espagne* 213, fol. 132-136 et 165-169.

5. Cette seigneurie du Luxembourg belge, dans l'arrondissement de Marche-en-Famène, était un ancien domaine des Carolingiens, puis des comtes de Namur, et avait le titre de comté. Voyez l'article de *Dangeau*, p. 487.

6. Suite des *Mémoires*, tome X de 1873, p. 150 et suivantes.

* Après *fera* Saint-Simon a biffé *l'avance*.

projet de souveraineté. [Add. S^tS. 1026]

cette souveraineté prendre diverses formes, changer[1] de lieu, et se dissiper enfin en fumée ; et cela dura longtemps. Mme des Ursins s'en tint si assurée, qu'elle bâtit là-dessus un beau projet : ce fut d'échanger avec le Roi la souveraineté qui lui seroit assignée sur sa frontière, et, pour celle-là[2], d'avoir en souveraineté la Touraine et le pays d'Amboise sa vie durant, réversible après à la couronne, de quitter l'Espagne, et de venir en jouir le reste de ses jours. Dans ce dessein, qu'elle crut immanquable, elle envoya en France d'Aubigny[3], cet écuyer si favori dont il a été parlé ici plus d'une fois[4], avec ordre de lui préparer une belle demeure pour la trouver toute prête à la recevoir. Il acheta un champ près de Tours, et plus encore d'Amboise, sans terres ni seigneurie[5], parce qu'étant souveraine de la province, elle n'en avoit pas besoin. Il se mit aussitôt à y bâtir très promptement, mais solidement, un vaste et superbe château[6], d'immenses basses-cours et des communs prodigieux, avec tous les accompagnements des plus grands et des plus beaux jardins, à la magnificence desquels les meubles répondirent en tous genres[7]. La pro-

1. Avant *changer*, Saint-Simon a biffé un *il*.

2. *Là*, oublié, a été ajouté en interligne.

3. Jean Bouteroue d'Aubigny ; tome XI, p. 243. Il était bien fils et petit-fils de procureurs au Parlement, et non au Châtelet, comme Saint-Simon l'avait dit alors (Archives nationales, K 703, n° 103, p. 2).

4. En dernier lieu, tome XII, p. 224.

5. C'est une erreur. Le domaine de Chanteloup, dont Saint-Simon veut parler, et qu'il va nommer un peu plus loin, p. 141, avait été érigé en fief en 1668 en faveur de François le Franc, intendant des turcies et levées de la Loire. Sa fille le vendit en 1695 à un le Boultz, de qui Aubigny acheta la terre en 1713 pour le compte de sa maîtresse (Carré de Busserolle, *Dictionnaire de Touraine*, tome II, p. 111).

6. Après *chasteau*, il a biffé *avec*.

7. Ce château de Chanteloup (aujourd'hui commune de Saint-Denis-Hors, canton d'Amboise) fut abandonné à Aubigny par la princesse et passa par sa fille à son mari le marquis de Conflans-Armentières (ci-après). Le duc de Choiseul l'acheta le 24 février 1761, y passa le

vince, les pays voisins, Paris, la cour même en furent dans l'étonnement. Personne ne pouvoit comprendre une dépense si prodigieuse pour une simple guinguette[1], puisque une maison au milieu d'un champ, sans terres, sans revenu, sans seigneurie, ne peut avoir d'autre nom, et moins encore une cage si vaste et si superbe pour l'oiseau qui la construisoit. Ce fut longtemps une énigme, et cette folie de Mme des Ursins fut, comme on le verra, la première cause de sa perte. On n'en dira pas davantage sur le succès de cette chimère, qui ne laissa pas d'accrocher la paix par l'opiniâtreté du roi d'Espagne, qui ne céda enfin qu'à l'autorité du Roi, qui le força de se[2] désister de cet article, dont les Alliés se moquèrent toujours avec mépris jusqu'à n'avoir jamais voulu en entendre parler dans les formes, parce que[3] ce point est fort bien expliqué dans les Pièces[4]; mais, pour n'y plus revenir, il faut voir ce que devint cet admirable palais, si complètement achevé en tout, et meublé entièrement avant que[5] Mme des Ursins eût perdu l'espérance d'y jouer la sou-

temps de son exil et fit bâtir la célèbre Pagode, encore debout aujourd'hui. Ses héritiers le vendirent (27 février 1786) au duc de Penthièvre. Confisqué sous la Révolution, il fut acheté en 1802 par Chaptal, qui le revendit en 1823 à des spéculateurs; ceux-ci démolirent le château. Les meilleures descriptions sont dans le procès-verbal d'estimation fait le 29 frimaire an VI par l'expert Baignoux, qui est conservé aux archives d'Indre-et-Loire, et dans Bellanger, *la Touraine ancienne et moderne*, p. 471-472; voyez aussi les *Mémoires de Dufort de Cheverny*, tome I, p. 417-420.

1. « *Guinguette* se dit figurément d'une petite maison de campagne » (*Académie*, 1718). On peut en citer des exemples en ce sens dans les *Mémoires d'Argenson*, dans ceux de *Mme de Caylus*, dans les *Lettres de Mlle Aïssé*. Au propre, ce mot signifiait un cabaret de banlieue.

2. *Ce* corrigé en *se*.

3. *Que*, oublié, a été ajouté en interligne.

4. En marge, Saint-Simon a écrit : « Voir les Pièces ». Ce sont les documents relatifs à la paix d'Utrecht, qu'il tenait de la libéralité de Torcy et dont il a déjà été parlé plusieurs fois.

5. Avant *que*, il a biffé *mesme*.

veraine. On ne pouvoit imaginer qu'un aussi petit compagnon que l'étoit d'Aubigny, quelques richesses qu'il eût amassées, pût ni osât faire un pareil bâtiment pour soi. Ce ne fut que peu à peu que l'obscurité fut percée. On soupçonna que Mme des Ursins le faisoit agir et se couvroit de son nom. On pensoit qu'elle pouvoit lasser, ou se lasser enfin de l'Espagne, et vouloir venir achever sa vie dans son pays sans y traîner à la cour ni dans Paris, après avoir si despotiquement régné ailleurs. Mais un palais, qui pourtant n'étoit qu'une guinguette[1], ne s'entendoit pas pour sa retraite. Ce ne fut que l'éclat que[2] sa prétendue souveraineté fit par toute l'Europe qui commença à ouvrir les yeux sur Chanteloup[3], c'est le nom de ce palais, dont, à la fin, on sut la destination. La chute entière de cette ambitieuse femme, qui se verra ici en son temps[4], ne lui permit pas d'habiter cette belle demeure ; elle demeura en propre à d'Aubigny, qui y reçut très bien les voisins et les curieux, ou les passants de considération, à qui il ne cacha plus que ce n'étoit ni pour soi, ni de son bien, qu'il l'avoit bâtie et meublée. Il s'y établit ; il s'y fit aimer et estimer ; il y perdit sa femme[5], qui ne lui laissa qu'une fille unique fort jeune[6] : ainsi il s'étoit marié du vivant de Mme des Ursins, ou aussitôt après sa mort[7] ; et cette fille

1. Ci-dessus, p. 140.
2. *Que* surcharge un *d*.
3. Le mot *Chanteloup* a été ajouté après coup, et d'une autre encre, dans un blanc qui avait été ménagé.
4. Dans le tome XI de 1873, p. 150 et suivantes.
5. Marie-Françoise le Moine de Rennemoulin : les dossiers du Cabinet des titres ne contiennent aucun renseignement sur cette femme ni sur sa famille.
6. Adélaïde-Jeanne-Françoise Bouteroue d'Aubigny, née le 6 avril 1717, épousa le marquis d'Armentières le 15 mai 1733 (contrat du 27 avril), et mourut le 9 mai 1746, à moins de trente ans. « Elle aimoit beaucoup à se divertir, dit le duc de Luynes (*Mémoires*, tome VII, p. 310), la chasse et la table, et buvoit volontiers du vin de Champagne ; ...elle est morte ayant le corps gangrené ».
7. Bien avant sa mort, puisque la princesse ne mourut qu'en 1722.

très riche a épousé le marquis d'Armentières[1], qui sert actuellement d'officier général[2], et qui en a plusieurs enfants[3]. Orry, dès lors contrôleur général[4], en fit le mariage. Peu auparavant, Aubigny étoit mort[5], et avoit chargé Orry du soin de sa fille et de ses biens comme étant le fils de son meilleur ami, de[6] ce même Orry qui avoit été plus d'une fois en Espagne[7], et dont plus d'une fois il a été parlé ici[8].

Campagne d'Espagne oisive.

La campagne n'avoit été rien en Espagne; il n'y eut que des bagatelles[9]. L'Archiduc, trop affoibli pour rien entreprendre de bonne heure, ne songea plus qu'au départ dès que l'Empereur son frère fut mort[10], et n'eut plus d'argent que pour la dépense du voyage. M. de Vendôme en manquoit aussi, et ne laissa pas de faire accroire longtemps aux deux cours qu'il feroit le siège de Barcelone, pour le-

1. Louis de Conflans, marquis d'Armentières, né le 23 février 1711, nommé dès 1719 premier gentilhomme de la chambre du Régent à la mort de son père, eut un régiment en 1727, devint brigadier en 1734, maréchal de camp en 1743 et lieutenant général en 1746; il eut l'ordre du Saint-Esprit en 1753, fut nommé maréchal de France en 1768, et mourut le 18 janvier 1774. Il se remaria sur le tard (1770) avec une la Ferté-Senneterre, qui périt sur l'échafaud en 1794.

2. M. d'Armentières ayant été nommé maréchal de camp le 20 février 1743, notre auteur écrivait le présent passage peu après cette époque.

3. Louis-Henri-Gabriel, marquis de Conflans, né le 28 décembre 1735 et mort maréchal de camp en 1789; Louis-Charles de Conflans, né le 5 décembre 1737, qui entra dans la marine et mourut en 1761, et deux filles mortes jeunes.

4. Philibert Orry de Vignory (tome XIII, p. 444) était contrôleur général depuis 1730.

5. Il mourut le 8 avril 1732, à Chanteloup.

6. *De* a été ajouté en interligne. — 7. Jean Orry: tome X, p. 389.

8. En dernier lieu dans le tome XX, p. 164.

9. Il n'y eut en effet que de petites actions sans importance, quoique le récit en occupe trente pages de l'*Histoire militaire* (tome VI, p. 567-597).

10. Tome XXI, p. 132; *Madame des Ursins et la succession d'Espagne*, par le duc de la Trémoïlle, tome V, p. 199-201.

quel il amassa des préparatifs[1]. Le roi et la reine d'Espagne passèrent l'hiver à Saragosse, et l'été fort inutilement à Corella[2]. Le duc de Noailles, destiné, avec ses troupes, qui n'avoient rien à faire en Catalogne, à servir sous M. de Vendôme, étoit allé dès le mois de mars à la cour d'Espagne[3], où M. de Vendôme ne fut que de rares instants sous prétexte des préparatifs de la campagne. La contrainte ne l'accommodoit pas ; il aimoit mieux régner et paresser librement dans ses quartiers. L'été et l'automne s'écoulèrent de la sorte, et, tout à la fin, la cour d'Espagne retourna à Madrid[4] ; elle[5] donna la vice-royauté du Pérou au prince Caracciolí de Santo-Buono[6], grand d'Espagne, qui avoit perdu tous ses biens de Naples[7] ; cette[8] vice-royauté vaquoit par la mort du marquis de Castel dos Rios[9], qui étoit[10] ambassadeur d'Espagne en France à l'avènement de Philippe V à la couronne ; et rappela[11] en Espagne don Domingo Guerra[12], qui avoit été chancelier

Mort de Casteldos Rios, vice-roi du Pérou ; prince de Santo-Buono lui succède.

Don Domingo Guerra rappelé en Espagne,

1. *Dangeau*, tome XIII, p. 394, 416, 419, 423, 431, etc.

2. Petite ville de Navarre, sur les confins de la Vieille-Castille et dans la vallée de l'Alhama, affluent de l'Èbre ; son climat était renommé. La cour d'Espagne quitta Saragosse le 12 juin et arriva le 14 à Corella (*Gazette*, p. 328 et 341).

3. *Dangeau*, p. 365 et 368.

4. Le roi et la reine d'Espagne quittèrent Corella le 20 octobre et gagnèrent à petites journées la capitale, où ils arrivèrent le 15 novembre (*Gazette*, p. 545, 557, 568, 581 et 592-593).

5. La cour d'Espagne. Cet *elle*, corrigeant *il*, a été écrit en interligne, au-dessus d'un *et* que Saint-Simon a oublié de biffer.

6. Tome VIII, p. 150.

7. Dangeau annonce cette nouvelle le 30 septembre (p. 489) ; voyez aussi la *Gazette*, p. 485.

8. Avant *cette*, Saint-Simon a biffé un *et*.

9. Nous avons vu dans le tome XII, p. 159, note 5, qu'il était mort à Lima le 22 avril 1710.

10. *Estoit* est en interligne, au-dessus de *est*, biffé.

11. Avant *rappela*, Saint-Simon sous entend *elle*, la cour ; c'est la suite de la phrase commencée plus haut et coupée par la parenthèse relative à Castel-dos-Rios.

12. Saint-Simon veut dire don Michel Guerra ; don Domingo, son

son caractère, ses emplois.

de Milan, place extrêmement principale[1] qu'il avoit perdue depuis l'occupation des Impériaux, et étoit à Paris depuis longtemps[2]. Il eut les premières places d'affaires en Espagne, et, à la fin, les perdit[3]. C'étoit une très bonne tête, fort instruit, fort expérimenté, grand travailleur, fort espagnol et assez peu françois.

Arpajon fait chevalier de la Toison d'Or.

Bientôt après, Arpajon[4], qui servoit de lieutenant général en Espagne, et qui y avoit été heureux en deux petites expéditions qui ne roulèrent que sur lui[5], fut honoré de l'ordre de la Toison d'or[6].

Retour de Fontainebleau. Cardinal de Noailles

Le lundi 14 septembre, le Roi revint de Fontainebleau par Petit[7]-Bourg, et arriva le lendemain de bonne heure[8]. Le cardinal de Noailles, qui avoit eu ordre de s'y trouver

frère, fut confesseur de la reine d'Espagne Farnèse, et il sera reparlé des deux frères avec plus de détails dans la suite des *Mémoires*, tome XVIII de 1873, p. 159 et 166-168. — Michel-François Guerra, d'abord procureur général des églises d'Espagne à Madrid, nommé chancelier du Milanais par Charles II, devint conseiller au conseil des finances en 1702, puis président en 1705, fut disgracié en 1707 et se rendit alors à Paris; rappelé en 1711, il eut la place de gouverneur du conseil de Castille, fut envoyé extraordinaire à Londres en 1714, conseiller d'État en 1722, et mourut le 14 mars 1729, dans sa soixante-douzième année.

1. « Place également importante et considérable, qui faisoit compter les gouverneurs généraux du Milanois avec elle », dira-t-il en 1722 (tome XVIII, p. 166).

2. On l'avait suspecté en 1707 de n'être point très fidèle; à tort, dit Amelot (Affaires étrangères, vol. *Espagne* 168, fol. 252, et *Correspondance de Louis XIV avec M. Amelot*, p. 207 et 214).

3. Lorsqu'il mourut en 1729, il n'avait plus que la place tout honorifique de conseiller d'État.

4. Louis, marquis d'Arpajon : tome II, p. 146.

5. La prise des châteaux d'Arens (1er août), de Venasque (16 septembre) et de Castelleon, en octobre (*Gazette*, p. 413, 475, 486, 498 et 545; *Mémoires de Noailles*, p. 251; lettres de Vendôme, ms. Fr. 14178, fol. 449, 452 v°, 459, 462 v°, 466 v° et 467).

6. C'est Dangeau qui annonce cette nouvelle le 8 novembre (tome XIV, p. 22).

7. Le *P* de *Petit* corrige un *p*.

8. *Dangeau*, p. 478-479; *Sourches*, p. 193-194.

ce même jour[1], parut à la descente du carrosse. Il eut aussitôt après une assez longue audience du Roi, puis du Dauphin, encore plus longue. Ce prince avoit fort travaillé à cette affaire à Fontainebleau, et j'en avois appris des nouvelles à mesure par l'archevêque de Bordeaux[2]. Elle avoit alors deux points : le personnel entre le cardinal de Noailles et les évêques de la Rochelle et de Luçon, où celui de Gap s'étoit fourré depuis[3] comme diable en miracles[4]; et le livre du P. Quesnel, c'est-à-dire la doctrine, dont le personnel n'avoit été que le chausse-pied. Ils sentoient bien l'odieux du chausse-pied, qui ne pourroit se soutenir, et qui entraîneroit à la fin celui de la doctrine, si elle n'étoit soutenue que par ces trois agresseurs. Le Tellier[5], qui gouvernoit l'évêque de Meaux, et qui, par lui, allongeoit l'affaire auprès du Dauphin, se servit de cet entretemps pour faire écrire au Roi, par tous les évêques qu'il put gagner, des lettres d'effroi sur la doctrine, et de condamnation du livre du P. Quesnel[6]. Les créatures des jésuites, les foibles qui n'osèrent se brouiller avec l'entreprenant confesseur, les avares et les ambitieux firent un nombre qui imposa. Le cardinal de Noailles eut le vent de ces pratiques, qui se digéroient toutes aux Jésuites de la rue Saint-Antoine. Les PP. Lallemant, Doucin et Tournemine[7] en étoient les principaux artisans. Il leur échappa

interdit plusieurs jésuites, voit le Roi et le Dauphin à leur retour. Intrigues pour allonger l'affaire sous prétexte de la* finir; et des lettres au Roi de quantité d'évêques.

1. Saint-Simon reproduit les articles de Dangeau des 15, 16 et 18 septembre (p. 479-481 ; voyez aussi les *Mémoires de Sourches*, p. 194-195). On trouvera aux Additions et corrections une lettre que le cardinal écrivit à Desmaretz le 6 juin, pendant le séjour à Marly.

2. Voyez ci-dessus, p. 68. — 3. Tome XX, p. 349.

4. Littré (DIABLE, 3°), en citant la présente phrase de notre auteur, dit que cette locution signifie *sans raison*.

5. Le P. le Tellier.

6. Il reviendra sur ces lettres un peu plus loin (p. 212), et il en indiquera alors le thème commun.

7. Il a été déjà question des Pères Lallemant et Doucin dans le tome XX, p. 333; le P. René-Joseph Tournemine, d'une bonne

* *L'a* corrigé en *la*.

quelques menaces fort indiscrètes et fort insolentes; d'autres gros bonnets en furent les échos[1]. Le cardinal de Noailles ôta à ceux-là les pouvoirs de confesser et de prêcher, et cela fit un nouveau vacarme[2]. Les choses en étoient là au retour de Fontainebleau, et les lettres des évêques au Roi prêtes à pleuvoir, parce qu'il fallut du temps à Saint-Louis[3] pour composer le même thème en tant de façons différentes, envoyer dans les diocèses, et

famille de Bretagne, était né à Rennes le 2 avril 1661; il entra au noviciat des Jésuites en août 1680, et professa dans divers collèges; en 1701, il fut chargé de la direction des *Mémoires de Trévoux*; il mourut à Paris le 16 mai 1739. Le P. Léonard lui a consacré une notice dans le 9e volume des AUTEURS (Archives nationales, M 760).

1. Il y a *les echo* dans le manuscrit.

2. Dangeau mentionne très brièvement, au 21 août (p. 464-465), cette suspension des pouvoirs spirituels d'un certain nombre de jésuites, et dit même, le 3 septembre (p. 472), que les affaires « s'adoucissent ». Les *Mémoires de Sourches* entrent dans plus de détails; mais l'article de la *Gazette d'Amsterdam*, no LXXI, est encore plus précis : « Le P. Daniel, supérieur de la maison professe des jésuites, avoit porté, selon la coutume, la liste des confesseurs et prédicateurs jésuites au secrétaire de M. le cardinal de Noailles, pour faire renouveler leurs pouvoirs de prêcher et de confesser. S. É. apostilla la liste de sa main et la signa. Le P. Daniel, l'étant venu reprendre, fut fort surpris de se voir interdit de la prédication et des confessions, lui et plus de vingt autres jésuites. Le pouvoir d'entendre les confessions a été continué au P. Tellier, mais avec cette apostille : *exceptis monialibus*. Le P. Daniel étant venu se plaindre à M. le Cardinal, S. É. lui répondit qu'elle le remercioit, lui et les autres Pères, de leurs travaux dans son diocèse; qu'il étoit juste de faire travailler quantité d'ecclésiastiques qui étoient sans occupation, et qu'ayant un bon nombre de prêtres dans son diocèse, il n'avoit pas un si grand besoin de troupes auxiliaires. Il y a, dit-on, nombre de jésuites qui n'en sont point fâchés; car il y a schisme parmi eux. Le plus gros parti résiste autant qu'il peut au plus petit, qui a à sa tête le Père confesseur, dont l'autorité est immodérée et très despotique : on l'appelle le parti des Normands. Ce sont les PP. Tellier, Daniel, Doucin, etc.; ils ont fait le P. Jude, qui est de Rouen, provincial, en le faisant passer sur le ventre à plusieurs anciens qui avoient droit à cet emploi. » Voyez les *Études religieuses* du 5 avril 1899, p. 128-129.

3. La maison professe des Jésuites rue Saint-Antoine.

obtenir la signature et l'envoi. Monsieur de Meaux avoit eu beau fournir des embarras, le procédé étoit insoutenable, et Monsieur le Dauphin le voulut finir avec d'autant plus d'empressement que l'interdiction de ce petit nombre de jésuites alloit apporter de nouvelles aigreurs. Le Roi, néanmoins, quelque prévenu qu'il fût par le P. Tellier, écouta assez bien les raisons du cardinal de Noailles sur cette interdiction, quoiqu'elle lui déplût, et ne voulut pas qu'elle fît[1] obstacle à ce que le Dauphin avoit réglé. Il l'expliqua ce même jour au cardinal de Noailles, qui s'y soumit de bonne grâce. Voysin avoit en poche le consentement des trois évêques, qui, dans l'espérance que le cardinal feroit quelque difficulté dont ils feroient retomber la mauvaise satisfaction sur lui, n'avoit eu garde de s'en vanter, et ne l'apporta au Dauphin que cinq jours après[2]. Le jugement fut que les trois évêques feroient en commun un nouveau mandement en réparation des précédents; qu'avant de le publier, il seroit envoyé à Paris pour y être examiné par personnes nommées par le Dauphin, communiqué après au cardinal, et, s'il en étoit content, le publier. Ensuite, le Roi lui devoit envoyer une lettre des trois évêques que S. M. avoit déjà reçue, pour réparer de plus en plus ce qu'ils avoient écrit contre lui; et, dans[3] l'une et l'autre pièce, pas un mot du livre du P. Quesnel. Le Dauphin, fort ignorant des profondeurs des jésuites et de l'ambition de l'évêque de Meaux, crut avoir tout fini, et que le bruit qui s'étoit fait sur ce livre tomberoit avec la querelle personnelle dont il étoit venu au secours[4], ou que, s'il y avoit en effet de la réalité dans les plaintes si nouvelles d'un livre si anciennement approuvé et estimé sans contradiction de personne, les

1. *Fit* corrigé en *fist*.
2. C'est le 21 septembre que Dangeau mentionne ce fait (p. 483).
3. Les lettres *et d* surchargent *pas*, effacé du doigt.
4. Mauvaise tournure pour dire : au secours de laquelle il était venu.

choses se passeroient en douceur et en honnêteté entre des évêques raccommodés. Il n'étoit pourtant pas difficile de voir l'artifice. Un mandement à faire, puis à mettre à l'examen, étoit de quoi tirer de longue, et faire naître toutes les difficultés qu'on voudroit ; et le silence spécieux sur le livre laissoit toute liberté là-dessus après la réconciliation même faite, sous le beau prétexte de la pureté de la doctrine. Mais le Dauphin auroit fait scrupule de penser si mal de son prochain. Combien étoit-il éloigné[1] d'imaginer ce nombre de lettres qui se fabriquoient[2] alors, et la surprenante aventure qui en mit au jour sous les yeux du public le scélérat mystère, et qui l'a transmis à la postérité[3] ! Le[4] Dauphin, en arrivant de Fontainebleau, prit l'appartement de Monseigneur.

Le Dauphin logé à Versailles dans l'appartement de Monseigneur.

Retour du duc de Noailles par ordre du Roi, qu'il salue, et est mal reçu.

Le lendemain de l'arrivée de Fontainebleau[5], le duc de Noailles revint d'Espagne, et salua le Roi chez Mme de Maintenon. Il en[6] avoit reçu l'ordre ; je différerai d'en expliquer les raisons jusque tout à la fin de cette année[7],

1. Saint-Simon avait d'abord écrit : *combien estoit alors eloigné* ; il a biffé *alors* et ajouté *il* après *estoit*.

2. Écrit *frabiquotent*, par erreur, dans le manuscrit.

3. Saint-Simon, ne trouvant pas dans le *Journal de Dangeau* la mention de la découverte de ce « scélérat mystère » a cru qu'elle était postérieure au commencement d'arrangement qu'il vient de rapporter, et il n'en reparlera que ci-après (p. 211-217), par incidence, à propos de sa liaison avec le cardinal de Noailles. On verra alors que « cette surprenante aventure » est bien antérieure au retour de Fontainebleau et que le Dauphin ne pouvait l'ignorer alors.

4. Cette phrase a été ajoutée dans le blanc resté à la fin du paragraphe précédent, ce qui fait que la manchette s'en trouve, dans le manuscrit, plus haut qu'elle devrait être. C'est parce que Dangeau ne relève cette nouvelle installation que le 30 septembre (p. 489) que notre auteur en a ajouté la mention après coup. Le fameux « caveau » de Monseigneur (notre tome VIII, p. 240) fut transformé en bibliothèque.

5. Non pas le lendemain, 16 septembre, mais trois jours plus tard, le 19 (*Dangeau*, p. 481 ; *Sourches*, p. 197).

6. *En* a été ajouté en interligne.

7. Ci-après, p. 182 et suivantes.

pour n'y être pas interrompu par le récit d'autres événements.

Biens de France du prince de Carignan confisqués ; 12 000# de pension dessus au prince d'Espinoy.

Le Roi, ayant su que le prince de Carignan[1], fils du célèbre muet, avoit servi dans l'armée de M. de Savoie, confisqua tous ses biens en France[2], et donna dessus douze mille livres de rente au prince d'Espinoy[3], qui avoit aussi des biens confisqués en Flandres[4]. C'est ce même prince de Carignan qui, longtemps depuis, épousa la bâtarde de M. de Savoie et de Mme de Verue[5], avec qui il vint après vivre et mourir à Paris d'une manière honteuse, et qui, par les manèges encore plus honteux de sa femme, y obtint tant de millions[6].

Chimères de M. de Chevreuse mettent en péril l'érection nouvelle de Chaulnes pour son second fils.

M. de Chevreuse, à qui j'avois fortement reproché ses absences, qui lui avoient coûté à Marly le dangereux délai de son affaire de Chaulnes lors de l'édit et de l'érection de d'Antin[7], avoit fort travaillé à la remettre à flot pendant tout Fontainebleau. On disoit quelquefois de lui qu'il étoit malade de raisonnement, et la vérité est qu'il le fut tellement en cette occasion, qu'il eut souvent besoin de mon secours pour l'empêcher d'en mourir, c'est-à-dire son affaire de manquer. Chaulnes avoit été érigé en duché-pairie pour le maréchal de Chaulnes, frère du connétable de Luynes[8]. Il est vrai que ce fut à l'occasion et en faveur de son mariage avec l'héritière de Picquigny[9],

1. Tome VII, p. 228.

2. Notamment l'hôtel de Soissons à Paris, et ses domaines de Tarentaise (*Dangeau*, tome XIII, p. 488 ; Dépôt de la guerre, vol. 2250).

3. *Dangeau*, tome XIV, p. 3.

4. Voyez un article de M. Auguste Bocquillet dans la *Revue des questions historiques*, juillet 1909.

5. Victoire-Françoise (tome VII, p. 228), mariée en novembre 1714.

6. Déjà dit avec plus de détails dans le tome XVII, p. 371-373.

7. Tome XXI, p. 183 et 250.

8. Déjà dit, ainsi que ce qui va suivre dans le tome XXI, p. 163 et suivantes.

9. Dans le tome XXI, il avait dit plus correctement : l'héritière

qui le savoit bien dire, à laquelle appartenoit aussi le comté de Chaulnes; mais l'érection n'en fut pas moins masculine, et bornée, comme toutes les autres qui n'ont pas de clauses extraordinaires et expresses, aux hoirs masculins issus de ce mariage de mâle en mâle[1]. Les deux fils de ce mariage[2], ducs l'un après l'autre, n'en avoient point eu; le duché-pairie étoit donc éteint, ou il n'y en aura jamais; et, depuis la mort du dernier duc de Chaulnes si connu par ses ambassades, il n'en avoit pas été question[3]. M. de Chevreuse, grand artisan de quintessences[4], et qu'on a vu[5], à l'occasion du procès de M. de Luxembourg, n'avoir point voulu être des nôtres par la chimère de l'ancienne érection de Chevreuse, s'en étoit bâti[6] une à part lui sur Chaulnes. Je crois avoir remarqué ici quelque part[7] que, lorsqu'il se maria, M. de Chaulnes, cousin germain de son père[8], lui assura tout son bien au cas qu'il mourût sans enfants, avec substitution au second fils qui naîtroit de son mariage. Le cas étoit arrivé; il étoit exécuté. M. de Chevreuse, depuis la mort de M. de Chaulnes, se qualifioit duc de Luynes, de Chaulnes et de Chevreuse. Comme je vivois dans la plus libre familiarité avec lui, je lui voyois souvent sur son bureau des certi-

d'Ailly. — La très ancienne maison de Picquigny, d'origine normande, croit-on, était en possession du vidamé d'Amiens depuis le onzième siècle. En 1342, l'héritière Marguerite avait épousé Robert III d'Ailly, dont la dernière descendante se maria en 1620 avec le maréchal de Chaulnes. M. le baron de Bonnault a fait des sires de Picquigny le sujet de la thèse qu'il a soutenue à l'École des Chartes en 1877.

1. Les lettres d'érection sont dans l'*Histoire généalogique*, tome IV, p. 337-338.

2. Tome XXI, p. 164-165. — 3. Les lettres *ti* surchargent une *n*.

4. On a déjà rencontré ce mot au figuré dans le tome XV, p. 331. Ici c'est plutôt le sens de « ce qu'il y a de principal, de plus fin, de plus caché, dans une affaire » (*Académie*, 1718). Il a dit dans le tome XXI, p. 184, que ses raisonnements étaient « tirés à l'alambic ».

5. Tome II, p. 57. — 6. Écrit *bastie* par erreur.

7. Plusieurs fois, et en dernier lieu dans le tome XXI, p. 165.

8. *Ibidem*.

ficats pour des chevau-légers, etc., où ces titres étoient; et toujours je lui disois : « Seigneur du duché de Chaulnes, mais duc, non. » Il riochoit[1], ne répondoit qu'à demi, et disoit qu'il le pouvoit prétendre. Lorsqu'il fut question de l'édit, il fallut discuter ensemble plus sérieusement une prétention dont, à l'imitation de d'Antin, il vouloit faire le chausse-pied de son second fils. Il prétendit donc que M. de Chaulnes, par la donation et la substitution de ses biens, et en particulier de Chaulnes, les avoit donnés et substitués comme il les possédoit, et, par conséquent, la dignité de laquelle il jouissoit. Je serois infini, et très inutilement, si je m'amusois à réfuter ici un paradoxe aussi absurde et aussi nouveau; mais il fallut en discuter avec lui la nouveauté et l'absurdité, et se livrer à l'ennuyeuse complaisance de laisser couler ses longs raisonnements. Il me mit après en avant des coutumes particulières des lieux[2], qui pouvoient bien régler les transmissions des biens, mais jamais en aucun cas celle des dignités. Enfin il se retrancha sur une compensation, en abandonnant la prétention de la première érection de Chevreuse. C'étoit étayer une chimère par une autre. Chevreuse avoit été érigé en duché-pairie pour M. de Chevreuse, dernier fils du duc de Guise tué aux derniers États de Blois[3]. Il avoit épousé la veuve du connétable de Luynes, mère du duc de Luynes père du duc de Chevreuse à qui je parlois. Sa grand'mère avoit eu, pour ses reprises, le duché de Chevreuse à la mort de ce second mari, lequel duché, c'est-à-dire la terre, étoit passé d'elle à son fils[4], puis à son petit-fils, avec ses autres biens. Chevreuse, duché-pairie alors éteint, avoit été érigé de nouveau, mais sans pairie, et vérifié au Parlement pour M. de Chevreuse, par la fa- *[Add. SᵗS. 1027]*

1. Verbe déjà rencontré dans le tome XVII, p. 357.
2. Tome XXI, p. 170.
3. Tout cela a déjà été dit et expliqué dans le tome XXI, p. 166 et suivantes.
4. Au fils de son premier mariage avec le connétable de Luynes.

veur de M. Colbert, dont il venoit d'épouser la fille aînée, et jamais M. de Chevreuse n'avoit osé rien prétendre au delà. Je pris donc la liberté de me moquer de cette seconde chimère comme j'avois fait de la première, et je lui conseillai fort[1] de n'appuyer point sur des fondements si ruineux[2], ou, pour mieux dire, si parfaitement nuls, mais de se fonder uniquement sur l'amitié et les services de M. le Chancelier, et sur la bonté distinguée que le Roi avoit pour lui, qui l'avoit empêché de rejeter la proposition que le Chancelier avoit eu l'adresse de lui faire, d'une érection nouvelle en faveur du vidame d'Amiens[3], laquelle, entre deux amis et pour lui en dire le vrai, n'étoit en aucun sens faisable ni recevable, et de n'aller pas gâter son affaire par des idées chimériques qui impatienteroient le Chancelier et le rebuteroient, qui étoit pourtant l'instrument unique duquel[4] il pût espérer une si prodigieuse fortune pour son fils. Mais je parlois à un homme qui se trompoit lui-même de la meilleure foi du monde, et qui, à force de métaphysique[5] et de géométrie, se croyoit rendre sensibles, et aux autres ensuite, les raisonnements les plus faux, qu'il soutenoit de beaucoup d'esprit et d'un bien-dire naturel. Il ne put se déprendre de ses chimères, ni s'empêcher d'en vouloir persuader le Chancelier. Celui-ci, qui étoit vif, net, conséquent avec justesse, dont les principes étoient certains et les conséquences naturelles, petilloit, interrompoit, faisoit des négatives sèches, et, après, se plaignoit à moi d'un homme qui n'étoit pas content qu'on fît son second fils duc et pair sans raison quelconque autre que l'amitié, et qui vouloit que ce fût à des titres fous, chimériques, nuls, qui ne se lassoit jamais en raisonnements absurdes, et qui ne finissoit point. J'avertis plus d'une fois M. de Chevreuse qu'il

1. *Fort* a été ajouté en interligne.
2. Peu solides : tome XVI, p. 127. — 3. Tome XXI, p. 183.
4. La première lettre de *duquel* corrige un *p*, effacé du doigt.
5. *Métaphisyque* corrige *métaphysyque*.

raisonneroit tant, qu'il échoueroit : je n'y gagnai rien. C'étoit un homme froid, tranquille, qui se possédoit, puissant en dialectique, dont il abusoit presque toujours, qui s'y confioit, qui espéroit toujours, et qui ne se rebutoit jamais, qui, de plus, lorsqu'il s'étoit bien persuadé une chose, écoutoit tout ce qu'on lui opposoit avec le dernier mépris effectif, quoique voilé de toute la douceur et la politesse possible. Avec cette conduite, il poussa si bien le Chancelier à bout, qu'il me déclara plusieurs fois qu'il n'y pouvoit plus tenir, et, à deux différentes, qu'il n'en vouloit plus ouïr parler. J'eus bien de la peine, deux jours durant, à l'apaiser, et à renouer l'affaire ; mais la seconde fut si forte, qu'il déclara à M. de Chevreuse qu'il pouvoit faire son fils duc et pair du Roi à lui, s'il vouloit, et l'embâter[1] de tous ses beaux raisonnements, car le Chancelier poussé laissa échapper ce terme, mais que pour lui, il étoit las de perdre son temps à ouïr répéter les mêmes absurdités en cent façons qui ne les rendoient pas plus supportables, à quelque sauce qu'il les mît[2], et que, de ce duché-là, il n'en vouloit plus ouïr parler, ni se charger d'en reparler au Roi. M. de Chevreuse, fort effrayé malgré tout son sens froid, vint aussitôt me conter sa déconvenue, et me prier instamment de la raccommoder. J'avoue que, pour un homme de mon âge, je ne me retins pas avec lui, piqué de lui voir perdre et gâter une si inespérable affaire par cette inflexibilité d'attachement à son sens[3], et encore si évidemment absurde. Il essuya ma bordée[4] ; je lui en valus une autre de M. de

1. « *Embâter* signifie figurément charger quelqu'un d'une chose qui l'incommode ; il est du style familier » (*Académie*, 1718).

2. « On dit proverbialement et figurément d'une affaire, d'une action à laquelle on ne sauroit donner aucune apparence de bien, *cela ne vaut rien, à quelque sauce que vous le mettiez* » (*Académie*, 1718). Nous avons déjà rencontré *sauce* au sens d'accessoires dans le tome V, p. 139.

3. Le manuscrit porte *sans*, par inadvertance.

4. Tome XIX, p. 115.

Beauvillier, qui ne le trouvoit pas en duchés moins chimérique que je le trouvois moi-même. Avec ce secours, mais qui, jusque-là, n'avoit agi que foiblement, je tirai parole qu'il ne parleroit plus au Chancelier, sinon pour le prier d'agir auprès du Roi en conséquence de ce qu'il avoit déjà fait, et qu'en aucun temps il n'entreroit en aucun autre détail, surtout sur ses idées de prétentions, et après un édit fait [par[1]] le Chancelier pour les anéantir toutes. Avec cette sûreté, je parlai au Chancelier, que j'eus grand peine à vaincre; il fallut plusieurs jours. Enfin, il me promit de parler au Roi à condition qu'il ne verroit seulement pas M. de Chevreuse. Ce fut donc moi qui agis seul auprès du Chancelier dans la fin du voyage de Fontainebleau, et au commencement du retour à Versailles[2]. L'affaire enfin fut accordée immédiatement avant d'aller à Marly[3], et, le lendemain que le Roi y fut, qui étoit un jeudi 8 octobre, il déclara qu'il faisoit le vidame d'Amiens duc et pair de Chaulnes par une nouvelle érection[4]. La joie extrême de la famille ne fut pas pure; la cour parut consternée, et ne se contraignit pas: un troisième duché dans la maison d'Albert[5], érigé pour un cadet de l'âge du vidame, excita des propos mortifiants[6], et,

Vidame d'Amiens fait duc et pair de Chaulnes. Cris de la cour. Le Dauphin désapprouve cette grâce.

1. Ce mot a été omis dans le manuscrit.
2. C'est-à-dire dans le milieu du mois de septembre.
3. La cour alla à Marly le 7 octobre pour dix jours.
4. *Dangeau*, tome XIV, p. 5; *Sourches*, tome XIII, p. 214. Les lettres patentes d'érection sont dans le registre du Parlement X[1A] 8709, fol. 18-23, et elles ont été imprimées dans l'*Histoire généalogique*, tome V, p. 204 et suivantes.
5. Elle avait déjà ceux de Luynes et de Chevreuse.
6. Voici l'article de Dangeau, du 8 octobre (p. 5), à propos duquel Saint-Simon a fait l'Addition indiquée p. 151: « Le Roi fait duc et pair le vidame d'Amiens, fils de M. de Chevreuse, en érigeant de nouveau la terre de Chaulnes en duché et pairie dont il portera le nom. Cette terre avoit déjà été érigée en duché et pairie pour le maréchal de Chaulnes, frère du connétable de Luynes, et dans les lettres il y avoit: « pour les hoirs et successeurs. » Ce mot de *successeur* établissoit le droit de M. de Chevreuse sur cette duché, et il y avoit des exem-

ce qui les dut toucher davantage, et qui causa une surprise générale, le Dauphin s'en expliqua tout haut, avec mesure, mais en désapprouvant nettement la grâce et ne blâmant pas la licence[1] qu'elle rencontroit, ce qui lui fit beaucoup d'honneur dans le monde, et montra que ceux avec qui il vivoit dans la plus grande habitude[2] d'estime et de confiance, ne seroient pas en état d'emporter des choses qu'il ne croiroit ni justes ni raisonnables. Qu'il me soit permis de donner ici quelques moments au futile et au délassement pour la singularité de la chose, d'autant qu'elle ne touche à rien d'essentiel à qui a toujours été intimement de mes amis, et qui d'ailleurs fut parfaitement publique. Je la raconterai ici tout de suite parce qu'elle ne mériteroit pas la peine d'y revenir[3]. Tout étant consommé pour cette érection, et prêt pour la réception du nouveau duc de Chaulnes[4], le Parlement s'assembla

Rare réception du duc de Chaulnes au Parlement.

ples qui autorisoient ce droit : le duché de Joyeuse avoit passé plusieurs fois aux successeurs, quoiqu'ils ne fussent pas hoirs, et, quand le Roi fit les quatorze ducs en 1664, quelques-uns d'entre eux avoient fait mettre dans leurs lettres le mot de *successeur*, ce que le Parlement ne voulut pas passer, et les obligea de changer, ce qui marque bien la force de ce mot-là en pareil cas. Hoirs, dans ces lettres-là, ne signifie pas simplement héritiers, quoique ce soit la signification naturelle ; il veut dire fils. »

1. Au sens de blâme, de désapprobation, de trop grande liberté d'appréciation contraire au respect ; voyez le *Littré*, LICENCE, 4°.

2. Saint-Simon avait d'abord écrit *avec le plus d'habitude ;* il a biffé *avec*, écrit *dans* en interligne, corrigé *le* en *la*, ajouté *grde* en interligne, mais oublié de biffer *d'*.

3. L'anecdote burlesque qui va être racontée n'est confirmée par aucun des contemporains, et il semblerait, à l'abondance et à la précision des détails et au tour vivant du récit, que Saint-Simon fut témoin oculaire de l'aventure. Or le procès-verbal officiel de la séance, conservé dans les registres du Parlement et qu'on trouvera ci-après à l'appendice IV, mentionne les noms des ducs présents, et celui de Saint-Simon n'y figure pas. Ce procès-verbal donne, à la suite du texte du discours du premier président, celui de la réponse faite par M. de Chaulnes, qui y fut sans doute insérée sans avoir été prononcée en séance.

4. L'information de vie et mœurs est dans le carton K 617, aux Ar-

à l'heure accoutumée, et les princes du sang et les autres pairs y prirent leurs places. M. de Chaulnes, qui devoit se tenir à la porte de la grand chambre, en dedans, pour les voir arriver et les saluer, comme c'est l'ordre, n'étoit point arrivé. On causoit en place les uns avec les autres, et, à la fin, on s'impatientoit. Au bout d'une heure on soupçonna quelque accident, et, pour ne passer pas toute la matinée de la sorte, on voulut enfin en être éclairci. Le premier président[1] envoya un huissier s'en informer à l'hôtel de Luynes[2]. Il trouva le duc de Chaulnes à qui on faisoit la barbe, qui dit qu'il s'alloit dépêcher, et qui ne parut nullement embarrassé de l'auguste séance qui l'attendoit depuis si longtemps. On peut juger du succès du rapport de l'huissier. La parure du candidat fut encore fort longue; enfin, il arriva d'un air riant et tranquille.

chives nationales, nº 4; on la trouvera ci-après appendice IV. A plusieurs reprises, il a été donné dans nos appendices des exemples de ces informations. Nous ne reviendrions pas sur ce sujet, si celle de M. de Chaulnes ne présentait une particularité curieuse : à l'ordinaire, le greffier rédigeait pour chacun des témoins désignés un texte de déclaration que celui-ci n'avait plus qu'à signer, et on a vu dans le tome XXI, p. 253, que, pour la réception de M. d'Antin, le maréchal de Boufflers n'avait pas voulu signer « le témoignage banal qu'on lui apporta, » mais en avait rédigé un lui-même. Le même cas se produisit pour M. de Chaulnes : les ducs d'Aumont et de Charost rédigèrent des témoignages personnels; mais le greffier, au lieu de les recopier sur son procès-verbal, se contenta d'y annexer les feuillets volants signés par les deux ducs et de biffer simplement le texte qu'il avait préparé. On a cru qu'il serait intéressant de donner côte à côte les deux rédactions.

1. Ceci est la confirmation de l'absence de notre auteur. Le premier président le Peletier, malade, n'assista pas à la séance, et fut remplacé par M. de Mesmes, le plus ancien des présidents à mortier.

2. Le premier hôtel de Luynes, celui du connétable, était situé sur le quai des Augustins, près du Pont Saint-Michel; mais, dès 1635, sa veuve, la célèbre duchesse de Chevreuse, fit bâtir dans la rue Saint-Dominique, par l'architecte Pierre Lemuet, un magnifique hôtel, qui appartint à la famille d'Albert jusqu'en 1900, époque à laquelle il a été démoli; M. Ch. Sellier lui a consacré alors une notice dans la *Correspondance historique et archéologique,* 1900, p. 321-330. Saint-Simon habita presque en face de 1715 à 1748.

Tout étoit rapporté; il n'eut qu'à prêter serment et à prendre place. La coutume est que le premier président fait un compliment au pair d'érection nouvelle aussitôt qu'il est assis en place, et qu'il n'en fait point aux pairs reçus par le titre de pairie successive. Voilà donc le premier président qui ôte son bonnet, se tourne vers la place où étoit le nouveau pair, lui dit deux mots, se couvre, continue, et se découvre et s'incline en finissant. Aussitôt M. de Chaulnes ôte son chapeau, y glisse un papier qu'il tenoit en sa main, et l'y déploie, et se met à vouloir y lire. Le pair son voisin le pousse, et l'avertit de mettre son chapeau; le Chaulnes le regarde, et, sur l'avis redoublé, se couvre, et manifeste son papier en entier. Cela le déconcerte; toutefois, il se met à vouloir lire. Il répète: « Monsieur; » il ânonne[1]: bref, il se démonte au point qu'il ne peut lire, et qu'il demeure absolument court[2]. La compagnie ne peut s'empêcher de rire; il la regarde tout autour; il prend enfin son parti: il ôte son chapeau sans mot dire, s'incline au premier président comme pour finir ce qu'il n'avoit pas commencé, regarde après encore la compagnie, et se met à rire aussi avec elle. Voilà quelle fut la réception du duc de Chaulnes, qui n'a jamais été oubliée, parce qu'elle n'eut jamais sa pareille. Il fut le premier après à en rire avec tout le monde.

Mesnager, gros négociant[3] qui par son esprit et sa capa- Plénipotentiai-

1. Ce mot n'était pas admis par l'*Académie* en 1718, quoiqu'on puisse en citer plusieurs exemples du dix-septième siècle, notamment de Mme de Sévigné. Saint-Simon écrit *annoner*.

2. Nous verrons dans la suite des *Mémoires*, tome IX de 1873, p. 459, le duc de Berry ne pouvoir répondre au premier président lors de la séance des renonciations.

3. Nicolas Mesnager, baptisé à Rouen le 17 mai 1658, était fils d'un gros marchand intéressé dans les entreprises maritimes, et commença à s'occuper de commerce, tout en se faisant pourvoir en juin 1692 d'une charge de secrétaire du Roi, et en remplissant les fonctions de quartenier de sa ville natale en 1689 et 1690; élu député de Rouen au conseil de commerce en août 1700, il se fit apprécier des mi-

res nommés pour la paix. Utrecht choisi pour le lieu de la traiter.

cité dans le commerce devint négociateur[1], arriva le 19 octobre de Londres à Versailles, chez Torcy, qui le mena aussitôt trouver le Roi chez Mme de Maintenon[2]. On sut par lui que la reine Anne avoit nommé ses trois plénipotentiaires pour la paix[3]. Le maréchal d'Huxelles et l'abbé de Polignac, qui depuis longtemps étoient avertis, furent déclarés ceux du Roi, et Mesnager avec eux en troisième, et[4] en égal caractère, ce qui sembla assez étrange[5]. Ceux d'Espagne le furent aussi, et[6] Bergeyck

nistres et fut appelé par Amelot en Espagne en 1704 pour s'occuper du commerce de ce pays ; il fut nommé alors chevalier de Saint-Michel ; il en revint en 1706, mais pour y retourner passer trois mois dans l'été de 1708 et travailler à la réglementation du commerce des Indes ; dans l'intervalle, Torcy l'avait employé à des négociations secrètes en Hollande. Il y retourna en 1708 et 1709, sous prétexte de diverses questions commerciales, mais en réalité pour préparer la paix ; c'est pour le même objet qu'il alla en Angleterre en 1710. Nommé plénipotentiaire aux conférences d'Utrecht, il joua un rôle prépondérant dans la conclusion du traité, et mourut à Paris le 15 juin 1714. M. E. de Sainte-Beuve, le comte d'Estaintot et feu Arsène Legrelle lui ont consacré des notices. C'est à tort qu'on a prétendu qu'il s'appelait le Baillif ; l'erreur vient de ce que le nom de Mesnager fut relevé en 1722 par son cousin germain Jean le Baillif (ms. Nouv. acq. fr. 9694, fol. 80). Mesnager ne fut jamais marié, et c'est par erreur que, dans notre tome II, p. 137, note 3, on a dit qu'il avait épousé la fille bâtarde de Monseigneur et de Mme du Roure, dont il a été parlé dans l'appendice XIV de notre tome XXI. Saint-Simon écrit *Ménager*.

1. *Negotiateur* corrigé en *negociateur*.

2. *Dangeau*, tome XIV, p. 10 et 11 ; *Sourches*, tome XIII, p. 223.

3. Lord Harley, l'évêque de Bristol et Prior. Les Hollandais aussi désiraient la paix, et Pesters lorsqu'il avait à écrire aux intendants des frontières ne cessait de leur faire des ouvertures déguisées (vol. Guerre 2340, n°s 97, 135 et 136).

4. *Et* est en interligne, au-dessus de *mais*, biffé.

5. *Dangeau*, p. 12. Mesnager avait signé le 8 octobre à Londres des protocoles préliminaires qui sont insérés dans le *Corps diplomatique*, tome VIII, première partie, p. 281 ; voyez aussi les *Mémoires de Lamberty*, tome VI, p. 679 et suivantes. Il y a au Dépôt des affaires étrangères, mémoires et documents, vol. *Angleterre* 17, un mémoire de la Porte du Theil sur sa négociation voir ; aussi le volume *Angleterre* 233.

6. Cet *et* a été ajouté en interligne, au-dessus de *dont*, biffé, et,

pour le second. Je ne fais que coter ces dates[1], parce [que] toute la négociation, depuis son principe jusqu'à sa fin, se trouve parfaitement racontée dans les Pièces[2]. Utrecht fut le lieu de l'assemblée, et les plénipotentiaires du Roi partirent bientôt après[3].

Retour des généraux, de Tallard de sa prison en Angleterre, et du roi Jacques de ses voyages par le royaume.

Nos généraux d'armée arrivèrent, et furent bien reçus[4], et tôt après eux Tallard, qui le fut aussi très bien[5]. Il étoit prisonnier en Angleterre depuis sept ans qu'il avoit été pris[6] à la bataille de Hochstedt, relégué et très observé à Nottingham[7] sans en pouvoir découcher, et sans avoir pu aller à Londres, ni revenir ici[8] sur sa parole[9]. Ce retour sans échange, sans rançon et sans queue fut les prémices publiques de la bonne volonté de la reine Anne[10]. Le roi Jacques revint aussi à Saint-Germain[11], après avoir employé tout l'été à voir les principales provinces

après *Bergheyck*, il a ajouté *p*r, et biffé *fut* au commencement de la ligne suivante.

1. « *Coter*, marquer suivant l'ordre des lettres ou des nombres » (*Académie*, 1718). Nous avons déjà rencontré ce verbe dans le tome XVI, p. 350, et nous le retrouverons ci-après, p. 213.

2. En marge : « Voir les Pièces ».

3. Dans les premiers jours de janvier : *Dangeau*, p. 54 et 56. On trouvera dans le volume *Hollande* 230, fol. 259, un état de la « maison » emmenée par Mesnager aux conférences d'Utrecht.

4. Le *Journal de Dangeau* mentionne le retour de MM. de Villars, de Berwick et de Bezons à la fin d'octobre et au commencement de novembre (p. 16, 17 et 23).

5. Il arriva à Marly le 12 novembre (*Dangeau*, p. 24 ; *Sourches*, p. 236).

6. Le *p* de *pris* surcharge une autre lettre.

7. Tome XV, p. 429.

8. *Icy* a été ajouté en interligne.

9. En 1709, la reine Anne avait déjà consenti à son retour en France, puis elle retira brusquement l'autorisation (notre tome XVIII, p. 14, note 2 ; *Journal de Verdun*, tome XI, p. 149-150 ; *Dispatches of Marlborough*, tome IV, p. 623-624).

10. La permission n'avait été donnée que pour quatre mois (*Dangeau*, p. 18) ; mais elle elle fut prorogée.

11. Il rentra le 4 novembre (*Dangeau*, p. 20 ; *Sourches*, p. 231).

du Royaume, quelques-unes[1] de nos armées, et plusieurs de nos ports[2].

Comte de Toulouse fort heureusement taillé par Mareschal. La galerie et le grand appartement fermés jusqu'à sa parfaite guérison.

Le samedi 7 novembre, au matin, le comte de Toulouse fut taillé fort heureusement par Mareschal[3]. La pierre étoit fort grosse et pointue, et l'opération fut parfaite[4]; elle ne fut suivie d'aucun accident, et la guérison fut entière. Mareschal en eut dix mille écus, qu'il fit difficulté d'accepter, et que le Roi lui ordonna de prendre à la fin de la cure[5]. Il en avoit refusé deux mille de Fagon, qu'il avoit autrefois taillé et parfaitement guéri, que le Roi lui fit payer du sien. Le[6] Roi étoit à Marly du 2 novembre; il avoit visité souvent le comte de Toulouse auparavant, dont il prit de grands soins. Mme la duchesse d'Orléans et Madame la Duchesse demeurèrent tout ce voyage à Versailles auprès de lui. Le Roi, qui retourna le 15 à Versailles, interdit le passage de la galerie et du grand appartement, même aux princes du sang, parce que le comte de Toulouse en auroit eu du bruit, et cela dura jusqu'à sa parfaite convalescence. Ce fut une grande incommodité pour le commerce d'une aile à l'autre, qui ne put plus se faire que par les cours. Le comte de Toulouse s'étoit préparé avec sagesse, piété et tranquillité, et montra une fermeté très simple. Il ne lui en resta aucune suite, et il courut depuis le cerf comme auparavant.

1. Avant *quelques*, Saint-Simon a biffé un *et*.

2. Tome XXI, p. 335-336.

3. Saint-Simon a parlé du début de la maladie, ci-dessus, p. 72. Dangeau (tome XIV, p. 6, 7, 12, 19, 21 et 38) et Sourches (tome XIII, p. 216, 226, 230, 232-233, 235-237, 241 et 245) donnent beaucoup de renseignements sur l'opération, ses préliminaires et ses suites; voyez aussi les lettres de Mme de Maintenon à Mme des Ursins, recueil Bossange, tome II, p. 227, 232, 235 et 238, et *Georges Mareschal*, p. 275-279.

4. *Parfaitte* est en interligne au-dessus de *tres heureuse*, biffé.

5. Saint-Simon prend ce détail dans Dangeau (p. 38), ainsi que la phrase qui va suivre; la *Gazette d'Amsterdam* de 1712 parla de ce présent dans son numéro III.

6. Tout ce qui suit, jusqu'à la fin du paragraphe, vient du *Journal de Dangeau*, presque textuellement.

avoit d'autres goûts qu'il crut un temps masquer par là, et en effet par le pouvoir entier qu'elle eut toujours sur le chevalier de Lorraine[1]. Elle ne paroissoit guères à la cour, qui n'étoit pas son terrain. Monsieur, pour la faire appeler Madame, l'avoit faite dame d'atour de la reine d'Espagne sa fille[2], qu'elle accompagna en cette qualité jusqu'à la frontière[3].

Mort et singuliers mariages

La maréchale de l'Hospital mourut aussi[4], célèbre par ses trois mariages et fort vieille, retirée depuis longtemps aux

1. Tous les contemporains parlent de ses relations intimes avec le chevalier de Lorraine et de son pouvoir sur Monsieur, et Madame (*Correspondance*, recueil Brunet, tomes I, p. 402-403, et II, p. 118-119 et 124-125) n'a pas manqué de le raconter. On l'appelait « le petit ange du Palais-Royal » (Chansonnier, ms. Fr. 12618, p. 329 et 335; voyez aussi le *Journal de Dangeau*, tome I, p. 84; les *Lettres de Mme de Sévigné*, tome II, p. 324, et Walckenaer, *Madame de Sévigné*, tome V, p. 14; la *Relation de Spanheim*, édition Bourgeois, p. 143; la *Correspondance de Bussy-Rabutin*, tome V, p. 204; les *Annales de la Cour*, tome II, p. 176-177; le *Nouveau siècle de Louis XIV*, tome IV, p. 80). Elle tirait d'ailleurs du prince des profits énormes : en 1685, elle eut quarante mille livres sur la vente de la charge de trésorier de Monsieur (*Dangeau*, tome I, p. 256; *Sourches*, tome I, p. 333), et elle prélevait un droit sur tous les nouveaux pourvus de la maison (*Correspondance de Madame*, recueil Rolland, p. 47 note). En décembre 1696, le prince lui donna la terre de Mortefontaine, et, le 31 décembre 1700, le duc d'Orléans, après la mort de son père, lui assura une pension de six mille livres (reg. Y 274, fol. 328). Elle se trouva mêlée aux sorcelleries d'Anne-Marie de la Ville pour la recherche d'un trésor à Saint-Mandé (Ch. de Coynart, *Une Sorcière au XVIII*e *siècle*, p. 146).

2. Marie-Louise d'Orléans : tome III, p. 88.

3. En 1679; elle eut en récompense une pension de deux mille écus (*Lettres de Mme de Sévigné*, tomes III, p. 247, et VI, p. 123-124; *Correspondance de Bussy-Rabutin*, tome IV, p. 419; *Relation* de Mme d'Aulnoy, tome II, p. 118 et 135; *Étude sur les Médavy-Grancey*, par V. des Diguères, p. 363-397).

4. Françoise Mignot, maréchale de l'Hospital, mourut le 30 novembre 1711, âgée de plus de quatre-vingts ans (*Dangeau*, tome XIV, p. 37; *Gazette*, p. 612). Son portrait est conservé au Musée de Versailles, n° 3469.

de la maréchale de l'Hospital. [*Add. StS. 1029*] Petites Carmélites[1]. Elle s'appeloit Françoise Mignot[2]. Je ne sais si elle étoit fille de ce cuisinier que Boileau a rendu célèbre pour gâter tout un repas[3]. Elle épousa : 1° Pierre de Portes, trésorier et receveur général de Dauphiné[4]. Elle avoit de la beauté, de l'esprit, du manège[5] et des écus, qui

1. On appelait ainsi le couvent des Carmélites de la rue de Grenelle, qui, établi d'abord rue du Bouloi (notre tome XII, p. 7), avait été transféré en 1689 proche les Invalides. Par acte du 5 octobre 1674, la maréchale avait fait don de douze mille livres pour avoir sa vie durant la jouissance d'un corps de logis dans le couvent; le 27 janvier 1688, une nouvelle transaction fut passée pour stipuler le transfert de l'appartement de la maréchale dans une autre partie du monastère (reg. Y 252, fol. 267 v°).

2. Elle s'appelait en effet Françoise, ainsi que Jal l'a prouvé dans son *Dictionnaire critique*, p. 862-863, et non Marie, comme le disent par erreur la plupart des généalogies, le *Moréri* et la *Gazette*. Nous ne savons où l'éditeur des *Lettres de Mme Sévigné* a trouvé qu'elle s'appelait Claudine ou Marie-Françoise.

3. Jacques Mignot, pâtissier-traiteur de la rue de la Harpe en face la rue Percée, était né le 19 avril 1641 et avait succédé à son père; il épousa en 1667 Marie Arnault, quitta le commerce en 1700 et ne mourut que le 11 février 1731 (Jal, *Dictionnaire critique*, p. 864; *Correspondance de Boileau et Brossette*, p. 477 et 533; Éd. Fournier, *le Livre commode des adresses de Paris*, tome I, p. 305). C'est de lui que Boileau avait dit dans sa troisième satire :

> Car Mignot c'est tout dire, et dans le monde entier
> Jamais empoisonneur ne sut mieux son métier.

La maréchale de l'Hospital n'était pas sa fille, car il était plus jeune qu'elle, ni même sa sœur; il est à croire qu'elle était originaire du Dauphiné.

4. Pierre de Portes ou plutôt de la Porte devait appartenir à une famille du Dauphiné qui fournit vers 1680 à la chambre des comptes de Grenoble un premier président; lui-même fut « receveur général des deniers du pays de Dauphiné »; il mourut en 1650 et laissa toute sa fortune à sa femme Françoise Mignot (arrêt du Conseil du 30 juin 1661, dans le registre E 346B aux Archives nationales, fol. 468).

5. Mademoiselle (*Mémoires*, tome III, p. 202-203) a fait son portrait et a prétendu que c'était une ancienne lingère, et la *Carte de la cour en 1663*, par Guéret, l'a peinte (p. 64-65) sous le pseudonyme d'Irène. Quelle que fût son origine, elle sut élever ses goûts et sa conduite à la hauteur de la condition où son mariage l'avait mise : en février 1663,

la firent, en 1653, seconde femme du maréchal de l'Hospital[1], si connu pour avoir tué le maréchal d'Ancre contre les défenses expresses et réitérées de Louis XIII, qui ne vouloit que s'assurer de sa personne[2]. Il mourut dans une grande fortune en 1660. La maréchale sa veuve, qui n'avoit point d'enfants, fit[3] si bien qu'elle épousa en troisième noces, le 14 décembre 1672, en sa maison de Paris, rue des Fossés-Montmartre, paroisse de Saint-Eustache[4], Jean-Casimir, successivement prince de Pologne, jésuite, cardinal, roi de Pologne[5], qui avoit abdiqué, s'étoit retiré en France[6], où il avoit force grands bénéfices, entre autres

elle fit représenter chez elle l'*École des femmes*, et les contemporains ont parlé de ses perles et de ses diamants, si remarquables que Mme de Montespan ne dédaignait pas de les lui emprunter (Quicherat, *Histoire du costume*, p. 522). Elle avait reçu certainement une bonne éducation; car son écriture et son orthographe, dont on peut voir un spécimen dans une lettre de 1708 au contrôleur général conservée dans le carton G^7 543, sont également correctes; Jal a reproduit sa signature dans son *Dictionnaire*, p. 863.

1. François de l'Hospital, connu sous le nom de M. du Hallier jusqu'en 1643 qu'il fut fait maréchal de France : notre tome XII, p. 15. Jal a publié (p. 863) l'acte de mariage du 28 août 1653, d'après le registre de l'église des Petits-Pères, et il a établi (p. 864) que la fortune personnelle de l'épousée devait être minime.

2. Le maréchal d'Ancre fut tué de plusieurs coups de pistolet ; mais on ne sut jamais qui l'avait frappé à mort.

3. Avant *fit*, Saint-Simon a biffé *elle*.

4. L'hôtel de l'Hospital était situé au coin de la rue des Fossés-Montmartre et de celle du Petit-Reposoir; il fut acheté plus tard par le ministre Pomponne. L'escalier, construit par Girard Desargues, était célèbre. Le maréchal y donna une fête au Roi le 10 mars 1658 (*Gazette*, p. 224).

5. Il a déjà été parlé de Jean-Casimir V dans notre tome XI, p. 137 et 566-567. Nommé cardinal en 1646, il avait remis son chapeau deux ans après, lors de son élection au trône de Pologne.

6. Sauf Mademoiselle, qui y fait allusion (*Mémoires*, tome III, p. 203), les contemporains n'ont guère parlé de ce mariage morganatique, qui semble cependant réel (voyez le recueil de 1759 intitulé *Curiosités historiques*, tome I, p. 195-198); mais la date donnée par notre auteur est certainement fausse puisqu'elle est, à deux jours

l'abbaye Saint-Germain des Prés, où il logeoit, et où il est enterré[1]. Le mariage fut su et très connu, mais jamais déclaré : elle[2] demeura Madame la maréchale, et lui garda ses bénéfices[3].

Abbé de Pomponne conseiller d'État d'Église.

L'abbé de Pomponne, revenu de son ambassade de Venise et de ses négociations en Italie[4], vieillissoit tristement dans le second ordre, aumônier du Roi. Cela étoit fâcheux à un fils et un beau-frère de ministres, qui n'y étoient pas accoutumés, et qui croyoient, par les mauvais exemples récents, les premières places de l'Église faites pour eux. Torcy, tout timide qu'il étoit, ne le put digérer plus longtemps. Il n'y avoit rien à reprendre aux mœurs ni à la conduite de son beau-frère ; mais le Roi ne lui avoit pas caché son invincible répugnance à placer

près, celle de la mort du roi Casimir, alors malade à Nevers. La chronique scandaleuse de la cour avait accusé la maréchale de s'être, après son veuvage, laissé courtiser par l'avocat général Talon, et le chansonnier Maurepas nous a conservé un couplet satirique qui courut alors :

> Veuve d'un illustre époux,
> Vous nous la donnez bonne,
> Quand vous faites les yeux doux
> Au grand pédant qui vous *talonne.*

1. C'est en octobre 1668 que le roi Casimir avait reçu de Louis XIV les abbayes abandonnées par le duc de Verneuil, et notamment Saint-Germain des Prés; mais ce fut à Saint-Martin de Nevers qu'il mourut le 16 décembre 1672. Son corps fut transféré à Cracovie, et son cœur seul resta à Saint-Germain des Prés, ainsi que le dit l'inscription qui existe encore dans cette église.

2. *Elle* surcharge un mot effacé du doigt.

3. Cette dernière phrase semble avoir été ajoutée après coup à la fin du paragraphe. — Sur la maréchale de l'Hospital, on peut voir encore le *Journal d'Olivier d'Ormesson,* tome II, p. 25, note 2 ; les *Lettres de Guy Patin,* tome III, p. 447 ; les *Archives de la Bastille,* tome II, p. 151 ; J. Lair, *Nicolas Foucquet,* tome II, p. 189-190, 255 et 269 ; comte de Cosnac, *Mazarin et Colbert,* tome II, p. 289-290.

4. Il était revenu depuis février 1710, « tout blanc et portant perruque », dit la marquise d'Huxelles (lettre inédite du 4), et il avait été présenté au Roi par Torcy le 12 mars (*Sourches,* tome XII, p. 169).

quante bâtiments de toutes sortes, anglois, hollandois et catalans. Il ne put emmener l'Archiduchesse[1] : il auroit désespéré les Catalans, qui s'opiniâtrèrent à la garder à Barcelone comme le gage de son retour et le centre des affaires, à la tête desquelles il la mit pour la forme en son absence. Leur mariage étoit et fut depuis toujours extrêmement uni, chose si rare parmi les princes, et la séparation leur coûta beaucoup.

Molinès, espagnol, doyen de la Rote, interdit par le Pape.

Depuis que les hauteurs du marquis de Prié, ambassadeur du feu Empereur à Rome du temps que le maréchal de Tessé y étoit, avoient, comme je l'ai raconté alors[2], forcé le Pape à reconnoître l'Archiduc en qualité de roi d'Espagne par les violences qu'il fit exercer par les troupes impériales dans les États de l'Église, il n'y avoit plus de nonce à Madrid, qui en avoit été chassé, ni d'ambassadeur d'Espagne à Rome. Molinès[3], doyen de la Rote[4], qui en étoit auditeur pour la Castille, étoit le seul ministre d'Espagne à Rome, où il étoit fort considéré[5]. Le

chiduc et avait commandé des corps de rebelles dans le royaume de Valence; en 1713, il passa en Autriche, où l'Empereur le fit conseiller d'État, majordome-major de l'Impératrice, président des conseils de Flandre et d'Espagne, prince de l'Empire; il mourut à Vienne le 25 juin 1729, à soixante-dix-sept ans. Saint-Simon écrit *Cardonne*.

1. Ci-dessus, p. 169. — 2. Dans le tome XVII, p. 33-38.

3. Joseph Molinès, d'abord chanoine de Barcelone, avait été envoyé à Rome comme auditeur de la Rote en décembre 1684; il reçut l'évêché de Tarragone en 1701, sans quitter néanmoins ses fonctions, et fut nommé en 1707 supérieur de l'église Notre-Dame de Montserrat; devenu doyen de la Rote en 1709, il reçut un canonicat de Tolède et l'archidiaconé de Talavera, l'archevêché de Saragosse en 1711, et fut nommé par le Pape régent de la Pénitencerie en 1716; choisi comme grand inquisiteur en 1717, il quitta Rome pour retourner en Espagne, mais fut arrêté à Milan par les Autrichiens et y mourut prisonnier en 1719. — Saint-Simon écrit *Molinés* et *Molinéz*.

4. Il a été parlé de ce tribunal dans le tome V, p. 36.

5. En 1707 et en 1709, il avait résisté aux exigences du cardinal Grimani et des Impériaux et avait été, à cette occasion, blâmé et puni par le Pape (*Gazette* de 1707, p. 105, et de 1709, p. 523; *Gazette d'Amsterdam,* 1709, nos LXXXVI-LXXXVIII et Extraordinaires).

bruit confirmé du prochain départ de l'Archiduc de Barcelone pour l'Italie fit parler à Rome de lui envoyer un légat comme roi d'Espagne, sans attendre qu'il fût élu empereur. Molinès en parla aux ministres, puis au Pape, qui, à la fin, lui avoua que la résolution en étoit prise. Molinès, très attaché à Philippe V, ne se rebuta point, et n'oublia aucunes des raisons qui pouvoient détourner ce qu'il appeloit un affront fait au roi son maître; à la fin, il pressa si vivement le Pape, et lui parla si haut, que le pontife se fâcha, et, pour se défaire de ses remontrances, l'interdit de toutes ses fonctions, et alla même jusqu'à lui défendre de dire la messe[1]. Cette affaire fit grand bruit par toute l'Europe, et même Rome neutre[2] ne l'approuva pas. Molinès se tint chez lui fort visité, par l'estime qu'il avoit acquise, et n'en sortit plus jusqu'à ce qu'il eût reçu des ordres de Madrid. Le Roi s'en plaignit fort à Rome, et de la chose et de la cause ; mais le parti y étoit pris, et[3] cette cour n'étoit pas pour reculer.

Duc d'Uceda; sa maison, sa grandesse, ses emplois, sa défection;

Le duc d'Uceda[4] étoit ambassadeur d'Espagne à Rome[5]. Il étoit de cette grande et nombreuse maison d'Acuña y Pacheco[6], de laquelle sont aussi les marquis de Villena et ducs d'Escalone, comtes de San-Estevan-de-Gormaz[7], les ducs

1. *Dangeau*, tome XIV, p. 5 ; *Gazette* de 1711, p. 523-524, 535 et 547. C'est en récompense de sa conduite que Philippe V lui donna l'archevêché de Saragosse.

2. Les cardinaux et ecclésiastiques romains qui n'étaient inféodés à aucun des deux partis.

3. Ce dernier membre de phrase a été ajouté après coup à la fin du paragraphe.

4. Jean-François Acuña y Pacheco : tome VIII, p. 187. Saint-Simon avait d'abord écrit *Uceda* puis a corrigé le *c* en *z*.

5. Il avait été nommé à ce poste par Charles II en 1699, et avait quitté Rome en 1709, lors de la rupture.

6. Saint-Simon reviendra en détail sur l'origine et les illustrations de cette maison dans la suite des *Mémoires*, tome XVIII de 1873, p. 37 et 79-82.

7. Les mots *C. de S. Estevan de Gormaz* ont été ajoutés en interligne.

d'Ossone, les comtes de Montijo, le marquis de Bedmar[1] d'aujourd'hui[2], et ce vieillard illustre, le marquis de Mancera, dont j'ai parlé plus d'une fois[3], tous grands d'Espagne de première classe, et tous fort grands seigneurs. Uceda fut érigé en duché[4], et donné par Philippe III au fils aîné du duc de Lerme, son premier ministre, mort cardinal et disgracié[5], en faisant ce fils grand d'Espagne[6]. Cette grandesse tomba de fille en fille[7]; la dernière qui en hérita étoit fille du Ve duc d'Ossone[8], qui la porta en mariage à un cadet de sa même maison qui s'appeloit le comte de Montalvan[9], et qui prit, en se mariant, le nom et le rang de duc d'Ucede[10]. Il fut gentilhomme de la chambre, gouverneur et capitaine général de Galice, puis vice-roi de Sicile, d'où il passa à l'ambassade de Rome[11], où il logea Louville lorsque Philippe V, étant à Naples, l'envoya

renvoie l'ordre du Saint-Esprit. Sa vie et sa fin obscure. Catastrophe à Vienne de son fils.

1. Avant *Bedmar*, Saint-Simon a biffé une *M*, qui commençait sans doute le mot *Mancera*, qui vient à la ligne suivante.

2. *D'aujourdy* corrigé en *d'aujourd'huy*. — Marcien-Joseph Fernandez Pacheco, marquis de Bedmar, fils de celui dont il a été parlé dans le tome V, p. 64, né en 1689, eut une commanderie de l'ordre de Saint-Jacques en 1731, devint lieutenant général des armées et capitaine des gardes espagnoles; il mourut à l'Escurial le 1er décembre 1743. Il n'était donc pas mort lorsque Saint-Simon écrivait ce passage, et nous avons vu dans le tome XXI, p. 339, note 3, que notre auteur avait repris son travail, interrompu par la mort de sa femme, en juillet-août 1743.

3. En dernier lieu, dans le tome XX, p. 130.

4. La terre d'Uceda est en Nouvelle-Castille, près d'Alcala-de-Hénarès; elle fut érigée en duché vers 1615.

5. Tome XI, p. 249.

6. Ce fils est Christophe de Sandoval y Rojas, duc d'Uceda, mort avant son père en 1624.

7. Tout ceci est expliqué avec bien plus de détail dans la suite des *Mémoires*, tome XVIII de 1873, p. 49.

8. Isabelle-Marie Tellez Giron, mariée le 16 juillet 1677.

9. La ville de Montalvan (en espagnol, *Montalban*) est en Aragon, dans la province de Teruel.

10. C'est le duc d'Uceda qui fait le sujet de ce paragraphe; il signait toujours : EL DUQUE DE UCEDA, CONDE DE MONTALBAN.

11. Voyez la note 6 de la page 187 dans notre tome VIII.

remercier le Pape de lui avoir envoyé un légat[1]. Le duc d'Ucede fut fait chevalier du Saint-Esprit avec les premiers grands espagnols[2], qui le reçurent peu de temps après, et le dut à la bonne réception qu'il fit à Louville, qu'il persuada fort de son attachement pour Philippe V, qui étoit vrai alors[3]. Mais la décadence de ses affaires[4] en Italie, et la chute du duc de Medina-Celi[5], dans l'alliance et l'intime confidence duquel il étoit[6], le jetèrent secrètement dans le parti d'Autriche, auquel il se lia[7], et, sorti de Rome lorsque cette cour reconnut l'Archiduc roi d'Espagne[8], il s'arrêta en Italie d'abord par la difficulté du passage pour retourner en Espagne, qui, après son changement secret, lui servit de prétexte à demeurer en Italie[9], qui ne fut pas si spécieux qu'il ne donnât beaucoup de soupçon de sa conduite, et après de sa fidélité par son opiniâtre désobéissance aux ordres souvent réitérés de se rendre en Espagne[10], et il fut fort accusé d'avoir fait manquer une entreprise pour reprendre la Sardaigne, il y

1. Notre tome X, p. 160.
2. Dans la promotion de décembre 1702 ; ce fut le cardinal de Janson qui lui donna la croix de l'Ordre à Rome en février 1703 (*Gazette*, p. 90).
3. Les *Mémoires de Noailles* disent en 1704 (p. 91) qu'il était mal vu des Espagnols à cause de son attachement à la France. Sa correspondance avec Vaudémont de 1702 à 1704 est à la Bibliothèque nationale, ms. Lorraine 798.
4. Des affaires de Philippe V.
5. En 1710 : notre tome XX, p. 105-106.
6. Il était son proche parent par sa mère, et fut dès lors soupçonné et surveillé (*ibidem*, p. 105, note 13, et p. 378 ; *Mémoires de Saint-Philippe*, tome II, p. 128, 222-223 et 292-294).
7. Après *lia*, Saint-Simon a biffé *secretemt*.
8. En 1709 : tome XVII, p. 213-216. Il avait alors protesté contre cette reconnaissance (vol. *Rome* 499, fol. 35), et il partit pour Civita-Vecchia avec le cardinal del Giudice (*Gazette d'Amsterdam*, 1709, nº XLIV ; *Mercure historique et politique*, tome XLVI, p. 489-497).
9. Il s'établit à Gênes.
10. *Dangeau*, tome XIII, p. 334-335 et 346 ; *Journal de Torcy*, p. 420.

avoit deux ans, dont il avoit le secret[1]. Le passage de l'Archiduc par l'Italie fut l'occasion qu'il prit de lever le masque. Ce prince arriva le 12 octobre à Saint-Pierre-d'Arena, faubourg de Gênes[2], où cette république le reçut superbement[3]. Le duc d'Uceda renvoya au Roi l'ordre du Saint-Esprit, alla trouver et reconnoître publiquement l'Archiduc à Gênes comme roi d'Espagne et comme son souverain, et reçut de lui, comme tel, l'ordre de la Toison d'Or[4]. Il y perdit ses biens d'Espagne[5], et n'en fut point récompensé par la cour de Vienne, qui le laissa languir pauvre et méprisé en Italie[6]. Lassé, au bout de quelques années, de ne pouvoir rien obtenir[7], il s'en alla avec sa famille à Vienne[8], où il éprouva de plus près le même abandon[9]. Il y est mort avec le vain titre de

1. *Mémoires de Saint-Philippe*, tome II, p. 319-329 ; *Gazette d'Amsterdam*, 1710, Extraordinaires XXVII et XXIX ; Combes, *la Princesse des Ursins*, p. 414-415 ; duc de la Trémoïlle, *Madame des Ursins et la succession d'Espagne*, tome V, p. 71, 106, 109, 110, 115, 117, 119 et 122.

2. Ce faubourg, situé le long de la mer, à l'Ouest de la ville, était très important et comptait une nombreuse population. C'est là où avait eu lieu le débarquement des troupes françaises lors du bombardement de 1684.

3. *Gazette d'Amsterdam*, nos LXXXVII et LXXXVIII ; *Gazette*, p. 548.

4. *Gazette*, p. 561 et 584 ; *Gazette d'Amsterdam*, Extraordinaire LXXXV ; *Dangeau*, tome XIV, p. 13-14 ; *Mémoires de Tessé*, tome I, p. 178, note.

5. On confisqua même ses carrosses, qu'il avait laissés à Rome (*Gazette* de 1712, p. 8), et sa bibliothèque (E. de Broglie, *Montfaucon*, tome I, p. 369).

6. Il fut déclaré, en janvier 1712, vicaire général de l'Empereur en Italie, avec résidence à Gênes et dix-huit mille écus de traitement (*Gazette d'Amsterdam*, no XI).

7. En 1712, il essaya de faire livrer aux troupes impériales Porto-Ercole, en Toscane (*Mercure* de novembre, p. 241-251).

8. Il quitta Gênes en mars 1713 pour accompagner à Vienne la nouvelle impératrice, qui revenait d'Espagne.

9. On lui donna seulement en décembre 1713 une charge de conseiller d'État, et le titre de trésorier général des États espagnols de l'Empereur (*Gazette* de 1714, p. 16 et 40).

président du conseil d'Espagne, qui n'avoit rien à administrer[1], puisque la paix étoit faite et que l'Empereur y avoit renoncé et reconnu Philippe V. Son fils, duc d'Uceda après lui[2], demeura à Vienne, et y a fini enfin très malheureusement, en prison, sur des soupçons étranges, sans qu'on ait ouï parler de lui depuis qu'il fut arrêté[3].

Entrevue du duc de Savoie et de l'Archiduc dans la Chartreuse de Pavie. L'Archiduc, élu empereur, reçoit à Milan les ambassadeurs et le légat Imperiali ;

Le duc de Savoie, fort mécontent, comme on l'a vu[4], du feu Empereur, se flatta de tirer un meilleur parti de l'Archiduc et voulut le voir à son passage; il en obtint une audience à jour nommé dans la Chartreuse de Pavie[5], par où ce prince, allant à Milan, passa incognito, sous le nom de comte de Tyrol[6]. Il apprit à Milan qu'il avoit été, le 12 octobre, élu empereur à Francfort par toutes les voix[7], excepté celles de Cologne et de Bavière, qui n'y avoient pas été admises parce que ces deux électeurs étoient au ban de l'Empire[8]. Le nouvel empereur en prit aussitôt la

1. *Administrer* est en interligne, au-dessus de *faire*, biffé.

2. Emmanuel-Gaspard Pacheco et Giron, duc d'Uceda, avait épousé sa cousine germaine Josèphe-Antoinette de Portugal-Oropesa, fille de la sœur de son père.

3. Il fut accusé de conspiration, arrêté à Vienne le 11 février 1711, condamné à mort, puis à la détention perpétuelle, et mourut le 18 mai suivant dans la citadelle de Gratz (*Gazette* de 1711, p. 110, 125, 172 et 280).

4. Tome XIX, p. 416.

5. Cette célèbre chartreuse fut fondée en 1396, à huit kilomètres au N. de Pavie, par le duc Jean-Galéas Visconti. L'église, de la fin du quinzième siècle, est considérée comme un des plus beaux monuments de cette époque. MM. Beltrami et Magenta ont fait paraître en 1896 et 1897 une histoire et une description de la Chartreuse.

6. Saint-Simon prend ces nouvelles dans Dangeau (p. 15), qui lui-même les avait trouvées dans l'Extraordinaire LXXXVII de la *Gazette d'Amsterdam*; en réalité, l'entrevue eut lieu le 13 octobre à la Cava sur le Pô (*Gazette d'Amsterdam*, n° LXXXIX).

7. *Gazette*, p. 561; *Gazette d'Amsterdam*, n° LXXXIV.

8. Notre tome XIII, p. 363. Ces deux princes avaient envoyé, dès le mois de juillet, une protestation contre la future élection (*Mémoires de Lamberty*, tome VI, p. 649-656).

qualité. Milan se surpassa à le magnifiquement recevoir. Il y donna audience au cardinal Imperiali[1], légat *a latere*, avec beaucoup de pompe[2]. C'étoit un des plus accrédités du sacré collège, qui avoit le plus de poids et de part aux affaires, un des plus capables et des plus papables, avec de l'honneur, des lettres et une grande décence, riche[3] et magnifique, mais suspect à la France pour être fils de ce doge de Gênes[4] qui, après le bombardement, fut obligé de venir, étant toujours doge, demander pardon au Roi, accompagné de quatre sénateurs, et qui trouva moyen de s'acquitter avec esprit et dignité d'une fonction si humiliante, et de plaire et se faire estimer de tout le monde[5]. Son fils, quoique fort sage et mesuré, n'avoit pas oublié ce voyage, et on sentoit trop aisément, pour ses espérances au pontificat, qu'il étoit fort ennemi de la France et fort autrichien ; ce qui lui coûta l'exclusion de la France, et la tiare[6], que le conclave suivant fut d'accord de lui déférer[7]. Les ambassadeurs de Savoie, Venise et Gênes eu-

Quel étoit ce cardinal.

1. Joseph-René Imperiali, trésorier de la chambre apostolique en 1688, avait été créé cardinal en février 1690 et envoyé aussitôt comme légat à Ferrare ; en 1698, il fut institué préfet de la congrégation de discipline ecclésiastique ; il ne mourut que le 4 janvier 1737, à près de quatre-vingt-six ans. Il possédait une riche bibliothèque, commencée par son oncle, le cardinal Laurent Imperiali.

2. Le 9 novembre : *Gazette d'Amsterdam*, Extraordinaires XCIII-XCVI.

3. Avant *riche*, Saint-Simon a biffé *avec cela*.

4. François-Marie Imperiale Lercaro, nommé sénateur en 1661 et élu doge le 22 août 1683, dont il a déjà été parlé dans notre tome IX, p. 272.

5. *Ibidem* ; nous avons donné alors une longue note sur cette visite de mai 1685.

6. Écrit ici *Thiare*.

7. Il ne semble pas que cette exclusion se soit exercée au conclave suivant (1721), ni à celui de Benoît XIII (1724) ; mais, à celui de 1730, alors qu'il ne fallait qu'une voix au cardinal Imperiali pour être élu, le cardinal Bentivoglio, protecteur d'Espagne, lui donna l'exclusion au nom de cette couronne, et assura ainsi l'élection du cardinal Corsini, qui prit le nom de Clément XII.

rent aussi leur audience; mais ils eurent ordre de n'y venir qu'en des carrosses à quatre chevaux[1]: ce fut apparemment pour soutenir le caractère de roi d'Espagne, qui seul va où il est à six chevaux ou mules, et les ambassadeurs, cardinaux, grands, n'en peuvent avoir que quatre[2]. L'audience fut constamment refusée à l'ambassadeur du Grand-Duc, qui, à son gré, s'étoit montré trop favorable aux deux couronnes. Tout ce qu'il y eut d'illustre en Italie s'empresssa d'aller faire sa cour à Milan. L'Archiduc alla droit de Milan à Insprück[3], où il s'arrêta, et où le prince Eugène s'étoit rendu pour le saluer. L'accueil fut médiocre pour un homme de la naissance, des services et de la réputation de ce grand et heureux capitaine. Il étoit particulièrement aimé et estimé du feu Empereur, dont il avoit toute la confiance. Ce prince capricieux n'avoit jamais aimé ni bien traité l'Archiduc son frère. Celui-ci avoit sans cesse manqué de tout en Espagne de la part de la cour de Vienne; il s'en prenoit au prince Eugène, qui pouvoit tout sur ces sortes de dispositions, et surtout il ne lui avoit point pardonné son refus opiniâtre de venir conduire et pousser la guerre d'Espagne. Stahrenberg, qui n'aimoit point le prince Eugène par des intrigues de cour et des suites de partis opposés, souffroit impatiemment les manquements d'argent et de toutes choses qui l'assujettissoient[4] pour tout aux Anglois, et qui ôtoient à Stahrenberg les moyens et les occasions de se signaler, d'élever sa gloire et sa fortune. Il en étoit piqué contre le prince Eugène, et s'en étoit vengé en aliénant de lui l'Archiduc. Eugène, qui sentoit sa situation avec ce prince, ne se rassuroit ni sur ses lauriers, ni sur le besoin

Étiquette prise d'Espagne sur les attelages.

L'Empereur à Insprück; y reçoit froidement le prince Eugène; causes de sa disgrâce, et ses suites jusqu'à sa triste mort.

1. *Dangeau*, tome XIV, p. 29; *Gazette d'Amsterdam*, Extraordinaires XCIV et XCVI.
2. Tome VIII, p. 167 et 173.
3. Parti de Milan le 10 novembre, il arriva à Insprück le 22 (*Gazette d'Amsterdam*, nos XCVI et XCVIII, Extraordinaires XCV et XCVI).
4. Il y a *assujétissoit*, au singulier dans le manuscrit.

qu'il avoit de lui. Il ne craignoit pas tant pour ses emplois que pour l'autorité avec laquelle il s'étoit accoutumé à les exercer. Il avoit des ennemis puissants à Vienne; car le mérite, surtout grandement récompensé, est toujours envié. C'est ce qui le hâta d'aller trouver l'Archiduc, encore en voyage, avant que ceux de la cour de Vienne l'eussent joint. Néanmoins, ses soumissions, ses protestations, les éclaircissements où il s'efforça d'entrer, ne purent fondre les glaces qu'il trouva consolidées pour lui dans l'Archiduc, et c'est ce qui lui donna un nouveau degré de chaleur pour la continuation de la guerre pour perpétuer le besoin de soi [1], et pour éloigner un temps de paix où il se verroit exposé à mille dégoûts à Vienne, où il avoit régné jusqu'alors présent et absent [2], et c'est ce qui le précipita dans ce déshonorant voyage d'Angleterre, où il fit un si étrange personnage, et qui se voit si bien dans la description qui s'en trouve dans les Pièces à propos des négociations de la paix [3]. Le peu de satisfaction qu'il eut à Insprück lui annonça à quoi il devoit s'attendre. La paix faite, il vécut à Vienne de dégoûts sous une considération apparente, dans les premières places du militaire et du civil, sous lesquels enfin, avec les années, son esprit succomba plus tôt que sa santé, et le précipita à chercher et à trouver la fin de sa vie [4], ce que j'ai voulu dire ici en deux mots, parce que cet événement dépasse de beaucoup le terme que je me suis proposé de donner à ces *Mémoires*.

1. *Soy* est en interligne, au-dessus de *luy*, biffé.
2. Tout cela a déjà été dit plus brièvement dans le tome XXI, p. 133.
3. Voyez page suivante, note 3.
4. Eugène, revenu à Vienne après la paix de 1735, se trouva souffrant chez la comtesse Bathiany un soir d'avril 1736; ramené chez lui, il y resta alité quelques jours, et fut trouvé mort dans son lit le matin du 21 avril. Aucun contemporain ne semble s'être fait l'écho des bruits de suicide auxquels notre auteur paraît faire allusion, et nous donnerons aux Additions et corrections des extraits de quelques lettres de M. de la Porte du Theil, notre ministre à Vienne, écrites à cette occasion.

Le prince Eugène cacha comme il put son chagrin, quitta Insprück promptement pour retourner en Hollande mettre obstacle de tout son crédit à la paix[1], et aller essayer d'étranges choses en[2] Angleterre pour y remettre à flot Marlborough à la guerre, où il ne recueillit que de la honte et du mépris[3]. C'est ainsi qu'on voit quelquefois qu'au lieu de se plaindre que la vie est trop courte, il arrive à de grands hommes de vivre beaucoup trop longtemps. L'Archiduc devoit partir d'Insprück pour arriver[4] à Francfort le 18 et y être couronné le 23[5].

Tortose manqué par les Impériaux.

Pendant ce temps-là, Stahrenberg entreprit de prendre Tortose sur quelque intelligence qu'il y avoit. Il en fit approcher trois mille hommes si diligemment et si secrètement, qu'ils attaquèrent la place par trois différents endroits, la nuit et en même temps, sans qu'on s'y attendît. Le gouverneur étoit à l'armée de M. de Vendôme. Le lieutenant de roi se défendit si bien, qu'avec une très médiocre garnison, il les rechassa de leurs trois attaques, reprit le chemin couvert, dont ils s'étoient rendus maîtres, leur tua plus de cinq cents hommes, leur en prit autant, et les poursuivit quelque temps dans leur retraite[6].

1. La *Gazette d'Amsterdam* (n° XCIX) dit seulement qu'il eut à Insprück plusieurs conférences avec l'Empereur « au sujet des affaires de la paix », et elle annonce son passage à Francfort le 8 décembre (n° CI), pour passer en Hollande, et de là en Angleterre.

2. *En* surcharge *p^r^ y*, effacé du doigt.

3. Il arriva à Londres le 16 janvier 1712 (*Gazette*, p. 92), et y fut bien reçu de la reine Anne qui lui fit présent d'une épée de cinq mille livres sterling (*Gazette d'Amsterdam*, n° XVIII); mais les négociations qu'il entreprit contre la paix n'eurent pas le succès qu'il espérait (*Mémoires de Lamberty*, tome VI, p. 739-740). Torcy (*Mémoires*, p. 705) dit que l'accueil avait été très froid.

4. Les mots *p^r^ arriver* surchargent *le 18*.

5. Cette nouvelle est prise de Dangeau, p. 44. Le couronnement eut lieu le 22 décembre, et les *Mémoires de Lamberty* (tome VI, p. 664-668) donnent une description de la cérémonie; voyez aussi la *Gazette d'Amsterdam*, 1711, n° CIV.

6. Saint-Simon copie l'article du *Journal de Dangeau* du 17 no-

Mariage de la fille d'Amelot avec Tavannes, qui manque la grandesse par le Roi.

Amelot maria sa fille[1] à Tavannes, l'aîné de la maison[2], qui depuis a commandé longtemps en Bourgogne[3], et dont le frère est devenu évêque-comte de Châlons, archevêque de Rouen et grand aumônier de la Reine[4]. Amelot, illustre par le succès de ses ambassades et adoré en Espagne, n'avoit eu aucune récompense de ses travaux, que la charge de président à mortier pour son fils après tant de réputation et de si justes espérances[5]. Il tenta la grandesse, dont sa robe l'excluoit, pour Tavannes, en épousant sa fille. Il y trouva toute la facilité à laquelle il devoit s'attendre de la cour d'Espagne, que Mme des Ursins gouvernoit si despotiquement ; mais le Roi n'y voulut jamais consentir. Ce n'étoit plus ici le temps d'Amelot. Son mérite avoit trop effrayé malgré sa sagesse et sa modestie. J'ai expliqué cette anecdote lors de son retour d'Espagne[6].

vembre (p. 26). L'attaque eut lieu le 26 octobre de grand matin, et le commandant de la place était un officier wallon appelé M. de Glimes (*Mémoires de Sourches*, tome XIII, p. 237-238 et 239-240 ; *Gazette*, p. 569-571 ; correspondances et relations dans le volume 2331 du Dépôt de la guerre). D'après l'Histoire du duc de Vendôme par le chevalier de Bellerive, le commandant de la place était le chevalier de Croix, lieutenant des gardes du corps du roi d'Espagne.

1. Marie-Anne-Ursule Amelot : tome XVIII, p. 100. Le mariage ne fut célébré que le 3 mars 1712 ; mais Dangeau l'annonce dès le 21 décembre précédent (tome XIV, p. 43) ; c'est pour cela que notre auteur en parle en cette fin d'année.

2. Henri-Charles de Saulx : tome XVIII, p. 103.

3. Ses lettres de provisions comme lieutenant général en Bourgogne, pour les bailliages d'Auxois, Auxerrois et Autunois, datées du 20 avril 1705, sont dans le registre du Parlement coté X[1A] 8709, fol. 185.

4. Nicolas de Saulx-Tavannes : tome XVIII, p. 104.

5. Tome XXI. p. 334.

6. Tome XVIII, p. 100-104. Saint-Simon fait ici confusion. Amelot avait demandé la grandesse pour son gendre lorsqu'il était question que sa fille épousât le prince de Chalais. En ayant été refusé, il ne renouvela pas cette demande pour M. de Tavannes ; mais il se contenta de solliciter pour lui quelque faveur militaire par le canal de Mme de Maintenon. Celle-ci lui répondit le 25 mars (lettre inédite mentionnée dans le Catalogue 190 de M. Eugène Charavay) qu'elle ne

Mariage du chevalier de Croissy.

Torcy maria aussi, ou laissa marier son frère[1] à une fille de Brunet[2], riche financier[3], qui, de chevalier de Croissy, devint comte de Croissy.

6 000# de pension à d'O. 300 000 de brevet de retenue au duc de Tresmes, à qui cela en fait 500 000.

D'O, comme devenu menin du Dauphin[4], eut six mille livres de pension[5], et le duc de Tresmes trois cent mille livres de brevet de retenue sur sa charge de premier gentilhomme de la chambre ; il en avoit déjà un de deux cent mille, tellement qu'il en eut cinq cent mille[6].

Causes

Il[7] est temps de revenir au duc de Noailles. On a vu que, n'y ayant plus rien à faire pour lui en Catalogne, ses troupes avoient passé à l'armée de M. de Vendôme, et lui,

pouvait que faire des vœux pour M. de Tavannes, le Roi n'écoutant point les dames au sujet des gens de guerre.

1. Louis-François-Henri Colbert : tome XI, p. 304. D'après le chevalier de Quincy (*Mémoires*, tome III, p. 122), les soldats l'avaient surnommé *le Petit général* et *le Poupin d'amour*.

2. Le chevalier de Croissy épousa le 30 décembre 1711 Marie Brunet de Rancy (*Dangeau*, tome XIV, p. 39 et 42 ; *Sourches*, tome XIII, p. 253 et 260 ; *Mercure* de janvier 1712, p. 206) ; elle mourut le 16 avril 1742, à quarante-neuf ans.

3. Paul-Étienne Brunet, seigneur de Rancy, reçu trésorier général de la maison du Roi en octobre 1677, avait épousé, le 15 juillet 1678, Geneviève-Michelle Colbert, fille du maître des requêtes Michel, de la branche de Villacerf ; il devint receveur général des finances en Flandre et Hainaut en 1683, fermier général en 1689, et mourut le 19 août 1717. En 1716, d'après Buvat (*Journal*, tome I, p. 183), il déclara posséder vingt-deux millions de fortune, et habitait alors l'hôtel d'Albret, rue des Francs-Bourgeois.

4. Tome XXI, p. 343.

5. *Dangeau*, tome XIV, p. 46 ; le brevet ne fut expédié que le 18 mars 1712 (registre O[1]56, fol. 75 v°).

6. Dangeau annonce cette nouvelle le 30 décembre (p. 49) ; le brevet du 10 janvier 1712 est dans le registre O[1]56, fol. 5. Le duc de Tresmes avait déjà quatre cent mille livres de brevet de retenue ; le Roi lui accorda une augmentation de cent mille livres ; notre auteur lit mal Dangeau.

7. Avant ce paragraphe Saint-Simon a biffé un commencement d'alinéa : « Pelletier, Pr Pt, se trouvoit depuis longtemps au » ; on retrouvera plus loin, p. 217, le sujet que notre auteur allait entamer, mais non pas les mêmes mots.

dès le commencement de mars, à Saragosse, où étoit la cour d'Espagne, destiné lui-même à servir sous les ordres de ce général[1]. La foiblesse et les manquements de quantité de choses tinrent toute cette campagne les armées oisives, à quelques légères entreprises près, qui ne troublèrent point la paresse de Vendôme, qui[2] étoit dans ses quartiers avec toute son armée, ni la cour assidue de Noailles, qui demeura toujours auprès du roi d'Espagne à Saragosse et à Corella. L'ambition de gouverner, facilitée de la considération et des accès que le neveu de Mme de Maintenon trouvoit dans une cour qu'il avoit déjà fort pratiquée, jointe à celle que lui donnoit son emploi dans l'armée, dont il en avoit commandé une en chef, et ses liaisons intimes avec M. de Vendôme, dont on a vu en son temps l'origine[3], engagèrent le duc de Noailles à une folie, et à tenter ce qui ne pouvoit que le perdre, au lieu de se[4] contenter des prospérités les plus flatteuses, dont il jouissoit avec solidité. Il trouva à Saragosse le marquis d'Aguilar, duquel j'ai parlé plus d'une fois[5], qui avoit quitté la charge de colonel du régiment des gardes espagnoles pour celle de capitaine de la première compagnie des gardes du corps espagnoles[6], qui l'approchoit davantage du roi. Tous deux s'étoient connus aux voyages précédents que le duc de Noailles avoit faits près du roi d'Espagne ; tous deux s'étoient plu[7] ; ils avoient lié ensemble une amitié conforme à leur génie, à leur esprit, à leur caractère, qui étoit parfaitement homogène[8]. Je ne

du retour du duc de Noailles et de sa secrète disgrâce.

1. Tome XXI, p. 322. — 2. *Qui* surcharge *ny*.

3. On a vu par une lettre insérée dans l'Appendice de notre tome XX, p. 441-442, sur quel pied M. de Noailles se trouvait avec Vendôme.

4. *Ce* corrigé en *se*.

5. En dernier lieu dans le tome XX, p. 127 ; c'est le comte, et non le marquis.

6. En septembre 1705 : *Dangeau*, tome X, p. 428 ; notre tome XIII, p. 174.

7. Saint-Simon écrit *plus*. — 8. Déjà dit dans le tome XIII, p. 173.

sais lequel des deux imagina le projet ; mais il est certain que tous deux l'embrassèrent, agirent[1] d'un grand concert, et n'oublièrent rien pour un succès qu'ils crurent les devoir porter à devenir en Espagne les maîtres de la cour et de l'État. La reine étoit attaquée des écrouelles[2],
[Add. S^tS. 1032] qui la conduisirent enfin au tombeau. Son[3] mal l'empêchoit de suivre le roi aux chasses continuelles et aux promenades, la tenoit encore dans la retraite de son appartement dans d'autres temps qu'elle passoit auparavant[4] avec le roi, la rendoit particulière et beaucoup moins accessible au public, et l'obligeoit à une coiffure embéguinée, qui lui cachoit la gorge et une partie du visage[5]. Les deux amis n'ignoroient pas que le roi ne pouvoit se passer d'une femme, et qu'il étoit accoutumé à s'en laisser gouverner : ils se persuadèrent que l'empire dont la princesse des Ursins jouissoit n'étoit fondé que sur celui que la reine avoit pris sur le roi, que, si elle le[6] perdoit, la camarera-mayor tomberoit avec elle, et, jugeant du roi par eux-mêmes, ils ne doutèrent pas de se servir utilement du mal de la reine pour en dégoûter le roi. Ce grand pas fait, ils avoient résolu de lui donner une maîtresse, et se flattèrent que sa dévotion céderoit à ses besoins. Avec une maî-

1. Le commencement d'*agirent* surcharge un *et*.
2. Tome XXI, p. 322. Les *Mémoires de Sourches* disent le 25 mai (p. 119) : « On voyoit des lettres de Saragosse du 13, qui portoient que la reine, qui étoit relevée d'une dangereuse maladie, étoit retombée, et qu'on croyoit que c'étoit la nouvelle de la mort de Monseigneur qui lui avoit causé cette rechute ; que cependant il y avoit espérance qu'elle n'auroit pas de suites, quoiqu'elle eût toujours une petite fièvre, parce que le lait d'ânesse que les médecins lui faisoient prendre lui apportoit du soulagement, et qu'on disoit que l'air de Corella, ville de Navarre sur les frontières de Castille, où elle devoit aller bientôt, étoit beaucoup meilleur que celui de Saragosse, parce qu'elle étoit beaucoup mieux située. »
3. *Son* corrige un *C*.
4. *Auparavent* (sic) a été ajouté après coup en interligne.
5. Voyez la lettre de Mme des Ursins dans le tome XXI, p. 487.
6. *Le* a été ajouté en interligne.

tresse de leur main, qui auroit un continuel besoin d'eux, en conseils et en appui, pour se soutenir elle-même, ils comptèrent de la substituer à la reine auprès du roi, et de devenir eux-mêmes, dans la cour et dans la monarchie, ce qu'y étoit la princesse des Ursins. Ce pot au lait de la bonne femme[1], et qui en eut aussi le sort, ne fait pas honneur aux deux têtes qui l'entreprirent, moins encore à un étranger si grandement, si agréablement, et si prématurément établi dans son pays. Ils commencèrent aussitôt à travailler à cette entreprise. Ils profitèrent de tous les moments de s'insinuer de plus en plus dans la familiarité du roi. Aguilar avoit été ministre de la guerre, il s'étoit aussi mêlé des finances[2]; Noailles, par son commandement et par son personnel en notre cour, n'avoit pas moins d'occasion et de matière que l'autre d'entrer en des conversations importantes et suivies avec le roi, secondés qu'ils étoient de la faveur de la reine et de l'appui de Mme des Ursins, auxquelles ils faisoient une cour d'autant plus assidue et plus souple, qu'ils avoient plus d'intérêt de leur cacher ce qu'ils méditoient contre elles. Cela dura ainsi pendant tout le séjour de Saragosse, où ils ne songèrent qu'à s'établir puissamment dans la confiance du roi. Le voyage de Corella, qui fit une légère séparation de lieu du roi et de la reine, leur parut propre à entamer leur dessein. Ils prirent le roi par le foible qu'ils lui connoissoient sur sa santé, et lui firent peur, sous le masque d'affection et de l'importance dont sa santé et sa vie étoient à[3] l'État, de gagner le mal de la reine en continuant de coucher avec elle, et poussèrent[4] jusqu'à l'inquiéter d'y manger. Ce soin pour sa conserva-

1. Locution déjà rencontrée dans le tome XII, p. 194.

2. Au début du règne de Philippe V; mais il n'y resta que peu de mois.

3. Les sept derniers mots ont été ajoutés en interligne, au-dessus de *elle estoit à*, dont les deux premiers mots ont seuls été biffés.

4. Le *p* de *pousserent* surcharge un *a*.

tion fut assez bien reçu pour leur donner espérance. Ils continuèrent, elle augmenta ; ils poussèrent leur pointe ; ils plaignirent le roi sur ses besoins ; ils battirent la campagne[1] sur la force et les raisons de nécessité : en un mot, ils lui proposèrent une maîtresse. Tout alloit bien jusque-là ; mais ce mot de maîtresse effaroucha la piété du roi et les perdit. Il les écarta doucement, ne les écouta plus que sur d'autres matières, ne leur parla plus avec ouverture. Sa contrainte et sa réserve avec eux leur fut un présage funeste qu'ils ne purent détourner[2]. Dès que le roi se retrouva entre la reine et Mme des Ursins, il leur raconta la belle et spécieuse proposition qui lui avoit été faite par deux hommes qu'elles lui vantoient incessamment, et qu'elles[3] se croyoient si attachés. On peut juger de l'effet du récit. Toutefois, il n'y parut pas au dehors : elles voulurent s'assurer de leur vengeance. La reine en écrivit à la Dauphine avec la dernière amertume, et la princesse des Ursins à Mme de Maintenon, avec tout l'art dans lequel elle étoit si grande maîtresse[4]. Quelque intérieurement irrités que le Roi et Mme de Maintenon fussent de la souveraineté que Mme des Ursins entreprenoit de se faire, colère dont il n'est pas encore temps de parler qu'en passant, ils[5] se sentirent piqués jusqu'au

1. « *Battre la campagne* se dit figurément d'un homme qui, dans un discours, s'éloigne de son sujet par des digressions fréquentes » (*Académie*, 1718).

2. *Détourner* est en interligne au-dessus d'*appaiser*, biffé.

3. *Elle*, au singulier, par mégarde, dans le manuscrit.

4. Mgr Baudrillart, dans son *Philippe V et la cour de France* (tome I, p. 456 note), a exposé les raisons qui font croire que Saint-Simon s'est fait l'écho en cette circonstance de bruits mensongers sur la cause du retour de M. de Noailles et de la disgrâce du comte d'Aguilar. On verra plus loin qu'il n'y eut pas concordance de temps entre les deux faits, et la lettre que Mme de Maintenon écrivit à son neveu le 15 août (recueil Geffroy, tome II, p. 286) établit avec certitude que Saint-Simon s'est trompé. Il faut donc n'admettre qu'avec beaucoup de réserves le long récit qui va être fait.

5. Le mots *ils*, oublié, a été ajouté en interligne.

vif : le Roi, blessé du côté de la religion, de l'ambition, de la hardiesse ; Mme de Maintenon, de celui de la toute-puissance, qu'elle croyoit exercer en Espagne par la princesse des Ursins, qui étoit son endroit le plus sensible ; tous deux de l'ingratitude, et de ce qu'ils appelèrent, avec la Dauphine, la perfidie d'un homme comblé, en un tel âge et à un tel excès, de biens, de charges, de dignités, de grands emplois, de distinctions, de toutes les sortes de faveur, et de leur confiance, duquel ils se croyoient les plus assurés, et qui en abusoit avec une telle audace. L'amitié, l'amusement, la confiance entière que Mme de Maintenon avoit surtout prises[1] en ce neveu, qu'elle regardoit comme son fils, comme son ami, quelquefois comme son conseil et comme ne faisant qu'un avec elle et ne pouvant avoir d'autres intérêts[2] que les siens, fit dans son cœur une blessure profonde, qui, à force de temps et de changement des choses, parut guérie à l'extérieur, mais ne le fut jamais dans le fonds, ni pour l'amitié, ni pour l'estime, ni pour la confiance, et laissa jusqu'à la fin de sa vie un fâcheux malaise entre eux. La Dauphine, toujours investie par[3] les Noailles, qui avoit goûté l'esprit de badinage, et quelquefois de sérieux, du duc de Noailles, et à qui, pour plaire à Mme de Maintenon, elle avoit laissé prendre un accès auprès d'elle et une familiarité publique qui n'avoit jamais été permise qu'à lui, et qui le regardoit comme un ami, n'en fut que plus blessée contre lui pour la reine sa sœur, qu'elle aimoit beaucoup, et avec qui elle étoit dans un continuel commerce. Elle sut un gré infini à Mme de Maintenon de prendre l'affaire si amèrement contre un homme si proche, à qui elle étoit si accoutumée[4], et Mme de Mainte-

1. Il y a bien *prises*, au féminin pluriel, dans le manuscrit.
2. *Autres* est au pluriel dans le manuscrit, et *interest* au singulier.
3. Le *p* de *par* surcharge un *d*, comme si Saint-Simon avait voulu écrire *investie des Noailles*.
4. *Accoutumé* corrigé en *accoutumée*.

non à elle, de lui voir porter l'intérêt de sa sœur avec tant de vivacité. Ce groupe secret, intime, suprême, ne fit donc que s'échauffer et s'irriter mutuellement, et le Dauphin y entra en quart, au point où il étoit avec eux, dans l'horreur d'une action pour ce monde si folle, et pour la religion si criminelle. Les réponses en Espagne ne tardèrent pas, dont la force fut pleinement au gré de la reine d'Espagne et de la princesse des Ursins[1]. Le duc de Noailles eut par la même voie un ordre sec et précis de revenir sur-le-champ à la réception de ces lettres. L'extérieur, parfaitement gardé jusque-là, n'eut plus de ménagement. Aguilar reçut ordre de donner sur l'heure la démission de sa charge[2], qui fut à l'instant donnée au comte de San-Estevan-de-Gormaz, grand d'Espagne par sa femme[3], et fils du marquis de Villena, desquels j'ai parlé

1. Pour voir combien Saint-Simon se trompe, il n'y a qu'à lire la lettre de Mme de Maintenon du 15 août, citée ci-dessus, p. 186, note 4, et qu'on trouvera aux Additions et Corrections. Les correspondances des Affaires étrangères ne contiennent rien de ce que dit notre auteur.

2. Il n'y eut pas concordance de temps entre le rappel de M. de Noailles et la disgrâce d'Aguilar, comme notre auteur le laisse supposer. M. de Noailles quitta Madrid au commencement de septembre, puisqu'il était à Versailles le 19, tandis que M. d'Aguilar resta en fonctions jusqu'en décembre. Voici ce que Mme des Ursins écrivait au duc de Vendôme le 12 décembre (recueil Geffroy, p. 414) : « On attend à Madrid, ce soir ou demain, le comte d'Aguilar, qui y apprendra, en arrivant, que le roi vient de donner au comte de San-Estevan-de-Gormaz la première compagnie des gardes du corps qu'il commandoit. Cette nouvelle ne doit pas le surprendre, puisqu'il avoit supplié instamment S. M., se trouvant inutile pour son service, de trouver bon qu'il se retirât chez lui, où il ne vouloit plus songer qu'à prier Dieu pour LL. MM., paroissant d'ailleurs très désabusé du monde. Le roi n'a pas voulu l'empêcher de choisir une retraite de son goût et qui pouvoit si fort contribuer à son salut. Je crois qu'il vous paroîtra que S. M. a pris, en ce rencontre, le meilleur parti. » On peut voir aussi la *Gazette*, 1712, p. 5, 17 et 54, la *Gazette d'Amsterdam*, 1712, n° III, et une lettre du volume Guerre 2329, n° 267.

3. Le comte de San-Estevan, veuf en premières noces de Pétronille-Antoinette de Silva et Tolède, comtesse de Melgar, s'était remarié en 1702 à Catherine de Sandoval et Moscoso, fille du comte d'Altamira.

ailleurs[1], et, en même temps, de partir sur-le-champ pour sa commanderie[2], où il fut relégué quelque temps. Le duc de Noailles, dans le très peu de jours qu'il mit à arranger son voyage, ne trouva plus que des portes fermées, et des visages qui le furent encore plus. Il arriva, comme je l'ai dit[3], à Versailles le surlendemain du retour de Fontainebleau, et salua le Roi chez Mme de Maintenon, qui, pour le public, l'y voulurent voir comme ils l'y avoient toujours vu à ses retours; mais la réception y fut étrangement courte et différente. On[4] ne tarda pas à s'apercevoir, au sec du Roi pour lui, à sa retenue et à son embarras avec le Roi, avec le Dauphin, et surtout avec la Dauphine, qu'il y avoit quelque chose de grave et de fort extraordinaire sur son compte; car on n'avoit pas encore pénétré qu'il eût eu ordre de revenir, ni la cause encore moins. Les dames de l'intérieur remarquèrent qu'elles le rencontroient bien plus rarement chez Mme de Maintenon, et que, dans ce peu qu'elles l'y voyoient, la contrainte et l'embarras du neveu, le sec et le bref de la tante, sautoient aux yeux, et faisoient un contraste entier avec les manières que, jusqu'alors, elles leur avoient toujours vues ensemble. Ces choses toujours continuées percèrent peu à[5] peu; elles excitèrent toute la curiosité, et bientôt après on sut, mais parmi les plus instruits seulement, la cause de la disgrâce, que j'appris des premiers par ces dames du palais à qui la Dauphine s'ouvroit volontiers.

Embarras et fâcheuse situation du duc

Le duc de Noailles, également occupé à cacher une situation si fâcheuse et à y chercher des ressources, s'y trouva étrangement embarrassé. Les siennes[6] naturelles, et

1. En dernier lieu tome XX, p. 140.

2. La commanderie de Manzanarès, dans la Nouvelle-Castille et dans la province de Ciudad-Real, d'après la *Gazette d'Amsterdam*, 1712, n° XVII. Le marquis de Franclieu l'y visita en 1721 (*Mémoires*, p. 186).

3. Ci-dessus, p. 148. — 4. Avant *on*, il a biffé un *et*.

5. Les mots *peu à*, oubliés, ont été ajoutés en interligne.

6. Ses ressources.

de Noailles à la cour.

qui l'avoient si rapidement mené, lui devenoient inutiles : Mme de Maintenon, blessée au cœur par son plus cher intérêt ; le Roi, par la chose même, et par le dépit de s'être si lourdement mépris à prodiguer ses grâces les plus signalées ; la Dauphine, offensée[1] pour la reine sa sœur, pour elle-même, et qui se piquoit encore de l'être ; le Dauphin, dans l'extrême piété dont il étoit, contre tous les principes duquel il se trouvoit surpris. Sa famille, si brillante, si établie, si nombreuse, outrée contre lui de s'être perdu ainsi, comme de gaieté de cœur, ne pouvoit rien en sa faveur ; sa mère, d'excellent conseil, n'avoit jamais eu qu'un manège[2], qui avoit[3] toujours tenu le Roi et Mme de Maintenon en garde contre elle, même assez peu décemment[4] ; sa femme, une folle qui, toute nièce unique qu'elle étoit de Mme de Maintenon, lui étoit devenue pesante à l'excès[5], et qui, loin d'oser lui ouvrir la bouche, ne la voyoit que par mesure, et presque toujours pour en être grondée, sans liaison en aucun temps avec la Dauphine, sans considération dans le monde, qu'on ne lui avoit jamais laissé voir que par le trou d'une bouteille[6] ; son oncle[7], perdu avec Mme de Maintenon, et fort avancé de l'être près du Roi ; ses trois sœurs[8], dames du palais, et fort bien avec la Dauphine, mais la Dauphine hors de mesure d'écouter rien ; nul seigneur en charge à qui il pût ou voulût avoir recours ; et, pour les ministres, son cas n'étoit pas graciable auprès de gens à principes et de la haute piété des ducs de Chevreuse et de Beauvillier ; et fils et neveu de gens dont le premier ne pouvoit lui attirer leur grâce, et l'autre, quoi qu'il eût fait pour conserver

1. *Offensée* est en interligne, au-dessus de *picquée*, biffé.
2. Que du manège. — 3. *Avoient* corrigé en *avoit*.
4. Voyez nos tomes V, p. 124, et XVI, p. 384.
5. Tomes XI, p. 121, et XIV, p. 262.
6. Locution déjà rencontrée dans le tome XIV, p. 222.
7. Le cardinal de Noailles.
8. Mmes d'Estrées, de la Vallière et de Gondrin.

au duc de Beauvillier ses places aux dépens de son propre frère, n'en étoit pas moins pour eux l'ennemi fatal de l'archevêque de Cambray[1]. L'évêque de Meaux[2] n'étoit pas assez simple pour s'ingérer de raccommoder avec Mme de Maintenon le neveu de celui qui le vouloit perdre ; il en étoit de même de la Chétardye, son directeur, et du P. Tellier auprès du Roi. Voysin, vil esclave de Mme de Maintenon, ne se seroit pas hasardé à lui déplaire ; Pontchartrain, malfaisant et sans crédit ni volonté ; le Chancelier se sentoit les reins trop rompus ; Torcy étoit la timidité même. Desmaretz parut au duc de Noailles le seul dont il pût espérer secours. Desmaretz étoit un sanglier tellement enfoncé dans sa bauge[3], qu'il ignoroit presque tout ce qui se passoit hors de sa sphère ; il ne comptoit et ne croyoit qu'en Mme de Maintenon ; il ne se douta seulement pas de la situation du duc de Noailles. Il se trouva donc flatté de le voir se jeter à lui, et, si il la sut bien longtemps depuis, il se trouva tellement lié qu'il ne put s'en défaire, ou qu'il ne l'osa. C'étoit donc tenir à quelqu'un que cette liaison si prompte que saisit le duc de Noailles. Il la cultiva d'assiduité, de flatteries et de souplesses ; un contrôleur général ministre et accrédité étoit toujours bon à avoir pour qui surtout n'avoit personne, en attendant qu'il vît jour à se servir de lui pour le raccommoder, ce qui néanmoins ne se trouva pas. M. de Noailles, qui avoit été fort bien avec M. et Mme la duchesse d'Orléans, étoit brouillé avec eux pour l'affaire de Regnault, qu'il lui avoit donné, et qu'il avoit eu auparavant à lui[4], et pour des tracasseries avec Madame la Du-

Noailles se jette à Desmaretz.

Noailles brouillé avec M. et Mme la duchesse d'Orléans, et pourquoi.

1. Il veut dire qu'il était fils du maréchal de Noailles, mort depuis 1708, qui avait voulu prendre la place du duc de Beauvillier, et neveu du cardinal qui, quoique ayant sauvé le duc de Beauvillier de la disgrâce (tome V, p. 148-154), n'en était pas moins l'ennemi de l'archevêque de Cambray.

2. M. de Bissy. — 3. Comparez tome XXI, p. 370-371.

4. Tome XVIII, p. 51.

chesse[1]. Dans son état florissant il s'en seroit, je crois, peu soucié ; mais, dans celui où il se trouvoit, les miettes même lui sembloient[2] aiguës[3] ; il auroit voulu au moins les ramasser. Ma liaison intime avec eux étoit publique ; je passois pour l'ami de cœur et de confiance la plus totale du duc de Beauvillier, et même du duc de Chevreuse ; on n'ignoroit pas que j'étois au même point avec le Chancelier. Ce qui se passoit de secret et d'intime entre le Dauphin et moi[4] ne se savoit pas ; mais on étoit en grand soupçon sur moi de ce côté-là par le chausse-pied du duc de Beauvillier, par l'air et les manières qui échappoient pour moi au Dauphin, quand je paroissois devant lui en public, par les entretiens tête à tête qu'il avoit souvent dans le salon de Marly avec Mme de Saint-Simon, et dans leurs parties, où elle se trouvoit presque toujours. Ni lui ni la Dauphine ne se contraignoient plus sur le desir de la voir succéder à la duchesse du Lude[5], et d'une manière encore que celle-ci, qui le savoit et en parloit, ne pouvoit en être peinée. Le[6] Roi et le monde la traitoient avec une distinction marquée de tout temps, et qui augmentoit toujours ; je l'étois bien[7] du Roi, et le monde avoit les yeux fort ouverts sur moi. Tout cela apparemment persuada au duc de Noailles que, pour un temps ou pour un autre[8], j'étois un homme qu'il falloit gagner, et il ne fut pas quinze jours de retour, qu'il commença à dresser vers moi ses batteries.

Noailles se propose de lier avec moi.

Caractère

Le duc de Noailles, maintenant arrivé au bâton, au

1. Il veut dire que M. de Noailles avait pris parti pour Madame la Duchesse dans les tracasseries que celle-ci avait faites à sa sœur la duchesse d'Orléans.

2. Les premières lettres de *sembloient,* corrigeant *sembloit,* surchargent *esto[tent]*.

3. C'est-à-dire, les bagatelles même lui étaient une cause de crainte et de gêne.

4. Ci-dessus, p. 13 et suivantes.

5. Tome XIX, p. 244, 331 et 336. — 6. *Ce* corrigé en *Le*.

7. J'étais bien traité. — 8. Après *autre,* il y a *un ho^e^,* biffé.

commandement des premières armées, et au ministère[1], va désormais figurer tant[2], et en tant de manières, qu'il seroit difficile d'aller plus loin avec netteté sans le faire connoître, encore qu'il soit plein de vie et de santé, et qu'il ait trois ans moins que moi[3]. C'est[4] un homme né pour faire la plus grande fortune, quand il ne l'auroit pas trouvée toute faite chez lui. Sa taille assez grande, mais épaisse, sa démarche lourde et forte[5], son vêtement uni, ou tout au plus d'officier, voudroient montrer la simplicité la plus naturelle ; il la soutient avec le gros de ce que[6], faute de meilleure expression, on entend par une apparence de sans façon et de camarade. On a rarement plus d'esprit, et plus de toutes sortes d'esprits[7], plus d'art

du duc de Noailles.

1. Saint-Simon écrit dans le courant de 1743, alors que Louis XV venait de nommer ministre d'État M. de Noailles, qui était maréchal de France depuis 1734, et avait depuis lors toujours commandé en chef.

2. Avant *tant*, Saint-Simon avait ajouté par mégarde un *en* en interligne, qu'il a ensuite biffé.

3. Il était né le 29 septembre 1678 et notre auteur le 16 janvier 1675.

4. Saint-Simon fera dans la suite des *Mémoires* (tome XI de 1873, p. 227 et suivantes) un autre portrait, encore plus noir, du duc de Noailles, qu'on pourra comparer avec celui qui va suivre. D'Argenson (*Mémoires*, tome IV, p. 182-185) semble confirmer les accusations de notre auteur, et Sainte-Beuve (*Nouveaux lundis*, p. 189-212) reconnaît qu'elles sont vraisemblables. Parmi les contemporains, on peut voir ce que disent de lui Torcy (*Journal*, p. 286), le duc de Luynes (*Mémoires*, tomes V, p. 91-93, et VI, p. 66), Mme des Ursins (lettre à Mme de Maintenon, dans le recueil Bossange, tome III, p. 459-460), l'abbé Le Gendre (*Mémoires*, p. 207-208). De nos jours M. le duc de Noailles (*Histoire de Mme de Maintenon*, tome I, p. 285) et Chéruel (*Saint-Simon considéré comme historien*, p. 536 et suivantes) ont cherché à infirmer les dires de Saint-Simon et à réhabiliter sa « victime ». Il faut remarquer que tout ce portrait, très soigné comme style, avec peu de corrections, semble avoir été copié sur une première rédaction déjà revisée.

5. Une allure de paysan, dira-t-il en 1715. Il y a au château de Mouchy un portrait original de lui.

6. *Que* est en interligne.

7. Saint-Simon avait d'abord écrit *de touttes d'esprits* ; il a ajouté *sortes d'* en interligne, sans biffer le *d'* qui existait déjà.

et de souplesse à accommoder le sien à celui des autres, et à leur persuader, quand cela lui est bon, qu'il est pressé des mêmes desirs et des mêmes affections dont ils le sont eux-mêmes, et, pour le moins, aussi fortement qu'eux, et qu'il en est supérieurement occupé. Doux quand il lui plaît, gracieux, affable, jamais importuné quand même il l'est le plus, gaillard, amusant, plaisant de la bonne et fine plaisanterie, mais d'une plaisanterie qui ne peut offenser; fécond en saillies charmantes, bon convive, musicien, prompt à revêtir comme siens tous les goûts des autres, sans jamais la moindre humeur, avec le talent de dire tout ce qu'il veut, comme il veut, et de parler toute une journée sans toutefois qu'il s'en puisse recueillir quoi que ce soit, et cela même au milieu du salon de Marly, et dans les moments de sa vie les plus inquiets, les plus chagrins, les plus embarrassants : je parle pour l'avoir vu bien des fois, sachant ce qu'il m'en avoit dit lui-même, et lui demandant après, dans mon étonnement, comment il pouvoit faire; aisé, accueillant, propre à toute conversation, sachant de tout, parlant de tout, l'esprit orné, mais d'écorce, en sorte que sur toute espèce de savoir force superficie, mais on rencontre le tuf[1] pour peu qu'on approfondisse, et alors vous le voyez maître passé en galimatias[2] de propos délibéré. Tous les petits soins, toutes les recherches, tous les avisements[3] les moins prévus coulent de source chez lui pour qui il veut capter, et se multiplient et se diversifient avec grâce et gentillesse, et ne tarissent point, et ne sont point sujets à dégoûter. Tout à tous, avec une aisance surprenante, et n'oublie pas dans les maisons à plaire à certains anciens valets. L'élocution nette, harmonieuse, toutefois naturelle et agréable; assez d'élégance, beaucoup[4] d'élo-

1. Terme déjà rencontré dans le tome III, p. 190, et dans le tome XIV, p. 18, où il oppose, comme ici, le tuf à l'écorce.

2. Tome XX, p. 32. — 3. Tome XI, p. 158.

4. La première lettre de ce mot surcharge un *p*.

quence, mais qui sent l'art, comme, avec beaucoup de politesse et de grâce dans ses manières, elles ne laissent pas de sentir quelque sorte de grossièreté naturelle ; et toutefois des récits charmants, le don de créer des choses de riens pour l'amusement, et de dérider et d'égayer même les affaires les plus sérieuses et les plus épineuses, sans que tout cela paroisse lui coûter rien. Voilà sans doute bien de l'agréable et de grands talents de cour. Heureux s'il n'en avoit point d'autres! Mais les voici. Tant d'appâts d'esprit, de société, de commerce, tant de pièges d'amitié, d'estime, de confiance, cachent presque tous[1] les monstres que les poètes ont feints dans le Tartare[2] : une profondeur d'abîme, une fausseté à toute épreuve, une perfidie aisée et naturelle, accoutumée à se jouer de tout, une noirceur d'âme qui fait douter s'il en a une[3], et qui assure qu'il ne croit rien, un[4] mépris de toute vertu de la plus constante pratique, et, tour à tour, selon le besoin et les temps, la débauche publique abandonnée et l'hypocrisie la plus ouverte et la plus suivie ; en tous ces genres de crimes, un homme qui s'étend à tout, qui entreprend tout, qui, pris sur le fait, ne rougit de rien, et n'en pousse que plus fortement sa pointe, maître en inventions et en calomnies, qui ne tarit jamais, et qui demeure bien rarement court ; qui, se trouvant à découvert et dans l'impuissance, se reploie prestement comme les serpents[5],

1. *Cachent* corrige *cachoient*, et *presque tous* a été ajouté en interligne.

2. Le Tartare était, selon les anciens, le lieu le plus profond des enfers. Platon en a parlé dans *Phédon*, et Hésiode dans sa *Théogonie*. Virgile a dit dans l'Énéide, livre VI, vers 577-579 :

Tum Tartarus ipse
Bis patet in præceps tantum, tenditque sub umbras
Quantus ad æthereum cœli suspectus Olympum.

3. *Une* a été ajouté en interligne.

4. Ici, il avait d'abord écrit *une*, et il a surchargé l'*e* par la première lettre de *mepris*.

5. En 1715 (tome XI, p. 227), il le qualifiera de « serpent tentateur », de « vrai démon » (p. 421).

dont il conserve le venin parmi toutes les bassesses les plus abjectes, dont il ne se lasse point, et dont il ne cesse d'essayer de vous regagner dans le dessein bien arrêté de vous étrangler; et tout cela sans humeur, sans haine, sans colère, tout cela à des amis de la plus grande confiance, dont il avoue n'avoir jamais eu aucun lieu de se plaindre, et auxquels il ne nie pas des obligations du premier ordre. Le grand ressort d'une perversité si extrêmement rare est l'ambition la plus démesurée, qui lui fait tramer ce qu'il y a de plus noir, de plus profond, de plus incroyable, pour ruiner tout ce qu'il y craint d'obstacles, et tout ce qui peut même, sans le vouloir, rendre son chemin moins sûr et moins uni. Avec cela, une imagination également vaste, fertile, déréglée, qui embrasse tout, qui s'égare partout, qui s'embarrasse, et qui sans cesse se croise elle-même, qui devient aisément son bourreau, et qui est également poussée par une audace effrénée, et contrainte par une timidité encore plus forte, sous le contraste desquelles il gémit, il se roule, il s'enferme, il ne sait que faire, que[1] devenir, et qui protège néanmoins rarement contre ses crimes. En même temps, avec tout son esprit, ses talents, ses connoissances, l'homme le plus radicalement incapable de travail et d'affaires[2]. L'excès de son imagination, la foule de vues, l'obliquité de tous les desseins qu'il bâtit en nombre tous à la fois, les croisières[3] qu'ils se font les uns aux autres, l'impatience de les suivre et de les démêler, mettent une confusion dans sa tête, de laquelle il ne peut sortir. C'est à la guerre la source de tant de mouvements inutiles dont il harasse ses troupes,

1. Ce *que* surcharge un *et*.
2. « Il écorchoit la superficie de tout » (suite des *Mémoires*, tome IX, p. 341).
3. Action de naviguer dans certains parages pour courir sus aux vaisseaux qui y passent. Aucun lexique n'indique d'emploi de ce mot au figuré. Ici c'est plutôt le sens de croisements. Comparez, quelques lignes plus haut : « une imagination qui se croise elle-même. »

sans aucun fruit et si souvent à contre temps, en général par des marches et des contremarches que personne ne comprend, en détail par des détachements qui vont et qui reviennent sans objet, en tout par des contre-ordres, six, huit, dix, tous de suite, quelquefois en une heure aux mêmes troupes, souvent à toute l'armée, pour marcher et ne marcher pas, qui en font le désespoir, le mépris et la ruine[1]. En affaires, il saisit un projet; il le suit huit jours, quelquefois jusqu'à quinze ou vingt; tout y cède, tout y est employé, toute autre chose languit dans l'abandon; il ne respire que pour ce projet. Un autre naît et se grossit dans sa tête, fait disparoître le premier, en[2] prend la place avec la même ardeur, est éteint par un troisième, et toujours[3] ainsi. C'est un homme de grippe[4], de fantaisie, d'impétuosité successive, qui n'a aucune suite dans l'esprit que pour les trames, les brigues, les pièges, les mines qu'il creuse et qu'il fait jouer sous les pieds. C'est où il a beaucoup de suite, et où il épuise toute la sienne pour les affaires. On verra en son temps les[5] preuves de fait de ce qui se lit ici, et on les verra les unes avec horreur, les autres avec toute la surprise que peuvent donner les propositions les plus étranges et les plus insensées. Enfin, ce qui trouvera à peine croyance d'un homme d'autant d'esprit et employé de si bonne heure, on le verra incapable de faire un mémoire raisonné sur quoi que ce soit, et incapable d'écrire une lettre d'affaires. A force de raison-

1. D'après le *Journal de P. Narbonne* (p. 48), il se perdait dans les « minuties » ; mais nous ne sachons pas que ses talents militaires aient été jamais étudiés et jugés par un homme du métier. On peut penser, *a priori*, que l'appréciation de Saint-Simon est quelque peu exagérée.

2. La première lettre d'*en* corrige une *l*.

3. Avant *toujours*, il y a un *c'est*, biffé.

4. Goût capricieux, passion vive, mais irraisonnée et passagère. Ce mot n'entra dans le *Dictionnaire de l'Académie* qu'en 1740; de nos jours, on n'emploie plus que l'expression *prendre en grippe*.

5. *Les* surcharge *et on*.

ner, de parler, de dicter, de reprendre, de corriger, de raturer, de changer, de refondre, tout s'évapore, il ne demeure rien; les jours et les mois s'écoulent; la tête tourne aux secrétaires; il ne sort rien, mais rien, quoi que ce soit. De dépit, quand c'est chose qu'il faut pourtant qui existe et montrer, il se résout enfin de la faire faire par un[1] inconnu qu'il a déniché, et qu'il a mis sous clef dans un grenier, à qui souvent encore il fait faire et défaire dix fois, et, avec la plus tranquille effronterie, produit cet ouvrage comme sien. Un homme en apparence si ouvert, si aimable, si fait exprès pour jeter de la poudre aux yeux[2] des plus réservés, pour[3] montrer si naturellement tout ce qui peut engager de tous les côtés possibles, et pour[4] en donner jusqu'en capacité de toutes les sortes les plus avantageuses impressions, qui, en même temps, ne pense que pour soi, ne fait aucun pas, quelque futile ou indifférent qu'il paroisse, qui n'ait rapport à son objet, qui pense toujours sombrement, profondément, à qui nul moyen ne coûte, qui avale la trahison et l'iniquité comme l'eau[5], qui sait imaginer, ourdir de loin, et suivre les plus infernales trames, est un de ces hommes que la miséricorde de Dieu a rendus si rares, qui, avec la noirceur des plus grands criminels, n'a pas même ce que, faute d'expression, on appelle la vertu qu'il faut pour exécuter de grands crimes, mais rassemble en soi pour les autres les plus grands dangers, et ne leur plaît que pour les perdre, comme les sirènes des poëtes[6]. Pour sa valeur, au moins plus qu'obscurcie par l'étrange timidité de général, j'en abandonne le jugement à ceux qui l'ont vu en

1. *Un*, oublié, a été remis en interligne.

2. Tome XVI, p. 212. — 3. L'abréviation p^r surcharge un *a*.

4. Ce p^r a été ajouté entre *et* et *en*.

5. *Bibit quasi aquam iniquitatem* (Livre de Job, chapitre xv, verset 16).

6. Il a déjà employé la même comparaison à propos de Madame la Duchesse (tome XVI, p. 289).

besogne : il en a essuyé quelquefois de bons mots le long des lignes. Ses incertitudes continuelles et ses occupations, qui l'ont tenu si fort sous clef[1] à l'armée et à la cour, ne l'y ont[2] pas fait aimer.

Je me laisse entraîner à la liaison du duc de Noailles.

Mon caractère droit, franc, libre, naturel, et beaucoup trop simple, étoit fait exprès pour être pris dans ses pièges. Comme je l'ai dit[3], il tourna court à moi[4]. Je n'en vis que la partie aimable ; j'y pris aisément les écorces estimables pour les choses mêmes ; il n'étoit pas encore démasqué ; au moins j'ignorois le masque, et je n'étois pas encore instruit de la cause de son retour. J'imaginai bien que ce n'étoit pas, comme l'on dit, à mes beaux yeux[5] que je devois les avances et les recherches empressées d'un homme avec qui je n'avois jamais vécu, et que es ailes de la faveur avoient si continuellement porté dans des routes brillantes tandis que je rampois. Je crus bien qu'il voyoit derrière moi M. le duc d'Orléans, M. de Beauvillier, peut-être le Dauphin dans le lointain[6], et qu'à tout hasard il avoit envie de me ramasser par le chemin[7]. Je compris que c'étoit un conseil de sa mère, dont je parlerai ailleurs, qui avoit toujours eu de l'amitié pour moi[8], quoique sans liaison bien étroite, et qui chercha

1. Le *Dictionnaire de l'Académie* de 1718 ne donnait pas cette locution figurée, au sens de tenir caché, à l'écart.

2. Saint-Simon avait d'abord écrit *ne l'ont*; il a mis un *y* en surcharge sur *ont*, et ajouté ce mot en interligne.

3. Ci-dessus, p. 192.

4. Les lexiques du temps ne donnent pas la locution figurée *tourner court à quelqu'un*, pour dire s'adresser à lui sans retard, sans hésitation.

5. « On dit proverbialement et en raillerie, *pour vos beaux yeux, pour ses beaux yeux*, pour dire, pour l'amour de vous, de lui, d'elle » (*Académie*, 1718).

6. Écrit *lointin*, sans doute par mégarde.

7. « On dit qu'*on a ramassé quelqu'un*, lorsque, l'ayant trouvé à pied dans la rue, on le fait monter en carrosse pour l'amener où il veut » (*Académie*, 1718). Voyez nos tomes I, p. 177, et II, p. 186.

8. Notre tome XV, p. 363.

toujours tant qu'elle put, mais par des voies honnêtes, à avoir tout pour soi, et rien contre. Je fus séduit par qui avoit tout pour séduire, l'esprit, les grâces, le raisonnement, et, pour le dehors, les plus grands et les plus brillants établissements en tout genre. Je répondis à ses avances, peu à peu à ses ouvertures, où je ne mis rien du mien, et où il me paroissoit qu'il mettoit fort du sien. Ses campagnes, les choses d'Espagne servirent d'introduction ; quelques-unes d'un intérieur de cour qui me passoit[1] souvent, parce que la scène en étoit chez Mme de Maintenon, conduisirent[2] la confiance, et, quand elle fut un peu établie par les raisonnements sur la position présente et future, ce raffiné musicien me pinça mélodieusement deux cordes[3] qui lui rendirent tout le son qu'il s'en étoit promis : l'une regardoit notre dignité si abattue, l'autre l'état de son oncle, auquel je reviendrai à part[4]. Il me savoit, comme bien d'autres, fort touché de notre rang ; il m'étoit arrivé là-dessus des choses que j'ai racontées, et qui n'étoient pas ignorées, et son oncle, qui, comme toute sa famille, avoit mis en lui toutes ses complaisances[5], lui avoit déjà appris que je m'intéressois en lui. Je me voyois donc parfaitement homogène à lui[6] sur ces deux points si importants, et il falloit, surtout en l'écoutant, être pour ainsi dire en son âme, pour imaginer qu'il pût n'être pas un en tout et partout avec le cardinal de Noailles, et par les plus communs et les plus pressants intérêts, et que, sur l'autre point, il ne fût pas sensible à ce qui constituoit et qui combloit le plus la grandeur solide et radicale de sa fortune et de son état autant qu'il me le disoit, avec une

1. Au sens de qui me dépassait, qui était en dehors de ce que je pouvais connaître.
2. Il y a *conduisit*, par erreur, dans le manuscrit.
3. Voyez ci-dessus, p. 14,
4. Ci-après, p. 210.
5. Allusion au passage *in quo bene complacui* de l'Évangile.
6. Tome XXI, p. 280, et ci-dessus, p. 183.

air de naïveté et de vivacité qui avivoit[1] ses raisonnements là-dessus. Ces deux pivots de notre amitié dans la suite, et qui, de là, devinrent la base de la confiance que peu à peu je pris en lui, il ne les amena qu'après leur avoir aplani les voies par d'autres choses, et, bientôt après, il sut bien s'en servir pour ce qu'il se proposoit, et pour augmenter en même temps ma confiance par ses confidences. La première, et qui ne tarda pas, fut celle de l'état où il se trouvoit avec M. et Mme la duchesse d'Orléans. Il ne m'apprenoit rien, et il pouvoit bien le juger ainsi. Je ne le lui cachai pas. Il m'avoua que cela l'embarrassoit, se plaignit d'eux, se disculpa à moi sur l'un et sur l'autre, ne me dissimula point qu'il me seroit obligé de les sonder et de le remettre bien avec eux, moins par ce qu'il y avoit à gagner avec des gens qui ne pouvoient quoi que ce soit, que pour n'être pas brouillé après une amitié liée, et pour une aventure où il avoit aussi peu de part qu'étoit celle de Regnault[2], mais dont l'obscurité étoit aussi désagréable. J'entrai dans ses raisons, et je lui promis de parler à M. et à Mme la duchesse d'Orléans d'autant plus volontiers, qu'ignorant encore la triste situation du duc de Noailles pour le fonds, quoique j'en aperçusse déjà l'écorce, je ne doutois pas qu'il ne se relevât promptement par le secours de sa tante, et que je trouvois qu'en ce raccommodement il y avoit plus à gagner pour M. et Mme la duchesse d'Orléans que pour lui, qui, dans un intérieur de privance tel que je le croyois avec sa tante, pouvoit si aisément leur devenir utile, quand[3] ce

Duc de Noailles brouillé* avec M. et Mme la duchesse d'Orléans, me prie de le raccommoder avec eux; mes raisons de le faire; j'y réussis; sa délicate mesure.

1. Le manuscrit porte très clairement *avinoit*; mais nous ne voyons pas ce que ce mot pourrait signifier. Aussi nous le remplaçons par *avivoit*, qui semble plus logique. Dans l'édition de 1873, M. Chéruel avait cru, au rebours des précédents éditeurs, devoir conserver la leçon du manuscrit.

2. Ci-dessus, p. 191. Écrit ici *Renaud*.

3. *Quand* est en interligne au-dessus de *qu'en*, dont Saint-Simon n'a biffé que *qu'*.

* Avant *brouillé*, Saint-Simon a biffé *pourquoy*.

ne seroit qu'en avertissant et en découvrant. Je le représentai ainsi à l'un et à l'autre. Mme la duchesse d'Orléans y entra assez ; M. le duc d'Orléans, qui n'étoit jamais bien revenu de son affaire d'Espagne et qui l'avoit fort sur le cœur, se montra plus difficile. Ce siège dura quelques jours. A la fin, j'en vins à bout[1]. Je le dis au duc de Noailles. Il me remercia fort, puis me proposa un autre embarras du côté de sa tante si elle le voyoit relié[2] avec M. le duc d'Orléans, et les mesures infinies qu'il avoit à garder avec une femme si délicate, si aisée à blesser, et dont la jalousie de tout autre ménagement s'effarouchoit à son égard aussi facilement qu'à celui des autres. C'est qu'il me cachoit la[3] situation où il se trouvoit avec elle, et qu'il craignoit de l'empirer, si elle soupçonnoit qu'ainsi mal avec elle, il se jetât d'un côté qu'elle haïssoit autant, et sans sa participation, qu'il n'étoit pas en état de sonder. Moi, qui ignorois ce fond, j'attribuai cette mesure craintive à une connoissance encore plus grande qu'il avoit de l'éloignement du Roi, et surtout de sa tante, pour M. le duc d'Orléans, que celle que nous n'ignorions pas ; et cette pensée me fut une raison de plus de desirer et de presser le renouement, que j'espérois dans la suite pouvoir contribuer à émousser Mme de Maintenon, et la rendre moins ennemie de M. le duc d'Orléans en lui mettant le duc de Noailles pour contrepoids à M. du Maine. J'en parlai en ces termes-là à M. le duc d'Orléans, et plus mesurément à[4] Mme la duchesse d'Orléans. Ils y entrèrent l'un et l'autre, et ils voulurent bien que le duc de Noailles allât chez eux en un temps d'obscurité et de

1. Il a déjà été parlé d'un premier rapprochement entre le duc d'Orléans et M. de Noailles en 1710 (tome XVIII, p. 405).

2. Au sens de lié de nouveau, que donnait seulement le *Dictionnaire de l'Académie* de 1718 ; nous le retrouverons ci-après, p. 206.

3. *Sa* corrigé en *la*.

4. Les mots *le duc d'Orléans et plus mesurem^t^ à* sont en interligne, au-dessus d'*et* surchargé et biffé, et *à* se trouve ainsi répété deux fois.

solitude, sans explication, et comme le passé non avenu, en un mot sur le pied précédent, que[1] le duc de Noailles ne les vît pas plus souvent que lui-même croiroit le pouvoir faire, et qu'en public il ne se marquât rien de ce changement entre eux. Cela fut exécuté de la sorte. La visite se passa très bien, à ce qu'il m'en revint des deux côtés ; les suivantes furent très rares. Le bâton[2], que le duc de Noailles prit au 1er janvier, y servit de nouvelle excuse, qu'il me pria souvent de réitérer. Content de ce premier succès, qui nourrissoit et augmentoit notre confiance, il craignit apparemment que le temps ne me découvrît ce qu'il m'avoit caché, et que le temps aussi[3] m'avoit appris, mais dont je ne crus pas sage de lui ouvrir le propos ; plus que cela encore, il espéra que je ne serois pas plus difficile ni moins heureux auprès du duc de Beauvillier que je l'avois été pour lui auprès de M. et de Mme la duchesse d'Orléans. Sa situation avec le Dauphin et la Dauphine le tenoit à la gorge[4], et il n'étoit pas en une meilleure avec le duc de Beauvillier, par qui seul néanmoins, car[5] il ne voyoit pas d'autre route, il pût rapprocher le Dauphin[6], et par lui la Dauphine, et se frayer après, par ses sœurs, à qui cela rouvriroit la bouche, une protection par la Dauphine pour fondre peu à peu les glaces de Mme de Maintenon pour lui. C'est au moins ce que je pus comprendre de ses propos couverts, coupés, entortillés, qui suivirent la confidence qu'il me fit des mauvais offices qu'on lui avoit rendus en Espagne,

Duc de Noailles me confie à sa manière la cause de son retour d'Espagne et sa situation. Ses vues dans cette confidence, son extrême désir de m'engager à le rapprocher du duc de Beauvillier, conséquemment du Dauphin. Mes raisons de le faire. J'y réussis.

1. Avant ce *que*, il y a un *et*, biffé.
2. Le bâton de capitaine des gardes du corps en quartier.
3. Les mots *le temps aussy* sont en interligne, au-dessus d'*il*, biffé, et Saint-Simon a oublié de biffer *aussy*, qu'il avait écrit primitivement après *m'avoit*.
4. Nous avons eu *sauter à la gorge* dans le tome XIX, p. 368.
5. *Car* a été ajouté en interligne, ainsi que, plus loin, les mots *il pust* au dessus de *pr* qui n'a pas été biffé.
6. Locution déjà rencontrée dans le tome VII, p. 99, et bien des fois depuis.

où, pour perdre Aguilar, on l'avoit perdu ici sans qu'il l'eût mérité, ni qu'il sût même ce qu'il s'étoit passé d'Aguilar au roi d'Espagne, parce que ce dernier[1] avoit été si promptement chassé, qu'il étoit parti pour sa commanderie sans qu'il eût pu le voir, ni personne non plus que lui[2]. Il ne convint jamais du dessein de donner une maîtresse, au moins pour lui, ni qu'il en eût jamais ouï parler à son ami Aguilar ; et toujours sur les plaintes de ce que lui coûtoit cette amitié par la jalousie du mérite, des emplois et de la faveur d'un seigneur de la cour d'Espagne qu'on avoit cru perdre plus sûrement en ne les séparant pas, et dont le malheur retomboit à plomb[3] sur lui dans la nôtre, sans qu'on eût voulu l'écouter en celle d'Espagne, dont il portoit très innocemment toute la colère ici. Je vis un homme fâché lorsque je lui appris que son aventure ne m'étoit plus nouvelle, que j'avois cru de ma discrétion de ne lui pas montrer que j'en étois instruit, et que je n'en étois pas moins touché de sa confidence. Je pris pour bon tout ce qu'il m'ajusta sur le projet de donner une maîtresse au roi d'Espagne, et de ses suites, sur lesquelles[4] il s'étendit fort, et sur la folie[5], établi comme il l'étoit ici, de ce qu'il auroit pu espérer en Espagne. Tous vilains cas sont reniables[6]. Il ne me persuada point contre ce que je savois, et dont la colère de l'intérieur, et surtout de sa tante, faisoit foi, auparavant si aveuglée pour lui ; mais je crus sage de[7] ne pas presser une telle

1. *Ce d^r* est en interligne, au-dessus d'*il*, biffé.

2. On a vu ci-dessus, p. 188, note 2, que M. d'Aguilar ne quitta la cour d'Espagne que trois mois après le duc de Noailles.

3. Tome VII, p. 208. — 4. *Lesquels* corrigé en *lesquelles*.

5. Les mots *la folie* sont en interligne au-dessus de *ce que*, biffé, et, après *icy*, Saint-Simon a ajouté *de ce qu'* en interligne.

6. « *Reniable* n'est guère en usage qu'en cette phrase *Tous vilains cas sont reniables* ; ce qui se dit lorsqu'un homme a commis quelque crime, a fait quelque faute considérable, et que la honte ou la crainte du châtiment fait qu'il le nie » (*Académie*, 1718).

7. *De* est répété à la fin de la page 1212 du manuscrit et au commencement de la page 1213.

apostume[1]. Je regardai ce trait d'ambition comme une verdeur[2] de jeunesse gâtée par tout ce qui peut flatter le plus à tout âge, et ce coup de fouet[3] comme une leçon qui le mûriroit et l'instruiroit avec tout l'esprit qu'il avoit. Ces plaintes qu'il me fit se prolongèrent quelques jours avant d'en venir au point que je sentis après qui l'avoit pressé de me les faire, et ce fut lorsqu'il y vint[4] où l'ambage[5] de ses discours me fit[6] entrevoir ce qu'il se proposoit par le duc de Beauvillier. Il s'étendit sur son mérite, sur l'impression que sa vertu avoit toujours faite sur lui; il savoit trop à qui il parloit pour ne pas dire merveilles sur ce chapitre, qu'il conclut par ses desirs de pouvoir se rapprocher de lui, et tout ce qui se suit de là. Il me sonda délicatement, comme pour ne me rien proposer d'embarrassant, et, comme il aime à parler et à s'étendre, je le laissai volontiers se satisfaire, rêvant cependant à ce que moi-même je ferois. Ce qui me détermina fut la persuasion que l'unique neveu de Mme de Maintenon, qui avoit jusqu'alors marqué pour lui un goût si abandonné, rentreroit à la fin dans ses bonnes grâces, et par elle dans celles du Roi, et de la Dauphine encore, légère comme elle étoit, et incapable d'une forte amitié, et plus encore d'une longue haine, investie des Noailles au point et par

1. Tome XVIII, p. 1.

2. « *Verdeur* se dit figurément de la jeunesse et de la vigueur des hommes » (*Académie*, 1718). Ici c'est le sens d'action inconsidérée.

3. « On dit figurément *donner un coup de fouet*, pour dire menacer, faire quelque chose pour hâter quelqu'un de faire ce que l'on désire de lui » (*Académie*, 1718). Cette locution, que nous retrouverons dans la suite des *Mémoires*, tome X, p. 323, signifie plutôt ici une punition.

4. Les mots *lorsqu'il y vint* ont été ajoutés en interligne.

5. « *Ambages*, circuit et embarras de paroles » (*Académie*, 1718). Ce mot a déjà passé, sans note, dans notre tome XV, p. 375. On remarquera que Saint-Simon l'emploie ici au singulier, quoique le *Dictionnaire de l'Académie* ne le mentionne qu'au pluriel, de même que le *Littré*, qui ne cite que le présent exemple de notre auteur.

6. Il y a *firent*, par mégarde, dans le manuscrit.

les endroits où elle l'étoit; pour l'avenir, qu'un homme d'autant d'esprit, de talents, d'emplois, frère de ces mêmes dames du palais, et premier capitaine des gardes, approcheroit toujours le Dauphin devenu roi de fort près; qu'il n'étoit pas possible qu'il ne lui plût à la longue; et que, pour le présent et le futur, il valoit mieux l'avoir à soi, qu'à compter un jour avec lui après avoir refusé et méprisé ses avances. Ce raisonnement, qui me saisit, m'emporta, tellement que je me rendis facile à travailler à une réunion. Lorsqu'il m'en pria, et qu'il m'en pressa tout de suite, je ne laissai pas de le vouloir sonder à mon tour.

Sa[1] mère, en femme sage et habile, avoit su profiter de la douceur et de l'équanimité[2] du duc de Chevreuse pour relier[3] avec lui aussitôt que ce grand orage du quiétisme fut passé. Il avoit été à diverses reprises ou choisi par MM. de Bouillon et de Noailles, ou suggéré par le Roi pour accommoder leurs vifs démêlés d'affaires et de procédés qui regardoient le vicomté de Turenne et les terres de M. de Noailles[4], dont les devoirs et la mouvance même étoient[5] réciproquement prétendus et niés[6], et qui les avoient souvent extrêmement commis[7]. Ces affaires n'étoient point finies, et souvent M. de Chevreuse s'en mêloit encore. Je demandai donc au duc de Noailles pourquoi il ne s'adressoit pas à un canal si naturel et si puissant sur M. de Beauvillier. Il me répondit assez naturellement qu'à la nature de ce qui lui étoit imputé en Espagne, à la piété pleine de maximes de M. de Chevreuse, et à la froideur

1. *La* corrigé en *Sa*.

2. Ce mot, signifiant égalité d'humeur, ne se trouve pas dans le *Dictionnaire de l'Académie* de 1718. Littré en cite des exemples du seizième siècle et dit qu'il est peu usité.

3. Ci-dessus p. 202. — 4. Voyez notre tome IV, p. 77-79.

5. *Estoient* corrige *estoit*.

6. Il y a *pretendües et niées*, dans le manuscrit, et le *t* du premier mot surcharge un *d*.

7. Les avoient mis en état de se brouiller ensemble (*Académie*, 1718).

dont il l'avoit retrouvé, il croyoit n'avoir guères moins besoin de secours auprès de lui qu'à l'égard de M. de Beauvillier, et que je l'obligerois doublement si je voulois bien parler de lui à tous les deux. Parler à l'un, c'étoit parler à l'autre : en affaires moins encore qu'en société cela ne pouvoit se séparer, et jamais l'un n'auroit pris un parti sur le duc de Noailles sans l'autre. J'étois trop avant avec eux, et depuis trop longtemps, pour l'ignorer; mais je voulus être instruit de la façon d'être d'alors du duc de Noailles avec M. de Chevreuse, et je le fus. Déterminé que j'étois de parler à l'un, c'étoit l'être aussi de parler à l'autre, et je m'en chargeai. Je n'eus pas peine à remarquer, aux remerciements que j'en reçus, la différence entière que faisoit le duc de Noailles de se raccommoder avec eux, ou avec M. et Mme la duchesse d'Orléans. Son bien-dire ici me parut tout autrement aiguisé, et son empressement aussi jusqu'à ce que j'eusse une réponse à lui faire. Néanmoins, je sentois tout l'éloignement de cour et de religion qu'avoit le duc de Beauvillier pour le fils du feu maréchal de Noailles, et pour le neveu du cardinal de Noailles et de Mme de Maintenon[1]. M. de Chevreuse, qui, par la raison que j'ai rapportée[2], en étoit moins éloigné, fut celui à qui je m'adressai d'abord. Son accortise[3] naturelle le ploya assez aisément au raisonnement qui m'avoit déterminé, et le disposa ensuite à le faire valoir à M. de Beauvillier, que j'attaquai après[4]. Je trouvai que je ne m'étois pas trompé: la proposition fut mal reçue. J'insistai pour être entendu jusqu'au bout; je déployai

1. On se souvient que, dans l'affaire du quiétisme, tous les Noailles avaient pris parti contre Fénelon et que le maréchal avait même sollicité les places du duc de Beauvillier, comme Saint-Simon l'a rappelé ci-dessus, p. 190-191.

2. Ci-dessus, p. 206.

3. Tome V, p. 335. « Complaisance, souplesse et facilité d'humeur accompagnée de politesse; il est peu en usage », dit le *Dictionnaire de l'Académie* de 1718.

4. *Après* est en interligne, au-dessus d'*ensuitte,* biffé.

mes raisons, les louanges de ce que je trouvois dans M. de Noailles, les avantages qui se pouvoient rencontrer[1] avec lui, les inconvénients de le rejeter, tandis qu'il n'y en avoit aucun à le recevoir. Je m'étendis sur ce qu'il ne s'agissoit de rien en particulier, sinon, en général, d'être avec lui[2] sur un pied honnête de bienveillance générale, de le voir et de lui parler en général quelquefois, avec toute liberté d'étendre et de resserrer ce léger commerce selon qu'il se trouveroit convenir aux temps et aux occasions, et cependant s'assurer de l'avoir en laisse. Le duc de Beauvillier voulut prendre quelques jours pour y penser. Je m'étois assuré du duc de Chevreuse, que je comptois qui achèveroit de le déterminer dans l'ébranlement où je l'avois mis, et la chose succéda[3] comme je l'avois prévue. M. de Beauvillier me permit donc de répondre au duc de Noailles de sa part avec quelque chose de plus que de la politesse; mais il me chargea en même temps de lui bien faire entendre combien il étoit important d'éviter de faire une nouvelle, d'exciter la curiosité et l'inquiétude, et de laisser apercevoir un changement de conduite l'un avec l'autre par se parler souvent et plus qu'en passant, quand ils se trouveroient devant le monde aux lieux et aux heures publiques, ou par des visites moins que rares et sans précautions pour n'y trouver point de témoins. M. de Chevreuse, dont les suites des affaires[4] de Turenne rendoient la taille[5] plus aisée, se prêta aussi un peu plus. Je m'acquittai de ce que[6] l'un et l'autre m'avoient

1. *Rencontrer* corrige en interligne *trouver*, biffé.

2. *Luy*, oublié, a été remis en interligne, et le *p* de *pied* surcharge une autre lettre.

3. « *Succéder* signifie aussi réussir » (*Académie*, 1718). On peut citer de cet emploi des exemples de Corneille, Pomponne, Chapelain, Fontenay-Mareuil, de la *Gazette*, etc.

4. *Des affaires* corrige *de l'[affaire]*.

5. Emploi au figuré, par allusion à un diamant ou à une pierre qu'on taille et qu'on travaille plus ou moins aisément.

6. Il y a bien *que*, et non *dont*, au manuscrit.

chargé avec la précision la plus exacte, et je comblai le duc de Noailles d'une joie que ces mesures étroites ne purent diminuer. Jamais son commerce avec M. de Chevreuse n'avoit pu lui en ouvrir aucun avec M. de Beauvillier, et M. de Beauvillier, auquel il avoit toujours inutilement buté[1] par rapport à son jeune prince, dans les temps où ils ne pouvoient rien, étoit, en son absence, devenu tout à coup l'étoile du matin[2], et le Dauphin la brillante aurore[3] qui donnoit les couleurs à tout. Rien de si vif, de si expressif, que les remerciements que je reçus du duc de Noailles de lui avoir ramené ces deux seigneurs, avec lesquels il falloit maintenant compter, et plus encore à l'avenir, Beauvillier surtout, qui pénétroit la cour de ses rayons. Ils se virent donc ; ils furent contents les uns des autres, jusque-là que[4] les deux ducs me surent gré de l'entremise et me le témoignèrent, et le Noailles ne sut comment m'exprimer l'excès de son contentement et de sa reconnoissance. Il s'échafaudoit[5] par-dessus ses espérances, et se flattoit d'arriver bientôt par ce chemin jusqu'au Dauphin. Son impatience là-dessus ne put souffrir de délai. Il s'expliqua là-dessus avec moi; il ne ménagea pas même l'ouverture comme la première fois[6]. Il me dit que l'obligation seroit trop grande pour oser s'en flatter si tôt après avoir été reçu par le duc de Beauvillier, mais qu'il me laissoit faire,

1. Verbe déjà rencontré plusieurs fois, notamment dans le tome XIII, p. 213.

2. On appelle ainsi la planète Vénus, dont l'apparition au-dessus de l'horizon annonce l'approche de l'aurore. Dans la poésie liturgique ce nom est donné à la Vierge Marie, *stella matutina*.

3. Dans le tome XXI, p. 13, il a comparé la cour du duc et de la duchesse de Bourgogne, au moment de la mort de Monseigneur, à « la première pointe de l'aurore ».

4. Ces trois mots ont été ajoutés en interligne.

5. Le *Dictionnaire de l'Académie* de 1718 ne donnait pas d'emploi de ce verbe au figuré ni au mode réfléchi : voyez tome XV, p. 53.

6. Ci-dessus, p. 205.

et que les preuves d'amitié qu'il recevoit de moi si importantes coup sur coup, lui donnoient la confiance d'en tout espérer. Je sondai le terrain ; je sentis que le duc de Noailles avoit été goûté : j'en profitai. Je fis sentir au duc de Beauvillier tout ce qu'un service prompt, et qu'on n'ose demander, ajoute à la grandeur du service. Cette considération entra ; elle fit effet : incontinent après, c'est-à-dire au bout de sept ou huit jours, les manières silencieuses et sèches du Dauphin changèrent peu à peu pour le duc de Noailles, qui, dans son transport, me le vint dire avec tous les remerciements pour moi, et les expressions, pour le duc de Beauvillier, qu'un succès si prompt et si peu espéré mit à la bouche d'un homme qui y avoit si fort buté, comme au salut présent de sa fortune, et à l'ouverture de toutes ses espérances pour l'avenir. Malheureusement pour tout, ce n'est pas la peine de s'y étendre davantage. Revenons maintenant pour un moment au cardinal de Noailles.

Ma liaison avec le cardinal de Noailles, qui devint intime jusqu'à sa mort.

C'étoit un homme avec qui mon âge et mon état ne m'avoient fourni aucune sorte de liaison ni commerce. Sa déplorable foiblesse pour la ruine radicale de Port-Royal des Champs et l'exil du Charmel, dont j'ai parlé en son temps[1], m'avoient même donné de l'éloignement pour lui. Mais le guet-apens[2] qui lui avoit été dressé par ces deux évêques[3], l'insolence hypocrite dont il étoit soutenu, l'innocence évidente opprimée dans leurs filets par une injustice qui sautoit aux yeux, et cette innocence que bridoit[4] la patience, la charité, la confiance en la bonté et

1. Il a parlé de l'exil de M. du Charmel en 1706 (tome XIII, p. 263 et suivantes) et de la destruction de Port-Royal en 1709 (tome XVIII, p. 254-286).

2. Écrit *guet à pend*, comme cela a déjà été relevé dans le tome XV, p. 285.

3. Les évêques de Luçon et de la Rochelle : tome XX, p. 339 et suivantes, et ci-dessus, p. 145.

4. Ce verbe, au sens figuré de retenir, modérer, a déjà passé dans

la simplicité de sa cause, et une funeste lenteur naturelle, m'avoit piqué contre l'iniquité et le complot qui étoit palpable, dont les progrès croissoient toujours. J'étois ami intime de plusieurs de ses amis et amies, qui m'en parloient souvent, et le P. Tellier, qui me tâtoit là-dessus avec ses ruses, n'en avoit pas assez pour me cacher de grossières friponneries. Il avoit eu le crédit de faire défendre au cardinal de Noailles d'aller à la cour[1]. Cela m'avoit révolté, tellement que j'allai à l'Archevêché, un matin que son audience finissoit, lui témoigner la part que je prenois aux peines qu'on lui faisoit. Il fut extrêmement touché de ma visite, et beaucoup aussi du peu de ménagement que j'y apportois en me montrant chez lui en une heure si publique. Il me témoigna combien il sentoit l'un et l'autre. Il entra fort avant en matière avec moi et de ce moment naquit une liaison entre nous, qui s'est toujours étrécie[2], et qui n'a fini qu'avec lui. Bientôt après, il eut permission de voir le Roi, et ce ne fut qu'assez longtemps après que son affaire fut renvoyée au Dauphin[3]. A peine fut-on de retour de Fontainebleau à Versailles, que la mine, si artistement chargée, joua avec tout l'effet que les mineurs s'en étoient promis[4]. Le Roi fut acca-

Scélératesse du complot des jésuites contre

nos tomes I, p. 148, et IV, p. 128, et ci-dessus, p. 55; on peut en citer de nombreux exemples contemporains de notre auteur.

1. Nous avons remarqué (ci-dessus, p. 65) que les journaux de la cour ne mentionnent pas de défense formelle.

2. Ce verbe, au sens de rendre plus étroit, a déjà été annoté dans notre tome XVI, p. 248.

3. Ci-dessus, p. 144-148.

4. Il a déjà été longuement parlé de l'affaire du cardinal de Noailles et des deux évêques de Luçon et de la Rochelle dans le tome XX, p. 330-350, et nous avons indiqué alors dans le commentaire courant les principaux ouvrages anciens et modernes qui ont traité de la question. M. l'abbé Bertrand en a donné la bibliographie dans la *Bibliothèque sulpicienne,* tome III, p. 133. Pour l'épisode que Saint-Simon va raconter, on trouvera dans la *Gazette d'Amsterdam* de 1711, Extraordinaires LXV et suivants, des détails abondants, que lui fournit son correspondant de Paris.

le cardinal de Noailles mise au net par le paquet de l'abbé de Saron à son oncle l'évêque de Clermont tombé entre les mains du cardinal de Noailles, qui n'en sait pas profiter.

blé de lettres d'évêques hypocritement tremblants pour la foi[1], et qui, dans le péril extrême où ils trouvoient que le cardinal de Noailles la mettoit, se sentoient[2] forcés par leur conscience, et pour la conservation du précieux dépôt qui leur étoit confié, et dont le Père de famille[3] leur redemanderoit un rigoureux compte, de se jeter aux pieds du fils aîné de l'Église, du destructeur de l'hérésie, du Constantin, du Théodose de nos jours[4], pour lui demander la protection qu'il n'avoit jamais refusée à la bonne et saine doctrine. Ce pathétique, tourné en diverses façons, fut soutenu de la frayeur mensongère dont étoient saisis de pauvres évêques inconnus, qui se trouvoient avoir à combattre l'archevêque de la capitale, orné de la pourpre romaine, puissant en famille, en amis, en faveur, en crédit. Le fracas fut grand, et le Roi, à qui ces lettres étoient à tout moment présentées à pleines mains par le P. Tellier[5], et par lui bien commentées, entra dans un effroi comme si la religion eût été perdue. Mme de Maintenon reçut aussi quelques lettres semblables, que l'évêque de Meaux lui faisoit d'autant mieux valoir qu'il étoit dans la bouteille[6], et Mme de Maintenon animoit le Roi de plus en plus. Mais, au plus fort de ce triomphe, il arriva un malheur qui eût fait avorter une affaire si fortement conduite, si le cardinal de Noailles eût bien voulu prendre la peine d'en profiter. Je répète ici que je ne prétends pas grossir

1. Ces lettres ne furent pas publiques, non plus même que le nom de leurs auteurs.

2. *Sentoient* est en interligne, au-dessus de *trouvoient*, biffé.

3. Allusion à la parabole rapportée dans l'Évangile selon saint Mathieu, chapitre xxv.

4. Termes déjà employés par Saint-Simon pour la même occasion : tome XX, p. 344.

5. Dans une lettre de l'abbé Bochart de Saron (dont il va être parlé), publiée dans la *Gazette d'Amsterdam*, Extraordinaire LXVIII, il est dit que le P. le Tellier lui montra une « grosse liasse » de ces lettres d'évêques.

6. Ci-dessus, p. 145.

ces *Mémoires* du récit d'une affaire qui remplit des in-folio[1], mais en coter[2] seulement les endroits qui m'ont passé par les mains. Je renvoie donc à ces livres le comment de ceci avec tout le reste ; mais il arriva que la lettre originale du P. Tellier à l'évêque de Clermont[3], qui le pressoit d'écrire au Roi, et l'instruisoit pour l'y résoudre de la pareille démarche à lui promise par beaucoup d'évêques, le modèle tout fait de sa lettre au Roi, qu'il n'avoit qu'à faire copier, la signer, et la lui adresser, ce qu'il lui devoit écrire à lui[4] en accompagnement, et la lettre originale que lui écrivoit son neveu l'abbé Bochart de Saron[5], trésorier de la Sainte-Chapelle de Vincennes[6], en lui envoyant celles que je viens de marquer de la part du P. Tellier, qui les lui avoit remises, tombèrent entre les mains du cardinal de Noailles[7]. Cela montroit la trame [*Add. St-S. 1033*]

1. Voyez la bibliographie indiquée ci-dessus (p. 211, note 4).
2. Ci-dessus, p. 159.
3. François Bochart de Saron, d'abord chanoine de la cathédrale de Paris, avait été nommé à l'évêché de Clermont en 1687, mais ne reçut ses bulles qu'en 1692 ; il mourut le 11 août 1715, fort âgé, puisque, au dire de Mme de Maintenon (*Lettres*, recueil de 1806, tome IV, p. 33), il avait en 1711 près de quatre-vingts ans. Le P. Chérot a publié en 1899 une lettre que lui écrivit Bourdaloue.
4. Les mots *à luy* ont été ajoutés en interligne.
5. Jean-Jacques Bochart de Saron, aumônier du Roi, prieur de Tupigny, puis grand vicaire de son oncle, eut la trésorerie de la Sainte-Chapelle de Vincennes en novembre 1704, l'abbaye Notre-Dame de Vertus en 1709 et mourut le 6 octobre 1722. Il avait commencé par entrer dans la Compagnie de Jésus, et professa même au collège de Vannes en 1688 ; mais il quitta l'ordre peu après.
6. Cette chapelle, fondée en 1248 par saint Louis en souvenir du passage de la sainte couronne d'épines, fut érigée en sainte-chapelle sous Charles V, qui y établit un chapitre de neuf chanoines, à la tête duquel était un trésorier ; Louis XIV porta, en 1694, le chapitre à douze chanoines et six vicaires.
7. La *Gazette d'Amsterdam* (Extraordinaire LXV) publia dès le 14 août la lettre de l'abbé Bochart à son oncle et le modèle de lettre au Roi ; mais il ne semble pas qu'il y fût joint une lettre du P. le Tellier lui-même. Les deux premiers documents furent imprimés aussitôt en

si manifestement, qu'il n'y avoit ni manteau ni couverture à y mettre : le cardinal n'avoit qu'à s'en aller trouver le Roi à l'instant, et, sans se dessaisir de ces importantes pièces, les lui faire lire, lui en commenter courtement toute l'horreur, et lui montrer les suites de ce qui se brassoit[1] si ténébreusement contre lui aux dépens du repos du Roi et de l'Église, lui demander justice en général, et, en particulier, de chasser le P. Tellier si loin qu'on n'en pût plus entendre parler, en aller user de même avec Mme de Maintenon, puis faire tout le fracas que méritoit une si profonde scélératesse. Le P. Tellier étoit perdu sans ressource, les évêques écrivains convaincus, l'affaire en poudre[2], et le cardinal plus en crédit et plus assuré que jamais. Au lieu d'un parti si aisé et si sage, le cardinal, plein de confiance en la proie qu'il tenoit, en parla, la montra, attendit le jour[3] de son audience. La chose transpira ; le P. Tellier fut averti. L'excès du danger lui donna des ailes et des forces ; il prévint le Roi comme il put ; il réussit, tant ce prince lui étoit abandonné. Le cardinal trouva les devants pris. Son étonnement et l'indignation de voir le Roi froid sur une imposture aussi énorme et aussi claire, l'étourdirent. Il ne s'aperçut pas assez que le Roi ne laissoit pas d'être incertain, ébranlé ; c'étoit où il falloit de la force pour l'emporter, et ne lui laisser pas l'intervalle de huit jours jusqu'à sa prochaine audience,

plaquettes séparées, peut-être par les soins du cardinal de Noailles, avec des « réflexions » (Bibliothèque nationale, Ld⁴ 661-666 et 679), et il y en a des copies au Dépôt des affaires étrangères, vol. *France* 78, fol. 101 et suivants, et vol. 1181, fol. 129-131. De nos jours Abert Leroy (*la France et Rome*, p. 355 et suivantes), le P. Bliard (*le P. Le Tellier*, p. 195 et suivantes) ont étudié cette question. Voyez aussi les *Mémoires de Sourches*, tome XIII, p. 176-177, et ceux *de l'abbé Legendre*, p. 285-298, qui raconte (p. 292) par quel hasard le paquet parvint au cardinal ; le *Journal de Dangeau* n'en parle pas.

1. *Se brasser* a déjà été relevé dans notre tome XI, p. 25.

2. Au sens de poussière, qui est le premier indiqué par *l'Académie*.

3. Avant *jour*, Saint-Simon a biffé *son vendredy* ; c'est en effet ce jour-là que l'archevêque de Paris avait son audience habituelle du Roi.

pour se rassurer et se laisser prendre aux nouveaux pièges de son confesseur. Il n'y mit que de la douceur et de la misère[1], et il échoua ainsi au port. Le P. Tellier, qui, malgré son audace, ses mensonges et ses ruses, trembloit de l'effet qu'auroit cette audience du cardinal, se rassura quand il n'en vit aucun. Il en profita en scélérat habile et qui sent à qui il a affaire ; il en fut quitte pour la plus terrible peur que lui et les siens eussent eue de leur vie. Ils travaillèrent sans relâche auprès du Roi et de Mme de Maintenon ; ils furent quelque temps sans oser pousser le cardinal de Noailles, dans la crainte du public, qui jeta[2] les hauts cris ; ils se donnèrent le temps de les laisser amortir, et à eux de reprendre haleine, et, de là, continuèrent hardiment ce qu'ils avoient entrepris[3]. Le Dauphin ne put être pris comme le Roi. Lui et la Dauphine en parlèrent fort librement, et ce prince me dit, et le dit encore à d'autres, qu'il falloit avoir chassé le P. Tellier. Dès la fin de Fontainebleau, le Roi avoit remis au Dauphin la totalité de l'affaire du cardinal de Noailles[4]. Il y

Cris publics. Le Dauphin ne se cache pas sur son avis de chasser le P. Tellier, et me le dit.

Affaire du cardinal renvoyée

1. « On se sert de ce mot pour exprimer la foiblesse et l'imperfection de l'homme » (*Académie*, 1718). Nous l'avons déjà rencontré dans le tome XXI, p. 355.

2. *Jetta* est en interligne, au-dessus de *poussa*, biffé.

3. Saint-Simon ne donne pas la suite des incidents ; mais il y reviendra plus tard, en 1713 (tome X de 1873, p. 20-26). L'abbé Bochart publia une lettre (*Gazette d'Amsterdam*, Extraordinaire LXVIII) adressée au P. le Tellier et par laquelle il essayait de disculper les Jésuites et notamment le confesseur. Dès le 4 septembre, le Dauphin avait écrit aux évêques de Luçon et de la Rochelle pour essayer de trouver un terrain de conciliation entre eux et le cardinal, et il y eut alors toute une série de négociations dans lesquelles intervinrent l'évêque de Meaux Bissy, le ministre Voysin, l'archevêque d'Embrun, les Pères Martineau et Lallemant (*Œuvres de Fénelon*, édition Lebel, tome XXV, p. 410, 423, 427, 433, 438, 439, 449, 453, 455, 459, 465, 473 ; *Gazette d'Amsterdam*, Extraordinaires LXXII et LXXVII), jusqu'à ce que les deux évêques se décidassent à en appeler au Pape, au commencement de 1712, après la mort du Dauphin.

4. Ci-dessus, p. 64-65.

en total au Dauphin pour la finir Grand mot qu'il me dit en faveur du cardinal. Il m'ordonne de m'instruire à fonds sur les matières des libertés de l'Église gallicane et sur l'affaire du cardinal de Noailles, et me dit qu'il

travailla trop théologiquement[1], et je crus avoir aperçu qu'il étoit entré en grande défiance des jésuites sur cette affaire, ce qui est clair par ce que je viens de rapporter de lui sur le P. Tellier, mais encore de l'évêque de Meaux[2]. Ce qui m'en a persuadé, c'est que, la dernière fois que je travaillai avec lui, qui fut deux jours avant le retour de Marly à Versailles et cinq ou six jours avant la maladie qui emporta la Dauphine[3], après une séance de plus de deux heures où il n'avoit point été question de l'affaire du cardinal de Noailles, il m'en parla comme nous serrions nos papiers, et cette conversation fut assez longue. Il m'y dit un mot bien remarquable. Louant la piété, la candeur, la douceur du/ cardinal de Noailles : « Jamais,

1. Au milieu de septembre l'affaire semblait en bonne voie d'arrangement, si l'on s'en rapporte à cet article de Dangeau (tome XIII, p. 480-481) : « Monsieur le Dauphin, après avoir bien examiné les affaires du cardinal de Noailles contre les évêques de la Rochelle, de Luçon et de Gap, les a entièrement réglées à Fontainebleau. Il s'est servi pour cet examen-là de l'archevêque de Bordeaux et de l'évêque de Meaux, qui ont admiré la pénétration, les connoissances et l'application de ce prince. M. le cardinal de Noailles, à qui l'archevêque de Bordeaux porta ce jugement, s'y est soumis ; on l'a envoyé aux trois évêques, qui ne sont pas ici, et on ne doute plus qu'ils ne s'y soumettent. Par ce jugement, ces trois évêques sont condamnés à faire un nouveau mandement, de l'envoyer ici avant de le publier. On le fera examiner par des gens que nommera le Dauphin ; on le fera voir au cardinal pour savoir s'il l'approuve et s'il en est content, et ensuite le Roi lui enverra une lettre de ces trois évêques que S. M. a déjà reçue, et qui sera une réparation de ce qu'ils avoient écrit contre lui. Dans cet accommodement il n'est point parlé du livre du P. Quesnel ni des affaires du cardinal contre les jésuites ; Monsieur le Dauphin n'en a point été chargé par le Roi et ne souhaitoit pas de s'en mêler. » Mais, le 2 décembre, le *Journal* (tome XIV, p. 34), en signalant une longue audience du Roi et du Dauphin au cardinal, dit que les affaires « paroissent s'aigrir de plus en plus ».

2. En grande défiance, non seulement des jésuites, mais encore de l'évêque de Meaux.

3. Saint-Simon anticipe sur les événements : la cour alla à Marly le lundi 18 janvier 1712 et en revint le 1er février ; la Dauphine tomba malade le 5 février (*Dangeau,* tome XIV, p. 66, 75 et 80).

ajouta-t-il, on ne me persuadera qu'il soit janséniste, » et s'étendit en preuves de son opinion[1]. Cette conversation finit par m'ordonner de m'instruire à fonds de ce qui regarde les matières des libertés de l'Église gallicane, et à fonds de l'affaire du cardinal de Noailles, que le Roi lui avoit totalement renvoyée pour la finir, et à laquelle il travailloit beaucoup ; qu'il la[2] vouloit finir avec moi, et me recommanda à deux ou trois reprises de me mettre bien au fait de ces deux points, d'aller à Paris consulter qui je croirois de meilleur, et prendre les livres les plus instructifs sur Rome et nos libertés parce qu'il vouloit travailler foncièrement[3] sur ces deux points avec moi, et finir ainsi l'affaire du cardinal, qui alloit trop loin et trop lentement, et la finir sans retour avec moi. Jamais ce prince ne m'avoit laissé rien entrevoir de ce dessein, quoiqu'il m'eût parlé quelquefois de cette affaire, et j'ai toujours cru qu'il ne le conçut que par le dégoût et les soupçons que lui donna la manifestation de toute l'horreur de cette intrigue par la découverte de ce paquet de l'abbé de Saron[4]. Il me fit promettre de m'appliquer sans délai à l'exécution de ses ordres, et de ne pas perdre un instant à me mettre en état d'y travailler avec lui. J'allois, en effet, passer pour cela quelques jours à Paris, quand je fus arrêté par la maladie de la Dauphine, et, peu de jours après, tout à fait, par le coup le plus funeste que la France pût recevoir.

la veut finir diffinitivement avec moi.

Cette année commença par le changement de premier président du parlement de Paris. Peletier, médiocre président à mortier pour tenir comme l'ancien les audiences

1712. Peletier se démet de la place

1. Voyez la *Correspondance de Fénelon,* tome I, p. 460-462 et 465-470.

2. Il y a *l'a,* par mégarde dans le manuscrit.

3. C'est-à-dire, à fond ; rapprocher cet adverbe de l'adjectif *foncier* mentionné dans le tome XXI, p. 368.

4. Ci-dessus, p. 213.

de premier président; M. du Maine la fait donner au président de Mesmes. [Add. S^tS. 1034]

des[1] après-dînées, avoit succédé dans la première place à Harlay par le crédit de son père, pour qui le Roi avoit conservé beaucoup d'amitié et de considération depuis même qu'il se fut retiré du ministère[2]. Les qualités nécessaires à une place aussi laborieuse et aussi importante manquoient au nouveau premier président. Il sentoit un poids difficile à soutenir, et qui lui devint insupportable depuis l'accident, rapporté en son lieu[3], du plancher qui fondit sous lui comme il étoit à table, dont néanmoins personne ne fut blessé; mais la frayeur qu'il eut, et la commotion qui se fit peut-être dans sa tête, l'affoiblit de sorte qu'il ne put plus souffrir le travail[4]. Il traîna depuis sa charge plus qu'il ne la fit, dans laquelle son père le retenoit. Il étoit très riche; sa charge de président à mortier avoit passé à son fils[5], qui, longues années depuis, fut aussi premier président, ne valut pas son père, et s'en démit comme lui[6]. Peletier n'avoit rien à gagner à demeurer en place. Il le sentoit; elle l'accabloit; mais son père l'y retenoit. Dès qu'il l'eut perdu[7], il ne songea plus qu'à se délivrer, et il envoya sa démission au Roi le dernier jour de l'année qui vient de finir[8]. Cinq jours après, M. du Maine la fit donner au président de Mesmes[9], et le Roi voulut que

1. *De l'* corrigé en *des*.
2. En 1707: tome XIV, p. 383. — 3. Tome XV, p. 346.
4. « L'effroi fut tel dans le premier président, avait-il dit en racontant l'accident, que, depuis, il n'a jamais été ce qu'il étoit auparavant. »
5. Louis III le Peletier (tome XIV, p. 384) n'entra au Parlement qu'en 1709, et ne fut président à mortier qu'en février 1712.
6. C'est seulement en octobre 1743 que ce Peletier quitta la première présidence. La rédaction du présent passage est donc postérieure à cette date, mais sans doute de peu de temps.
7. Ci-dessus, p. 88.
8. *Dangeau*, tome XIV, p. 49, avec l'Addition indiquée ci-dessus; *Sourches*, tome XIII, p. 267. M. le Peletier obtint le 17 février des lettres de premier président honoraire (registres O^1 56, fol. 43, et X^{1A} 8709, fol. 122).
9. Jean-Antoine de Mesmes (tome XI, p. 43), qui avait été, en

ce fût ce cher fils qui le lui apprît[1], à qui il étoit si principal d'avoir un premier président totalement à lui[2]. Ce magistrat paroîtra si souvent dans la suite qu'il est nécessaire de le connoître, et de reprendre les choses de plus haut.

Extraction et fortune des Mesmes.

Ces Mesmes sont des paysans du Mont-de-Marsan[3], où il en est demeuré dans ce premier état qui payent encore aujourd'hui la taille[4], nonobstant la généalogie que les

1707, un des compétiteurs de M. le Peletier et était protégé par le duc du Maine (tome XIV, p. 380). Voyez le *Mercure* de janvier, p. 220-236, le *Journal de Dangeau*, p. 56, les *Mémoires de Sourches*, p. 269.

1. On trouvera ci-après aux Additions et Corrections deux lettres inédites du duc du Maine à Mme de Maintenon pour lui recommander M. de Mesmes et pour se congratuler avec elle de sa nomination. Cet avancement ne laissa pas d'étonner bien des gens : « Quelle fortune, disait d'Hozier dans son mémoire de 1706 sur le Parlement (ms. Clairambault 754, fol. 185, et *Bulletin de la Société héraldique de France*, année 1887), pour un homme que le feu président de Mesmes, son père, haïssoit à ne le pouvoir souffrir, qui avoit à peine de quoi s'entretenir, qui étoit logé dans l'hôtel de Mesmes auprès d'un galetas, qui n'avoit ni cheval ni mule pour marcher, qui n'eut enfin qu'avec bien des sollicitations une charge de conseiller au Parlement peu de temps avant la mort de son père !.... »

2. Il y avait déjà plusieurs mois que l'on s'inquiétait du successeur de M. le Peletier. Le 24 août 1711, Fénelon, écrivant à M. de Chevreuse (*Correspondance*, tome I, p. 484-485), le suppliait de ne point laisser faire un premier président favorable aux jansénistes. D'après lui un indifférent de bon sens et de vie réglée était beaucoup moins à craindre, tandis qu'un dévot, janséniste, insinuerait, appuierait, colorerait la nouveauté et énerverait l'autorité de l'Église sous le prétexte des libertés gallicanes. Et il ajoutait (p. 487) : « Si le président de Mesmes se trouvoit instruit, appliqué, réglant ses affaires domestiques, ayant une religion sincère sans prévention pour le parti janséniste, je le préférerois à tout autre qui seroit sans religion ou fauteur de jansénisme ; mais, dans le temps présent, rien n'est plus dangereux qu'un homme favorable au parti. » Le duc de Chevreuse, dans une lettre à l'archevêque (p. 497), examinait les qualités des autres candidats à cette grande place, tels que MM. Rouillé et de Maisons.

3. Cette petite ville, située sur une colline au confluent de la Douze et de la Midouze, était la capitale du comté de Marsan, et le siège d'une sénéchaussée ressortissant au présidial de Condom.

4. On trouve au cabinet des titres, au fol. 44 du Dossier bleu

Mesmes qui ont fait fortune se sont fait fabriquer, imprimer et insérer[1] partout où ils ont pu, et abuser le monde, quoique il n'ait pas été possible de changer les alliances, ni de dissimuler tout à fait les petits emplois de plume et de[2] robe à travers l'enflure et la parure des artistes[3]. Le premier au net[4] qui se trouve avoir quitté les sabots fut un professeur en droit dans l'université de Toulouse[5] que la reine de Navarre sœur de François Ier[6] employa dans ses affaires, et le porta à la charge de lieutenant civil à Paris[7]. Son fils professa aussi le droit à Toulouse, puis fut

Mesmes, vol. 445, cette note : « Les de Mesmes, originaires de la paroisse de Cachen, simple paroisse où il n'y a que des laboureurs, établis depuis à Roquefort, petit bourg fermé de murailles, puis au Mont-de Marsan... il y a encore de ce nom des laboureurs à Cachen. »

1. *Et inserer* est en interligne dans le manuscrit.

2. Les trois mots *plume et de* sont aussi en interligne.

3. *Artistes* surcharge un autre mot illisible. — Grâce au faux d'un scribe du commencement du XVIIe siècle qui orne encore le Psautier d'Ingeburge de Danemark et de saint Louis, acquis en 1892 par Mgr le duc d'Aumale pour le Musée Condé, les Mesmes avaient pu imaginer une filiation de chevaliers de leur nom remontant au XIIIe siècle, sur laquelle furent forgées plusieurs généalogies officielles les classant dans la noblesse d'épée du Béarn. Cette supercherie a été racontée et expliquée par M. Léopold Delisle dans son étude sur ce Psautier (*le Cabinet des manuscrits,* tome I, p. 397-407, et *Bibliothèque de l'École des Chartes,* année 1867, p. 201-240). Dès le début du XVIIIe siècle, peut-être même auparavant, malgré l'apogée de la fortune des Mesmes, la médiocrité de leur origine avait été découverte, comme le prouvent les documents que l'on trouvera ci-après à l'appendice VI.

4. C'est-à-dire, d'une façon sûre et certaine.

5. L'université de Toulouse avait été fondée au milieu du XIIIe siècle par le comte Raymond VII, et fut très florissante au moyen âge.

6. Marguerite de Valois ou d'Angoulême, née en 1492, épousa en 1509 Charles, duc d'Alençon, puis, en 1526, Henri d'Albret, roi de Navarre ; elle mourut le 21 décembre 1549, ne laissant qu'une fille, Jeanne d'Albret.

7. Jean-Jacques Ier de Mesmes, sieur de Roissy (1490-1569). Dans le mémoire de d'Hozier cité ci-dessus, p. 219, note 1, on lit (fol. 184 v°) : « Jean-Jacques de Mesmes, natif du lieu du Mont-de-Marsan, étoit juge d'appeaux en Bigorre l'an 1526 et fut ensuite professeur en droit

successivement conseiller à la Cour des aides, au Grand Conseil, et maître des requêtes[1]. Il sera mieux connu par le nom qu'il porta de sieur de Malassise[2], d'où la courte paix qu'il négocia avec les huguenots comme second du premier maréchal de Biron, en 1570, qui n'étoit pas lors maréchal de France[3], mais qui étoit déjà boiteux d'une blessure[4], fut appelée la paix boiteuse et mal assise[5]. Il fut père du sieur de Roissy successivement conseiller au Parlement, maître des requêtes[6], qui eut un brevet de conseiller d'État

à Toulouse. Comme il devint un habile jurisconsulte, la reine de Navarre, Catherine de Foix, l'attacha à son service et le fit intendant de ses affaires à Paris où il s'établit l'an 1527... » Lieutenant civil au châtelet de Paris (1530), maître des requêtes (1544), il fut premier président du parlement de Normandie et conseiller d'État en 1545, puis conseiller au conseil privé (1560). D'après un codicile de son testament, il aurait été le négociateur du mariage de Jeanne d'Albret. On remarquera que, selon d'Hozier, ce serait Catherine de Foix et non Marguerite de Valois qui aurait commencé la fortune de Jean-Jacques de Mesmes.

1. Henri Ier de Mesmes, sieur de Roissy et de Malassise (1531-1596), d'abord professeur de droit à Toulouse, devint en 1551 conseiller à la Cour des aides, puis au Grand Conseil (1552), et maître des requêtes l'année suivante ; en 1556, Henri II le nomma gouverneur de la république de Sienne ; à son retour, il obtint la charge de chancelier de Navarre et de surintendant de la maison de la reine-mère Louise de Lorraine. Accusé de malversations en 1575, il fut disgracié et destitué de ses fonctions. Grand ami des gens de lettres, il fut le premier de son nom à former un cabinet de livres rares. Le comte Éd. Frémy a publié une étude sur ses manuscrits dans le *Correspondant* du 10 juin 1881, et, en 1886, ses Mémoires inédits.

2. La terre de Malassise était en Brie, comme Roissy, dans la commune actuelle de Fontenay-Trésigny.

3. Armand de Gontaut (tome XI, p. 173) ne fut maréchal de France qu'en 1577.

4. Un coup d'arquebuse à la jambe reçu au siège du fort Marin en Piémont.

5. C'est le nom qu'on donna, au dire d'Agrippa d'Aubigné, à la paix signée à Longjumeau le 23 mars 1568, et non en 1570, entre les protestants et les catholiques. On l'appela aussi la petite paix, parce que la guerre recommença six mois après.

6. Jean-Jacques II de Mesmes : tome XVII, p. 98. Par son mariage

et d'intendant des finances, et qui fut père de trois fils qui établirent puissamment cette famille[1], et de deux filles dont l'aînée épousa le sieur Lambert d'Herbigny[2], maître des requêtes, l'autre[3] Maximilien de Belleforière[4], qui fut mère du marquis de Soyecourt[5] si à la mode et fort en faveur, grand maître de la garde-robe 1653, chevalier du Saint-Esprit 1661, et qui acheta en 1669 la charge de grand veneur du chevalier de Rohan. Il étoit gendre du président de Maisons surintendant des finances[6], et mourut à Paris en 1679. Ses deux fils[7] furent tués tous deux à la bataille de Fleurus sans alliance, en 1690, et leur sœur,

avec Antoinette Grossaine, fille d'un lieutenant général au présidial de Reims, il fit entrer dans sa famille les terres d'Irval et d'Avaux, dont ses fils illustrèrent les noms. Moins de deux ans avant sa mort, le 7 janvier 1641, il régla le partage de ses biens entre ses enfants, et ce très curieux document nous a été conservé au volume 1943, fol. 554, des Pièces originales du Cabinet des titres.

1. Ci-après, p. 223.

2. Jeanne de Mesmes épousa, le 3 mars 1615, François Lambert, seigneur d'Herbigny et du Mont-Saint-Jean, conseiller au parlement de Rouen, puis au Grand Conseil (1614), enfin au parlement de Paris (1616), maître des requêtes le 5 avril 1621, charge qu'il résigna lorsqu'il fut fait conseiller d'État en 1628.

3. Saint-Simon avait d'abord écrit *autres* au pluriel, par mégarde, dans le manuscrit; mais il a ensuite effacé l'*s* du doigt.

4. Judith de Mesmes fut mariée le 4 novembre 1618 à Maximilien de Belleforière (Saint-Simon a écrit *Bellefouriere*, en ajoutant l'*u* en interligne) seigneur de Soyecourt, qui devint colonel d'un régiment d'infanterie, maréchal de camp (1630), et lieutenant général de Picardie et Boulonnais (1634); ayant abandonné la place de Corbie où il commandait lors du siège de 1636, il dut se sauver en Angleterre et fut condamné à mort; il obtint en 1643 des lettres de rémission et mourut le 22 mars 1649 au couvent des Jacobins de la rue du Bac.

5. Charles-Maximilien-Antoine de Belleforière: tomes V, p. 298, et XVII, p. 332.

6. C'est le 23 février 1656 que Soyecourt avait épousé Marie-Renée de Longueil, fille du président de Maisons, qui devint veuve en 1679, et mourut le 1er octobre 1712.

7. Le marquis et le chevalier de Soyecourt: tome XX, p. 251.

mariée pour rien à Seiglière Boisfranc[1], porta à ses enfants[2] tous les biens de Belleforière de Soyecourt, sa grand mère héritière[3], et des Longueil-Maisons, qu'elle a vu éteindre[4]. Ces riches aventures arrivent toujours à des filles de qualité dont on veut se défaire pour rien et qui épousent des vilains[5].

Les trois frères de ces deux sœurs, enfants du sieur de Roissy, et petits-enfants du sieur de Malassise, furent le sieur de Mesmes, le sieur d'Avaux, et le sieur d'Irval.

Le sieur de Mesmes[6] fut lieutenant civil à Paris en 1613

1. Il y avait en réalité deux sœurs : l'aînée, Marie-Renée, mariée en 1682 à Timoléon-Gilbert de Seiglière de Boisfranc (tome XX, p. 250), qui, après la mort de ses frères, se faisait appeler la marquise de Belleforière de Boisfranc; et la cadette, Élisabeth-Gabrielle, qui avait d'abord épousé, en août 1682, Louis de Rommilley, marquis de la Chesnelaye, gouverneur de Fougères, dont naquit la duchesse de Gesvres (tome XI, p. 5), et qui se remaria en secondes noces, le 6 octobre 1713, à Joseph-Joachim du Mas, comte du Brossay.

2. De son union avec M. de Boisfranc, Mlle de Belleforière eut trois enfants : le marquis de Soyecourt, qui, marié en 1720 à la riche héritière des Feuquière et des Hocquincourt, finit honteusement à l'étranger en 1738 (nos tomes X, p. 96, et XX, p. 250); Marie-Louise, née le 10 mars 1688, alliée le 22 mars 1710 à Louis-Marie-René Saguier, marquis de Luigné, lieutenant de Roi en Poitou, et décédée en août 1750, laissant un fils dans le service (*Mémoires de Luynes*, tome X, p. 316), enfin une fille morte en bas âge.

3. Les biens qui échurent à Mme de Boisfranc sont énumérés dans une transaction passée le 9 février 1727 entre elle et son neveu le marquis de la Chesnelaye.

4. Jean-René de Longueil, dernier président de Maisons (notre tome X, p. 21) mourut en 1731, laissant un fils unique âgé de cinq mois et demi qui succomba lui-même peu après, le 21 octobre 1732. Par suite de son décès, Mme de Boisfranc, son arrière-grand'tante paternelle, hérita de tous les biens du côté Longueil-Maisons. Quand elle vint à mourir en 1739, plus qu'octogénaire, malgré beaucoup de procès occasionnés par tant d'héritages, elle laissait, au dire du duc de Luynes (*Mémoires*, tome II, p. 420) « une succession considérable ».

5. Déjà dit dans les mêmes termes au tome XX, p. 251.

6. Henri II de Mesmes : tome XVII, p. 99. D'après Tallemant des Réaux (tome IV, p. 419), il « traitait M. d'Irval, son cadet, comme un écolier, et M. d'Avaux comme un avocat ».

et député du tiers état aux derniers États Généraux tenus à Paris en 1614. Il mourut président à mortier en 1650, et il avoit épousé[1] la fille unique de Gabriel de Fossés, dit la Vallée, marquis d'Éverly[2], gouverneur de Montpellier et de Lorraine[3], chevalier du Saint-Esprit en 1633[4]. Cette héritière avoit épousé en premières noces Gilles de Saint-Gelais, dit Lezignen[5], dont elle avait eu une fille unique, qui épousa le duc de Créquy[6] et qui fut dame d'honneur de la Reine, et, de son second mariage, la maréchale-duchesse de Vivonne[7], et une naine pleine d'esprit, religieuse de la Visitation Sainte-Marie à Chaillot[8]. Ainsi les duchesses de Créquy et de Vivonne étoient sœurs de mère.

Le sieur d'Avaux[9] est le célèbre d'Avaux qui se comtisa

1. Il se maria deux fois : 1° le 1er juin 1621 avec Jeanne de Monluc, fille du maréchal de Balagny et veuve du marquis de Renel, qui mourut le 3 janvier 1638; 2° le 31 décembre 1639 avec Marie de Fossés, veuve de Gilles de Saint-Gelais (tome XVII, p. 100, et ci-après); il en eut les deux filles dont il va être parlé. M. A. Boppe (*Correspondance inédite du comte d'Avaux*, p. 198) a cité une lettre où celui-ci fait l'éloge de cette union.

2. Gabriel de Fossés, marquis d'Éverly (1626), conseiller d'État, maréchal de camp, gouverneur de Montpellier et de Verdun, nommé chevalier de l'Ordre par lettres patentes du 17 novembre 1629 et reçu en 1633, avait hérité, par contrat du 28 octobre 1594, de tous les biens de son grand oncle Gabriel de la Vallée, gentilhomme de la chambre du Roi et seigneur d'Éverly, à charge de porter le nom de la Vallée avec celui de Fossés et ses armes avec les siennes.

3. Pas de Lorraine, mais de Verdun.

4. *1663* corrigé en *1633*.

5. Gilles de Saint-Gelais, dit de Lezignen ou Lusignan, seigneur de Lansac, fut tué au siège de Dôle le 30 juillet 1636.

6. Armande de Saint-Gelais : tome III, p. 109.

7. Antoinette-Louise de Mesmes (tome XVII, p. 112) épousa en septembre 1655 le maréchal de Vivonne et lui apporta en dot le marquisat d'Éverly. Du fait de cette alliance, les terres de Moineville et de Bray-sur-Seine passèrent aussi plus tard des Mesmes aux Mortemart.

8. Jeanne-Thérèse-Angélique de Mesmes : tome XVII, p. 100.

9. Claude II de Mesmes : tome XI, p. 202.

dans ses ambassades[1]. Il négocia à Rome, à Venise, à Mantoue, à Turin, à Florence, chez la plupart des princes d'Allemagne ; ambassadeur en Danemark, en Suède, en Pologne, et plénipotentiaire à Hambourg, à Münster, à Osnabrück, où il eut tant de démêlés avec Servien[2], son collègue, qui eut plus de crédit que lui à la cour. Il fut greffier de l'Ordre, ministre d'État, et surintendant des finances[3], mais un peu en peinture[4], comme il l'avoue par quelques-unes de ses lettres[5]. Servien, son fléau, qui l'étoit avec lui, en avoit toute l'autorité[6]. D'Avaux ne se maria point, et mourut comme son frère aîné en 1650, quelques mois après lui.

Le sieur d'Irval[7] prit le nom de Mesmes à la mort de son frère aîné, dont il eut la charge de président à mortier[8].

1. La terre d'Avaux en Champagne, entrée dans le patrimoine des Mesmes par le mariage d'Antoinette Grossaine (ci-dessus, p. 221, note 6), fut érigée en comté en 1638 ; mais les lettres patentes ne furent enregistrées que dix ans plus tard. Cela n'empêcha pas M. d'Avaux de prendre le titre de comte dès 1644, au congrès de Münster, et peut-être plus tôt. Cette seigneurie, augmentée en 1670 de la terre d'Écry et en 1671 de celle de Neufchâtel (ci-après, p. 228, note 4), fut démembrée en 1726, et une partie fut acquise par le futur maréchal d'Asfeld.

2. Saint-Simon reviendra sur ces démêlés dans la suite des *Mémoires*, tome XIX de 1873, p. 36-37.

3. Tout cela a été dit dans le tome XI, p. 202, et note 3.

4. « On dit figurément des choses qui n'ont que de l'apparence et point de réalité, qu'*elles ne sont qu'en peinture* » (*Académie*, 1718).

5. Les manuscrits Français 17913 et 17914 de la Bibliothèque nationale renferment une partie de la correspondance de M. d'Avaux pour les années 1644 et 1646-47 ; mais il existe surtout un très grand nombre de lettres au Dépôt des affaires étrangères dans les fonds des pays où il a été en mission.

6. Servien ne fut pas surintendant des finances en même temps que d'Avaux, qui n'occupa cette place qu'en 1642-1643 avec M. de Bailleul, et en 1649-1650 avec d'Hémery, tandis que Servien fut surintendant en même temps que Foucquet, de 1653 à 1659, date de sa mort.

7. Jean-Antoine Ier de Mesmes, seigneur d'Irval : tome XVII, p. 98.

8. Le 9 janvier 1651 : *ibidem*. Dans une note du ms. Clairam-

Il laissa deux fils : l'aîné qui succéda à son nom et à sa charge[1], et qui[2] épousa la fille de Bertrand sieur de la Bazinière[3], trésorier de l'Épargne et prévôt grand maître des cérémonies de l'ordre du Saint-Esprit, qui avoit épousé pour rien Mlle de Barbezières Chemerault[4], fille d'honneur de la Reine[5]. La Bazinière tomba en déroute, en recherches, fut mis à la Bastille[6], privé de ses charges et du cordon bleu, qui ne lui fut point rendu[7]. C'étoit un riche, délicieux et fastueux financier, qui jouoit gros jeu, qui étoit souvent de celui de la Reine, et qui la quittoit familièrement à moitié partie, et la faisoit attendre pour achever qu'il eût fait sa collation, qu'il faisoit apporter dans l'antichambre, et dont il régaloit les dames[8]. Il étoit si bon homme, et si obligeant, qu'on lui passoit toutes ces impertinences ; fort galant, libéral, magnifique, homme de grand chère, et si aimé, que tout le monde s'intéressa pour lui. Il parut constant qu'il n'y avoit nulle friponnerie en son fait, mais un grand désordre faute de travail et d'avoir su régler sa dépense. Il sortit enfin d'affaires, et quoique dépouillé et réduit au petit pied[9], il fut, le reste

bault 754, fol. 96 v°, il est qualifié d' « homme d'intégrité dans la discipline et régularité du Palais, où il a acquis de la réputation ». Son portrait, par Philippe de Champaigne, est au musée du Louvre.

1. Jean-Jacques III de Mesmes : tome XI, p. 169.

2. Tout ce qui précède, depuis *il laissa,* a été ajouté en interligne.

3. Tome XI, p. 170.

4. Françoise de Barbezières-Chemerault, fille d'honneur de la Reine depuis le 29 février 1632, avait épousé, en 1645, le financier la Bazinière. Elle mourut en janvier 1678.

5. Ce qui précède, depuis *qui avoit,* a été ajouté en interligne et sur la marge, avec un signe de renvoi.

6. D'où son nom donné à une des tours.

7. Tout cela a déjà été dit dans le tome XI, p. 170.

8. Sur son faste, son jeu et ses soupers, on peut voir la *Muse historique* de Loret, tome II, p. 450-451, les *Mémoires de Gourville,* tome I, p. 167-171, la *Gazette* de 1658, p. 176, etc. Tallemant des Réaux lui a consacré une historiette (tome IV, p. 425 et suivantes).

9. « On dit figurément *réduire quelqu'un au petit pied,* pour dire

de sa vie, qui fut encore longue, bien[1] reçu partout, et accueilli de la meilleure compagnie. Je l'ai vu chez mon père avec un joli équipage, et, tout vieux qu'il étoit, l'homme le plus propre et le plus recherché. Il mourut en 1688 tout à la fin, quinze ou seize ans après être sorti d'affaires. Son gendre[2] eut sa charge de l'Ordre, qui mourut neuf ou dix mois avant lui[3]. Son frère[4], qui ne se maria point, et qui, tout conseiller d'État de robe qu'il étoit, se faisoit appeler le comte d'Avaux, fut survivancier, puis titulaire de sa charge de l'Ordre[5], ambassadeur à[6] Venise, en Hollande, près du roi Jacques en Irlande, en Suède, et encore en Hollande, et mourut d'une seconde taille en 1709. J'en ai parlé ailleurs[7].

Son aîné, le président de Mesmes, gendre de la Bazinière, eut trois fils et deux filles : l'aîné, qui fut premier président cette année[8]; un abbé de Mesmes, fort débordé[9]; un chevalier de Malte, qui ne le fut guères moins, et que

le réduire dans un état fort au-dessous de celui où il étoit » (*Académie*, 1718).

1. *Bien* surcharge *et re[ceu]*.
2. Jean-Jacques III de Mesmes, ci-dessus.
3. Il mourut le 9 janvier 1688, et la Bazinière le 3 novembre suivant.
4. Jean-Antoine II de Mesmes, comte d'Avaux : tome VIII, p. 50.
5. Dangeau raconte, à propos de la mort du président de Mesmes, le 9 janvier 1688, toutes les mesures prises par les siens pour se transmettre en famille toutes les charges qu'il possédait (*Journal*, tome II, p. 92).
6. Le mot *à* surcharge *en*.
7. Lors de sa mort : tome XVII, p. 98-112.
8. Jean-Antoine III de Mesmes : ci-dessus, p. 218, note 9.
9. Henri, abbé de Mesmes, né en 1666, avait recueilli, en 1681, les bénéfices de son oncle le chevalier Claude, abbé du Val-Roi et de Hambye, et avait lui-même fondé, l'année suivante, à Saint-Quentin-le-Petit un établissement de filles de la Charité (Archives nationales, carton S 6174); il reçut encore les prieurés de Saint-Denis de l'Estrée et de Saint-Pierre d'Abbeville, mais tomba en démence sur la fin de ses jours et mourut à Sainte-Geneviève le 6 mai 1721 (*les Correspondants de la marquise de Balleroy*, tome II, p. 116-117).

le crédit de son frère chargea de bénéfices et de commanderies, et qu'il fit ambassadeur de Malte[1]; Mme de Fontenilles, dont j'aurai lieu de parler dans la suite[2], et une ursuline[3]. Après ce détail nécessaire, venons au nouveau premier président.

Caractère de Mesmes, premier président. [Add. St-S. 1035]

Il porta le nom de sieur de Neufchâtel[4] du vivant de son père. C'étoit un grand et gros homme, de figure colossale, trop marqué de petite vérole, mais dont toute la figure, jusqu'au visage, avoit beaucoup de grâces comme ses manières, et, avec l'âge, quelque chose de majestueux[5].

1. Jean-Jacques, dit le bailli de Mesmes, posséda les commanderies de Sommereux, de Boncourt, de Haute-Avesnes et de Maisonneuve-sur-Coulommiers, fut nommé ambassadeur de la Religion en France en novembre 1714, à la demande de Louis XIV, selon Dangeau (tome XV, p. 273), et conserva ces fonctions jusqu'à sa mort, 2 février 1741, à l'âge de soixante-sept ans. Son portrait est dans le ms. Clairambault 1171, fol. 47. Saint-Simon reparlera de son caractère dans la suite des *Mémoires,* tome X de 1873, p. 322.

2. Louise-Marie-Thérèse de Mesmes, née en 1668, avait épousé, en 1683, François Ier de la Roche, marquis de Fontenilles, capitaine au régiment de Coislin, qui mourut en 1728. Héritière de la terre patrimoniale de Roissy, par le testament de son père du 4 septembre 1704, elle la vendit le 6 avril 1713 à Marie-Angélique d'Aquin, marquise de la Carte, et vécut jusqu'en janvier 1755. Saint-Simon, dont elle devint sous Louis XV une intime amie, reparlera d'elle dans la suite des *Mémoires* (tomes X de 1873, p. 263, et XVII, p. 160).

3. Judith-Amasie de Mesmes, née en 1672, religieuse au couvent de Sainte-Avoye, à Paris, depuis 1693.

4. Neufchâtel-sur-Aisne était une seigneurie avec titre de vicomté, qui avait été acquise par Claude Ier de Mesmes au milieu du XVIIe siècle, et unie au comté d'Avaux par lettres patentes de mars 1671; Marie-Antoinette de Mesmes l'apporta en dot au duc de Lorge, beau-frère de notre auteur en 1714, et celui-ci la vendit par contrat du 20 février 1721 à René-Jean de Longueil, marquis de Maisons (Cabinet des titres, Pièces originales MESMES, vol. 1943, fol. 526).

5. Rigaud fit trois portraits de lui : en 1690 en président à mortier, en 1703 en prévôt de l'ordre du Saint-Esprit, enfin en 1715 en premier président. Le second de ces portraits a été gravé par Drevet, et Clairambault en a inséré des exemplaires dans ses volumes 1171, fol. 46, et 1174, fol. 12.

Toute son étude fut celle du grand monde, à qui il plut, et fut mêlé dans les meilleures compagnies de la cour, et dans les plus gaillardes. D'ailleurs il n'apprit rien, et fut extrêmement débauché, tellement que son père le prit en telle aversion, qu'il osoit à peine paroître devant lui[1]. Il ne lui épargnoit pas les coups de bâton, et lui jetoit quelquefois des assiettes à la tête ayant bonne compagnie à sa table, qui se mettoit entre-deux, et tâchoit de les raccommoder souvent; mais le fils[2] étoit incorrigible, et ne songeoit qu'à se divertir et à dépenser. Cette vie libertine[3] le lia avec la jeunesse la plus distinguée, qu'il recherchoit avec soin, et ne voyoit que le moins qu'il pouvoit de Palais et de gens de robe. Devenu président à mortier par la mort de son père, il ne changea guères de vie; mais il se persuada qu'il étoit un seigneur, et vécut à la grande[4]. Les gens distingués qui fréquentoient la maison de son père, les alliances proches de M. de la Trémoïlle[5],

1. Voyez ci-dessus (p. 219, note 1).

2. Les mots *le fils* ont été ajoutés sur la marge à la fin d'une ligne, et Saint-Simon a biffé *il* au commencement de la ligne suivante.

3. *Libertine* est en interligne.

4. Voici un portrait du premier président, transcrit dans le Dossier bleu Mesmes, vol. 445, nº 11956, fol. 5 : « Prévôt après son oncle et parrain le comte d'Avaux, n'étoit pas savant, mais personne ne présida au Parlement avec plus de dignité. Ruiné, recevoit des pensions de la cour; le Parlement le savoit, et ne le trouvoit pas mauvais, parce que c'étoit pour manger. Il eut entre autres cinq cent mille livres pour aller à Pontoise, et vingt-cinq mille livres de pension. Abandonna le bureau au Parlement, se rendit maître de l'audience. Ménageoit sa compagnie, faisoit les affaires de sa cour; de l'Académie française, de l'ordre de la Mouche de Sceaux, ami du duc du Maine et de sa femme, vérifia pourtant l'édit de la révocation de son rang de prince du sang, en reçut un soufflet de la duchesse, qui, pour y parvenir, étant trop petite, monta sur un tabouret et se pendit à sa cravate. Aimable paresseux, aimable débauché, aimé de tout le monde. »

5. Charles-Belgique-Hollande, duc de la Trémoïlle, avait épousé Madeleine de Créquy, dont la mère Armande de Saint-Gelais (ci-dessus, p. 224, note 6) était sœur utérine d'Antoinette de Mesmes, maréchale de Vivonne.

de M. d'Elbeuf[1], et des enfants de Mme de Vivonne[2], qui vivoit et qui les lioit, le tentoient[3] de se croire de la même espèce[4], gâté qu'il étoit par la même sorte de gens avec qui il avoit toujours vécu. Il n'oublia pas de lier[5] avec les courtisans qu'il put atteindre; d'Antin fut de ce nombre par ses cousines[6]; et, par ces degrés, il parvint jusqu'à M. et Mme du Maine, qui, dans leurs projets, avoient besoin de créatures principales dans le Parlement, et qui ne négligèrent pas de s'attacher un président à mortier. Celui-ci, ravi de s'en voir si bien reçu, songea à se faire une protection puissante du fils favori du Roi, et se dévoua jusqu'à la dernière indécence à toutes les fantaisies de Mme du Maine. Il y introduisit son frère le chevalier[7]; ils furent de toutes les fêtes de Sceaux, de toutes les Nuits blanches[8]. Le chevalier n'eut pas honte de jouer aux comédies, ni le président d'y faire le baladin[9] à

1. Henri de Lorraine, duc d'Elbeuf (tome I, p. 46) avait épousé Anne-Charlotte de Rochechouart-Vivonne, fille de la même Antoinette de Mesmes (tome VI, p. 14).

2. Les autres enfants de Mme de Vivonne étaient le duc de Mortemart, marié à la troisième fille de Colbert, la marquise de Castries (tome III, p. 325), et la duchesse de Lesdiguières-Canaples (tome X, p. 266).

3. Le manuscrit porte *tentoit*, au singulier.

4. Le *c* d'*espece* surcharge un *s*.

5. Emploi de lier, pris absolument, déjà relevé dans le tome XXI, p. 304.

6. Les filles du maréchal de Vivonne, frère de Mme de Montespan mère de M. d'Antin.

7. Le bailli de Mesmes : ci-dessus, p. 228, note 1.

8. M. de Mesmes avait été introduit à Sceaux par ses amis Beringhen et le maréchal d'Huxelles (notre tome XI, p. 43). Il y devint si familier que l'on trouva dans ses papiers un portefeuille de pièces en vers et en prose, presque toutes inédites, et dont la plupart sont relatives au duc et à la duchesse du Maine et aux amusements de leur cour. Ce recueil renferme en particulier une suite de lettres de Malézieu et d'autres chevaliers de la Mouche-à-Miel, ordre imaginé par la duchesse du Maine; il appartient aujourd'hui à la Bibliothèque de Rouen (ms. 3337).

9. « *Balladin* (Saint-Simon écrit *baladin* comme de nos jours) est

huis[1] clos, entre une vingtaine de personnes. Il en devint l'esclave à n'oser ne pas tout quitter pour s'y rendre, et à se laisser peindre travesti, dans un tableau historique de ces gentillesses, avec des valets de Sceaux[2], à côté du suisse en livrée[3]. Ce ridicule lui en donna beaucoup dans le monde, et déplut fort au Parlement. Il le sentit ; mais il étoit aux fers[4], et il importoit à ses vues de fortune de ne les pas rompre. Avançant[5] en ancienneté parmi les présidents à mortier, il comprit qu'il étoit temps de fréquenter le Palais un peu davantage, et la magistrature, à qui sa négligence à la voir avoit marqué trop de mépris. Il ne crut pas même indifférent de s'abaisser à changer un peu de manières pour les avocats, procureurs, greffiers un peu distingués, et néanmoins n'en refroidit pas son commerce avec les gens de la cour et du grand monde, dont il avoit pris tout à fait le ton et les manières. Il chercha aussi à suppléer à son ignorance en apprenant bien ce qu'on appelle le trantran du Palais[6], et à connoître le foible de

celui qui danse ordinairement dans des ballets ; il se prend ordinairement en mauvaise part » (*Académie*, 1718).

1. Saint-Simon écrit *huy*.

2. Les premières lettres de *Sceaux* surchargent d'autres lettres illisibles.

3. M. Desnoiresterres, dans ses *Cours galantes*, cite fréquemment (tome IV, p. 46, 52, 53, 60, 128, 130, etc.) M. de Mesmes comme un des commensaux les plus assidus de Sceaux ; mais il ne dit rien du tableau dont parle Saint-Simon. Il rappelle seulement que les habitués désignaient ce premier président sous les noms de « Monsieur le Majordome » ou « le Grand artificier. » Voyez aussi les *Mémoires du président Hénault*, p. 112.

4. Ci-dessus, p. 18.

5. Avant *avançant*, Saint-Simon a biffé un *mais*.

6. « *Trantran*, mot factice dont on se sert pour signifier le cours, la routine de certaines affaires, la manière dont on les fait aller. *Il entend le trantran, il sait le trantran.* On dit aussi : *Il sait le trantran du Palais, le trantran des affaires* ; il est bas » (*Académie*, 1718). Ce mot figure encore dans la dernière édition du *Dictionnaire de l'Académie*, quoique l'usage soit plutôt de dire *traintrain*. — Le duc de Luynes prétend aussi que le premier président était « médiocrement

chacun de Messieurs qui avoient du crédit et de la considération dans leurs chambres ; beaucoup d'esprit, grande présence d'esprit, élocution facile[1], naturelle, agréable ; pénétration, reparties promptes et justes ; hardiesse jusqu'à l'effronterie ; ni âme, ni honneur, ni pudeur ; petit-maître[2] en mœurs, en religion, en pratique ; habile à donner le change, à tromper, à s'en moquer, à tendre des pièges, à se jouer de paroles et d'amis, ou à leur être fidèle selon qu'il convenoit à ses intérêts ; d'ailleurs, d'excellente compagnie, charmant convive, un goût exquis en meubles, en bijoux, en fêtes, en festins[3], et en tout ce qu'aime le monde ; grand brocanteur[4], et panier percé[5] sans s'embarrasser jamais de ses profusions, avec les mains toujours ouvertes[6], mais pour le gros[7], et l'imagination fertile

instruit, mais esprit supérieur », et gagna la considération par un grand faste (*Mémoires*, tome XVI, p. 192). Voyez un portrait très flatteur dans *le Président Hénault*, par L. Perey, p. 36-38.

1. *Memmiana facundia*, disait-on au Palais, où circulait depuis des générations le dicton : « *De Mesme, toujours de Mesme.* » (*Tallemant des Réaux*, tome IV, p. 419).

2. Voyez la note aux Additions et Corrections.

3. On faisait bonne chère chez lui, et même gras en carême, si l'on en croit les couplets du *Nouveau siècle*, tome IV, p. 259.

4. Ces deux mots ont été ajoutés en interligne. — « *Brocanteur* celui qui achète, qui vend et qui troque des curiosités, comme tableaux, bronzes, médailles, bijoux, etc. » (*Académie*, 1718). Nous avons eu le verbe *brocanter* dans le tome XI, p. 18, et nous trouverons *brocanteuse* dans la suite des *Mémoires*, tome X de 1873, p. 183. « Il se piquoit du meilleur goût en bâtiments, en tables, en meubles, en bijoux », avait dit Saint-Simon dans l'Addition indiquée ci-dessus, n° 1035. Il possédait une riche bibliothèque, comprenant près de six cent cinquante manuscrits, dont le tiers environ, formé des papiers et correspondances de sa famille, entra en 1731 au Dépôt des affaires étrangères : voyez l'ouvrage d'Armand Baschet, p. 192 et 209-218.

5. *Percés* corrigé en *percé*. — Nous avons déjà rencontré cette locution dans le tome IV, p. 295. « On dit proverbialement et figurément d'un dissipateur que *c'est un panier percé* » (*Académie*, 1718).

6. Au sens de libéral, généreux, dépensier.

7. La phrase signifie que M. de Mesmes n'était dépensier que pour les choses d'importance, et plutôt serré pour les petites.

à s'en procurer; poli, affable, accueillant avec distinction, et suprêmement glorieux[1], quoiqu'avec un air de respect pour la véritable seigneurie, et les plus bas ménagements pour les ministres et pour tout ce qui tenoit à la cour. Rien n'a mieux dépeint son principal ridicule qu'un de ce grand nombre de noëls qu'on s'avisa de faire une année pour caractériser beaucoup de gens de la cour et de la ville, qu'on introduisoit à la Crèche les uns après les autres[2]. Je ne me souviens plus du couplet, sinon qu'il débutoit: *Je suis M. de Mesmes*, et qu'il finissoit: *qui viens*[3] *prier le poupon à souper en carême*[4]. Il avoit eu la charge de l'Ordre de son oncle, et un logement, non à Versailles, mais à Fontainebleau, qu'avoit eu son père, et que son père avoit conservé en se défaisant d'une charge de lecteur du Roi qu'il avoit eue assez longtemps. C'en est assez maintenant sur ce magistrat, qui, à toute force, vouloit être un homme de qualité et de cour, et qui se faisoit souvent moquer de lui par ceux qui l'étoient en effet[5], et avec qui il vivoit tant qu'il pouvoit.

1. Selon le Chansonnier (ms. Fr. 12692, p. 191), il ne voulait pas qu'on l'appelât *Monsieur le Président*. Dans les actes il s'intitulait pompeusement comte d'Avaux, sire de Cramayel et de Brie-Comte-Robert, marquis de Saint-Étienne, vicomte de Neufchâtel et autres lieux.

2. Saint-Simon veut parler de la pièce intitulée *les Noëls de la Cour en 1696*, qui a trouvé place dans le *Nouveau siècle de Louis XIV*, tome IV, p. 291-301.

3. *Vient* corrigé en *viens*.

4. Voici le couplet auquel notre auteur fait allusion :

> Sans prince ni princesse
> De Mesme est survenu,
> De peur que dans la presse
> Il ne fût confondu.
> Il dit au bon Joseph : Je suis M. de Mesme.
> Puis, baisant le poupon, don, don,
> On dit qu'il le pria, la, la,
> A souper en carême.

5. Les mots *en effet* ont été ajoutés en interligne.

Nos plénipotentiaires vont à Utrecht. Cardone manqué par nos troupes. L'Empereur couronné à Francfort; Marlborough dépouillé veut sortir d'Angleterre. Duc d'Ormond général en sa place. Troupes anglaises rappelées de Catalogne.

[Add. St S. 1036]

Les passeports arrivèrent le premier jour de cette année pour nos plénipotentiaires[1]. Ils eurent incontinent après leur audience du Roi, chacun séparément, et partirent l'un après l'autre pour Utrecht dans les huit premiers jours de cette année[2]. En même temps, M. de Vendôme fit tenter par Muret, lieutenant général[3], le siège de Cardone[4], qu'il fallut lever assez promptement avec quelque perte[5]. L'Archiduc avoit fait passer cinq ou six mille hommes de ses troupes en Catalogne, où il soupçonnoit que ce qu'il y avoit laissé d'Anglois ne demeureroient pas longtemps. Ce prince avoit reçu la[6] couronne impériale à Francfort[7], et s'en étoit allé à Vienne, après avoir écrit aux États-Généraux une lettre violente et pressante pour les détourner de la paix[8], à laquelle il voyoit que tout tendoit en Angleterre, où le duc de Marlborough ne se crut plus en sûreté, et obtint de la reine la permission de passer la mer avec la duchesse sa femme, dès qu'ils se

1. Dangeau mentionne en effet cette arrivée le 1er janvier (p. 51); on les attendait dès la veille. Ci-dessus, p. 158, Saint-Simon a parlé de la désignation des plénipotentiaires français.

2. *Dangeau*, p. 54 et 56; *Sourches*, p. 267-268.

3. Tome XIV, p. 94.

4. Ville fortifiée de Catalogne, dans la province de Lerida, sur un petit affluent du Llobregat.

5. C'est le 14 novembre que Muret, à la tête de trois mille hommes arriva devant Cardone, et il s'empara, le 17, de la ville; mais la garnison, s'étant retirée dans le château, résista à toutes les attaques, jusqu'à ce que Stahrenberg, prévenu, envoyât un secours, qui réussit à entrer dans la place le 22 décembre, ce qui força Muret à se retirer (*Dangeau*, p. 28, 32-33, 39, 43, 53-54 et 58; *Sourches*, p. 242, 251, 261, 269 et 271; *Gazette* de 1711, p. 618 et 630-631, de 1712, p. 5-6, 17-18, 29-30 et 41; *Gazette d'Amsterdam*, 1712, n°s III, VII et VIII; vol. Guerre 2329; correspondance de Vendôme, ms. Fr. 14178, fol. 469-471, 478-481 et 493; *Histoire militaire* de Quincy, tome VI, p. 591-594). M. de Noailles n'approuvait pas cette entreprise (*Mémoires*, p. 251).

6. Avant *la*, Saint-Simon a biffé *l'11 dec^e*.

7. Il fut couronné le 22 décembre 1711 (*Gazette*, p. 28 et 39).

8. *Dangeau*, p. 42. Le texte de cette lettre, datée de Milan le 8 novembre, est dans l'Extraordinaire CI de la *Gazette d'Amsterdam*.

virent dépossédés de toutes leurs charges de cour et de guerre[1], le[2] duc d'Ormond[3] nommé en sa place pour commander les troupes de la reine en Flandres[4]; et, peu après, le duc d'Argyle[5], général des troupes d'Angleterre en Catalogne, eut ordre de leur faire repasser la mer et les ramena en Angleterre[6].

Garde-robe de la Dauphine ôtée, puis mal rendue à la comtesse de Mailly. [Add. St-S. 1037]

Il arriva, dans tous les premiers jours de cette année, un fâcheux dégoût à Mme de Mailly, dame d'atour de Madame la Dauphine. La dépense de sa garde-robe passoit de loin le double de celle de la feue Reine[7]; et, avec cela, la princesse manquoit tellement de tout ce qui fait la commodité, la nouveauté, et l'agrément des parures, que le cri en fut public et que les dames prêtoient journellement à la Dauphine des palatines, des manchons, et toutes sortes de colifichets. L'indolence de Mme de Mailly laissoit tout faire à une de ses femmes de chambre, qui se croyoit nièce de Mme de Maintenon parce que sa maîtresse l'étoit. Desmaretz, de plus en plus ancré, avoit des prises conti-

1. Sur le retour de Marlborough en Angleterre et sur sa disgrâce, on peut voir ce que disent les journaux de la cour; *Dangeau*, p. 24, 29, 33, 34, 40, 48, 57, 65, 69 et 81; *Sourches*, p. 256, 261, 267, 275, 278, 280, 283, 288, 290 et 299; la *Gazette* de 1712, p. 57 et 129; les *Lettres de Madame*, recueil Jæglé, tome II, p. 165; le *Journal de Verdun*, tomes XIV et XV, *passim*. On l'accusait de s'être enrichi par des concussions, et le secrétaire d'État Harley le dénonça formellement; le bruit courait aussi qu'il avait fait en France des ouvertures pour servir les intérêts des Stuarts (*Journal de Torcy*, p. 309 et suivantes), et l'on prétendait même qu'il avait songé à marier sa fille avec le Prétendant (*Journal de Verdun*, 1706, tome II, p. 436-437). Saint-Simon ne reviendra plus sur cette disgrâce que par des allusions.

2. Avant *le*, Saint-Simon a biffé un *et*.

3. Jacques Butler: tome X, p. 231.

4. La *Gazette* de 1712 l'annonça le 30 janvier (p. 57), et elle donna plus tard (p. 238) la composition de son état-major.

5. Jean Campbell, duc d'Argyll: tome XX, p. 354.

6. *Dangeau*, tome XIV, p. 65, 192 et 242; *Sourches*, tome XIII, p. 316; *Gazette*, p. 147.

7. On n'a pas les comptes de la maison de la duchesse de Bourgogne pour cette époque.

nuelles avec la dame d'atour sur sa grande dépense, et sur les payements, qu'elle pressoit avec hauteur[1]. Il s'en lassa ; il en parla à Mme de Maintenon et au Roi, qui consultèrent la Dauphine. Sa patience et sa douceur s'étoient lassées[2] aussi après des années de silence et de tolérance, tellement que l'administration de la garde-robe lui fut ôtée, et donnée à Mme Quentin[3], première femme de chambre[4], et celle de Mme de Mailly fut chassée pour s'être trouvée avoir bien fait ses affaires aux dépens de la garde-robe et des marchands. Mme de Mailly cria, pleura, dit qu'on la déshonoroit, et tempêta tant auprès de Mme de Maintenon, qu'au bout d'une quinzaine on lui rendit quelque sauve-l'honneur[5] ; mais le réel et l'autorité sur la garde-robe, elle ne put les rattraper[6]. Elle ne fut

1. On trouvera aux Archives nationales, dans le carton G^7 1011, une lettre de Mme de Mailly, du 17 mai 1708, relative aux dépenses de la garde-robe de la duchesse de Bourgogne.

2. Il y a *s'estoit lassée*, par mégarde, dans le manuscrit.

3. Marie-Angélique Poisson, femme de Jean Quentin, premier valet de garde-robe du Roi : tome III, p. 159. On a déjà dit que Saint-Simon écrit *Cantin*.

4. Voici comment le politique Dangeau présente l'incident, le 4 janvier, dans son *Journal* (tome XIV, p. 54-55) : « Il y a quelques petits changements sur la garde-robe de Madame la Dauphine, qui se plaignoit de temps en temps que quelques petites choses dont elle avoit besoin lui manquoient. Mme de Mailly, qui est dame d'atour, a prié Mme Quentin, qui est la première femme de chambre, qui est fort entendue et qui sert Madame la Dauphine à son gré, de se charger de tous ces petits détails-là ; mais Mme Quentin n'a pas voulu avoir une somme réglée pour ces dépenses-là. Elle soulagera de beaucoup de petits soins Mme de Mailly, lui montrera tous les mois la dépense, et Mme de Mailly ne se mêlera plus que de faire faire les grands habits. Ce changement-là a fait plus de bruit ici et à Paris qu'il n'en devoit faire. » C'est à ce propos que Saint-Simon a fait l'Addition indiquée ci-contre. Les *Mémoires de Sourches* n'en disent rien.

5. Mot déjà rencontré dans les tomes VII, p. 119, et XIV, p. 312.

6. *Dangeau* (p. 62-63), 14 janvier : « Mme de Mailly a cru que cela feroit tort à sa charge de dame d'atour, si Mme Quentin, la première femme de chambre, se mêloit d'une partie de la garde-robe, et, quoiqu'elle l'eût priée de s'en charger et que Madame la Dauphine

plainte de personne : l'excès de la gloire dont elle étoit[1] lui avoit aliéné tout le monde[2], scandalisé d'ailleurs de voir la Dauphine si mal servie.

Éclat entre Mme la duchesse de Berry et Mme la duchesse d'Orléans pour des perles et pour la de Vienne, femme de chambre confidente chassée.

Ces premiers jours de l'année eurent un autre orage intérieur. Mme la duchesse de Berry, qui gouvernoit père et mari, donnoit toutes sortes de dégoûts à Madame sa mère, et se laissoit conduire elle-même par une de ses femmes de chambre, de beaucoup, mais[3] d'un très mauvais esprit, qui s'appeloit de Vienne[4], fille de la nourrice de M.[5] le duc d'Orléans, qui la considéroit aussi pour l'avoir auparavant trouvée fort à son gré. Feu Monsieur avoit eu de la Reine mère un collier de perles dont la beauté et la rareté passoit pour être unique. Mme la duchesse d'Orléans l'aimoit fort, et s'en paroit souvent. C'en fut assez pour que Mme la duchesse de Berry le voulût avoir pour l'ôter à Madame sa mère, et, pour la piquer davantage, elle le lui demanda, sûre d'en être refusée, lui dit qu'elle l'auroit bien sans elle puisqu'il ne lui appartenoit pas, mais à M. le duc d'Orléans, de qui, en effet, elle l'obtint. La scène fut forte entre elles[6]. Mme la du-

fût contente de ce petit changement, elle a desiré que les choses fussent mises dans l'état ordinaire, et Madame la Dauphine l'a bien voulu. » On a vu (tome XX, p. 222) que le Roi avait donné à la jeune princesse la direction pleine et entière de sa maison.

1. Locution assez particulière, mais dont on rencontre d'autres exemples.

2. Le P. Léonard raconte (Archives nationales, MM 827, fol. 40) que le cocher de Pajot, directeur des postes, ayant insulté le cocher de Mme de Mailly, celle-ci obligea Pajot à venir lui faire des excuses et à donner cinquante louis au cocher et vingt-cinq aux laquais.

3. Les mots *de beaucoup mais* ont été ajoutés en interligne.

4. Marie-Élisabeth de Vienne, d'après l'*État de la France* de 1712. Elle n'appartenait pas à la famille des Quentin de la Vienne, valets de chambre du Roi.

5. Ce qui précède, depuis *qui s'appeloit*, a été ajouté en interligne et dans la marge, avec un signe de renvoi, au-dessus de *que M.*, qui surchargeait un *mais*, et, plus loin, les deux mots *qui la* ont été aussi ajoutés en interligne.

6. *Entr'eux* corrigé en *entr'elles*.

chesse de Berry affecta de porter ce collier et de le montrer à tout le monde. Les choses furent poussées si loin, que Madame en fut parler au Roi dans son cabinet[1]. Elle ne se borna pas apparemment au procédé du collier de perles. L'embarras et la brouillerie de la mère et de la fille parurent en public ; la fille ne put soutenir la colère du Roi, et se tint au lit[2], où la Dauphine vint l'exhorter plusieurs fois. M. le duc de Berry étoit trop amoureux pour n'être pas aussi affligé qu'elle, et M. le duc d'Orléans ne savoit que devenir entre eux. Il étoit question de bien pis que des perles. Le Roi voulut que la femme de chambre fût chassée[3], et malmena M. le duc de Berry qui se hasarda de lui en parler. Cet ordre mit Mme la duchesse de Berry hors de toute mesure ; il lui parut un affront que son orgueil ne pouvoit supporter, indépendamment de toutes les privations qu'elle trouvoit dans cette perte ; mais elle eut beau pleurer, crier, hurler, invectiver père et mari de la sacrifier à leur foiblesse, il fallut obéir, chasser la femme de chambre, aller demander pardon à Madame sa mère, à qui elle ne pardonna jamais, et lui rapporter le collier de perles[4]. Mme la duchesse d'Orléans, satisfaite sur le principal, lui fit inutilement des mer-

1. *Dangeau*, p. 57 ; *Sourches*, p. 271, 7 janvier.

2. Elle n'assista pas à un repas offert aux princes le 6 janvier, ni au souper du Roi le 7 (*Sourches*, p. 270).

3. Elle fut exilée à trente lieues de la cour ; mais on lui permit de rester douze jours à Paris « pour achever son mariage avec un lieutenant-colonel natif d'Auvergne, auquel elle apportoit quarante mille écus en mariage, et qui devoit l'emmener en son pays aussitôt qu'ils seroient mariés » (*Sourches*, p. 271 et 274 ; voyez aussi *Dangeau*, p. 64).

4. Dangeau prétend (p. 61) que le collier de perles en question avait été vendu dix mille écus par le duc d'Orléans à M. le duc de Berry ; mais il ajoute que « la manière dont tout cela s'étoit passé avoit fort altéré les esprits ». Voyez les *Mémoires de Sourches*, p. 271 et 272, 10 et 11 janvier. Saint-Simon fit à cette occasion l'Addition nº 1011, que nous avons indiquée ci-dessus, p. 46, lorsqu'il a parlé du caractère de Mme de Berry.

veilles, lui promit de la raccommoder avec le Roi[1], et la mena dans son cabinet après le souper, deux jours après, parce que le Roi voulut lui faire sentir sa disgrâce. Il lui parla en père, mais en roi et en maître, en sorte qu'il ne manqua rien à son humiliation que de pouvoir être intérieurement humiliée[2]. Elle reparut après quelques jours[3] au souper du Roi, et en public, à son ordinaire, cachant à grand peine la rage qui la dévoroit. Mme de Saint-Simon, qui se tenoit à quartier[4] tant qu'elle pouvoit d'un intérieur où il n'y avoit qu'à perdre et qui ne se pouvoit régler, ne prit aucune part en toute cette aventure, sinon d'être témoin le moins qu'elle put des larmes et des fureurs. J'en usai de même à l'égard de M. et de Mme la duchesse

1. D'après Madame (recueil Jæglé, tome II, p. 162-164), ce serait elle qui serait intervenue pour obtenir du Roi le pardon de la jeune princesse.

2. Dangeau se contente de mentionner cette audience (p. 61); mais le récit des *Mémoires de Sourches* (p. 273) est particulièrement curieux : « Le soir (du 12 janvier), la duchesse de Berry se trouva chez la marquise de Maintenon quand le Roi y entra revenant de Trianon, où il avoit été se promener; on ne sut pas ce qui s'étoit passé dans cette secrète entrevue; mais cette princesse sortit de l'appartement tout en larmes, et, selon les apparences, elle ne se souvint pas qu'elle avoit laissé ses dames et tous ses gens à la porte de derrière du même appartement par laquelle elle y étoit entrée; car elle sortit par la porte qui regarde l'appartement du Roi, et ainsi, comme tout le monde avoit déjà pris son parti depuis que le Roi étoit entré chez la marquise de Maintenon, elle ne trouva plus personne dans le vestibule que la sentinelle des gardes du corps, et elle auroit été fort embarrassée de sa personne, si un homme de la cour (*en note* : c'étoit l'auteur de ces *Mémoires*), qui s'étoit amusé un moment dans l'antichambre de la marquise de Maintenon, ne l'avoit reconnue quand elle l'avoit traversée se cachant le visage, ne l'avoit suivie et ne lui avoit offert la main, lui faisant traverser le palier du degré et une partie de la salle des gardes de Madame la Dauphine, où son écuyer et ses flambeaux vinrent au-devant d'elle, et où cet homme la laissa, après qu'elle l'eut remercié de son honnêteté. »

3. Les mots *quelques jours* sont en interligne, au-dessus de *cela*, biffé.

4. Locution déjà notée dans le tome XI, p. 166.

d'Orléans. Depuis ce que j'ai rapporté que M. le duc d'Orléans avoit dit à Madame sa fille, qu'elle avoit si étrangement pris sur moi[1], je ne mettois presque plus le pied chez elle, et jamais je ne parlois d'elle à Monsieur son père, qui aussi n'osoit m'en parler; mais je ne vis jamais homme si mal à son aise. Il donna une pension à la femme de chambre, et la maria en province quelque temps après[2]. On feroit des volumes de tout ce qui se passoit chez Mme la duchesse de Berry; le récit en surprendroit assurément; mais, au fond, il ne vaudroit guère la peine d'être fait, et je n'en prétends raconter[3] que ce qui a éclaté, ou qui a été plus singulièrement marqué.

Pierreries de Monseigneur. Judicieux présents du Dauphin.

Ce fut pendant la fin de cet orage domestique que du Mont apporta une après-dînée les pierreries de Monseigneur, dont les trois lots étoient faits relativement à ce qui en avoit été réglé au total et au genre de partage de toute la succession. La Dauphine étoit descendue chez le Dauphin[4] pour les voir. Ce prince prit sur sa part deux belles bagues, dont une de grand prix que Monseigneur portoit fort souvent, et la donna pour cela même[5] à du Mont, d'une manière fort obligeante; l'autre, il l'envoya à la Croix, cet ami intime de Mlle Choin dont j'ai parlé[6], qui avoit prêté de l'argent à Monseigneur sans en avoir voulu prendre d'intérêts[7].

Dîners particuliers du Roi, musique, etc.,

Au commencement de cette année, le Roi se mit à faire porter son dîner une fois ou deux la semaine chez Mme de Maintenon, ce qui ne s'étoit point encore vu, et

1. Ci-dessus, p. 49-52. — 2. Ci-dessus, p. 238, note 3.

3. *Raconte* corrigé en *raconter*, et *prétends* ajouté en interligne.

4. L'appartement de la Dauphine était au second étage du château, immédiatement au-dessus de celui de son mari : ci-après, p. 297.

5. Avant *mesme*, Saint-Simon a biffé *à*. — 6. Tome XXI, p. 95 et 97.

7. Ce paragraphe est la reproduction presque textuelle de l'article de Dangeau du 15 janvier (p. 63-64). Les *Mémoires de Sourches* rapportent les faits dans des termes analogues, mais seulement au 22 janvier (p. 277). Le 30, Aubigny arriva de Madrid pour chercher la part des pierreries échue à Philippe V (*ibidem*, p. 284-285).

ce qu'il continua le reste de sa vie[1]; mais, dans la belle saison, ces dîners se faisoient souvent à Trianon et à Marly, sans y coucher. La compagnie étoit fort courte, et toujours la même : la Dauphine, qui malheureusement n'en vit que les premiers, Mme de Maintenon, Mmes de Dangeau, de Levis, d'O, et de Caylus, la seule qui ne fût pas dame du palais. Qui que ce soit n'y entroit, non pas même le maître d'hôtel en quartier. Les gens du Roi portoient le couvert et les plats à la porte à ceux de Mme de Maintenon qui servoient. La table se prolongeoit quelquefois une demi-heure plus qu'un dîner ordinaire; le Roi y demeuroit peu après le dîner, et revenoit le soir à l'ordinaire quelque temps après. Il jouoit là quelquefois après dîner, quand il faisoit fort mauvais temps, avec les mêmes dames, au brelan ou au reversis[2], fort petit jeu, et, dans la suite, quelquefois les soirs des vendredis qu'il n'avoit point de ministres. Cela fit fort considérer ces dames choisies; mais cela ne leur procura rien, non pas même la liberté d'oser parler au Roi, en ces heures-là, d'aucune chose qui pût les regarder, ni leur famille. Ces dîners furent quelquefois suivis d'une musique, où le Roi revenoit après avoir passé une demi-heure chez lui, et qui duroit jusque sur les six heures : c'étoit les jours de mauvais temps; et s'introduisit dès le second dîner[3]. Quelquefois elles[4] étoient les soirs au lieu de l'après-dînée, et personne n'y entroit non plus qu'à ces dîners.

chez Mme de Maintenon

On chassa en même temps de Paris plusieurs hommes et

Tailleurs au pharaon

1. « Le Roi fit porter son dîner chez Mme de Maintenon, ce qu'il n'avoit pas encore fait ; à ce dîner étoit Madame la Dauphine, Mme de Maintenon, Mmes d'O, de Levis, de Caylus et de Dangeau. Le Roi y demeura jusqu'à cinq heures et avoit demeuré à table jusqu'à trois heures. Aucun courtisan n'entra, pas même le maître d'hôtel; le repas fut fort gai; on en fera un pareil mercredi » (*Dangeau*, p. 60, lundi 11 janvier 1712; voyez *Sourches*, p. 272).

2. Il a été parlé de ces deux jeux de cartes dans nos tomes V, p. 119, VII, p. 62, et XVII, p. 348.

3. *Dangeau*, p. 62. — 4. C'est à dire, les musiques.

chassés de Paris.

femmes qui tailloient[1] au pharaon[2], qui étoit un jeu avec raison fort défendu, et que cette exécution fit entièrement cesser[3].

Voyage de Marly. Avis de poison au Dauphin et à la Dauphine venus par Boudin et par le roi d'Espagne.

Le lundi 18 janvier, le Roi alla à Marly[4]. Je marque[5] exprès ce voyage. A peine y fut-on établi, que Boudin, premier médecin de la Dauphine, qui l'amusoit fort, qui l'avoit été de Monseigneur, et duquel j'ai parlé ailleurs[6], l'avertit de prendre garde à elle, et qu'il avoit des avis sûrs[7] qu'on la vouloit empoisonner, et le Dauphin aussi, à qui il en parla de même. Il ne s'en contenta pas; il le débita en plein salon d'un air effarouché, et il épouvanta tout le monde. Le Roi voulut lui parler en particulier; il assura toujours que l'avis étoit bon, sans qu'il sût pourtant d'où il lui venoit, et demeura ferme dans cette contradiction; car, s'il ignoroit d'où lui venoit l'avis, comment pouvoit [-il] le juger et l'assurer bon[8]? Ce fut une première bouffée[9], que ses amis arrêtèrent; mais le propos public avoit été lâché et réitéré. Ce qu'il y eut de fort

1. « *Tailler* se dit aussi en parlant de certains jeux aux cartes, comme la bassette et le pharaon, dans lesquels un homme tient les cartes et joue contre plusieurs » (*Académie*, 1718).

2. Le pharaon, qu'on croit d'origine italienne, était un perfectionnement de la bassette; on le jouait avec deux jeux de cartes, un des joueurs tenant la main contre tous les autres. Saint-Simon écrit *faraon*. — Fuzelier fit jouer en 1717 un opéra-comique intitulé *le Pharaon*, et, l'année suivante, Dancourt en composa un autre, la *Déroute du pharaon*, qui ne parut pas à la scène.

3. *Dangeau*, tome XIV, p. 72, 26 janvier.

4. *Dangeau*, p. 66; *Sourches*, p. 276.

5. Il avait d'abord écrit *remarque*; il a biffé les deux premières lettres.

6. En dernier lieu dans le tome XX, à propos du faiseur d'or, p. 228-234.

7. *Seurs* a été ajouté en interligne.

8. Nous le verrons ci-après, p. 376, accuser le duc d'Orléans. Aucun contemporain ne parle de cet « avis » de Boudin.

9. « En parlant d'un homme qui ne s'adonne aux choses que par intervalle et par boutade, on dit qu'il ne s'y adonne que *par bouffées* » (*Académie*, 1718).

singulier, c'est qu'à vingt-quatre heures près de cet avis donné par Boudin, le Dauphin en reçut un pareil du roi d'Espagne, qui le lui donnoit vaguement et sans citer personne, mais comme étant bien averti. En celui-ci, il ne fut mention que du Dauphin nettement, et implicitement et obscurément de la Dauphine : au moins ce fut ainsi que le Dauphin s'en expliqua, et je n'ai point su qu'il en ait dit davantage à personne. On eut l'air de mépriser des choses en l'air, dont on ne connoissoit point l'origine ; mais l'intérieur ne laissa pas d'en être frappé, et il se répandit un sérieux de silence et de consternation dans la cour à travers des occupations et des amusements ordinaires.

Mariage de la princesse d'Auvergne avec Mézy par l'infamie du cardinal de Bouillon. [*Add. StS. 1038, 1039 et 1040*]

Le cardinal de Bouillon, reçu chez les ennemis avec tant d'honneurs et d'éclat, y étoit peu à peu tombé dans le mépris[1]. Il avoit perdu son neveu[2], sur la désertion, l'établissement et la fortune duquel il avoit bâti les plus folles espérances. Ce neveu n'avoit laissé qu'une fille[3], qui avoit lors trois ou quatre ans, et qui étoit héritière de Berg-op-Zoom[4], et d'autres biens du côté de sa mère[5], fille du feu duc d'Arenberg et d'Arschoot, grand d'Espagne, de la maison de Ligne[6], et de la fille du feu marquis de Grana Caretto, gouverneur des Pays-Bas[7]. La longue minorité de cette enfant unique laissoit sa mère maîtresse de sa tutelle, de ses revenus, et de lui choisir un mari lorsqu'elle seroit en

1. Tome XX, p. 12 et suivantes.
2. Le prince d'Auvergne : *ibidem*, p. 67.
3. Marie-Henriette de la Tour d'Auvergne, plus tard princesse de Sulzbach : *ibidem*.
4. Le marquisat de Berg-op-Zoom lui venait de sa grand'mère Henriette-Françoise de Hohenzollern, comtesse d'Auvergne : tome VI, p. 34.
5. Marie-Anne d'Arenberg : tome XV, p. 288.
6. Philippe-Charles-François de Ligne, duc d'Arenberg, d'Arschoot et de Croy, né le 16 mai 1633, chevalier de la Toison d'Or, prince du Saint-Empire et capitaine général des gardes de l'Empereur, mourut le 25 août 1691, de blessures reçues à la bataille de Salankemen.
7. Le duc d'Arenberg avait épousé le 12 février 1684 Marie-Henriette del Caretto, fille d'Othon-Henri del Caretto, marquis de Grana (tome XV, p. 274).

âge. Elle demeuroit à Bruxelles avec sa mère la duchesse d'Arenberg[1], à qui son rang, ses richesses, sa vertu et sa conduite attiroient la première considération, et avec le duc d'Arenberg son frère[2], qui n'en avoit pas moins de son côté, qui épousa depuis une Pignatelli, sœur du comte d'Egmont[3], qui devint le favori du prince Eugène, et qui est aujourd'hui chevalier de la Toison d'or du dernier Empereur, feld-maréchal de ses armées, grand bailli et gouverneur de Mons et du Hainaut, mestre[4] de camp général des Pays-Bas autrichiens et général de l'armée de la reine d'Hongrie, dans un âge encore peu avancé[5]. C'étoit là une mère et un frère d'un appui pour la princesse d'Auvergne à n'avoir pas à compter avec MM. de Bouillon pour la gestion des biens, ni pour l'établissement de sa fille. Le cardinal de Bouillon, qu'ils avoient logé chez eux à Bruxelles, voyoit cela à regret. Il étoit tombé dans l'indigence par la saisie de ses bénéfices et la confiscation de ses biens[6] ; ceux de sa petite-nièce lui faisoient grande envie. Un fort mince gentilhomme, qu'on appeloit Mézy[7], qui[8] avoit été page chez MM. de Bouillon, étoit devenu

1. Les mots *la Duch. d'Aremberg* ont été ajoutés en interligne.

2. Léopold, duc d'Arenberg : tome XV, p. 288.

3. Ce duc d'Arenberg venait d'épouser, le 29 mars 1711, Marie-Françoise Pignatelli, née le 4 juin 1696 et qui mourut le 3 mai 1766. Elle était fille de Nicolas Pignatelli, duc de Bisaccia, et de Marie-Claire-Angélique, comtesse d'Egmont (tome XV, p. 275), et sœur de Procope-Charles-Nicolas Pignatelli, comte d'Egmont du chef de sa mère (*ibidem*).

4. *M*e corrige le commencement d'un *G*.

5. Voyez sa notice biographique dans le tome XV, p. 288. Au moment où notre auteur écrivait (1743), il n'avait que cinquante-trois ans.

6. Tome XX, p. 33.

7. X. de France, seigneur de Mézy, gentilhomme de Picardie, selon le *Mercure* de mai 1736, p. 1007. — Saint-Simon écrit *Mésy* et *Mési*. — M. Félix Reyssié a cru (p. 240) que cet écuyer était Félix de Caumartin, seigneur de Maizy ; or celui-ci était mort dès le 28 février 1696.

8. *Qui* a été ajouté en interligne.

écuyer de la princesse d'Auvergne, qui, depuis quelque temps, le regardoit de bon œil. Le cardinal s'en aperçut, suivit ses soupçons, les trouva très bien fondés. La gloire du prétendu descendant des anciens ducs de Guyenne, et celle du premier homme de l'Église après le Pape, comme il se le disoit[1], devoit être extrêmement blessée d'une pareille découverte, et encore plus alarmée[2] des suites; mais la vanité céda aux besoins : il imagina qu'en favorisant ces amours jusqu'à les porter à l'union conjugale, et venant après à éclater, il déshonoreroit si parfaitement la princesse d'Auvergne par la honte de la mésalliance, qu'il la feroit déchoir de la tutelle, et que cette tutelle lui tomberoit au préjudice de la duchesse d'Arenberg, parce que Berg-op-Zoom[3] et d'autres biens encore venoient à l'enfant du côté de son père, et emporteroient même les maternels. Dans cet infâme dessein, il parla à Mézy, et, comme par amitié et par intérêt pour sa fortune, l'encouragea à pousser sa pointe et à la tourner du côté du mariage, en quoi il lui promit toute protection. Instruit après par Mézy de ses progrès, il parla à sa nièce, dont l'embarras ne se peut exprimer ; il en profita pour la rassurer, et en tirer l'aveu de sa foiblesse, la plaignit, et la combla de trouver un consolateur et un confident dans celui qu'elle avoit le plus à redouter. De là, peu à peu, il fit l'homme de bien avec elle, et l'évêque pour mettre sa conscience en sûreté en flattant sa passion. Il fit accroire à la princesse d'Auvergne et à Mézy que leur mariage demeureroit secret, et ne seroit par conséquent sujet à aucune suite fâcheuse du côté des Bouillons, ni du côté des Arenberg ; il leur offrit de les marier lui-même ; il les y résolut, et il les maria dans l'hôtel d'Arenberg[4]. Quelques mois se passèrent dans

1. Tomes XVI, p. 120, et XX, p. 387.

2. Il y a *blessé* et *allarmé*, dans le manuscrit, comme se rapportant au cardinal.

3. Tomes VI, p. 31, et X, p. 249.

4. Dans l'Addition indiquée ci-dessus, n° 1039, il s'était contenté

les transports de l'amour, de la reconnoissance, de la confidence. Le cardinal s'applaudissoit en secret de son crime, et se moquoit de leur simplicité en attendant son temps. L'amante se crut grosse: ce fut celui[1] d'en profiter. Le mariage se divulgua[2]; le duc et la duchesse d'Arenberg furent outrés de rage et de dépit, et d'étonnement de trouver le cardinal de Bouillon moins emporté qu'ils ne l'étoient. A la fin, la chose éclata tout à fait. L'écuyer et sa dame furent chassés de la maison sans savoir où se réfugier. Le cardinal, très court d'argent, les assista peu en cachette, et leur fit entendre qu'il ne pouvoit, à l'extérieur, se séparer de sentiment du duc et de la duchesse d'Arenberg. Tant qu'il en demeura en ces termes, ils eurent patience, dans l'espérance d'en être secourus; mais bientôt il fut question d'ôter la tutelle de la petite fille, que la duchesse d'Arenberg, sa grand mère, prétendit. A l'instant, le cardinal la lui disputa, et, pour rendre sa prétention meilleure, se hasarda à déclamer contre l'indignité d'un pareil mariage qui faisoit un tel affront à sa maison, conduit et consommé dans la maison maternelle. Le juge-

de dire : « On prétend même qu'il fut présent à la célébration » ; les *Mémoires de Sourches* (p. 291) confirment qu'il les maria lui-même. Il y a dans le ms. Nouv. acq. franc. 6825, fol. 365-385, diverses lettres du cardinal de Bouillon relatives aux affaires de la petite princesse. Dans la première, datée d'Anvers, le 20 octobre 1711, et adressée à la duchesse d'Arenberg, il lui demande de vouloir bien se charger de sa petite-fille pendant le séjour que la princesse d'Auvergne va faire au couvent des carmélites anglaises d'Anvers.

1. *Celuy* est en interligne, au-dessus de *le temps*, biffé.

2. Dangeau écrit le 5 février (p. 80) : « Mme la princesse d'Auvergne, fille de la princesse d'Arenberg, a épousé M. de Mézy, qui avoit été page dans la maison de Bouillon, et qui en dernier lieu étoit son écuyer; on prétend que ce mariage étoit fait il y a déjà quelques mois, mais on ne vient que de l'apprendre ici par les lettres de Hollande et de Flandre. Sa famille en ce pays-là est au désespoir de ce mariage, aussi bien que celle de M. de Bouillon en ce pays-ci. » Comparez les *Mémoires de Sourches*, p. 290-291, et ceux *de Mathieu Marais*, tome II, p. 318.

ment manqua ici au cardinal de Bouillon, comme dans toutes les occasions de sa vie. Pour ravir le bien, il attaquoit la vigilance de la duchesse d'Arenberg et la vouloit rendre responsable de l'égarement de sa fille et sa[1] nièce, et l'en châtier en lui ôtant la tutelle de l'enfant. C'est ce qui le perdit, je ne dirai pas d'honneur ; ce ne fut qu'un en-sus[2] de ce qu'il n'avoit plus il y avoit longtemps, et de [ce] que même il n'eut jamais ; mais l'en-sus fut violent, et retentit cruellement partout où les Arenberg et les Bouillons étoient connus. Mézy expliqua toute l'affaire ; sa femme la raconta à qui voulut l'entendre ; la duchesse d'Arenberg les fit[3] interroger juridiquement ; il tint à peu que le cardinal ne le fût lui-même. Ce fut un prodigieux fracas que cette révélation de son crime, dont sa conduite pour la tutelle ne laissoit plus la vue obscure. Prêt à succomber, il aima mieux se désister, et la tutelle entière fut donnée à la duchesse d'Arenberg sans que le cardinal de Bouillon fût compté pour rien. L'ignominie dont cette affaire le couvrit dans l'asile où il avoit cru régner, le jeta dans un nouveau désespoir, que son peu de moyens et le mépris public, qui ne lui fut pas ménagé, rendit extrême ; sa famille en France enragée contre lui, et tout ce qui tenoit aux Arenberg dans les Pays-Bas hors de toute mesure avec un allié si proche, qui payoit leur assistance et leur hospitalité d'une perfidie si signalée et d'un si infâme intérêt. Ce nouvel accident le rendit errant de ville en ville et de lieu en lieu, sans savoir où s'arrêter, jusqu'à ce qu'enfin il se fixa auprès d'Utrecht, où il ne vit presque personne[4]. Les deux amants errèrent de leur

1. Les mots *fille et sa* ont été ajoutés en interligne.

2. Ce mot composé, au sens de supplément, n'était pas donné par les lexiques du dix-huitième siècle.

3. Il y a *firent*, par mégarde dans le manuscrit.

4. Voyez le travail de M. de Boislisle sur *la Désertion du cardinal de Bouillon* dans la *Revue des Questions historiques*, avril 1909, p. 481. Cela ne l'empêcha pas de faire tout le possible pour que les plénipotentiaires d'Utrecht ne négligeassent pas ses intérêts parti-

côté. L'indigence éteignit leur amour ; Mézy oublia son premier état, et fit le mari fâcheux jusqu'à maltraiter sa femme, qu'il quitta dans la suite, et ils allèrent où ils purent, chacun de son côté[1]. La petite mineure fut élevée par la duchesse d'Arenberg sa grand mère, qui la maria à un palatin cadet de la branche de Sulzbach[2], dont les aînés moururent sans mâles. Eux-mêmes ne vécurent pas longtemps ; mais ils laissèrent postérité, dont l'aîné[3] est aujourd'hui électeur palatin[4].

Mort de Mme de Pomponne; mort de Mme de Mortagne.

Deux femmes très différentes moururent fort vieilles au commencement de cette année : Mme de Pomponne[5], veuve du ministre d'État, belle-mère de Torcy et sœur de Ladvocat, duquel j'ai parlé p. 208[6] ; c'étoit une femme pieuse, retirée, qui aimoit ses écus, et qui n'avoit jamais fait grand figure dans les ambassades, ni pendant[7] le ministère de son mari[8], quoique dans une grande union

culiers. Il s'établit d'abord à Voerden, puis dans les faubourgs d'Utrecht (Affaires étrangères, vol. *Hollande* 235, fol. 550).

1. C'est en 1721 qu'ils se séparèrent définitivement (Éd. de Barthélemy, *les Correspondants de la marquise de Balleroy*, tome II, p. 352). Ils avaient eu de leur union un fils et deux filles (*Mercure* de mai 1736, p. 1007).

2. Déjà dit dans le tome XX, p. 68.

3. Charles-Théodore de Bavière, prince de Sulzbach : *ibidem*.

4. Dans le récit de 1710 (tome XX, p. 68), qu'il écrivait en 1742, il avait dit : « va succéder à l'électeur palatin », ce qui arriva le 4 janvier 1743.

5. Catherine Ladvocat : tome VI, p. 351. Elle mourut le 31 décembre 1711, dans sa soixante-quinzième année (*Dangeau*, tome XIV, p. 51 ; *Sourches*, tome XIII, p. 267 ; *Mercure* de janvier 1712, p. 199-200).

6. Jean-Antoine Ladvocat : tome VII, p. 38, note 3. — Saint-Simon écrit *l'Avocat*.

7. *Pend^t* surcharge *dans*.

8. Il a été parlé déjà du caractère et des défauts ou qualités de Mme de Pomponne dans le tome VI, p. 351, note 5. Dans le registre E 1966, aux Archives nationales, fol. 42-77, il y a un arrêt du Conseil, du 13 octobre 1712, relatif à sa succession, auquel sont jointes diverses pièces annexes, notamment un projet de liquidation et un état de l'actif et du passif; les frais de son convoi funèbre y sont

ensemble. L'autre fut Mme de Mortagne[1], fort décrépite, dont la maison et la considération étoit usée depuis longtemps[2]. Il y auroit beaucoup à dire de cette manière de fée, si je n'en avois suffisamment parlé p. 137[3]. [Add. StS. 1041]

Mort et caractère de Tressan, évêque du Mans; ses neveux. [Add. StS. 1042]

Deux hommes d'Église moururent aussi en même temps, tout aussi différents l'un de l'autre : Tressan, évêque du Mans[4], qui avoit eu la charge de premier aumônier de Monsieur après le fameux évêque de Valence Cosnac, mort archevêque d'Aix avec le cordon bleu[5]. Tressan étoit un drôle de beaucoup d'esprit, tout tourné à l'intrigue et à la fortune, qui eut beaucoup de crédit sur Monsieur, et qui figura fort chez lui sans s'y faire estimer. Il y attrapa force bénéfices, et vécut fort dans le grand monde. A la fin, il se hasarda trop à mesurer son crédit[6] : le chevalier de Lorraine et le marquis d'Effiat ne voulurent pas compter avec lui, ni lui avec eux ; ils furent les plus forts. Les dégoûts, et bientôt les mépris, plurent sur l'évêque ; il lutta, puis chancela longtemps ; à la fin, il fallut quitter prise, de peur d'être chassé en plein. Il vendit à l'abbé de Grancey[7], et de dépit se fixa au Mans,

comptés pour 5294 livres. Le carton G[7] 579 renferme une lettre d'elle au contrôleur général, datée du 26 juin 1711.

1. Suzanne de Montgommery : tome V, p. 30. Elle mourut le 18 janvier, à soixante-quatre ans (*Dangeau*, p. 67 ; *Sourches*, p. 276 ; *Mercure* de mars, p. 77-79).

2. Comparez ce qu'il a dit d'elle dans les *Écrits inédits*, tome VI, p. 383-384. Elle avait été chargée de la surveillance des filles de Mme de Marcé, nouvelle convertie, et la mère, en 1705, crut devoir se plaindre de la manière dont elle les dirigeait (reg. O[1] 366, fol. 290).

3. Tome V, p. 30-36.

4. Louis de la Vergne de Tressan : tome VIII, p. 277. Il mourut le 27 janvier à quatre-vingt-deux ans (*Dangeau*, p. 73, avec l'Addition indiquée ci-contre ; *Sourches*, p. 284 ; *Mercure* de février, p. 45-49). Saint-Simon a déjà annoncé sa mort par erreur en 1705 (tome XII, p. 424-425).

5. Daniel de Cosnac : tomes IV, p. 59, et VIII, p. 271-278.

6. Au sens de faire épreuve de son crédit.

7. Hardouin de Rouxel, abbé de Grancey (tome VIII, p. 366) acheta la charge de M. de Tressan en mai 1688 pour vingt-cinq mille écus

d'où il gouverna tout ce qu'il put encore, et dans la province faute de mieux[1]. Il y fit enfin le béat[2], et amassa force écus[3]. Il n'oublia rien auprès des jésuites pour avoir son neveu[4] pour coadjuteur, qu'il farcit[5] de tout ce qu'il put donner de chapelles et de rogatons[6] de bénéfices, dont il amassa plus de trente titres à la fois, qu'il accumula les uns après les autres. Une meilleure fortune l'attendoit; mais l'évêque ne la vit ni n'eut lieu de l'espérer, et il laissa cet abbé en habit rapiécé[7], et son autre neveu[8]

(*Dangeau*, tome II, p. 137). A sa mort, en 1706, le duc d'Orléans l'avait donnée à nouveau à l'évêque du Mans, avec la survivance pour son neveu l'abbé de Tressan (ci-dessous, note 4).

1. Il eut surtout beaucoup de litiges et de conflits avec son clergé (*Gallia christiana*, tome XIV, p. 416). En 1700, il fonda un petit séminaire au village de Duneau (reg. X^{1A} 8695, fol. 211 v°).

2. Tome XIV, p. 294.

3. Il y a une épitaphe satirique de lui dans un manuscrit de Gaignières, à la Bibliothèque Mazarine, n° 2344. Louis Aubery du Maurier lui dédia ses *Mémoires pour servir à l'histoire de Hollande*, en reconnaissance de ce qu'il l'avait protégé contre les vexations qu'on voulait lui faire subir pour cause de religion.

4. Louis de la Vergne de Tressan, né en 1670, d'abord chanoine-comte de Lyon, eut l'abbaye de l'Épau, près du Mans, en 1699, la charge de premier aumônier du duc d'Orléans en survivance de son oncle en 1706, l'abbaye de Bonneval en 1712, celle de Longpont en 1715, fut nommé en 1716 évêque de Vannes, mais fut transféré à Nantes avant d'avoir reçu ses bulles, passa à l'archevêché de Rouen en octobre 1723, et mourut le 16 avril 1733. C'est lui qui ordonna prêtre l'abbé Dubois, et il fut un des assistants de sa consécration épiscopale. On connaît deux portraits de lui par Desmares et par J. Dieu, qui ont été gravés par Edelinck et par Lenfant.

5. Tome VII, p. 379.

6. « On appelle *rogatum* ou *rogaton* toutes sortes de papiers de nulle importance et dont on ne fait point d'état; il se dit encore des restes de viandes ramassés » (*Académie*, 1718). Littré en cite des exemples de Mme de Sévigné, de Voltaire et de J.-B. Rousseau.

7. Il y a peut-être là de l'exagération, puisque, à la mort de son oncle, l'abbé de Tressan qui avait l'abbaye de l'Épau et les nombreux petits bénéfices dont il vient d'être parlé, hérita de la charge d'aumônier du duc d'Orléans et de l'abbaye de Bonneval.

8. François de la Vergne de Tressan, d'abord capitaine de cavalerie

dans le ruisseau[1]. Il avoit servi dans la gendarmerie. Le goût italien, et fort à découvert, l'avoit banni de la société des honnêtes gens. Il avoit beaucoup d'esprit, mais tourné au mauvais. Il lui échappa des vers, qui mirent le Roi en colère, et le firent chasser du service[2]. Tombé depuis dans une grande misère, elle lui a servi de prédicateur[3]. Il s'est retiré au Noviciat des jésuites[4]. Il sort à pied, sans valet, fort mal vêtu et plus mal coiffé, en sorte qu'avec sa vue[5] basse, on le prend pour un pauvre honteux[6]. La fortune de son frère archevêque de Rouen n'a rien changé à la sienne, mais a poussé son fils[7] dans les gardes du corps, qui a hérité de la même veine poétique[8], et qui auroit eu

au régiment de Condé, passa en Irlande comme aide-de-camp de M. de Lauzun en 1690 et fut blessé à la Boyne; il obtint une enseigne aux gendarmes de Bourgogne en 1693, puis un guidon aux gendarmes de la garde en 1696, mais fut forcé de le vendre en 1698; il quitta alors le service, épousa en novembre 1704 Madeleine Brûlard du Broussin, veuve du marquis de Roquépine, et ne mourut que le 15 mars 1750, âgé de quatre-vingt-quatre ans.

1. Le *Dictionnaire de l'Académie* de 1718 ne donnait pas cette locution.

2. Les *Mémoires de Sourches*, en disant qu'il fut forcé de vendre sa charge de guidon (tome VI, p. 16 et 20), n'en indiquent pas le motif.

3. C'est-à-dire, qu'elle l'a converti. — 4. Tome XVII, p. 62.

5. La dernière lettre de *veüe* surcharge le commencement d'un *b*.

6. M. de Tressan ne mourut qu'en 1750, comme on l'a dit ci-dessus, et Saint-Simon écrit en 1743.

7. Louis-Élisabeth de la Vergne, comte de Tressan, né le 4 novembre 1705, fut un des compagnons du jeune Louis XV, et obtint d'abord une commission d'officier au régiment du Roi, puis un régiment de cavalerie en 1723; il accompagna le marquis de Bissy dans ses missions d'Italie, fut nommé brigadier de cavalerie et enseigne des gardes du corps en 1735, maréchal de camp en 1744 et lieutenant général en 1747; il commanda successivement en Bourbonnais, en Picardie, dans l'évêché de Toul et enfin en Lorraine. C'est pendant qu'il remplissait ces dernières fonctions qu'il organisa l'Académie de Nancy. Écrivain facile et abondant, il remplaça Condillac à l'Académie française en janvier 1781, et mourut le 31 octobre 1783.

8. Le comte de Tressan composa de très nombreux ouvrages, des romans chevaleresques, des poésies légères ou satiriques, et même des ouvrages de physique qui le firent admettre à l'Académie des sciences

aussi le même sort de son père, si le duc d'Ayen[1], son capitaine, avec qui il avoit partagé le crime, eût pu être séparé de lui. Tous deux eurent la peur entière; c'étoit encore beaucoup pour le temps où cela arriva[2].

Mort de l'abbé de Saint-Jacques*

L'autre ecclésiastique fut l'abbé de Saint-Jacques[3], fils et petit-fils des deux chanceliers Aligre[4]. Je reviendrai à lui

de Berlin, peut-être par l'influence de Voltaire, qu'il avait connu dans la société du Palais-Royal, avec Chaulieu, Montesquieu, le président Hénault, etc.

1. Louis de Noailles, d'abord titré comte d'Ayen, né le 21 avril 1713, eut dès 1718 la survivance des charges de capitaine des gardes du corps et de gouverneur de Roussillon qu'avait son père, mais ne partagea avec lui ces fonctions qu'à partir de 1730; mestre-de-camp de cavalerie cette même année, il servit en 1731, 1732 et 1733 en Allemagne et en Italie, fut créé duc d'Ayen en 1737, passa brigadier en 1740, maréchal de camp en 1743, lieutenant général en 1748, reçut l'ordre du Saint-Esprit en 1749, devint duc de Noailles en 1766 par la mort de son père, fut nommé maréchal de France en 1775, et ne mourut que le 22 août 1793, à Saint-Germain-en-Laye.

2. Le marquis d'Argenson dit dans ses *Mémoires* (tome I, p. 296-297), au 23 mars 1738 : « Il a paru depuis peu des chansons extrêmement injurieuses contre les principaux de la cour; six jeunes gens de la cour se sont vantés d'en être auteurs. On nomme le duc d'Ayen, le jeune Maillebois, le duc de Lauzun, Tressan; j'oublie les deux autres. On vient d'exiler Tressan et M. de Lauzun, et le duc d'Ayen va marcher dès que son quartier de capitaine des gardes sera fini. » En réalité, Tressan fut envoyé à l'armée et revint à la fin de la campagne : voyez les *Mémoires de Luynes*, tome II, p. 68-69 et 305. M. Raunié, dans son *Chansonnier Clairambault-Maurepas*, tome VI, p. 209, a publié une de ces pièces, intitulée *les Courtisans*, et Barbier (*Journal*, édition Charpentier, tome III, p. 132) a donné un couplet d'une autre.

3. François d'Aligre, né le 24 décembre 1620, entra de bonne heure dans l'ordre des chanoines réguliers de la Congrégation de France dits Génovéfains, et reçut en février 1643 l'abbaye Saint-Jacques de Provins; il y mourut le 21 janvier 1712.

4. Étienne II Aligre ou Haligre, né en 1550, d'abord président au présidial de Chartres, puis intendant du comte de Soissons, fut nommé garde des sceaux le 6 janvier 1624 et devint chancelier de France le 2 octobre suivant; disgracié en 1626, il mourut le 11 décembre 1635.

* La fin de ce nom, au bas de la page 1221 du manuscrit, a été enlevée par une déchirure, et la manchette continue en tête de la page 1222.

Extraction et fortune des Aligre.

après un mot de curiosité sur la singularité unique de deux chanceliers père et fils. Les Histoires et les Mémoires particuliers du règne de Louis XIII expliquent si bien la disgrâce du chancelier de Sillery[1], qui avoit si grandement figuré dans les affaires sous Henri IV, qui le fit garde des sceaux, puis chancelier, en décembre 1606 et en janvier 1607, du commandeur de Sillery, son frère, qui avoit été ambassadeur à Rome et en Espagne, et qui mourut prêtre[2], et de Puyzieulx, secrétaire d'État, fils du Chancelier[3], que je ne fais que le remarquer ici. Cet office, dont le poids avoit embarrassé le maréchal d'Ancre, qui gouvernoit Marie de Médicis régente pendant la minorité de Louis XIII, avoit attiré des disgrâces à ceux qui en étoient revêtus en divers temps, dont le mérite de Sillery ne fut pas à couvert. Les sceaux passèrent en différentes mains, et quelquefois les mêmes les tinrent plus d'une fois. Du Vair[4], Mangot[5], le connétable de Luynes

Il eut pour fils Étienne III (notre tome I, p. 106), qui prit la particule avant son nom et qui devint aussi chancelier en 1674. — Saint-Simon écrit tantôt *Haligre*, tantôt *Aligre* ou *Daligre*.

1. Nicolas Brûlart (tome V, p. 86).

2. Noël Brûlart, reçu chevalier de Malte en 1598, dit le bailli ou le commandeur de Sillery, fut premier écuyer et chevalier d'honneur de la Reine mère, ambassadeur extraordinaire de France en Espagne (1615) et ambassadeur de la Religion en France et à Rome (1624). Au retour de son ambassade de Rome, il entra dans les ordres, fit bâtir l'église des filles de Sainte-Marie de la rue Saint-Antoine, et, étant mort le 26 septembre 1640, il s'y fit inhumer.

3. Pierre Brûlart (tome V, p. 87).

4. Guillaume du Vair, né le 17 mars 1556, d'abord chanoine de Meaux, puis conseiller au Parlement (1584), où il se rangea dans la cabale des Politiques, fut dès l'origine un partisan décidé de Henri IV. Maître des requêtes en 1594, premier président du parlement de Provence en 1599, il devint garde des sceaux le 16 mai 1616, les remit le 25 novembre de la même année, les reprit le 25 avril 1617 et les garda jusqu'à sa mort, 3 août 1621, au camp de Clairac, près Tonneins; en 1618 il avait été nommé évêque de Lisieux. C'est lui qui fit bâtir le château de Villeneuve-le-Roi.

5. Claude Mangot, seigneur de Villarceaux, d'abord avocat, conseil-

les cinq derniers mois de sa vie[1], de Vic[2], Caumartin[3] les eurent peu chacun. Louis XIII[4], encore plein des impressions de cette pratique de sa minorité, et qui l'avoit suivie depuis qu'il se fut affranchi du pesant joug de la Reine sa mère, résolut[5] pourtant de remplir la charge de chancelier à la mort de Sillery, arrivée le 1er octobre 1624 ; mais il ne voulut d'aucun sujet dont le mérite pût figurer, et faire compter avec soi. A la mort de Caumartin, il avoit donné les sceaux, en janvier 1624, à un des anciens[6] du Conseil, faute de mieux[7] ; il se trouvoit tel

ler au Parlement et commissaire aux requêtes du Palais en 1588, reçu maître des requêtes le 1er février 1600, devint grâce à la faveur du maréchal d'Ancre, ambassadeur en Suisse au début de la régence de Marie de Médicis, premier président du parlement de Bordeaux (30 janvier 1616), secrétaire d'État (9 août 1616) et garde des sceaux le 25 novembre de la même année ; disgracié le 24 avril 1617, après l'assassinat de Concini, son protecteur, il vécut dans la retraite jusqu'à sa mort, en 1624.

1. Luynes, s'étant trouvé chef du Conseil dans le temps de la mort de du Vair (3 août 1621), fut commis par Louis XIII à la garde des sceaux; mais il mourut le 15 décembre de la même année.

2. Merry de Vic, sieur d'Ermenonville, maître des requêtes en 1581, président au parlement de Toulouse en 1597, conseiller d'État, intendant en Guyenne, puis ambassadeur en Suisse en 1604, reçut à Bordeaux les provisions de la charge de garde des sceaux le 24 décembre 1621, et mourut à Pignan, près Montpellier, le 22 septembre 1622.

3. Louis le Fèvre de Caumartin, né en 1552, conseiller au Parlement en 1578, maître des requêtes (1585), puis président au Grand Conseil (1586), intendant en Poitou (1588), en Picardie (1590), puis en Normandie (1597), reçut le titre de conseiller d'État dès 1594, et fut envoyé en 1600 comme ambassadeur en Suisse ; Louis XIII lui donna les sceaux au camp devant Montpellier en septembre 1622 ; il mourut à Paris le 22 janvier de l'année suivante. Henri IV le tenait en haute estime et s'en était servi pour obtenir le consentement de la reine Marguerite à l'annulation de son mariage.

4. Ici la plume et l'encre ont changé dans le manuscrit.

5. *Resolut* est en interligne, au-dessus de *voulut*, biffé, et plus loin *de* est aussi en interligne.

6. Les quatre mots *à un des anciens* sont en interligne, au-dessus de *au Doyen*, biffé.

7. C'était la règle qu'il avait suivie depuis la mort du duc de Luynes;

que Louis XIII le vouloit pour en faire un chancelier, et il le fit succéder à Sillery au mois d'octobre de la même année. Aligre étoit cet ancien[1]. Il étoit de Chartres, petit-fils d'un apothicaire et fils d'un homme qui, pour son petit état, s'étoit enrichi dans son négoce sans sortir de chez lui[2]. Il mit son fils dans la maison du comte de Soissons[3], à la mort duquel il fut tuteur onéraire[4] de son

ainsi Merry de Vic n'avait été pourvu de la charge de garde des sceaux que parce qu'il était le plus ancien conseiller d'État; ses provisions l'expriment nettement.

1. *Cet ancien* est en interligne, au-dessus de *ce Doyen du Conseil*, biffé.

2. Le dossier bleu ALIGRE, au Cabinet des titres, renferme plusieurs généalogies qui font descendre les chanceliers de Jean Haligre, natif de Voves, au pays chartrain, qui exerçait à Chartres en 1444 les fonctions de mesureur du grenier à sel. Son petit-fils, Étienne Ier, greffier au bailliage de la même ville, mort en 1540, aurait été le père d'un Raoul Haligre, dit le Trésorier, receveur du domaine de Chartres, mort en 1571, et le grand-père d'Étienne II, le premier chancelier. Il n'y est donc question ni d'apothicaire ni de négociant. Cependant dans le *Mémoire sur les familles du Parlement* conservé dans le manuscrit Clairambault 754, on lit au folio 186 v° : « Lorsque Étienne Haligre fut fait chancelier de France l'an 1624, on trouva écrit dans l'église basse de Notre-Dame de Chartres les vers suivants :

Plaise à la bonne Notre-Dame
Que Monsieur Haligre et sa femme
Puissent vivre encore longuement,
Et, servant le Roi notre sire,
Nous débiter autant de cire
Qu'ils ont vendu de passement.

« On vouloit dire par là que le chancelier avoit commencé par être marchand mercier. » Suit une courte généalogie qui ne concorde pas absolument avec celle que nous venons d'énoncer. Au commencement du XVIIIe siècle, le président d'Aligre ayant essayé de s'attribuer des ancêtres plus fameux, son oncle l'abbé de Saint-Jacques lui écrivit (ms. Fr. 16827, fol. 87) : « Toute votre richesse ne rendra pas notre famille plus ancienne, et j'aurois cru plus à propos de ne rien aller rechercher au-dessus de notre premier chancelier. » Voyez aussi le Chansonnier, ms. Fr. 12692, p. 206.

3. Charles de Bourbon : ci-dessus, p. 105.

4. On appelle tuteur onéraire celui qui est chargé de l'administration des biens d'un mineur et qui en a la responsabilité.

fils[1]. Cette protection le fit conseiller au Grand Conseil, et le premier de sa race qui ait porté robe ; il parvint après à devenir conseiller d'État, et monta de là à la première charge de la robe par les raisons qui viennent d'être rapportées. Il ne put s'y[2] maintenir longtemps. La Reine mère, réconciliée avec le Roi son fils, voulut établir ses créatures : les sceaux furent donnés à Marillac[3] le 1er juin 1626, et Aligre envoyé chez lui à la Rivière[4], petite maison qu'il avoit sous le château de Pontgouin, terre et maison de campagne des évêques de Chartres[5]. Aligre mourut en décembre 1635, à la Rivière[6], sans en être sorti, nonobstant les révolutions des sceaux, et cette maison de la Rivière est devenue un beau château et une petite terre entre les mains de sa postérité[7]. Il faut remarquer qu'il avoit

1. Louis de Bourbon, qui fut tué à la bataille de la Marfée : tome II, p. 225.

2. Ici Saint-Simon a ajouté par mégarde un second *put* en interligne entre *s'y* et *maintenir*.

3. Michel de Marillac, né le 9 octobre 1563, conseiller au Parlement en 1586, maître des requêtes en 1595, conseiller d'État au conseil des finances en 1619, surintendant des finances en 1624, reçut les sceaux le 1er juin 1626, et s'en démit le 12 novembre 1630, le lendemain de la journée des Dupes, qui ruina le parti de la reine Marie de Médicis, auquel il était fortement attaché. Il fut emprisonné au château de Caen, puis à Châteaudun, où il mourut le 7 août 1632. Son corps fut inhumé dans la chapelle des Carmélites du faubourg Saint-Jacques, à Paris.

4. Le château de la Rivière, près Pontgouin (canton de Courville, département d'Eure-et-Loir), existe encore fort bien conservé par les soins des héritiers actuels des Aligre ; il avait été édifié avec les débris du château de la Plesse, dont des ruines subsistent tout à côté et qui fut détruit au XVe siècle.

5. Il ne reste à Pontgouin que deux tours de l'ancien château des évêques de Chartres.

6. D'après le dossier bleu ALIGRE (fol. 8 v°), le chancelier serait mort au couvent de Belhomert, prieuré de l'ordre de Fontevrault, où deux de ses filles étaient religieuses, et il fut inhumé dans la sacristie. Belhomert-Guéhouville, sur l'Eure, dans le canton de la Loupe, est tout proche de la Rivière.

7. Saint-Simon connaissait bien cette terre de la Rivière, dont son

épousé Élisabeth Chappellier[1], sœur de Marie Chappellier femme de Jacques Turpin[2], père et mère d'Élisabeth Turpin femme de Michel le Tellier, chancelier de France[3] : ainsi, ce chancelier étoit cousin germain du second chancelier Aligre, fils du premier chancelier de ce nom. Ce second chancelier Aligre[4] fut conseiller au Grand Conseil, intendant à Caen, intendant des finances, et adjoint un moment avec[5] Morangis[6] sous le nom de directeur des finances[7]. Il avoit eu une commission à Venise étant fort jeune[8], et une autre depuis pour être un des

domaine de la Ferté-Vidame était peu éloigné. A l'époque où il écrit (1743), elle appartenait à Étienne-Claude d'Aligre (1694-1752), président à mortier au Parlement depuis 1725. La dernière Aligre épousa en 1810 Michel-Marie, marquis de Pomereu, et son second fils, Étienne-Marie-Charles, fut substitué au nom et titre d'Aligre par une ordonnance royale de 1825; ce sont ses descendants qui possèdent encore aujourd'hui la terre de la Rivière.

1. Le manuscrit porte *Eliz.* en interligne, au-dessus de *M.*, biffé, et la seconde *l* a été ajoutée après coup à *Chapellier*.

2. Élisabeth Chappellier et sa sœur Marie, femme de Jacques Turpin, trésorier de l'extraordinaire des guerres et intendant en Languedoc, étaient filles d'un bourgeois de Paris, Jean-Jacques Chappellier, marchand d'étoffes dans la rue aux Fers, et de Madeleine Boulanger. Elles avaient une troisième sœur, Susanne, mariée à Jean Savary, marchand et bourgeois de Paris, qui devint secrétaire du Roi. Chacune reçut une dot de cent mille écus (Arch. nat., MM 824, fol. 33, et Pièces originales, vol. 673, dossier CHAPPELLIER, au Cabinet des Titres).

3. Tome VI, p. 35.

4. Pour l'énumération des charges d'Étienne III d'Aligre, voyez notre tome I, p. 106.

5. *Adjoindre avec* n'était pas admis au dix-huitième siècle, pas plus que maintenant.

6. Antoine Barrillon, seigneur de Morangis, d'abord conseiller au parlement de Rennes, puis à celui de Paris (1620), devint maître des requêtes en 1625, conseiller d'État et directeur des finances en 1648, et mourut le 4 avril 1672, à soixante-treize ans.

7. Ses provisions sont du 9 juillet 1648 (reg. O[1] 11, fol. 35 v°); il exerçait encore ces fonctions en février 1653, lorsque Foucquet et Servien furent nommés surintendants (*Gazette*, p. 175-176), et il eut une place de conseiller au nouveau conseil des finances le 15 septembre 1661.

8. En 1624, âgé de trente-deux ans.

commissaires du Roi aux États de Languedoc, enfin conseiller d'État et doyen du Conseil [1], et, comme tel, premier des commissaires nommés pour assister au sceau lorsque le Roi les voulut tenir lui-même à la mort du chancelier Séguier, arrivée à Saint-Germain en Laye 28 janvier 1672, et ne remplir point la charge de chancelier [2]. Le Tellier, secrétaire d'État de la guerre dès 1643, et devenu bientôt après ministre d'État fort puissant, avoit porté de tout son crédit son cousin Aligre aux emplois par où il avoit passé, quoique ce fût un homme sans aucune sorte de mérite ni de lumière, et ce qu'on appelle vulgairement [3] un très pauvre homme [4]. Le Tellier eut grande envie de succéder à Séguier. Louvois [5], son trop célèbre fils, étoit secrétaire d'État en survivance ; il étoit lors âgé de trente-deux ans ; il étoit de son chef ministre d'État comme son père, et avoit eu la charge de chancelier de l'Ordre à la mort de M. de Péréfixe, archevêque de Paris ; il avoit eu grand part, sous son père, à la guerre de 1667 et aux conquêtes que le Roi avoit faites ; il en eut une plus entière dans les suivantes, et, lors de cette vacance de l'office de chancelier, lui et son père digéroient et préparoient tout pour cette fameuse guerre qui fut déclarée en avril 1672, et qui fut suivie de tant de rapides conquêtes en Hollande [6].

1. En 1667, M. de Lezeau se trouvait le plus ancien conseiller d'État par brevet, mais non par service, et il avait toujours laissé la présidence dans les commissions à M. d'Aligre. Aussi le Conseil décida que ce dernier devait passer doyen.

2. Au sujet de cette décision du Roi de ne point nommer de chancelier et de tenir lui-même les sceaux, on peut voir le *Journal d'Olivier d'Ormesson,* tome II, p. 625-626, la *Gazette* de 1672, p. 166, et Guillard, *Histoire du conseil d'État,* p. 59-60 ; le règlement fait à cette occasion par Louis XIV est dans le registre O[1] 16, fol. 35 v°.

3. Le manuscrit porte *vulguairemt.*

4. « On appelle *pauvre homme* celui qui manque d'industrie, d'esprit, de cœur pour ses affaires » (*Académie,* 1718). Voyez ci-dessous, p. 259, notes 1 et 5.

5. Avant *Louvois,* Saint-Simon a biffé *M. de.*

6. Saint-Simon reviendra plus tard sur cette grande responsabilité

Cette position parut favorable au père et au fils, qui étoient d'un grand secours l'un à l'autre. Néanmoins, soit que le Roi ne voulût pas se priver du père dans les importantes fonctions de sa charge à l'ouverture d'une si grande guerre, ou qu'accoutumé à des chanceliers octogénaires, il trouvât le Tellier trop jeune, qui n'avoit pas encore soixante-dix ans, ils ne purent l'emporter. Pressés en même temps par le départ du Roi, qui s'alloit mettre à la tête de ses armées, et qui, pendant qu'il les commanderoit, ne pouvoit continuer à tenir le sceau, ils firent en sorte que le Roi, deux jours avant son départ, donna les sceaux à Aligre sans faire de chancelier, comme étant le plus ancien des conseillers d'État, et le premier commissaire à l'assistance au sceau tenu par le Roi[1]. Ainsi ils se réservèrent la vacance, et l'espérance de la remplir par le mépris du concurrent, qui, leur devant tout, et les sceaux mêmes, ne pourroit et n'oseroit s'en fâcher, ou, s'ils n'y pouvoient atteindre[2], tourner court sur le garde des sceaux tout fait, lui procurer aisément par ce chausse-pied la place vacante, et avoir ainsi un chancelier de paille[3], qui, par ce qu'il[4] leur étoit et devoit, et par son imbécillité[5], ne les pourroit jamais embarrasser. Ils le

du père et du fils dans la guerre de Hollande (suite des *Mémoires*, édition 1873, tome XII, p. 5).

1. Ses provisions de garde des sceaux sont d'avril 1672 (Archives nationales, reg. O^1 16, fol. 253 v°, et X^{1A} 8670, fol. 79 v°). Il avait alors quatre-vingts ans, et les contemporains ne tarirent pas de plaisanteries sur son âge, sur sa belle barbe (qu'on prétendait être la cause de son élévation), sur son air de « pape » (*Lettres de Mme de Sévigné*, tome III, p. 39 ; *Journal d'Olivier d'Ormesson*, tome II, p. 631 ; ms. Nouv. acq. fr. 4529, p. 3). L'auteur de ce dernier manuscrit cite à ce propos un mot de l'abbé de la Victoire disant « qu'il lui sembloit qu'on avoit fait à la robe du feu chancelier (Séguier) ce qu'on fait à la peau de ces lièvres que l'on remplit de paille et que les pâtissiers mettent sur leur boutique ».

2. Ce mot est écrit *atteidre*, par mégarde.

3. Nous avons eu *homme de paille* dans le tome V, p. 352.

4. Le manuscrit porte *qui* au lieu de *qu'il*.

5. Dans une lettre de 1675 publiée au tome IV des *Archives de la*

tinrent ainsi au filet[1] vingt mois durant. A la fin, l'indécence d'une si longue vacance, et la difficulté qu'ils trouvèrent dans le Roi pour le Tellier, les fit tourner court à ce dernier parti, et Aligre fut fait chancelier en janvier 1674[2]. Il le fut, et toujours en place, jusqu'au 25 octobre 1677, qu'il mourut à Versailles, à plus de quatre-vingt-cinq ans[3]. Le Tellier eut alors sa revanche, et lui succéda quatre jours après[4]. Il jouit[5] huit ans de cette grande place, en faveur et en pleine santé de corps et d'esprit, et mourut au milieu de sa brillante famille, en sa petite maison de Chaville près Versailles, le 30 octobre 1685, à quatre-vingt-trois ans[6].

Ce second chancelier Aligre, qui, peu à peu, lui et ses enfants, ont cru s'anoblir en changeant l'H en D, et s'appeler Daligre[7], avoit un second fils, qui fit profession

Bastille, p. 110, on trouve ce passage : « Son corps est plus vigoureux que son esprit : car il marche fort droit et lit sans lunettes ; mais il ne sait guère ce qu'il dit. »

1. « On dit figurément *tenir quelqu'un au filet*, pour dire l'amuser, le faire attendre » (*Académie*, 1718).

2. Le 7 de *1674* surcharge un autre chiffre. — Ses provisions de chancelier de France sont de janvier 1674 (Archives nationales, O[1] 274, fol. 16, et X[1A] 8671, fol. 14). Un discours contemporain sur sa promotion est conservé à la Bibliothèque nationale, Ln[27] 248. Voyez les *Lettres de Mme de Sévigné*, tome III, p. 366.

3. *Gazette* du 30 octobre 1677. Il fut enterré à Saint-Germain-l'Auxerrois.

4. C'est le 28 octobre exactement que Michel le Tellier fut fait chancelier et garde des sceaux (*Gazette*, p. 382).

5. *Jouit* surcharge *fut*, effacé du doigt.

6. Le chancelier le Tellier mourut à Paris et non à Chaville (*Dangeau*, tome I, p. 285). Il était dans sa quatre-vingt-troisième année, étant né en 1603.

7. On peut suivre au Cabinet des Titres, dans les Pièces originales vol. 36, la métamorphose de ce nom. L'abbé de Saint-Jacques signait toujours *Daligre*, en un seul mot, quand il écrivait aux siens, quoiqu'il signât plutôt du nom de son abbaye. Dans la suite, l'usage de séparer le D fut consacré par l'érection de la baronnie de Montireau, au Perche, en marquisat d'Aligre, en août 1752 (reg. P 2473, fol. 295).

de bonne heure parmi les chanoines réguliers[1], et qui eut en 1643 l'abbaye de Saint-Jacques, près de Provins[2]. C'étoit un homme d'esprit et de savoir, plus éminent encore en vertu, et qui se confina dans son abbaye. On ne fut pas longtemps à s'apercevoir de l'étrange incapacité de son père dans la place de chancelier, à qui ses secrétaires faisoient faire tout ce qu'ils vouloient, et tant de choses pour de l'argent, que la famille en fut alarmée, et vit la nécessité d'un tuteur. Un étranger étoit à craindre : le fils aîné, plus imbécile que le père, ne put aller plus loin qu'être maître des requêtes et intendant de Caen[3] ; il fallut avoir recours au second, et, au nom du Roi, qu'employa le Tellier pour tirer l'abbé de Saint-Jacques de son cloître, qui résista tant qu'il put, il le mit auprès du Chancelier, et l'autorisa[4] à être présent à tout le travail particulier de son père, qui ne signa plus rien et ne décida plus qu'en sa présence, et dont les secrétaires eurent

Éloge de l'abbé de Saint-Jacques. [*Add. St-S. 1043*]

1. François d'Aligre (ci-dessus, p. 252) avait fait profession le 27 décembre 1636, et c'est le 12 février 1643 qu'il obtint sur la démission de son frère Michel, l'abbaye de Saint-Jacques de Provins au diocèse de Sens, dont leur aîné Louis, depuis militaire, avait été aussi abbé commendataire après leur oncle Nicolas II d'Aligre ; mais François voulut posséder son abbaye en règle (*Gallia Christiana*, tome XII, col. 209-210). Il avait réuni dans la riche bibliothèque du monastère tous les livres précieux dont son père lui avait fait don en 1676 (reg. Y 231, fol. 342 v°), et il l'ouvrait au public chaque semaine.

2. Cette abbaye fut fondée au milieu du douzième siècle par Henri, comte de Troyes, qui y établit un chapitre de chanoines réguliers.

3. Des dix-huit enfants qu'avait eus le chancelier Étienne III de son mariage avec Jeanne Lhuillier, l'aîné, Louis, dit le marquis d'Aligre, maréchal de camp en 1650, lieutenant-général en 1652, était mort le 12 août 1654, le second était décédé en bas âge, et le seul des autres qui aient porté la robe, Michel d'Aligre, seigneur de Boislandry, conseiller au Parlement (1647), maître des requêtes (1653), puis intendant à Caen, était mort le 10 août 1661. Il semble néanmoins que c'est à lui que notre auteur fasse ici allusion.

4. Ce qui précède, depuis *il le mit*, est en interligne au-dessus de *et p^r*, biffé, et *autorisa* corrige *autoriser*.

défenses du Roi très expresses[1] d'expédier quoi que ce fût sans l'ordre de l'abbé sur chaque expédition. De cette manière, c'étoit lui qui étoit chancelier et garde des sceaux d'effet, et qui le fut excellent en exactitude, en probité, en capacité, et qui, par son esprit, sa douceur, sa modestie et la facilité de son accès, satisfit également tout ce qui eut affaire à son père et à lui[2]. Il ne mit pas le pied hors de chez le Chancelier pendant plusieurs années qu'il y fut[3], y étoit présent à tout pour décider et diriger tout, et, le peu de temps qu'il pouvoit ménager, il le donnoit à Dieu retiré dans sa chambre, sans avoir l'air moins libre et moins agréable avec la compagnie dans les heures qu'il étoit obligé d'y être. Aussitôt que son père fut mort, il porta les sceaux au Roi, dont les louanges et les desirs ne purent le retenir, comme ils n'avoient pu l'engager d'accepter ni charges ni bénéfices, encore moins d'évêchés[4]. Il demeura quelques jours pour rendre compte de plusieurs choses à sa famille et à M. le Tellier, devenu chancelier, et s'en retourna à Saint-Jacques, d'où rien ne put plus le faire sortir. Il y entretint toute la régularité de la règle, sans rien exiger de plus que cette exactitude ; mais, pour lui, sans se séparer de ses religieux[5] pour les exercices communs, il

1. Le manuscrit porte, par mégarde, *defenses* au pluriel et *expresse* au singulier.

2. Voyez à ce propos et pour tout ce qui va suivre les éloges qui furent publiés à l'occasion de sa mort (*Mercure* de février 1712, p. 49 et suivantes), son oraison funèbre par le chanoine Lenet à la Bibliothèque nationale, Ln[27] nos 249 et 250, le *Voyage littéraire de deux bénédictins* (1708), p. 76-77, une lettre insérée dans le manuscrit Clairambault 510, fol. 199, les papiers du P. Léonard, ms. Fr. 23968, fol. 56-59, le ms. Arsenal 2738, p. 226-284, et une histoire manuscrite de sa vie conservée en tête de sa correspondance dans le ms. Fr. 16827.

3. Les quatre mots *qu'il y fut* ont été ajoutés en interligne.

4. En février 1668, le Roi lui avait offert l'évêché d'Avranches, et il l'avait refusé par humilité.

5. Les trois derniers mots sont en interligne au-dessus *d'eux,* biffé.

ne s'épargna aucune sorte d'austérité, et il parvint enfin à celle des anciens anachorètes. Ses aumônes surprenoient tous les ans par leur abondance à proportion de ses moyens, et il vécut ainsi croissant toujours en mérite, adoré dans sa maison, et en vénération singulière partout, sans se relâcher jamais jusqu'à sa mort âgé de quatre-vingt-seize ans[1], avec sa tête toute entière. Cette longueur d'une vie[2] si prodigieuse en austérités de toute espèce, de douceur de gouvernement, d'agrément de conversation lorsqu'il[3] étoit forcé de parler, de sagesse de conduite et d'instruction, fut un autre miracle qui ne s'étoit point vu depuis les anciens Pères des déserts, quoique au milieu d'une communauté simplement régulière.

Mort de Gondrin. Plaisant contraste de la Vallière.

D'Antin perdit Gondrin[4], son fils aîné, qui laissa des enfants[5] d'une sœur du duc de Noailles, qui longtemps après se remaria au comte de Toulouse[6]. Elle fut si affligée,

1. Il n'était que dans sa quatre-vingt-douzième année, étant né le 24 décembre 1620.

2. Le mot *vie*, oublié, a été remis en interligne.

3. *Lors* est ajouté à la fin d'une ligne, et *qu'il* surcharge *et* au commencement de la suivante.

4. Louis de Pardaillan : tome XIV, p. 261. Il mourut de la rougeole le 5 février, après une courte maladie, et fut inhumé le 7 aux Récollets de Versailles; il n'avait que vingt-trois ans. Ce fut le duc de Noailles que la famille chargea d'aller à Petit-Bourg annoncer la fatale nouvelle au duc d'Antin, son père (*Dangeau*, p. 73 et 80; *Sourches*, p. 283, 284 et 286-289; *Gazette*, p. 84; lettres de Mme de Maintenon, recueil Bossange, tome II, p. 264; recueil Geffroy, tome II, p. 298). Voyez aux Additions et corrections.

5. Trois fils : 1° Louis de Pardaillan, duc d'Antin, connu sous le nom de duc d'Épernon, né le 9 novembre 1707, duc et pair en 1722 par démission de son grand-père, colonel du régiment de la Marine en 1727, maréchal de camp en février 1743, mort le 9 décembre suivant; 2° Antoine-François, né le 10 novembre 1709, titré marquis de Gondrin, à qui le comte de Toulouse fit obtenir la charge de vice-amiral de Ponant, mort le 24 avril 1741 ; 3° Charles-Hippolyte, né le 14 novembre 1710, et mort en bas âge.

6. Marie-Victoire-Sophie de Noailles : tome XIV, p. 261.

qu'elle en tomba malade au point qu'on lui apporta les sacrements[1]. Toute sa famille y étoit présente, et la maréchale de Noailles sa mère, qui l'aimoit passionnément, étoit fondue en larmes au pied de son lit, qui prioit Dieu à genoux, tout haut et de tout son cœur, et qui, dans l'excès de sa douleur, s'offroit elle-même à lui, et tous ses enfants, si il les vouloit prendre. La Vallière, qui étoit là aussi à quelque distance, et qui l'entendit[2], se leva doucement, alla à elle, et lui dit tout haut d'un air fort pitoyable : « Madame, les gendres en sont-ils aussi ? » Personne de ce qui y[3] étoit ne put résister à l'éclat de rire qui les prit tous, et la maréchale aussi, avec un scandale fort ridicule, et qui courut aussitôt par toute la cour ; la malade se porta bientôt mieux, et on n'en rit que de plus belle[4].

Mort de Rasilly et sa dépouille. Conduite étrange de Mme la duchesse de Berry là-dessus. [Add. S^tS. 1044]

Rasilly mourut assez brusquement à Marly[5]. Je l'ai suffisamment fait connoître lorsque j'ai parlé de la charge qu'il eut de premier écuyer de M. le duc de Berry, et de l'injuste dépit qu'en eut Mme la duchesse de Berry[6]. Les grandes commodités de l'emploi le firent rechercher par des gens de la première qualité : le chevalier de Roye[7], le

1. Dangeau dit le 5 février (p. 80) : « M. de Gondrin mourut ici le matin... On cache sa mort à Mme de Gondrin, sa veuve, qui l'aimoit fort, et qui de son côté est très malade. Elle est grosse de trois ou quatre mois ; les eaux ont percé ; elle a une grosse fièvre et est en très grand péril. » Comparez *Sourches*, p. 289-294.

2. Les quatre derniers mots ont été ajoutés en interligne.

3. L'*y* est en interligne dans le manuscrit.

4. Mme de Gondrin fut accouchée d'un enfant mort par la maîtresse sage-femme de l'Hôtel-Dieu, d'après une lettre de la marquise d'Huxelles publiée par les éditeurs du *Journal de Dangeau*, p. 87 ; comparez *Sourches*, p. 294.

5. Il mourut le 25 janvier (*Dangeau*, tome XIV, p. 68 et 71 ; *Sourches*, tome XIII, p. 280). Selon le manuscrit Fr. 4529, p. 155, il ressemblait au saint-suaire de Besançon.

6. Tome XX, p. 214.

7. Barthélemy de la Rochefoucauld : tome II, p. 336 ; il était capitaine des gardes de la duchesse de Berry.

marquis de Levis, mort duc et pair[1], s'y présentèrent entre autres ; tous deux en eurent parole positive de la bouche de Mme la duchesse de Berry, qu'on savoit bien qui décideroit M. le duc de Berry ; tous deux, à l'insu l'un de l'autre, nous en firent confidence. Mme de Levis, qui avoit eu tant de part au mariage de Mme la duchesse de Berry, appuyée du duc de Chevreuse son père et du duc de Beauvillier, elle-même de tous les particuliers du Roi chez Mme de Maintenon, n'imaginoit pas que cela pût balancer ; le comte et la comtesse de Roucy de même[2], avec le reste de crédit de M. de la Rochefoucauld et les places des Pontchartrains[3]. Pendant qu'ils s'en flattoient, d'Antin s'avisa de parler à M. et à Mme la duchesse de Berry pour Sainte-Maure, son cousin[4], demeuré malade à Versailles, et l'emporta[5]. Les deux prétendants, si sûrs de leur fait par la parole qu'ils avoient eue, furent étrangement surpris, et si piqués, qu'ils la publièrent, et que, non contents du bruit peu mesuré qu'ils en firent, [ils] ne se contraignirent pas d'en dire leur avis à Mme la duchesse de Berry, dont l'embarras et le dépit fut extrême, surtout contre la comtesse de Roucy et Mme de Levis, qui lui parlèrent avec la dernière hauteur, jusqu'à lui dire qu'après ce trait elles n'avoient plus qu'à lui faire la révérence en lieux publics, et jamais ailleurs, parce qu'ils n'auroient jamais ni besoin ni dépendance d'elle. Elle se plaignit à son tour du

1. Charles-Eugène, marquis de Levis : tome IV, p. 224.

2. François de la Rochefoucauld-Roye et sa femme Catherine-Françoise d'Arpajon : nos tomes II, p. 336, et III, p. 178. C'était le frère et la belle-sœur du chevalier de Roye.

3. Ces cinq derniers mots ont été ajoutés en interligne. — Le secrétaire d'État Jérôme de Pontchartrain avait épousé Éléonore-Christine de la Rochefoucauld-Roye, sœur du comte de Roucy et du chevalier de Roye.

4. Honoré, comte de Sainte-Maure, dont il a été parlé en dernier lieu dans notre tome XXI, p. 68-69. M. d'Antin était son cousin par sa femme Crussol, fille d'une Sainte-Maure-Montausier.

5. Dangeau, en annonçant la mort de Rasilly, dit que les prétendants sont nombreux, mais que Sainte-Maure a le plus de chance ; il fut en effet nommé dès le lendemain 26 janvier (*Dangeau*, p. 71 ; *Sourches*, p. 281).

manque de respect; mais elle n'étoit ni aimée, ni estimée, ni comptée : on savoit à quoi elle en étoit avec le Roi, Mme de Maintenon, et, au fonds, avec Madame la Dauphine. Le Roi ne s'en mêla point, et le monde trouva qu'elle n'avoit que ce qu'elle méritoit. Elle ne laissa pas de craindre les particuliers de Mme de Levis, et, quelque temps après, voulut elle-même la rapprocher, puis lui faire parler : ses avances furent méprisées. Elle ne le lui pardonna jamais; Mme de Levis s'en moqua, et garda trop[1] peu de mesures en propos, et même en contenance lorsqu'elles se trouvoient dans les mêmes lieux[2]. Sainte-Maure eut quarante mille écus à donner aux enfants de Rasilly[3], tous bien faits, honnêtes gens et dans le service, dont l'aîné[4] eut la lieutenance générale de Touraine[5], qu'avoit son père[6].

1. Avant *trop*, Saint-Simon a biffé *mesme*.

2. Les journaux de la cour ne parlent pas de ces bouderies.

3. De sa femme Colombe Ferrand, morte en 1708 (tome XVI, p. 152-153), M. de Rasilly avait eu douze enfants, six fils et six filles, qui sont énumérés dans le bel ouvrage consacré en 1903 par M. le marquis de Rasilly à la généalogie de sa famille (p. 401-449). Les six fils furent : 1° Michel-Gabriel (ci-après); 2° Michel-Isaac, comte de Rasilly (1688-1769), qui fut guidon des gendarmes du Dauphin, puis cornette des chevau-légers de Berry et lieutenant général de Touraine après la mort de son frère aîné; 3° Armand-Gabriel, comte de Rasilly (1690-1766), qui était en 1712 lieutenant aux gardes françaises; il parvint en 1748 au grade de lieutenant-général et eut le gouvernement de l'île de Ré en 1759; 4° Louis-Melchior, chevalier de Rasilly (1692-1765), cornette au régiment de cavalerie de Bretagne en 1712; 5° Pierre-Gabriel, chevalier de Rasilly (1695-1733), qui entra aux mousquetaires en 1710 et fut officier aux gardes françaises; 6° Jean-Baptiste de Rasilly, né en 1698 et mort avant 1708.

4. Michel-Gabriel, marquis de Rasilly, né en 1687, d'abord mousquetaire, eut une lieutenance aux gardes françaises en 1702, un régiment d'infanterie en 1707, obtint à la mort de son père la charge de lieutenant général de Touraine, et mourut sans alliance le 29 janvier 1716.

5. Cette charge rapportait huit mille livres, et M. de Rasilly avait dessus un brevet de retenue de cent mille livres (*Dangeau*, tomes XII, p. 335-336, et XIV, p. 71).

6. Il est curieux que Saint-Simon n'ait pas fait allusion à un procès

Éloge et mort du maréchal Catinat.

J'ai si souvent parlé ici du maréchal Catinat, de sa vertu, de sa sagesse, de sa modestie, de son désintéressement, de la supériorité si rare de ses sentiments, de ses grandes parties de capitaine, qu'il ne me reste plus à dire que sa mort, dans un âge très avancé[1], sans avoir été marié[2] ni avoir acquis aucunes richesses[3], dans sa petite maison de Saint-Gratien[4], près Saint-Denis, où il s'étoit retiré, d'où[5] il ne sortoit plus depuis quelques années, et où il ne vouloit presque plus recevoir personne. Il y rappela le souvenir, par sa simplicité, par sa frugalité, par le mépris du monde, par la paix de son âme et l'uniformité de sa conduite, le souvenir[6] de ces grands hommes qui, après les triomphes les mieux mérités, retournoient tranquillement à leur charrue, toujours amoureux de leur patrie, et peu sensibles à l'ingratitude de Rome, qu'ils avoient si bien

qui fut intenté en 1715 aux enfants Rasilly pour naissance illégitime, leur père étant sous-diacre lorsqu'il se maria et n'ayant pas obtenu de dispense du Pape (*Dangeau*, tome XV, p. 348). Plusieurs années après, l'affaire revint sous une autre forme et se termina à l'avantage des Rasilly (*Généalogie de la famille de Rasilly*, p. 414-418).

1. Il mourut le 22 février 1712, à l'âge de soixante-quatorze ans, après une courte maladie pendant laquelle il avait été soigné par Helvétius, et dans de grands sentiments de piété (*Dangeau*, p. 102; *Sourches*, p. 340; *Gazette*, p. 131; *Correspondance de Fénelon*, tome III, p. 505). Sa mort surprit tout le monde, dit Mme Dunoyer (lettre xcviii), parce qu'on ne pensait plus à lui. Il fut inhumé dans l'église de Saint-Gratien, et son inscription funéraire a été reproduite dans le recueil de Guilhermy, tome II, p. 253-254.

2. En 1694, le bruit avait couru qu'il allait épouser la présidente de Nesmond (*Mémoires de Sourches*, tome IV, p. 300), et en 1698, Mme de Morstein (*Gazette d'Amsterdam*, n° xxxii).

3. On trouve un partage de succession et diverses donations faites par le maréchal dans les registres des Insinuations du Châtelet (reg. Y 248, fol. 5 v° et 257, Y 279, fol. 457 v°, et Y 284, fol. 430 v°).

4. Tome X, p. 119. Il y a dans le *Mercure* de mai 1702, p. 195-202, des vers sur l'espalier de Saint-Gratien planté et arrosé par le maréchal. — Le manuscrit porte ici *S. Gatien*.

5. Avant *d'où*, Saint-Simon a biffé *et*.

6. *Le souvenir* est ainsi répété deux fois dans le manuscrit.

servie[1]. Catinat mit sa philosophie à profit par une grande piété[2]. Il avoit de l'esprit[3], un grand sens, une réflexion mûre ; il n'oublia jamais le peu qu'il étoit[4]. Ses habits, ses équipages, ses meubles, sa maison, tout étoit de la dernière simplicité[5] ; son air l'étoit aussi, et tout son maintien. Il étoit grand[6], brun, maigre, un air pensif et assez lent[7], assez bas, de beaux yeux, et fort spirituels. Il déploroit les fautes signalées qu'il voyoit se succéder sans cesse, l'extinction suivie de toute émulation, le luxe, le vuide, l'ignorance, la confusion des états, l'inquisition mise à la place de la police ; il voyoit tous les signes de destruction, et il disoit qu'il n'y avoit qu'un comble très dangereux de désordre qui pût enfin rappeler l'ordre dans ce royaume[8].

1. Virgile y fait allusion dans l'Énéide, livre VI, vers 845 :

Te sulco, Serrane, serentem.

2. On l'avait accusé d'irréligion à cause des excès commis par ses soldats dans les églises et les couvents du Piémont ; mais tous ses historiens s'accordent pour reconnaître qu'il avait une religion sincère.

3. Spanheim a fait son éloge dans sa *Relation* (édition Bourgeois, p. 538), et le chevalier de Quincy (*Mémoires*, tome III, p. 105-107) a rapporté ce que pensaient de lui le duc de Savoie et les généraux piémontais.

4. Il a été parlé de sa famille dans notre tome XII, p. 360.

5. Est-ce pour se conformer à cette simplicité que, lors de sa mort, sa famille refusa de fournir au *Mercure de France* la note généalogique habituelle (mars 1712, p. 145-147).

6. On connaît de Catinat un portrait par Largillière, qui a été gravé en tête de ses *Mémoires* (ci-après, note 8), et deux estampes de Vermeulen et de Ch. Weigel. En 1860, on plaça à Saint-Gratien une statue couchée du maréchal par Nieuwerkerque.

7. C'est sans doute à cause de cet air pensif que les soldats l'avaient surnommé *le père la Pensée* ; parfois aussi, en souvenir de son passage aux gardes françaises, ils l'appelaient *Pierrot,* qui était le surnom générique de tous les soldats de ce régiment (Chansonnier, mss. Fr. 12690, p. 343, et 12691, p. 14 ; *Mémoires de Luynes,* tome V, p. 67 note).

8. Tous les papiers du maréchal, sa correspondance de 1676-1702, ses brevets et ses commissions, sont aujourd'hui conservés à la Bibliothèque nationale, mss. Fr. 7886-7889. C'est d'après ces pièces que Ber-

Mort de Magnac.

Magnac[1], lieutenant général, inspecteur de cavalerie et gouverneur du Mont-Dauphin[2], mourut en même temps[3], dans une grande vieillesse. J'en ai[4] parlé plus d'une fois, surtout à l'occasion de la bataille de Friedlingen, que Villars croyoit perdue, désespéré sous un arbre fort loin, à qui il apprit qu'il l'avoit gagnée[5], en sorte[6] que je n'ai rien à ajouter.

Mort de Lussan chevalier de l'Ordre.

Lussan, qui étoit à Monsieur le Prince, qui le fit faire chevalier de l'Ordre par grâce en 1688, et duquel j'ai aussi parlé ailleurs[7], mourut aussi en ce même temps, à quatre-vingt-quatre ou cinq ans[8].

La Dauphine à Marly pour la dernière fois.

Le Roi, comme je l'ai dit[9], étoit allé à Marly le lundi 18 janvier. La Dauphine s'y rendit de bonne heure, avec une grande fluxion sur le visage, et se mit au lit en arrivant[10].

nard Le Bouyer de Saint-Gervais donna en 1819 trois volumes de *Mémoires et correspondance*. De nos jours, le prince Emmanuel de Broglie a publié en 1902 une étude sur lui.

1. Jules Arnolfini, comte de Magnac : tome X, p. 299.

2. Cette forteresse, construite en 1693 près de la source de la Durance à une demi-lieue de Guillestre et au carrefour de plusieurs vallées, commandait ce passage des Alpes. Le gouvernement rapportait de douze à quatorze mille livres.

3. Il mourut subitement le 22 février (*Dangeau*, p. 102 ; *Sourches*, p. 312 ; *Gazette*, p. 132 ; *Mercure* de mars, p. 83-84).

4. Les mots *j'en ay* surchargent un premier *j'en ay p*, effacé du doigt.

5. En 1702 : tome X, p. 298-300.

6. Saint-Simon a écrit par mégarde *en sore*.

7. Jean d'Audibert, comte de Lussan : tome IV, p. 321.

8. Il mourut le 12 février, le même jour que la Dauphine (*Dangeau*, p. 105 ; *Gazette*, p. 132). — Après le mot *ans*, Saint-Simon a biffé *c'estoit*, comme s'il avait voulu commencer une autre phrase, peut-être pour rappeler le procès qu'il avait eu en 1707 avec lui et sa femme pour la succession des Budos, et dont il a été parlé dans notre tome XV, p. 64 et suivantes.

9. Ci-dessus, p. 242.

10. Saint-Simon reproduit l'article de Dangeau (p. 66). Les *Mémoires de Sourches* disent (p. 276): « Le soir, Madame la Dauphine arriva à Marly avec une grosse fluxion sur la joue et sur les dents, qui lui

Elle se leva à sept heures parce que le Roi voulut qu'elle tînt le salon. Elle y joua en déshabillé, toute embéguinée[1], vit le Roi chez Mme de Maintenon peu avant son souper, et, de là, vint se mettre au lit, où elle soupa[2]. Elle ne se leva le lendemain 19 que pour jouer dans le salon et voir le Roi, d'où elle revint se mettre au lit et y souper[3]. Le 20, sa fluxion diminua, et elle fut mieux : elle y étoit assez sujette par le désordre de ses dents[4]. Elle vécut les jours suivants à son ordinaire[5].

causoit beaucoup de douleur et même la fièvre, ce qui fit résoudre les médecins à la faire saigner le lendemain. »

1. « Avoir la tête enveloppée de linge ou d'autre chose en forme de béguin » (*Académie*, 1718). Voyez ci-dessus, p. 184.

2. *Dangeau*, p. 66. — 3. *Ibidem*, p. 67 ; *Sourches*, p. 276.

4. Saint-Simon a déjà parlé de ses fluxions fréquentes (notre tome VII, p. 298), et l'on en trouve de fréquentes mentions dans le *Journal de Dangeau* (tomes X, p. 5, XI, p. 158-159, etc. ; voyez aussi les lettres de Mme de Maintenon, recueil Geffroy, tome II, p. 292). Les *Mémoires de Sourches* prétendent (tome X, p. 434) que chaque grossesse lui amenait plusieurs fluxions, et en effet nous verrons plus loin (p. 362, note 5) qu'elle était alors grosse de six semaines. Le 13 décembre 1711, elle écrivait à sa mère la duchesse de Savoie (lettre publiée par M. P. Boselli dans les *Atti della R. Accademia di Torino*, t. XXVII, 1891-1892, p. 497-498) : « Il est triste que mon frère et moi ayons la même sympathie pour le mal de dents. Je souhaite qu'il n'ait pas eu l'accès que j'en ai eu cette dernière nuit, qui m'a fait prodigieusement souffrir et dont je suis quitte pour ce moment. Il y a plus de deux mois qu'il me prend de temps en temps ; je ne m'en contrains plus : car de garder ma chambre ne m'a rien fait et, dans les temps que je ne rentre point, je n'y pense pas, et espère toujours qu'il ne reviendra plus. J'évite seulement les vents dans les oreilles et de ne rien manger qui y puisse faire mal. Je crois que l'horrible temps qu'il fait contribue beaucoup à donner des fluxions. »

5. La Dauphine était d'une mauvaise santé et se soignait beaucoup, à tel point que ses remèdes continuels impatientaient parfois son mari (Lavallée, *Lettres historiques de Mme de Maintenon*, tome II, p. 172; recueil de 1806, tome IV, p. 138 et 139). N'avait-elle pas cru en mai 1705 avoir une tumeur au côté, pour laquelle les médecins avaient pensé l'envoyer aux eaux de Bourbon (*Dangeau*, tome X, p. 333 ; *Sourches*, tome IX, p. 258 et 269 ; Geffroy, *Madame de Maintenon d'après sa correspondance*, tome II, p. 62 et 187).

Le samedi 30, le Dauphin et M. le duc de Berry allèrent avec Monsieur le Duc faire des battues. Il geloit assez fort. Le hasard fit que M. le duc de Berry se trouva au bord d'une mare d'eau fort grande et longue, et Monsieur le Duc de l'autre côté fort loin vis-à-vis de lui. M. le duc de Berry tira ; un grain de plomb, qui glissa et rejaillit sur la glace, porta jusqu'à Monsieur le Duc, à qui il creva un œil. Le Roi apprit cet accident dans ses jardins[1]. Le lendemain dimanche, M. le duc de Berry alla se jeter aux genoux de Madame la Duchesse ; il n'avoit osé y aller la veille, ni voir depuis Monsieur le Duc, qui prit ce malheur avec beaucoup de patience. Le Roi le fut voir le dimanche ; le Dauphin aussi, et la Dauphine, qui y avoit été déjà la veille ; ils[2] y retournèrent le lendemain lundi 1er février. Le Roi fut aussi chez Madame la Duchesse, et s'en retourna à Versailles[3]. Madame la Princesse, toute sa famille, et plusieurs dames familières de Madame la Duchesse vinrent s'établir à Marly. M. le duc de Berry fut cruellement affligé. Monsieur le Duc fut assez mal et assez longtemps[4], puis eut la rougeole tout de suite à Marly[5], et, après quelque intervalle de guérison, la petite vérole à Saint-Maur[6].

Monsieur le Duc éborgné. [Add. St-S. 1045]

Retour à Versailles*.

1. Saint-Simon reproduit les nouvelles données par Dangeau (p. 74-76 et 78). Dans l'Addition indiquée ci-contre, notre auteur avait dit que le duc de Berry était fort chaud à la chasse et avait déjà estropié plusieurs piqueurs ou domestiques. Monsieur le Duc fut soigné par Saint-Yves, fameux oculiste, qui était un ancien frère de l'ordre de Saint-Lazare. Voyez les *Mémoires de Sourches*, tome XIII, p. 285-287, 292 et 296, et une lettre de Mme de Maintenon à la princesse des Ursins, recueil Bossange, tome II, p. 263.

2. Il y a *il*, par mégarde, dans le manuscrit.

3. Le 1er février : *Dangeau*, p. 75.

4. Dangeau n'annonce la guérison définitive de l'œil que le 10 mai (p. 145).

5. Il en est parlé dans le *Journal de Dangeau* le 9 février, p. 82 ; voyez aussi *Sourches*, p. 292.

6. Seulement en juin ; la maladie fut peu grave (*Dangeau*, p. 162, 164 et 184 ; *Sourches*, p. 412).

*Cette manchette est deux lignes trop haut dans le manuscrit.

Tabatière très singulièrement perdue. La Dauphine malade.

Le vendredi 5 février, le duc de Noailles donna une fort belle boîte pleine d'excellent tabac d'Espagne à la Dauphine, qui en prit et le trouva fort bon. Ce fut vers la fin de la matinée. En entrant dans son cabinet, où personne n'entroit, elle mit cette boîte sur la table, et l'y laissa[1]. Sur le soir, la fièvre lui prit par frisson. Elle se mit au lit, et ne put se lever, même pour aller dans le cabinet du Roi après le souper[2]. Le samedi 6, la Dauphine, qui avoit eu la fièvre toute la nuit, ne laissa pas de se lever à son heure ordinaire et de passer la journée à l'ordinaire; mais, le soir, la fièvre la reprit[3]. Elle continua médiocrement toute la nuit, et le dimanche 7[4] encore moins; mais, sur les six heures du soir, il lui prit tout à coup une douleur au-dessous de la tempe, qui ne s'étendoit pas tant qu'une pièce de six sous, mais si violente, qu'elle fit prier le Roi, qui la venoit voir, de ne point entrer[5]. Cette sorte de rage

1. Remarquons en passant que Saint-Simon est le seul qui parle de cette tabatière. Dans le récit qui va suivre de la maladie de la Dauphine, comme dans celui qui viendra après de celle du Dauphin, tous les faits positifs et précis rapportés par notre auteur sont empruntés au *Journal de Dangeau*, qu'il suit pas à pas. Il ne faut pas oublier d'ailleurs que, si Saint-Simon a été témoin oculaire des événements qu'il va raconter, il n'en écrit le récit qu'en 1743, trente-et-un ans après, et il n'avait pas pris de notes sur le moment même, comme le prouve l'usage constant qu'il fait de Dangeau. Il y a donc lieu de tenir grand compte de cet élément dans l'examen critique de son récit. Pour la maladie de la duchesse de Bourgogne, on trouvera ci-après à l'Appendice, p. 471, une lettre non signée, très curieuse et détaillée.

2. *Dangeau*, p. 80. « On apprit que la Dauphine avait eu la fièvre toute la nuit, peut-être pour avoir mangé quelques ragoûts à l'italienne qui lui étoient demeurés sur l'estomac » (*Sourches*, p. 289). La lettre dont il a été parlé à la note précédente dit qu'elle avait mangé excessivement d'un gâteau au fromage et au blé d'Inde apprêté par elle-même.

3. *Dangeau*, p. 80-81; *Sourches*, p. 289. Cela ne l'empêcha pas d'aller à la messe le dimanche.

4. Le chiffre 7 a été ajouté en interligne.

5. *Dangeau*, p. 81; Geffroy, *Madame de Maintenon d'après sa correspondance*, tome II, p. 298-299.

de douleur dura sans relâche jusqu'au lundi 8, et résista au tabac en fumée et à mâcher[1], à quantité d'opium[2] et à deux saignées du bras. La fièvre se montra davantage lorsque les douleurs[3] furent un peu calmées. Elle dit qu'elle avoit plus souffert qu'en accouchant[4]. Un état si violent mit la chambre en rumeur sur la boîte que[5] le duc de Noailles lui avoit donnée. En se mettant au lit le jour qu'elle l'avoit reçue, et que la fièvre lui prit[6], qui étoit le vendredi 5, elle en parla à ses dames, louant fort la boîte et le tabac, puis dit à Mme de Levis de la lui aller chercher dans son cabinet, où elle la trouveroit sur la table. Mme de Levis y fut, ne la trouva point, et, pour le faire court, toutes espèces de perquisition faites, jamais on ne la revit depuis que la Dauphine l'eut laissée dans son cabinet sur cette table. Cette disparution[7] avoit paru fort extraordinaire dès le moment qu'on s'en aperçut; mais

1. « En machicatoire », dit Dangeau. On croyait que le tabac avait un bon effet pour l'écoulement des « humeurs » et comme préventif de l'apoplexie (notre tome XI, p. 382 et 383). La *Gazette d'Amsterdam* (1708, n° XCIV) préconise l'emploi du « tabac doré ». On s'en servait aussi contre le rhume de cerveau (*Histoire des princes de Condé,* tome V, p. 44 note).

2. L'opium, malgré ses inconvénients de poison violent, était parfois employé comme calmant dès le temps de Tallemant des Réaux (*Historiettes,* tome IV, p. 247).

3. *Les douleurs* est en interligne au-dessus d'*elles,* biffé.

4. D'après les *Mémoires de Sourches* (p. 291-292), elle devait aller ce soir-là souper chez le maréchal de Villars, et ce fut aussi ce même soir du 8 que quelques rougeurs se montrèrent au front et firent croire à la rougeole. Il semble qu'elle eut alors le pressentiment de sa mort prochaine, si l'on en croit Mlle d'Aumale (*Mémoires,* tome II, p. 305) et Madame (recueil Brunet, tome II, p. 372-373).

5. *Que* surcharge *du.*

6. Avant *prit,* Saint-Simon a biffé *re,* qui surchargeait un *a.*

7. Telle est bien l'orthographe de Saint-Simon, que nous retrouverons encore ci-après, p. 358, et dans la suite des *Mémoires,* tome XIX, p. 7, et qui avait déjà passé dans notre tome XIII, p. 381. Le *Dictionnaire de l'Académie* de 1718 ne connaissait ni *disparition* ni *disparution.* Littré ne cite pas d'exemple de cette dernière forme.

les recherches inutiles qui continuèrent à s'en faire, suivies[1] d'accidents si étranges et si prompts, jetèrent les plus sombres soupçons. Ils n'allèrent pas jusqu'à celui qui avoit donné la boîte, ou ils furent contenus avec une exactitude si générale, qu'ils ne l'atteignirent point[2]; la rumeur s'en restreignit même dans un cercle peu étendu. On espéroit toujours beaucoup d'une princesse adorée, et à la vie de laquelle tenoit la fortune, diverse suivant les divers états, de ce qui composoit ce petit cercle. Elle prenoit du tabac à l'insu du Roi, avec confiance, parce que Mme de Maintenon ne l'ignoroit pas; mais cela lui auroit fait une vraie affaire auprès de lui, s'il l'avoit découvert, et c'est ce qu'on craignit en divulguant la singularité de la perte de cette boîte. La nuit du lundi au mardi 9[3] février, l'assoupissement fut grand; toute cette journée, pendant laquelle le Roi s'approcha du lit bien des fois, la fièvre forte, les réveils courts avec la tête engagée, et quelques marques sur la peau qui firent espérer que ce seroit la rougeole[4], parce qu'il en couroit beaucoup, et que quantités de personnes connues en étoient en ce même temps attaquées[5] à Versailles et à Paris[6]. La nuit du mardi au mercredi 10 se passa d'autant plus mal que l'espérance de

1. Il y a *suivie* au singulier, par mégarde, dans le manuscrit.

2. Nous verrons cependant ci-après, p. 335-336, le cardinal de Mailly accuser le duc de Noailles.

3. Le manuscrit porte une virgule après *9,* sans doute par erreur.

4. *Dangeau*, p. 82; *Sourches*, p. 292.

5. *Attaqués* corrigé en *attaquées*.

6. Il y eut en effet alors une épidémie très violente de rougeole maligne ou infectieuse; les journaux de la cour citent parmi les personnes qui en furent attaquées ou en moururent les marquis de Gondrin, de Courcillon, de Seignelay et de la Vallière, le duc de la Trémoïlle et le prince de Talmont, la comtesse d'Évreux, Mmes de la Vrillière, de Mailly, de Louvois, d'Anlezy, de la Valette, et quantité d'autres: voyez une lettre de Mme de Maintenon à la princesse des Ursins, recueil Geffroy, tome II, p. 299, et la notice sur les épidémies de rougeole à Versailles insérée en 1850 par M. Le Roi dans les *Mémoires de la société des sciences naturelles de Seine-et-Oise.*

rougeole étoit déjà évanouie. Le Roi vint dès le matin chez Madame la Dauphine, à qui on avoit donné l'émétique. L'opération en fut telle qu'on la pouvoit desirer, mais sans produire aucun soulagement[1]. On força le Dauphin, qui ne bougeoit de sa ruelle[2], de descendre dans les jardins pour prendre l'air dont il avoit grand besoin ; mais son inquiétude le ramena incontinent dans la chambre. Le mal augmenta sur le soir. A onze heures, il y eut un redoublement de fièvre considérable. La nuit fut très mauvaise. Le jeudi 11 février, le Roi entra à neuf heures du matin chez la Dauphine, d'où Mme de Maintenon ne sortoit presque point, excepté les temps où le Roi étoit chez elle. La princesse étoit si mal, qu'on résolut de lui parler de recevoir ses sacrements[3]. Quelque accablée qu'elle fût[4], elle s'en trouva surprise : elle fit des questions sur son état ; on lui fit les réponses les moins effrayantes qu'on put, mais sans se départir de la proposition, et peu à peu des raisons de ne pas différer. Elle remercia de la sincérité de l'avis, et dit qu'elle alloit se disposer. Au bout de peu de temps on craignit les accidents. Le P. la Rue, jésuite, son confesseur[5], et qu'elle avoit toujours paru aimer, s'approcha d'elle pour l'exhorter à ne différer pas sa confession ; elle le regarda, répondit qu'elle l'entendoit bien, et en demeura là. La Rue lui proposa de le faire à l'heure même, et n'en tira aucune réponse. En homme d'esprit[6], il sentit ce que c'étoit, et, en homme de bien, il tourna[7] court à l'instant : il lui dit qu'elle avoit

La Dauphine change de confesseur et reçoit les sacrements.

1. *Dangeau*, p. 83 ; les *Mémoires de Sourches*, en donnant des nouvelles analogues (p. 292), disent que l'émétique fit rendre à la princesse « un morceau de ces mauvais ragoûts à l'italienne qu'elle avoit mangés quelques jours auparavant. » Voyez à l'Appendice, p. 471-472.

2. Il l'avait veillée trois nuits de suite sans la quitter.

3. Dangeau dit que ce fut elle qui les demanda.

4. *Fut* corrigé en *fust*. — 5. Tome IV, p. 85.

6. Après *esprit*, il a biffé *et de bien*.

7. Le manuscrit porte *toura*, par mégarde.

peut-être quelque répugnance de se confesser à lui, qu'il la conjuroit de ne s'en pas contraindre, surtout de ne pas craindre quoi que ce soit là-dessus ; qu'il lui répondoit de prendre tout sur lui ; qu'il la prioit seulement de lui dire qui elle vouloit, et que lui-même l'iroit chercher et le lui amèneroit[1]. Alors elle lui témoigna qu'elle seroit bien aise
[*Add. StS. 1046*]. de se confesser à M. Bailly[2], prêtre de la Mission de la Paroisse de Versailles. C'étoit un homme estimé, qui confessoit ce qui étoit de plus régulier à la cour, et qui, au langage du temps, n'étoit pas net du soupçon de jansénisme, quoique fort rare parmi ces barbichets[3]. Il confessoit Mmes du Châtelet[4] et de Nogaret, dames du palais, à qui quelquefois la Dauphine en avoit entendu parler. Bailly se trouva être allé à Paris[5]. La princesse en parut peinée, et avoir envie de l'attendre ; mais, sur ce que lui remontra le P. la Rue qu'il étoit bon de ne pas perdre un temps précieux, qui, après qu'elle auroit reçu les sacrements, seroit utilement employé par les médecins, elle demanda un récollet qui s'appeloit le P. Noël[6], que le P. la Rue fut chercher lui-même à l'instant, et le lui amena[7]. On

1. C'est la paraphrase du récit de Dangeau, p. 83.

2. Les recherches faites dans les documents du Cabinet des titres n'ont pas permis d'identifier ce M. Bailly, qui semble n'avoir eu aucun lien de parenté avec l'abbé Guillaume Bailly, avocat général au Grand Conseil (tome V, p. 379), quoique Saint-Simon, dans l'Addition indiquée ci-contre, en fasse les deux frères.

3. On a vu dans le tome XII, p. 88, que c'était ainsi qu'il qualifiait ordinairement les Lazaristes.

4. Suzanne Gigault de Bellefonds : tome III, p. 209.

5. « A Liancourt, à la prière de Mme de la Rochefoucauld, pour raccommoder les sœurs de la Charité avec le curé, » dit la lettre donnée à l'Appendice, ci-après, p. 472.

6. Les religieux des divers ordres franciscains changeant de nom en entrant en religion, nous ne savons qui était ce P. Noël, si ce n'est qu'il avait été prieur du couvent des Récollets de Versailles.

7. Après sa confession, elle dit à Mme de Maintenon : « N'ai-je pas mal fait, ma tante, d'avoir pris un autre confesseur que le mien ? — Non, lui répondit-elle, cela est très permis, et il faut une grande liberté de conscience » (*Mémoires de Mlle d'Aumale*, tome II, p. 306).

peut imaginer l'éclat que fit ce changement de confesseur en un moment si critique et si redoutable, et tout ce qu'il fit penser. J'y reviendrai après[1] : il ne faut pas interrompre un récit si intéressant et si funestement curieux. Le Dauphin avoit succombé[2] ; il avoit caché son mal tant qu'il avoit pu, pour ne pas quitter le chevet du lit de la Dauphine. La fièvre, trop forte pour être plus longtemps dissimulée, l'arrêtoit[3], et les médecins, qui lui vouloient épargner d'être témoin[4] des horreurs qu'ils prévoyoient, n'oublièrent rien, et par eux-mêmes et par le Roi, pour le retenir chez lui, et l'y soutenir de moment en moment par les nouvelles factices de l'état de son épouse.

La confession fut longue. L'extrême-onction fut administrée incontinent après, et le saint viatique tout de suite, que le Roi fut recevoir au pied du grand escalier[5]. Une heure après, la Dauphine demanda qu'on fît les prières des agonisants. On lui dit qu'elle n'étoit point en cet état-là, et, avec des paroles de consolation, on l'exhorta à essayer de se rendormir[6]. La reine d'Angleterre vint de bonne heure l'après-dînée ; elle fut conduite par la galerie dans le salon qui la sépare de la chambre où étoit la Dauphine[7]. Le Roi et Mme de Maintenon étoient dans ce salon, où on fit entrer les médecins pour consulter en leur présence : ils étoient sept de la cour, ou mandés de

1. Ci-après, p. 338.
2. Ci-dessus, p. 275, il n'a parlé que de fatigue.
3. *Dangeau*, p. 84.
4. *Témoins* corrigé en *témoin*.
5. Ce fut vers neuf heures et demie du matin que le viatique fut apporté de la chapelle par un aumônier du Roi. L'évêque de Senlis, frère de Chamillart, qui se trouva là, l'administra à la Dauphine, dont il était premier aumônier.
6. « On lui donna d'une poudre cordiale dont Madame se servoit, qu'on appeloit « la poudre de la princesse de Kent », laquelle lui fit un bon effet » (*Sourches*, p. 293-294). Voyez ce que raconte Mlle d'Aumale (*Mémoires*, p 306-308) de ses paroles à Mme de Maintenon et à son entourage pendant cette journée.
7. *Dangeau*, p. 84 ; *Sourches*, p. 294.

Paris[1]. Tous d'une voix opinèrent à la saignée du pied avant le redoublement, et, au cas qu'elle n'eût pas le succès qu'ils en desiroient, à donner l'émétique dans la fin de la nuit. La saignée du pied fut exécutée à sept heures du soir[2]. Le redoublement vint ; ils le trouvèrent moins violent que le précédent. La nuit fut cruelle. Le Roi vint de fort bonne heure chez la Dauphine[3]. L'émétique qu'elle prit sur les neuf heures fit peu d'effet[4]. La journée se passa en symptômes plus fâcheux les uns que les autres ; une connoissance par rares intervalles[5]. Tout à fait sur le soir, la[6] tête tourna dans la chambre, où on laissa entrer beaucoup de gens[7] quoique le Roi y fût, qui, peu avant

Mort de la Dauphine.

1. Ce fut le Dauphin qui désira cette consultation. Les sept médecins étaient Fagon, premier médecin du Roi, Dodard, premier médecin du Dauphin, Boudin, premier médecin de la Dauphine, la Carlière, premier médecin du duc de Berry, Boutard, médecin ordinaire de la Dauphine, Dumoulin, médecin du Roi, et Chirac, médecin du duc d'Orléans (*Sourches*, p. 294).

2. A six heures, d'après Sourches ; à quatre heures, d'après la lettre donnée à l'Appendice, ci-après, p. 472.

3. Le vendredi 12.

4. Elle prit quatre prises d'émétique, dont une en lavement.

5. « Sur les cinq heures du soir, ... comme on vit qu'elle retomboit dans ses mêmes foiblesses, on lui donna du *lilium Paracelsi*, dont elle n'eut pas la force de soutenir l'effet » (*Sourches*, p. 295). C'est dans l'après-midi de ce jour qu'un délégué du Parlement vint officiellement prendre, de la part de la Compagnie, des nouvelles de la princesse ; il fut reçu par la duchesse de Sully, nièce de la duchesse du Lude, dame d'honneur, qui était retenue près de la Dauphine ; il rendit compte de sa visite le lendemain (ci-après, Appendice, p. 475-477). Le Saint-Sacrement avait été exposé la veille à la chapelle du château, et à Paris on avait découvert la châsse de sainte Geneviève comme dans les calamités publiques (*Mémoires de Mlle d'Aumale*, tome II, p. 306 ; voyez ci-après, appendice VII, p. 474-475, des lettres extraites du registre O[1]56, fol. 212-213).

6. *On* surchargé en *la*.

7. Un officier de marine qui se trouvait là en profita pour présenter un sudorifique que les médecins examinèrent ; la Dauphine en prit et le trouva fort mauvais : voyez la lettre donnée à l'Appendice, p. 473, et les *Mémoires de Mlle d'Aumale*, p. 309.

qu'elle expirât, en sortit[1], et monta en carrosse au pied du grand escalier avec Mme de Maintenon et Mme de Caylus, et s'en alla à Marly[2]. Ils étoient l'un et l'autre dans la plus amère douleur, et n'eurent pas la force d'entrer chez le Dauphin[3].

Éloge, traits et caractère de la Dauphine. [Add. St-S. 1047]

Jamais[4] princesse arrivée si jeune ne vint si bien instruite, et ne sut mieux profiter des instructions qu'elle avoit reçues. Son habile père, qui connoissoit à fonds notre cour, la lui avoit peinte, et lui avoit appris la manière unique de s'y rendre heureuse. Beaucoup d'esprit naturel et facile l'y seconda, et beaucoup de qualités aimables lui attachèrent les cœurs[5], tandis que sa situation personnelle avec son époux, avec le Roi, avec Mme de Maintenon, lui attirèrent[6] les hommages de l'ambition. Elle avoit su travailler à s'y mettre dès les premiers moments de son arrivée; elle ne cessa, tant qu'elle vécut, de continuer un travail si utile, et dont elle recueillit sans cesse tous les

1. A huit heures et quart du soir, disent les *Mémoires de Sourches*, p. 295.

2. Comme lors de la mort de Monseigneur (tome XXI, p. 22).

3. La Dauphine expira entre huit heures et demie et huit heures trois quarts; l'exprès envoyé au Roi le rejoignit comme il arrivait à Marly. Elle n'avait pas vingt-six ans. Le cardinal de Noailles, arrivé de Paris, ne la quitta pas jusqu'à son dernier soupir (*Mlle d'Aumale*, p. 310). — Il faut remarquer que, pour les événements qui se succédèrent depuis le 12 février, jour de la mort de la Dauphine, jusque vers le milieu de mars au moins, le *Journal de Dangeau* est un guide peu sûr et très insuffisant, parce que l'auteur cessa alors de dicter son journal et en laissa la rédaction à un secrétaire mal informé.

4. Le portrait qu'on va lire est la copie presque textuelle de l'Addition que Saint-Simon avait faite à cette occasion au *Journal de Dangeau* et qu'on trouvera ci-après, p. 420-422.

5. Madame (*Correspondance*, recueil Brunet, tome I, p. 234-235) a parlé de son éducation en Savoie et en France. Mme de Maintenon s'était engagée à continuer les bonnes directions qu'on lui avait données (*Lettres historiques et édifiantes*, tome I, p. 464 et 468; *Revue d'histoire diplomatique*, 1899, p. 351).

6. Le manuscrit porte bien *attirèrent*; ce pluriel est amené par *attachèrent* ci-dessus.

fruits. Douce, timide[1], mais adroite, bonne jusqu'à craindre de faire la moindre peine à personne, et, toute légère et vive qu'elle étoit, très capable de vues et de suite de la plus longue haleine[2]; la contrainte jusqu'à la gêne, dont elle sentoit tout le poids, sembloit ne lui rien coûter. La complaisance lui étoit naturelle, couloit de source[3]; elle en avoit jusque pour sa cour. Régulièrement laide[4], les joues pendantes, le front trop avancé, un nez

1. Déjà dit dans le tome XVI, p. 241 et 261, mais aussi qu'elle était capable de se montrer quand il le fallait.

2. On a vu, à propos du mariage du duc de Berry (tome XIX, p. 212), une étourderie simulée par elle pour arriver au résultat qu'elle désirait.

3. Cependant, en 1698, l'ambassadeur vénitien disait dans sa relation (Archives nationales, K 1326, n° 10) : « La petite duchesse de Bourgogne est fine et méchante ; elle hait à la mort, et sans sujet, la duchesse du Lude, sa dame d'honneur, la contrefait et s'en moque; mais elle a une complaisance servile pour Mme de Maintenon, qu'elle appelle en particulier sa bonne maman. » Par contre, Mme de Maintenon célébrait son bon cœur, qui la rendrait malheureuse (recueil Bossange, tome I, p. 3 ; *Correspondance générale*, tome V, p. 281).

4. Au portrait qui va suivre, on peut comparer celui si précis que l'auteur des *Mémoires de Sourches* a fait d'elle en 1696 lors de son arrivée en France (tome V, p. 215), ce qu'en disent Mme de Grignan vers la même époque (*Lettres de Mme de Sévigné*, tome X, p. 425), et plus tard Madame (recueil Rolland, p. 171) et Mme de Maintenon (*Correspondance générale*, tome IV, p. 453-454). Les portraits peints ou sculptés qu'on a de la princesse ont été énumérés par M. Paul Boselli (*Atti della R. Accademia di Torino*, 1891-1892, p. 476) et par M. Émile Bourgeois (*le Grand siècle*, p. 158-159). Les plus connus sont : un portrait fait à onze ans, à Versailles, en 1697, qui est actuellement au palais du Quirinal et dont on ignore l'auteur ; un autre de 1704, en habit de chasse, au palais de Turin, attribué à Michel Van Loo, mais qui est de P. Gobert ; un troisième, par Santerre, en 1709, qui se trouve à Versailles, n° 2117 ; un quatrième enfin, en habit de dame de Saint-Cyr, son meilleur portrait d'après les *Mémoires de Mme de Maintenon*, tome IV, p. 157, et dont on ignore la destinée actuelle. A Versailles, dans la chambre de Louis XIV, il y a un buste en marbre datant de 1710, par Coysevox, qui en fit aussi un autre en terre cuite avec les attributs de Diane, reproduit en tête du tome III de l'ouvrage de M. le comte d'Haussonville. En outre, A. Benoît fit d'elle à dix-

qui ne disoit rien, de grosses lèvres mordantes, des cheveux et des sourcils châtains bruns fort bien plantés, des yeux les plus parlants et les plus beaux du monde[1], peu de dents et toutes pourries[2], dont elle parloit et se moquoit la première, le plus beau teint et la plus belle peau[3], peu de gorge mais admirable[4], le cou long, avec un soupçon de goître[5] qui ne lui seyoit[6] point mal, un port de tête galant, gracieux, majestueux, et le regard de même, le sourire le plus expressif, une taille longue, ronde, menue, aisée, parfaitement coupée, une marche de déesse sur les nuées. Elle plaisoit au dernier point[7]; les grâces naissoient d'elles-mêmes de tous ses pas, de toutes ses manières, et de ses[8] discours les plus communs[9]. Un air

neuf ans un joli relief qui est au Cabinet des Médailles. On connaît enfin de nombreuses gravures.

1. Mme des Ursins, en 1707, lui trouvait des yeux admirables et des regards allant jusques au fond du cœur, surtout quand elle était un peu animée (recueil Bossange, tome III, p. 436).

2. Ci-dessus, p. 270, note 4.

3. C'était bien l'avis de Mme de Maintenon et de Mme des Ursins (recueil Bossange, tomes I, p. 194, et III, p. 436). La première écrivait à la seconde le 17 janvier 1712 (*ibidem*, tome II, p. 258-259) : « Que je voudrois bien que vous eussiez vu hier notre Dauphine en habit de satin blanc brodé de jais noir, coiffée à la grande coiffure, de grandes boucles, les plus belles pierreries de la couronne, incarnate, blanche, blonde et gaie. Je vous assure qu'elle ne vous auroit pas déplu, et qu'elle paroissoit bien la maîtresse, quoiqu'il y eût d'aussi beaux habits que le sien. »

4. C'est surtout après ses couches de 1704 qu'elle avait pris de la taille et de la gorge (*Correspondance générale de Mme de Maintenon*, tome V, p. 285).

5. Saint-Simon écrit *goestre*. — 6. Il y a *séoit* dans le manuscrit.

7. Témoin le mot grivois de la Fare cité par Tessé (recueil Rambuteau, p. 356) et répété par le duc de Luynes (*Mémoires*, tome V, p. 169) : « C'est grand dommage pour moi que cette princesse ne soit pas une danseuse de l'Opéra; j'y mettrois mon denier. »

8. *Son* corrigé en *ses*.

9. En 1698, Racine, chargé par l'Académie de composer un corps et une devise pour les jetons de la princesse, avait proposé un bouton de rose sur lequel le soleil dardait ses rayons, avec la devise FIRMAT ET ORNAT (*Œuvres de Racine*, tome V, p. 44-46).

simple et naturel toujours, naïf assez souvent, mais assaisonné d'esprit, charmoit, avec cette aisance qui étoit en elle jusqu'à la communiquer à tout ce qui l'approchoit. Elle vouloit plaire, même aux personnes[1] les plus inutiles et les plus médiocres, sans qu'elle parût le rechercher[2]. On étoit tenté de la croire toute et uniquement à celles avec qui elle se trouvoit. Sa gaieté jeune, vive, active, animoit tout, et sa légèreté de nymphe la portoit partout, comme un tourbillon qui remplit plusieurs lieux à la fois, et qui y donne le mouvement et la vie[3]. Elle ornoit tous les spectacles, étoit l'âme des fêtes, des plaisirs, des bals[4], et y ravissoit par les grâces, la justesse et

1. La dernière lettre de ce mot a été ajoutée après coup.

2. Est-ce pour cela que, dans cette liste des gens de la cour représentés par des personnages de théâtre dont nous avons déjà parlé, elle était désignée sous le nom de CÉLIMÈNE du *Misanthrope?*

3. Mme de Maintenon, tout en la reconnaissant désordonnée dans son existence et dans son hygiène (recueil Bossange, tome I, p. 135-136), excusait cette vivacité et cette animation qui l'empêchaient de tenir jamais en place : « Les grâces la font incessamment marcher sans dessein et sans plaisir, écrivait-elle (recueil de 1806, tome V, p. 243); elle voudroit toujours tout ce qu'elle n'a point, et elle néglige tout ce qu'elle a ; elle court sans cesse et sans cesse se plaint de ne pas assez courir. » La grincheuse Madame était moins indulgente ; elle la trouvait gâtée, coquette, évaporée, craignait des histoires si on lui lâchait la bride, et racontait à sa tante de Hanovre qu'elle courait seule avec une de ses dames par tout le château, qu'elle se promenait à pied sans corset à Versailles ou à Marly, qu'à l'église elle allait s'asseoir où bon lui semblait, même parmi les femmes de chambre, qu'elle passait la nuit entière dans les jardins de Marly avec ses jeunes dames et quelques courtisans (*Correspondance,* recueil Brunet, tome II, p. 346, et recueil Jæglé, tome I, p. 239).

4. Il serait impossible d'énumérer toutes les fêtes que le Roi donnait pour elle et celles que lui offraient les princes et les courtisans, même les plus graves, les comédies jouées chez elle où elle ne dédaignait pas de prendre un rôle (*Dangeau,* tome VIII, p. 269, 295, 303, 309, 322, etc.), les bals masqués où elle se déguisait de toutes les manières jusqu'à se faire dessiner un habit de chinoise par le jésuite le Comte, qui avait été en Chine. Malgré son indulgence, Mme de Maintenon écrivait à Mme des Ursins en septembre 1707 (recueil Bos-

la perfection de sa danse[1]. Elle aimoit le jeu[2], s'amusoit au petit jeu : car tout l'amusoit ; elle préféroit le gros, y étoit nette, exacte, la plus belle joueuse du monde, et, en un instant, faisoit le jeu de chacun ; également gaie et amusée à faire, les après-dînées, des lectures sérieuses, à converser dessus[3], et à travailler avec ses dames sérieuses[4] : on appeloit ainsi ses dames du palais les plus âgées. Elle n'épargna rien, jusqu'à sa santé, elle n'oublia

sange, tome I, p. 172) : « Mme la duchesse de Bourgogne se divertit beaucoup ; les chasses, les cavalcades, les comédies, les festins, le jeu ne la laissent pas respirer. La crainte de devenir grosse lui fait rechercher le plaisir avec une ardeur qui l'épuise. » Elle met toute la cour en fête et en bruit, disait Coulanges en 1700 (*Lettres de Mme de Sévigné*, tome X, p. 446-447) ; mais elle entraîne les courtisans à la prodigalité.

1. Sur son goût pour la danse, où elle entraînait tout le monde, même les vieux courtisans, voyez notamment le *Journal de Dangeau*, tomes VII, p. 228 et 339, et IX, p. 424, et les *Mémoires de Sourches*, tomes VI, p. 235, et IX, p. 176. Mme de Maintenon (recueil Geffroy, tome II, p. 114) raconte qu'elle était prête à danser aussi bien avec un comédien qu'avec un prince du sang, quoiqu'elle n'aimât guère la musique (recueil Bossange, tome I, p. 447), et le duc de Luynes (*Mémoires*, tome II, p. 330) prétend qu'elle dansa même une fois, dans un bal masqué, avec un cuisinier du maréchal de Tessé, qu'elle avait pris, il est vrai, pour un seigneur espagnol.

2. C'était sa passion dominante, et Mme de Maintenon l'en blâmait, lorsqu'elle jouait trop gros jeu ou y passait une partie de la nuit (*Œuvres de Louis XIV*, tome VI, p. 525 ; Geffroy, *Madame de Maintenon d'après sa correspondance*, tome II, p. 130-132). Tous les jeux lui plaisaient, même le billard (*Dangeau*, tome X, p. 47), et nous l'avons vue en 1711, lorsque la mort de Monseigneur fit suspendre les jeux dans le salon, ne pas dédaigner celui de l'oie en particulier dans son appartement (notre tome XXI, p. 323).

3. *Correspondance de Mme de Maintenon*, recueil Bossange, tome I, p. 273-274. Tessé (*Lettres*, recueil Rambuteau, p. 422-423) parle de romans historiques écrits spécialement pour elle. En juillet 1711, l'ambassadeur Bonnac avait fait pour son instruction un mémoire sur les affaires du Nord qui a été publié en 1888-1889 par M. Schefer dans la *Revue d'histoire diplomatique*.

4. Selon Mme de Maintenon, elle savait tous les ouvrages de dame, filait la laine, le lin, la soie, tricotait, et s'était même brodé un habit ; comparez *Dangeau*, tome X, p. 90.

pas jusqu'aux plus petites choses, et sans cesse, pour gagner Mme de Maintenon, et le Roi par elle[1]. Sa souplesse à leur égard étoit sans pareille, et ne se démentit jamais d'un moment[2]. Elle l'accompagnoit de toute la discrétion que lui donnoit la connoissance d'eux que l'étude et l'expérience lui avoient acquise, pour les degrés d'enjouement ou de mesure qui étoient à propos. Son plaisir, ses agréments, je le répète, sa santé même, tout leur fut immolé. Par cette voie elle s'acquit une familiarité avec eux dont aucun des enfants du Roi, non pas même ses[3] bâtards, n'avoient pu approcher[4]. En public, sérieuse, mesurée, respectueuse avec le Roi, et en timide bienséance avec Mme de Maintenon, qu'elle n'appeloit jamais que *ma tante*, pour confondre joliment le rang et l'amitié[5]; en particulier, causante, sautante, voltigeante autour d'eux[6], tantôt perchée sur le bras du fauteuil de l'un ou de l'autre, tantôt se jouant sur leurs genoux, elle leur sautoit au col, les embrassoit, les baisoit, les caressoit, les chiffonnoit, leur tiroit le dessous du menton, les tourmentoit, fouilloit leurs tables, leurs papiers, leurs lettres, les décachetoit, les lisoit quelquefois malgré eux selon qu'elle les voyoit en humeur d'en rire, et parlant quel-

1. *Mémoires de Mlle d'Aumale*, tome II, p. 184 et suivantes.

2. *Momet* corrigé en *moment*. — 3. *Ses* corrige *des*.

4. Dans une lettre à la princesse des Ursins (recueil Bossange, tome II, p. 368), Mme de Maintenon a exposé les résultats heureux de cette familiarité avec le Roi.

5. C'était à l'imitation de Mlle d'Aubigné qu'elle avait, lors de son arrivée à la cour, pris l'habitude de nommer ainsi la marquise, qui, de son côté, l'appelait *mignonne* (nos tomes IV, p. 301, V, p. 156, IX, p. 59, et XIV, p. 398); il semble, d'après un passage du chevalier de Bellerive (notre tome XVI, p. 563) que parfois elle disait au Roi : « Mon papa ».

6. Tout cela, et ce qui va suivre, a déjà été dit à bien des reprises (voyez notamment nos tomes XII, p. 270, XV, p. 8, XVI, p. 473, etc.). Cette conduite était la conséquence de ce que, dès 1698, le Roi et Mme de Maintenon « avoient fait d'elle leur poupée » (tome III, p. 276).

quefois dessus ; admise à tout, à la réception des courriers qui apportoient les nouvelles les plus importantes ; entrant chez le Roi à toute heure, même des moments pendant le Conseil ; utile et fatale aux ministres mêmes, mais toujours portée à obliger, à servir, à excuser, à bien faire, à moins qu'elle ne fût violemment poussée contre quelqu'un, comme elle fut contre Pontchartrain, qu'elle nommoit quelquefois au Roi *votre vilain borgne*[1], ou par quelque cause majeure, comme elle la fut contre Chamillart[2] ; si libre, qu'entendant un soir le Roi et Mme de Maintenon parler avec affection de la cour d'Angleterre dans les commencements qu'on espéra la paix par la reine Anne : « Ma tante, se mit-elle à dire, il faut convenir qu'en Angleterre les reines gouvernent mieux que les rois, et savez-vous bien pourquoi, ma tante ? » et toujours courant et gambadant, « c'est que, sous les rois, ce sont les femmes qui gouvernent, et ce sont les hommes sous les reines[3]. » L'admirable est qu'ils en rirent tous deux, et qu'ils trouvèrent qu'elle avoit raison. Je n'oserois jamais écrire dans des Mémoires sérieux le trait que je vais rapporter, s'il ne servoit plus qu'aucun à montrer jusqu'[à quel] point[4] elle étoit parvenue d'oser tout dire et tout faire avec eux. J'ai décrit ailleurs la position ordinaire où le Roi et Mme de Maintenon étoient chez elle[5]. Un soir qu'il y avoit comédie à Versailles, la princesse, après avoir bien parlé toutes sortes de langages[6], vit entrer Nanon[7], cette ancienne femme de chambre de Mme de Maintenon[8] dont j'ai fait mention plusieurs fois, et aussi-

1. Tome XXI, p. 283. — 2. Tomes XVI, p. 250, et XVII, p. 387.

3. Ce mot est répété par la Place dans ses *Pièces intéressantes et peu connues,* tome I, p. 113, d'après notre auteur.

4. Saint-Simon avait d'abord écrit *qu'aucun à quel point* ; il a biffé *quel point,* écrit en interligne *monstrer jusque point* (sic) *elle estoit parvenüe*, et, après *eux*, à la fin de la phrase, il a biffé *estoit cette Pse*.

5. Chez Mme de Maintenon : tome XVI, p. 470-471.

6. Comparez ci-après, p. 289. — 7. Nanon Balbien : tome III, p. 168.

8. La première lettre de ce mot corrige une *m*.

tôt s'alla mettre, tout en grand habit comme elle étoit, et parée, le dos à la cheminée, debout, appuyée sur le petit paravent[1] entre les deux tables. Nanon, qui avoit une main comme dans sa poche, passa derrière elle, et se mit comme à genoux. Le Roi, qui en étoit le plus proche, s'en aperçut, et leur demanda ce qu'elles faisoient là. La princesse se mit à rire, et répondit qu'elle faisoit ce qu'il lui arrivoit souvent de faire les jours de comédie. Le Roi insista : « Voulez-vous le savoir, reprit-elle, puisque vous ne l'avez point encore remarqué ? C'est que je prends un lavement d'eau. — Comment ! s'écria le Roi mourant de rire, actuellement, là, vous prenez un lavement ? — Eh ! vraiment oui, dit-elle. — Et comment faites-vous cela ? » Et les voilà tous quatre à rire de tout leur cœur. Nanon apportoit la seringue[2] toute prête sous ses jupes, troussoit celles de la princesse, qui les[3] tenoit comme se chauffant, et Nanon lui glissoit le clystère[4]. Les jupes retomboient, et Nanon remportoit sa seringue sous les siennes ; il n'y paroissoit[5] pas. Ils n'y avoient pas pris garde, ou avoient cru que Nanon rajustoit quelque chose à l'habillement. La surprise fut extrême, et tous deux trouvèrent cela fort plaisant[6]. Le rare est qu'elle alloit avec ce lavement à la

1. Les mots *le petit paravent* sont en interligne, au-dessus de *l'ecran*, biffé.

2. Le *Dictionnaire de l'Académie* de 1718 définissait *seringue* « petite pompe qui sert à attirer et à repousser l'air et les liqueurs. » Nous verrons dans la note 4 ci-dessous, ce mot orthographié « syringue » par la même *Académie*.

3. *Les* surcharge *se*.

4. « *Clystère*, lavement, espèce de remède, qu'on donne par derrière avec une syringue (*sic*), pour déboucher le bas-ventre. On se sert plus ordinairement du mot *lavement*, ou de celui de *remède* » (*Académie*, 1718).

5. Le manuscrit porte *paroissoient*, par mégarde.

6. Cette anecdote fut connue de la cour : car Madame écrivait en 1719 (recueil Brunet, tome II, p. 126-127), en amplifiant quelque peu : « La dernière Dauphine était horriblement sale ; parfois elle s'est fait donner un clystère dans le cabinet du Roi où il y avait beaucoup de

comédie sans être pressée de le rendre ; quelquefois même elle ne ne le rendoit qu'après le souper du Roi et le cabinet; elle disoit que cela la rafraîchissoit, et empêchoit que la touffeur[1] du lieu de la comédie ne lui fît mal à la tête. Depuis la découverte, elle ne s'en contraignit pas plus qu'auparavant. Elle les connoissoit en perfection, et ne laissoit pas de voir et de sentir ce que c'étoit que Mme de Maintenon et Mlle Choin. Un soir qu'allant se mettre au lit, où Mgr le duc de Bourgogne l'attendoit, et qu'elle causoit sur sa chaise percée avec Mmes de Nogaret et du Châtelet, qui me le contèrent le lendemain, et c'étoit là où elle s'ouvroit le plus volontiers, elle leur parla avec admiration de la fortune de ces deux fées, puis ajouta en riant : « Je voudrois mourir avant M. le duc de Bourgogne, mais voir pourtant ici ce qui s'y passeroit; je suis sûre[2] qu'il épouseroit une Sœur grise[3] ou une tourière[4] des Filles de Sainte-Marie[5]. » Aussi attentive à plaire à Mgr le duc de Bourgogne qu'au Roi même, quoique souvent trop hasardeuse, et se fiant trop à sa passion pour elle[6],

monde. Elle se tenait debout devant le feu, derrière un petit écran, et la femme qui le lui donnait se tenait à genoux après s'être avancée en rampant sur les pieds et sur les mains; cela passait pour une gentillesse. »

1. Ce mot, qui signifie l'exhalaison qu'on sent en entrant dans un lieu où il y a une grande chaleur, est dans le Dictionnaire d'Oudin, mais n'était pas admis par l'*Académie*. Littré n'a pas même cité le présent exemple.

2. *Seur* corrigé en *seure*.

3. Il a été parlé des Sœurs grises dans le tome XXI, p. 85.

4. Tomes VIII, p. 363, et XIV, p. 289.

5. Voyez ci-après aux Additions et corrections pour la page 290 un extrait d'une lettre de Madame.

6. Madame prétend (recueil Brunet, tome II, p. 90) qu'elle eut vite assez de son mari; voyez aussi notre tome XVI, p. 241. Lui, au contraire, eut toujours pour elle une très vive passion; il la surnommait plaisamment Draco, par comparaison avec une héroïne de roman, et le *Nouveau siècle de Louis XIV* (tome III, p. 414-415) a reproduit deux pièces de vers qu'il lui avait adressées sous ce nom : voyez ci-après, p. 312.

et au silence de tout ce qui pouvoit l'approcher, elle prenoit l'intérêt le plus vif en sa grandeur personnelle et en sa gloire. On a vu à quel point elle fut touchée des événements de la campagne de Lille et de ses suites, tout ce qu'elle fit pour le relever, et combien elle lui fut utile en tant de choses si principales dont, comme on l'a expliqué il n'y a pas longtemps[1], il lui fut entièrement redevable. Le Roi ne se pouvoit passer d'elle[2]. Tout lui manquoit dans l'intérieur, lorsque des parties de plaisir, que la tendresse et la considération du Roi pour elle vouloit souvent qu'elle fît pour la divertir, l'empêchoient d'être avec lui ; et, jusqu'à son souper public, quand rarement elle y manquoit, il y paroissoit par un nuage de plus de sérieux et de silence sur toute la personne du Roi. Aussi, quelque goût qu'elle eût pour ces sortes de parties, elle y étoit fort sobre, et se les faisoit toujours commander. Elle avoit grand soin de voir le Roi en partant et en arrivant, et, si quelque bal en hiver, ou quelque partie en été, lui faisoit percer la nuit, elle ajustoit si bien les choses, qu'elle alloit embrasser le Roi dès qu'il étoit éveillé[3], et l'amuser du récit de la fête[4]. Je me suis tant étendu ailleurs[5] sur la contrainte où elle étoit du côté de Monseigneur et de toute sa cour particulière, que je n'en répéterai rien ici, sinon qu'au gros de la cour il n'y paroissoit rien, tant elle avoit soin de le cacher par un air d'aisance avec lui, de familiarité avec ce qui lui étoit le plus opposé dans cette cour, et de liberté à Meudon parmi eux, mais avec une souplesse et une mesure infinie. Aussi le sentoit-elle bien, et, depuis la mort de Monsei-

1. Dans notre tome XVI.
2. Cependant il la dispensait volontiers d'être trop régulière auprès de lui (*Dangeau*, tome X, p. 390).
3. *Éveillée* corrigé en *éveillé*.
4. Dangeau (tome XIII, p. 333, 31 janvier 1711) en cite un exemple, entre bien d'autres.
5. En dernier lieu dans le tome XXI, p. 64-65 et 76-78.

gneur, se promettoit-elle bien de le[1] leur rendre[2]. Un soir qu'à Fontainebleau, où toutes les dames des Princesses étoient dans le même cabinet qu'elles et le Roi après le souper, elle avoit baragouiné[3] toutes sortes de langues[4], et fait cent enfances pour amuser le Roi, qui s'y plaisoit[5], elle remarqua Madame la Duchesse et Mme la princesse de Conti qui se regardoient, se faisoient signe, et haussoient les épaules avec un air de mépris et de dédain. Le Roi levé, et passé à l'ordinaire dans un arrière-cabinet pour donner à manger à ses chiens[6], et venir après donner le bonsoir aux Princesses, la Dauphine prit Mme de Saint-Simon d'une main et Mme de Levis de l'autre, et, leur montrant Madame la Duchesse et Mme la princesse de Conti, qui n'étoient qu'à quelques pas de distance : « Avez-vous vu, avez-vous vu ? leur dit-elle ; je sais comme elles qu'à tout ce que j'ai dit et fait, il n'y a pas le sens commun, et que cela est misérable ; mais il lui faut du bruit, et ces choses-là le divertissent ; » et tout de suite, s'appuyant sur leurs bras[7], elle se mit à sauter et à chan-

1. *Le* a été ajouté en interligne.

2. Nous l'avons vue dès 1709 liguée avec la duchesse d'Orléans contre Madame la Duchesse (tome XIX, p. 197 et suivantes ; *Correspondance de Madame*, recueil Jæglé, tome II, p. 102). D'après Mme de Caylus (*Souvenirs*, p. 186-187), c'était Mme de Maintenon et ses amis qui l'avaient écartée des Princesses.

3. « *Baragouiner*, parler mal quelque langue » (*Académie*, 1718).

4. Voyez ci-dessus, p. 285.

5. Les contemporains ont raconté les farces et les gamineries auxquelles elle s'amusait, et mentionné son talent à contrefaire, même son mari, pour faire rire le Roi (notre tome X, p. 372-373 ; *Correspondance de Madame*, recueil Brunet, tome II, p. 346-347 ; *Lettres de Mme Dunoyer*, tome I, p. 309-311, lettre XXVI ; Relation de la cour de France, par l'ambassadeur Erizzo, dans les *Mélanges publiés par la Société des bibliophiles français*, tome V, p. 10).

6. L'*État de la France* de 1712 (p. 188) dit que le pâtissier du Roi délivrait chaque jour sept biscuits pour les petits chiens de la chambre de Sa Majesté.

7. C'était une position qu'elle aimait à prendre à la promenade (*Mémoires de Luynes*, tome II, p. 178).

tonner : « Eh ! je m'en ris ! Eh ! je me moque d'elles ! Eh ! je serai leur reine ! Eh ! je n'ai que faire d'elles, ni à cette heure ni jamais ! Eh ! elles[1] auront à compter avec moi ! Eh ! je serai leur reine ! » sautant et s'élançant, et s'éjouissant[2] de toute sa force. Ces dames lui crioient tout bas de se taire, que ces princesses l'entendoient, et que tout ce qui étoit là la voyoit faire, et jusqu'à lui dire qu'elle étoit folle ; car d'elles elle trouvoit tout bon. Elle de sauter plus fort et de chantonner plus haut : « Hé ! je me moque d'elles ; je n'ai que faire d'elles ! Eh ! je serai leur reine ! » et ne finit que lorsque le Roi rentra.

Hélas ! elle le[3] croyoit, la charmante princesse ; et qui ne l'eût cru avec elle ? Il plut à Dieu, pour nos malheurs, d'en disposer autrement bientôt après. Elle étoit si éloignée de le penser[4], que, le jour de la Chandeleur[5], étant presque seule avec Mme de Saint-Simon dans sa chambre, presque toutes les[6] dames étant allées devant à la chapelle, et Mme de Saint-Simon demeurée pour l'y suivre au sermon[7], parce que la duchesse du Lude avoit la goutte, et que la comtesse de Mailly n'y étoit pas, auxquelles elle suppléoit toujours, la Dauphine se mit à parler de la quantité de personnes de la cour qu'elle avoit connues et qui étoient mortes, puis de ce qu'elle feroit quand elle seroit vieille, de la vie qu'elle mèneroit, qu'il n'y auroit plus guères que Mme de Saint-Simon et Mme de Lauzun de son jeune temps, qu'elles s'entretiendroient ensemble de ce qu'elles auroient vu et fait ; et elle poussa ainsi la conversation jusqu'à ce qu'elle allât au sermon[8].

1. Il y a *elle*, par mégarde, dans le manuscrit.
2. Verbe déjà rencontré dans le tome XXI, p. 291.
3. *Le* a été ajouté en interligne.
4. *Penser* a été mis en interligne, au-dessus de *croire*, biffé.
5. Le 2 février. — 6. *Les*, oublié, a été ajouté en interligne.
7. Le matin eut lieu la procession ordinaire de l'ordre du Saint-Esprit, et, le soir, le sermon fut fait par le P. Canapeville, jésuite (*Dangeau*, p. 76).
8. Voyez un curieux extrait d'une lettre de Madame, ci-après, Additions et Corrections.

Elle aimoit véritablement M. le duc de Berry [1], et elle avoit aimé Mme la duchesse de Berry, et compté d'en faire comme de sa fille [2]. Elle avoit de grands égards pour Madame [3], et avoit tendrement aimé Monsieur [4], qui l'aimoit de même, et lui avoit sans cesse procuré tous les amusements et tous les plaisirs qu'il avoit pu ; et tout cela retomba sur M. le duc d'Orléans, en qui elle prenoit un véritable intérêt, indépendamment de la liaison qui se forma depuis [5] entre elle et Mme la duchesse d'Orléans [6]. Ils savoient et s'aidoient de mille choses par elle sur le Roi et Mme de Maintenon. Elle avoit conservé un grand attachement pour M. et pour Mme de Savoie, qui étinceloit, et pour son pays, même quelquefois malgré elle [7]. Sa force et sa prudence parurent singulièrement dans tout ce qui se passa lors et depuis la rupture. Le Roi avoit l'égard d'éviter devant elle tout discours qui pût regarder la Savoie [8], elle tout [9] l'art d'un silence éloquent,

1. « Elle l'avoit toujours aimé et traité comme son frère », a dit Saint-Simon dans le tome XXI, p. 82.
2. *Ibidem*, et tome XIX, p. 243.
3. Madame se plaint au contraire du manque d'égards perpétuel de la princesse, qui se moquait d'elle en face, dit-elle ; à la fin de 1708, la reine d'Espagne avait dû intervenir pour provoquer un raccommodement (*Correspondance de Madame*, recueil Jæglé, tome II, p. 6, 7, 47, 76 et 78 ; lettres de Mme des Ursins, recueil Bossange, tome IV, p. 191 et 208).
4. Notre tome VIII, p. 331. Monsieur était son grand-père.
5. *Depuis* est en interligne.
6. Ci-dessus, p. 289, note 2.
7. Jusqu'à la fin de sa vie, elle conserva l'habitude de leur écrire, et ses lettres sont encore aujourd'hui conservées aux archives de Turin ; elles ont été publiées en partie par la comtesse della Rocca en 1864, puis plus complètement par A. Gagnière; *Marie-Adélaïde de Savoie*, 1897 ; enfin par M. Paul Boselli dans les *Atti della R. Academia di Torino*, t. XXVII, p. 470-505. Un joli billet du 31 janvier 1698 à sa grand'mère a été donné en fac-similé dans la *Revue des Documents historiques*, tome III, p. 154 (1875-1876).
8. Déjà dit dans le tome XII, p. 269-270.
9. La première lettre de *tout* surcharge un *a*.

qui, par des traits rarement échappés, faisoit[1] sentir qu'elle étoit toute françoise, quoiqu'elle laissât sentir en même temps qu'elle ne pouvoit bannir de son cœur son père et son pays[2]. On a vu[3] combien elle étoit unie à la reine sa sœur d'amitié, d'intérêt et de commerce[4]. Avec tant de grandes, de singulières et de si aimables parties, elle en eut et de princesse et de femme, non pour la fidélité et la sûreté du secret (elle en fut un puits)[5], ni pour la circonspection sur les intérêts des autres, mais

1. Le manuscrit porte *faisoient*, par mégarde.

2. Duclos et les *Mémoires de Noailles*, et surtout les pamphlétaires du temps, se sont fait l'écho de méchants bruits qui coururent, l'accusant de trahir la France pour son père, et Michelet ne pouvait manquer de les croire sur parole. Mais aucun des documents découverts de nos jours ne sont venus confirmer cette calomnie. Toutes ses lettres sont pleines d'amitié pour son père, de désir de la paix, mais sans plus, et il faudrait être bien sévère pour incriminer cette phrase touchante de sa lettre du 16 février 1711 au duc de Savoie : « Il n'y a qu'une seule chose qui manque à mon bonheur; mais c'est quelque chose qui me tient bien au cœur : je ne m'accoutumerai jamais à être dans des intérêts différents des vôtres, et je vous assure que mon devoir a beau m'y obliger, la nature prend toujours le dessus, et je ne puis m'empêcher de faire constamment des vœux pour vous. » Mme de Maintenon répète à bien des reprises toute l'affliction que la princesse éprouve de cette situation, qu'elle en « sèche », mais qu'elle a pour la France « les sentiments d'une Romaine pour Rome » (recueil Bossange, tome I, p. 6 et 152; recueil de 1806, tome IV, p. 210; Lavallée, *Lettres historiques et édifiantes*, tome II, p. 115). On comptait d'ailleurs sur les relations d'amitié qu'elle avait conservées avec la Savoie pour aider à la paix, et Tessé lui remit en 1711 un mémoire sur la conduite qu'elle devait tenir à cet égard (recueil Rambuteau, p. 345-347).

3. Tome XXI, p. 268.

4. Voyez les lettres de Mme de Maintenon, recueil Bossange, tome II, p. 237 et 245; Fr. Combes, *Lectures historiques*, tome I, p. 22-32. La comtesse della Rocca a donné quelques-unes de ses lettres à la reine d'Espagne.

5. « On dit d'un homme *c'est un puits*, pour signifier qu'il est impossible de le faire parler sur les choses qu'il doit cacher » (*Académie*, 1718). Nous avons vu, tome XV, p. 10, que c'était le nom que la princesse donnait à Mme de Nogaret.

pour des ombres de tableau plus humaines. Son amitié suivoit son commerce, son amusement, son habitude, son besoin[1]; je n'en ai guères vu que Mme de Saint-Simon d'exceptée[2]; elle-même l'avouoit avec une grâce et une naïveté qui rendoit cet étrange défaut presque supportable en elle. Elle vouloit, comme on l'a dit, plaire à tout le monde; mais elle ne se put défendre que quelques-uns ne lui plussent aussi. A son arrivée, et longtemps, elle avoit été tenue dans une grande séparation, mais dès[3] lors approchée par de vieilles prétendues repenties[4], dont l'esprit romanesque étoit demeuré pour le moins galand, si la caducité de l'âge en avoit banni les plaisirs. Peu à peu, dans la suite, plus livrée au monde, les choix de ce qui l'environna de son âge se firent pour la plupart moins pour la vertu que par la faveur. La facilité naturelle de la princesse se laissoit conformer aux personnes qui lui étoient les plus familières, et, ce dont on ne sut pas profiter, elle se plaisoit autant et se trouvoit aussi à son aise et aussi amusée d'après-dînées raisonnables mêlées de lectures et de conversations utiles, c'est-à-dire pieuses ou historiques, avec les dames âgées qui étoient auprès d'elle[5], que des discours plus libres et dérobés des autres,

1. C'est ainsi qu'ayant vu au bal une des deux sœurs Loison, elle l'avait trouvée « fort à son gré » (Addition de Saint-Simon au *Journal de Dangeau*, tome XII, p. 75), et qu'elle n'avait pas su cacher sa préférence pour un jeune officier déguisé en Turc, rencontré au bal masqué (*Mémoires du chevalier de Quincy*, tome II, p. 241).

2. Notre auteur a dit dans le tome XVIII, p. 423, que ce fut à Sceaux que la princesse commença à prendre en amitié Mme de Saint-Simon.

3. *Dès* a été ajouté en interligne, et Saint-Simon avait d'abord commencé à l'écrire, par erreur, en interligne, après *longtemps*, à la ligne précédente.

4. Saint-Simon a énuméré dans le tome IV, p. 302-303, les dames auxquelles il fut permis de se mêler à l'intimité de la jeune princesse. Parmi ces « vieilles prétendues repenties », il fait certainement allusion à Mmes de Roquelaure, de Montchevreuil et d'Heudicourt, et peut-être aux princesses de Soubise et d'Harcourt.

5. Déjà dit ci-dessus, p. 283.

qui l'entraînoient plutôt[1] qu'elle ne s'y livroit, retenue par sa timidité naturelle, et par un reste de délicatesse. Il est pourtant vrai que l'entraînement alla bien loin[2], et qu'une princesse moins aimable et moins universellement aimée, pour ne pas dire adorée, se seroit trouvée dans de cruels inconvénients. Sa mort indiqua bien ces sortes de mystères[3], et manifesta toute la cruauté de la tyrannie que le Roi ne cessa point d'exercer sur les âmes de sa famille. Quelle fut sa surprise, quelle fut celle de la cour, lorsque, dans ces moments si terribles où on ne redoute plus que ce qui les suit, et où tout le présent disparoît, elle voulut changer de confesseur[4], dont elle répudia même tout l'ordre, pour recevoir les derniers sacrements ! On a vu ailleurs[5] qu'il n'y avoit que son époux et le Roi qui fussent dans l'ignorance, que[6] Mme de Maintenon n'y étoit pas, et qu'elle[7] étoit extrêmement occupée qu'ils y demeurassent profondément l'un et l'autre, tandis qu'elle lui faisoit peur d'eux[8] ; mais elle aimoit, ou plutôt elle ado-

1. Il avait d'abord écrit *plus qu'elle* ; il a ajouté *tost* en interligne.

2. Saint-Simon fait allusion aux inconséquences de la princesse avec Nangis, Maulévrier, l'abbé de Polignac, dont il a parlé en détail dans les tomes XII, p. 269 et suivantes, et XIII, p. 216-217 et 332-333.

3. C'est à cela que fait allusion ce passage d'une lettre de Mme de Maintenon au duc de Noailles, 1er avril 1712 (recueil Geffroy, tome II, p. 307) : « Je pleurerai toute ma vie Madame la Dauphine ; mais j'apprends tous les jours des choses qui me font croire qu'elle m'auroit donné de grands déplaisirs. Dieu l'a prise par miséricorde. »

4. Ci-dessus, p. 275.

5. Dans le tome XIII, p. 329, il avait dit : « On ne douta plus que Mme de Maintenon n'eût appris enfin ce que chacun voyoit depuis longtemps. » Et p. 331 : « Nous ne laissâmes pas de douter longtemps si le Roi n'avoit pas été instruit. »

6. Avant *que*, Saint-Simon a biffé *et*.

7. *Qu'elle* est en interligne au-dessus de *qui*, biffé, et l'*et* a été ajouté à la fin de la ligne précédente.

8. Comment concilier cela avec les lignes citées dans la note 3 ci-dessus ? Et comment croire que Mme de Maintenon ait fermé les yeux sur des légèretés, pour ne rien dire de plus, qui pouvaient avoir de si grandes conséquences ?

roit la princesse[1], dont les manières et les charmes lui avoient gagné le cœur ; elle en amusoit le Roi fort utilement pour elle ; elle-même s'en amusoit, et, ce qui est très véritable, quoique surprenant, elle s'en appuyoit, et quelquefois se conseilloit à elle. Avec toute cette galanterie, jamais femme ne parut se soucier moins de sa figure, ni y prendre moins de précaution et de soin : sa toilette étoit faite en un moment ; le peu même qu'elle duroit n'étoit que pour la cour[2]. Elle ne se soucioit de parure que pour les bals et les fêtes, et ce qu'elle en prenoit en tout autre temps, et le moins encore qu'il lui étoit possible, n'étoit que par complaisance pour le Roi[3]. Avec elle s'éclipsèrent joie, plaisirs, amusements mêmes, et toutes espèces de grâces ; les ténèbres couvrirent toute la surface de la cour[4]. Elle l'animoit toute entière ; elle en remplissoit tous les lieux à la fois[5] ; elle y occupoit tout ; elle en pénétroit tout l'intérieur ; si la cour subsista après elle, ce ne fut plus que pour languir. Jamais princesse si regrettée, jamais il n'en fut si digne de l'être. Aussi les

1. Elle disait, dans une lettre publiée dans le recueil de 1806, tome V, p. 243-244, en parlant de la princesse : « Elle est charmante, et ses défauts mêmes sont aimables. On l'aime plus qu'il ne faudroit ; on le sent, et on ne peut s'en défendre. » Et en 1711, elle écrivait (*Lettres historiques et édifiantes*, tome II, p. 355) : « Elle passe mes espérances ; elle se fait aimer de tout le monde, et admirer par tous ceux qui la voient de près ; elle n'est pas sans défauts ; mais le bien l'emporte de beaucoup. »

2. En 1711, lorsqu'elle devint Dauphine, le Roi lui avait fait dire de soigner davantage sa toilette (tome XXI, p. 111).

3. Philippe V partant pour l'Espagne lui avait donné en 1700 les pierreries qu'il avait de la Dauphine de Bavière (*Sourches*, tome VI, p. 323). Nous avons vu à diverses reprises (notamment tomes VI, p. 317-318, et XX, p. 110) que sa toilette était publique. Depuis son mariage, elle dînait en public le mardi et le vendredi, servie par les officiers du Roi avec la nef et les autres ustensiles de cérémonie (*Dangeau*, tome VI, p. 286).

4. Réminiscence du passage de l'Evangile selon saint Mathieu, chap. XXVII, verset 45 : *Tenebræ factæ sunt super universam terram*.

5. Ci-dessus, p. 282.

regrets n'en ont-ils pu passer, et l'amertume involontaire et secrète en est constamment demeurée, avec un vuide affreux qui n'a pu être diminué[1].

Le Roi à Marly.

Le Roi et Mme de Maintenon, pénétrés de la plus vive douleur, qui fut la seule véritable qu'il ait jamais eue en sa vie[2], entrèrent d'abord chez Mme de Maintenon en arridant à Marly ; il[3] soupa seul chez lui dans sa chambre, fut peu dans son cabinet avec M. le duc d'Orléans et ses enfants naturels[4]. M. le duc de Berry, tout occupé de son affliction, qui fut véritable et grande, et plus encore de celle de Monseigneur son frère, qui fut extrême, étoit demeuré à Versailles avec Mme la duchesse de Berry, qui, transportée de joie de se voir délivrée d'une plus grande et mieux aimée qu'elle[5], et à qui elle devoit tout, suppléa tant qu'elle put au cœur par l'esprit, et tint une assez bonne contenance. Ils allèrent le lendemain matin à Marly pour se[6] trouver au réveil du Roi[7].

Le Dauphin à Versailles, puis à Marly.

Monseigneur le Dauphin, malade, et navré de la plus intime et de la plus amère douleur[8], ne sortit point de son appartement, où il ne voulut voir que Monsieur son frère,

1. « Rien n'est égal à la consternation où est toute la cour de la mort de la plus aimable princesse du monde, qui sera regrettée dans Paris et dans tout le royaume, n'ayant jamais fait que du bien, » dit le secrétaire auquel Dangeau avait confié la rédaction de son *Journal* pour la journée du 12 février.

2. *Mémoires de Mlle d'Aumale,* tome II, p. 303.

3. *Il* surcharge un *et* ajouté après coup à la fin de la ligne.

4. Ces détails ne sont pas pris à Dangeau ; mais ils sont confirmés par les *Mémoires de Sourches,* p. 295.

5. Les mots *qu'elle* ont été ajoutés en interligne.

6. *Le* corrigé en *se.*

7. Mme de Berry fut prise peu après de fièvre et de vomissements (*Dangeau,* p. 108 ; *Sourches,* p. 315-317).

8. Sur sa résignation dans cette triste circonstance, il faut voir le livre de l'abbé Proyart, *Vie du Dauphin père de Louis XV,* tome II, p. 190-191. Nous allons, pour le commentaire de ce qui va suivre, faire de très fréquentes citations de cet ouvrage, qui, quoique paru seulement en 1782, fut rédigé sur des documents intimes conservés dans la famille royale, ainsi que l'auteur l'explique au début du tome Ier.

son confesseur, et le duc de Beauvillier, qui, malade depuis sept ou huit jours dans sa maison de la ville[1], fit un effort pour sortir de son lit pour aller admirer dans son pupille tout ce que Dieu y avoit mis de grand, qui ne parut jamais tant qu'en cette affreuse journée, et en celles qui suivirent jusqu'à sa mort. Ce fut, sans s'en douter, la dernière fois qu'ils se virent en ce monde. Cheverny, d'O et Gamaches passèrent la nuit dans son appartement, mais sans le voir que des instants. Le samedi matin 13 février[2], ils le pressèrent de s'en aller à Marly pour lui épargner l'horreur du bruit qu'il pouvoit entendre sur sa tête, où la[3] Dauphine étoit morte[4]. Il sortit à sept heures du matin[5] par une porte de derrière de son appartement, où il se jeta dans une chaise bleue[6] qui le porta à son carrosse[7]. Il trouva, en entrant dans l'une et dans l'autre, quelques courtisans plus indiscrets encore qu'éveillés, qui lui firent leur révérence, et qu'il reçut avec un air de politesse. Ces trois menins[8] vinrent

1. M. de Beauvillier s'était fait construire à Versailles, en 1681, sur un terrain que lui avait donné le Roi dans le bas de la rue de l'Orangerie, un hôtel qui touchait, d'une part, à l'hôtel de Chevreuse, et bordait d'autre part la rue allant à la porte de la Ménagerie ; sous Louis XV, cette demeure devint l'hôtel du contrôleur général des finances (Le Roi, *Histoire de Versailles*, tome II, p. 191-194 ; *Journal de Dangeau*, tome III, p. 56, note ; reg. O[1] 25, fol. 243 v°). Il sera parlé de nouveau de cet hôtel ci-après, p. 355-356.

2. Les mots *13 f*[e] ont été ajoutés en interligne.

3. Avant *la*, Saint-Simon a biffé *il*.

4. L'appartement de la duchesse de Bourgogne était situé au-dessus de celui du duc ; on a vu dans le tome XVI, p. 470-471, que ce dernier n'était séparé de celui de Mme de Maintenon que par une antichambre.

5. Après *matin*, Saint-Simon a biffé *le lende[main]*, qu'il avait commencé à écrire en interligne.

6. On appelait ainsi les chaises à la livrée bleue du Roi, qui faisaient le service dans les cours et jardins de Versailles, et dont il a été question déjà dans notre tome IX, p. 174, note 4.

7. *Dangeau*, p. 87 ; *Sourches*, p. 295.

8. MM. de Cheverny, d'O et de Gamaches, qui ont été nommés quelques lignes plus haut. — Il y a bien *Ces* dans le manuscrit.

dans son carrosse avec lui. Il descendit à la chapelle, entendit la messe, d'où il se fit porter en chaise à une fenêtre de son appartement, par où il entra. Mme de Maintenon y vint aussitôt; on peut juger quelle[1] fut l'angoisse de cette entrevue ; elle ne put y tenir longtemps, et s'en retourna. Il lui fallut essuyer princes et princesses, qui, par discrétion, n'y furent que des moments, même Mme la duchesse de Berry, et Mme de Saint-Simon avec elle, vers qui le Dauphin se tourna avec un air expressif de leur commune douleur. Il demeura quelque temps seul avec M. le duc de Berry. Le réveil du Roi approchant, ses trois menins entrèrent, et j'hasardai d'entrer avec eux. Il me montra qu'il s'en apercevoit avec un air de douceur et d'affection qui me pénétra ; mais je fus épouvanté de son regard, également contraint, fixe, avec quelque chose de farouche, du changement de son visage, et des marques plus livides que rougeâtres que j'y remarquai en assez grand nombre, et assez larges, et dont ce qui étoit dans la chambre s'aperçut comme moi. Il étoit debout, et, peu d'instants après, on le vint avertir que le Roi étoit éveillé. Les larmes qu'il retenoit lui rouloient dans les yeux. A cette nouvelle, il se tourna sans rien dire, et demeura. Il n'y avoit que ses trois menins et moi, et du Chesne. Les menins lui proposèrent une fois ou deux d'aller chez le Roi ; il ne remua ni ne répondit. Je m'approchai, et je lui fis signe d'aller; puis je lui proposai à voix basse. Voyant qu'il demeuroit et se taisoit, j'osai lui prendre le bras, lui représenter que tôt ou tard il falloit bien qu'il vît le Roi, qu'il l'attendoit, et sûrement avec desir de le voir et de l'embrasser, qu'il y avoit plus de grâce à ne pas différer ; et, en le pressant de la sorte, je pris la liberté de le pousser doucement. Il me jeta un regard à percer l'âme et partit. Je le suivis quelques pas et m'ôtai de là pour prendre haleine[2]. Je ne l'ai pas vu depuis. Plaise à la miséricorde

État du Dauphin, que je vois pour la dernière fois.

1. Écrit *que elle*, dans le manuscrit.

2. Ce récit n'est, on le comprend, donné que par notre auteur. Les

de Dieu que je le voie éternellement où sa bonté sans doute l'a mis !

Tout ce qui étoit dans Marly, pour lors en très petit nombre, étoit dans le grand salon. Princes, princesses, grandes entrées étoient dans le petit entre l'appartement du Roi et celui de Mme de Maintenon[1], elle dans sa chambre, qui, avertie du réveil du Roi, entra seule chez lui à travers ce petit salon et tout ce qui y étoit, qui entra[2] fort peu après. Le Dauphin, qui entra par les cabinets, trouva tout ce monde dans la chambre du Roi, qui, dès qu'il le vit, l'appela pour l'embrasser tendrement, longuement, et à reprises. Ces premiers moments si touchants ne se passèrent qu'en paroles fort entrecoupées de larmes et de sanglots[3]. Le Roi, un peu après, regardant le Dauphin, fut effrayé des mêmes choses dont nous l'avions été dans

relations contemporaines parlent des menins, mais ne prononcent pas le nom de Saint-Simon.

1. On a déjà dit que le grand salon de Marly était flanqué de quatre petits salons en croix qui séparaient les quatre appartements du rez-de-chaussée.

2. Les mots *qui entra* ont été ajoutés en interligne.

3. Les *Mémoires de Sourches* ni le *Journal de Dangeau* ne parlent pas de cette visite au Roi ; les premiers disent au contraire (p. 295-296) : « S. M. alla à la messe à la chapelle, et, après l'avoir entendue, elle entra toute seule en revenant dans l'appartement de Monsieur le Dauphin et resta avec lui un demi-quart d'heure, après lequel elle passa chez la marquise de Maintenon. Cependant les courtisans qui se trouvèrent présents firent la révérence en passant, sans s'arrêter, à Monsieur le Dauphin, qui étoit dans la ruelle de son lit, assis dans un fauteuil. » Saint-Simon vient de dire, quelques lignes plus haut, qu'il ne suivit pas le Dauphin chez le Roi. Le silence de Dangeau, le récit des *Mémoires de Sourches* que l'on vient de lire, qui relate une visite du Roi au Dauphin, et non du Dauphin chez le Roi, pourraient faire croire que notre auteur se trompe. Mais, s'il n'y eut pas visite du Dauphin chez le Roi, Saint-Simon n'a pas eu à jouer le rôle qu'il s'est attribué plus haut. Doit-on penser dans ce cas que son imagination, après trente ans d'intervalle, a influencé sa mémoire trop favorablement pour lui-même. La question est embarrassante, et sans doute insoluble ; l'on verra par la suite plusieurs autres singularités du même genre.

sa chambre. Tout ce qui étoit dans celle du Roi le fut, les médecins plus que les autres. Le Roi leur ordonna de lui tâter le pouls, qu'ils trouvèrent mauvais à ce qu'ils dirent après; pour lors, ils se contentèrent de dire qu'il n'étoit pas net, et qu'il seroit fort à propos qu'il allât se mettre dans son lit. Le Roi l'embrassa encore, lui recommanda fort tendrement de se conserver, et lui ordonna de s'aller coucher; il obéit, et ne se releva plus. Il étoit assez tard dans la matinée; le Roi avoit passé une cruelle nuit, et avoit fort mal à la tête[1]; il vit[2] à son dîner le peu de courtisans considérables qui s'y présentèrent. L'après-dînée, il alla voir le Dauphin, dont la fièvre étoit augmentée et le pouls encore plus mauvais, passa chez Mme de Maintenon, soupa seul chez lui, et fut peu dans son cabinet après, avec ce qui avoit accoutumé d'y entrer[3]. Le Dauphin ne vit que ses menins, et des instants, les médecins, peu de suite Monsieur son frère, assez son confesseur, un peu M. de Chevreuse, et passa sa journée en prières et à se faire faire de saintes lectures. La liste pour Marly se fit[4], et les admis avertis comme il s'étoit pratiqué à la mort de Monseigneur[5], qui arrivèrent successivement. Le lendemain dimanche[6], le Roi vécut comme il avoit fait la veille[7]. L'inquiétude augmenta sur le Dauphin[8]. Lui-même ne cacha pas à Boudin, en présence de

Le Dauphin malade.

Le Dauphin croit Boudin bien averti.

1. *Dangeau*, p. 87. — Après *teste*, Saint-Simon a biffé : *Fagon voulut qu'il entendist la Messe dans sa chambre et qu'il fust saigné.*

2. *Vit* est en interligne, au-dessus de *ne laissa pas de voir*, biffé.

3 Tous ces détails ne viennent pas de Dangeau ; Saint-Simon les tire de ses propres souvenirs.

4. Le Roi étant venu inopinément à Marly, la liste des courtisans qu'il y admettait n'avait pu être faite d'avance ; elle ne le fut que le lendemain.

5. Tome XXI, p. 115. — 6. Le 14 février.

7. Il se promena près de quatre heures dans les jardins et soupa le soir à son petit couvert (*Sourches*, p. 296 et 297).

8. Cependant « il mangea d'une poularde à son dîner avec bon appétit, » et, quand le Roi fut rentré de promenade, il vint lui rendre

du Chesne et de M. de Cheverny, qu'il ne croyoit pas en relever, et qu'à ce qu'il sentoit, il ne doutoit pas que l'avis que Boudin avoit eu ne fût exécuté. Il s'en expliqua plus d'une fois de même, et toujours avec un détachement, un mépris du monde et de tout ce qu'il a de grand, une soumission et un amour de Dieu incomparables. On ne peut exprimer la consternation générale. Le lundi 15, le Roi fut saigné[1], et le Dauphin ne fut pas mieux que la veille. Le Roi et Mme de Maintenon le voyoient séparément plus d'une fois le jour; du reste personne, que Monsieur son frère des moments, ses menins comme point, M. de Chevreuse quelque peu, toujours en lectures et en prières. Le mardi 16 il se trouva plus mal[2]: il se sentoit dévorer par un feu consumant[3], auquel la fièvre ne répondoit pas à l'extérieur; mais le pouls[4], enfoncé et fort extraordinaire, étoit très menaçant. Le mardi fut encore plus mauvais; mais il fut trompeur: ces marques de son visage s'étendirent sur tout le corps; on les prit pour des marques de rougeole. On se flatta là-dessus; mais les médecins[5] et les plus avisés de la cour n'avoient pu oublier si tôt que ces mêmes marques s'étoient montrées sur le corps de la Dauphine, ce qu'on ne sut hors de sa chambre qu'après sa mort. Le mercredi 17, le mal augmenta considérablement[6].

visite dans son cabinet (*ibidem*). Le secrétaire de Dangeau dit (*Journal*, p. 88) qu'auparavant, il avait travaillé pendant trois heures avec Torcy, malgré son accablement.

1. *Dangeau*, p. 88; *Sourches*, p. 297-298.

2. Ces huit premiers mots ont été ajoutés en interligne, et *trouva* surcharge *sentit*. Saint-Simon, en faisant cette addition, ne s'est pas aperçu qu'il fallait modifier la phrase suivante: *le mardi fut encore plus mauvais*, qui n'avait plus sa raison d'être. — Voyez *Dangeau*, p. 89, et *Sourches*, p. 298, qui ne parlent pas de « feu consumant », mais au contraire de fièvre.

3. *Consumant* est en interligne, au-dessus de *devorant*, biffé.

4. Ici *poux*, et plus haut *poulx*.

5. D'après les *Mémoires de Sourches*, Fagon ne soigna point le Dauphin; « on le regardoit de mauvais œil » depuis la mort de la Dauphine.

6. *Dangeau*, p. 89; *Sourches*, p. 299.

J'en savois à tout moment des nouvelles par Cheverny, et, quand Boulduc[1] pouvoit sortir des instants de la chambre, il me venoit parler. C'étoit un excellent apothicaire du Roi[2], qui, après son père[3], avoit toujours été et étoit encore le nôtre, avec un grand attachement, et qui en savoit pour le moins autant que les meilleurs médecins, comme nous l'avons expérimenté, et, avec cela, beaucoup d'esprit et d'honneur, de discrétion et de sagesse. Il ne nous cachoit rien à Mme de Saint-Simon et à moi. Il nous avoit fait entendre plus que clairement ce qu'il croyoit de la Dauphine ; il m'avoit parlé aussi net dès le second jour sur le Dauphin[4]. Je n'espérois donc plus ; mais il se trouve pourtant qu'on espère jusqu'au bout contre toute espérance. Le mercredi, les douleurs augmentèrent comme d'un feu dévorant plus violent encore[5]. Le soir fort tard, le Dauphin envoya demander au Roi la permission de communier le lendemain de grand matin sans cérémonie, et sans assistants, à la messe qui se disoit dans sa chambre ; mais personne n'en sut rien ce soir-là, et on ne

Boulduc ; quel. Juge Boudin bien averti.

1. Gilles-François Boulduc, né à Paris le 20 février 1675, fut nommé élève chimiste de l'Académie des sciences le 14 février 1699, adjoint-chimiste en 1716, associé en 1727 ; il fut après son père démonstrateur de chimie au Jardin royal des plantes, et mourut à Versailles le 17 janvier 1742.

2. En 1712, Boulduc n'était pas encore apothicaire du Roi ; il ne le devint, à la place de Boudin, qu'en 1714 ou 1715 (brevet de retenue de trente mille livres dans le registre O[1] 59, fol. 82). Il ne put donc soigner le Dauphin, ni par conséquent donner à Saint-Simon sur la maladie les renseignements que celui-ci va rapporter sur sa parole. Encore une inexactitude à relever au compte de notre auteur, et, comme elle a rapport à la question du poison, le témoignage de Boulduc ne peut guère être accepté sur ce point (voyez ci-après, p. 369, note 2).

3. Simon Boulduc, professeur de chimie au Jardin royal, mort en 1729.

4. En 1714, lors de la mort du duc de Berry, Saint-Simon racontera de même que Boulduc lui assura que ce prince avait été aussi empoisonné (suite des *Mémoires*, tome X de 1873, p. 170).

5. Toute cette phrase a été ajoutée en interligne, et il y a, par mégarde, *le douleurs*.

l'apprit que le lendemain dans la matinée[1]. Ce même soir du mercredi, j'allai assez tard chez le duc et la duchesse de Chevreuse, qui logeoient au premier pavillon, et nous au second, tous deux du côté du village de Marly[2]. J'étois dans une désolation extrême ; à peine voyois-je le Roi une fois le jour ; je[3] ne faisois qu'aller plusieurs fois le jour aux nouvelles, et uniquement chez M. et Mme de Chevreuse, pour ne voir que gens aussi touchés que moi, et avec qui je fusse tout à fait libre. Mme de Chevreuse, non plus que moi, n'avoit aucune espérance ; M. de Chevreuse, toujours équanime[4], toujours espérant, toujours voyant tout en blanc[5], essaya de nous[6] prouver, par ses raisonnements de physique et de médecine, qu'il y avoit plus à espérer qu'à craindre, avec une tranquillité qui m'excéda et qui me fit fondre sur lui avec assez d'indécence, mais au soulagement de Mme de Chevreuse et de ce peu qui étoit avec eux. Je m'en revins passer une cruelle nuit. Le

1. *Dangeau*, p. 89 ; *Sourches*, p. 301. Cependant le Roi, craignant l'effet que produirait sur le public cette messe et cette communion inusitée, crut devoir faire écrire au Parlement une lettre pour expliquer que c'était par pure dévotion que le Dauphin avait demandé cette messe et qu'il n'y avait pas lieu d'en tirer une conclusion funeste ; on la trouvera à l'Appendice, n° VII, p. 477. Lorsqu'elle parvint au Parlement, le prince était déjà mort.

2. Dans le tome XXI, p. 266, le récit de Saint-Simon nous avait fait croire qu'il avait cédé à la princesse de Conti le second pavillon de Marly dès 1711, et, à cause du présent passage, nous avions pensé (note 4) que le ménage Saint-Simon en avait repris possession dès le commencement de 1712. En réalité, la princesse ne s'installa dans ce pavillon qu'en novembre 1712 (*Dangeau*, tome XIV, p. 253), et Saint-Simon, dans son récit du tome XXI, a anticipé sur le temps.

3. *Je* surcharge un *et*.

4. Le *Dictionnaire de l'Académie* de 1718 ne donnait pas cet adjectif, dont Littré cite un exemple d'Agrippa d'Aubigné. Ci-dessus, p. 206, il a déjà été parlé de l' « équanimité » de M. de Chevreuse.

5. On dirait plutôt de nos jours *voir en beau*, quoique l'expression *voir en blanc* soit l'exacte contre-partie de *voir en noir*. Il y en a un autre exemple dans les *Écrits inédits*, tome VIII, p. 297.

6. *No[us]* corrigé en *n*ˢ.

Mort du Dauphin.

jeudi matin 18 février, j'appris dès le grand matin que le Dauphin, qui avoit attendu minuit avec impatience, avoit ouï la messe bientôt après, y avoit communié, avoit passé deux heures après dans une grande communication avec Dieu, que la tête s'étoit après embarrassée, et Mme de Saint-Simon me dit ensuite qu'il avoit reçu l'extrême-onction, enfin qu'il étoit mort à huit heures et demie[1].

Je veux tout quitter et me retirer de la cour et du monde. Mme de Saint-Simon m'en empêche sagement.

Ces *Mémoires* ne sont pas faits pour y rendre compte de mes sentiments : en les lisant, on ne les sentira que trop, si jamais, longtemps après moi, ils paroissent, et dans quel état je pus être, et Mme de Saint-Simon aussi. Je me contenterai de dire qu'à peine parûmes-nous les premiers jours un instant chacun, que je voulus tout quitter, et me retirer de la cour et du monde, et que ce fut tout l'ouvrage de la sagesse, de la conduite, du pouvoir de Mme

1. Voici le récit des *Mémoires de Sourches* (p. 304) : « Le 18 au matin, on apprit que Monsieur le Dauphin, se trouvant de plus mal en plus mal, avoit fait prier le Roi de trouver bon qu'à minuit il se fît dire sans bruit une messe dans sa chambre, à laquelle il pût communier, ne se trouvant pas encore assez mal pour le faire en viatique, et que, le Roi y ayant consenti, dès que minuit avoit été sonné, il avoit fait commencer la messe par l'abbé du Cambout, aumônier du Roi, lequel l'avoit communié au temps et à la manière accoutumée, et que ce prince avoit reçu Notre-Seigneur avec des sentiments extraordinaires de dévotion ; que, sur les cinq heures du matin, il lui avoit pris un transport au cerveau si furieux, que huit hommes avoient bien de la peine à le tenir ; que, sur les sept heures et demie, l'abbé du Cambout lui avoit donné l'extrême-onction sans qu'il eût encore de connoissance, son transport continuant toujours ; mais que, sur les huit heures, elle lui étoit revenue, néanmoins sans qu'il pût parler, et qu'on lui avoit vu lever les mains jointes au ciel ; que le P. Martineau, son confesseur, lui ayant parlé plusieurs fois dans ces moments, il lui avoit serré la main, et qu'ensuite il étoit mort paisiblement à huit heures et un quart. » Comparez *Dangeau*, p. 90, et les *Mémoires de Mlle d'Aumale*, tome II, p. 311-312. D'après Proyart (tome II, p. 374), sa dernière parole fut : « O mon Jésus ! ». Il n'avait pas encore trente ans. Il y a des vers sur ces deux morts dans le *Nouveau siècle de Louis XIV*, tome III, p. 404 et 405, et d'autres, bien mauvais, dans le Chansonnier, ms. Fr. 12695, fol. 138 v° et 139.

de Saint-Simon sur moi, que de m'en empêcher avec bien de la peine[1].

Éloge, traits et caractère du Dauphin. [Add. StS. 1048]

Ce[2] prince, héritier nécessaire, puis présomptif, de la couronne, naquit terrible, et sa première jeunesse fit trembler. Dur et colère jusqu'aux derniers emportements, et jusque contre les choses inanimées; impétueux avec fureur, incapable de souffrir la moindre résistance, même des heures et des éléments, sans entrer en des fougues à faire craindre que tout ne se rompît dans son corps[3]; opiniâtre à l'excès; passionné pour toute espèce de volupté, et des femmes, et, ce qui est rare à la fois, avec un autre penchant tout aussi fort[4]. Il n'aimoit pas moins le vin, la bonne chère, la chasse avec fureur[5], la musique avec une sorte de ravissement[6], et le jeu encore, où il ne pouvoit supporter d'être vaincu, et où le danger avec lui étoit ex-

1. C'est ce qu'il avait déjà dit, en quelques mots, dans la *Notice sur la maison de Saint-Simon* (tome XXI et supplémentaire de l'édition de 1873, p. 129), où il n'a consacré que deux lignes à la mort du Dauphin et de la Dauphine.

2. Tout ce portrait, dans le manuscrit autographe des *Mémoires*, est transcrit d'une écriture plus posée et plus régulière, qui semble bien la mise au net d'une première rédaction. On s'en apercevrait de reste par la perfection du style, la succession logique du récit et les nombreux passages des livres saints ou des Pères qui s'y trouvent insérés. Il faut remarquer que le début et la fin de ce portrait sont la copie presque textuelle de la grande Addition au *Journal de Dangeau* qui est indiquée ci-contre, et qui sera donnée ci-après, p. 422. On trouvera aux Additions et corrections une bibliographie, incomplète certainement, des éloges du prince, tant ceux de Saint-Simon que ceux publiés par divers auteurs.

3. Proyart, *Vie du Dauphin*, tome I, p. 14-17; *Relation* de Spanheim, édition Bourgeois, p. 137-138. Saint-Simon avait déjà dit cela: tomes XI, p. 229, et XIX, p. 179.

4. Comparez les *Collections sur Monseigneur le Dauphin* écrites par Saint-Simon en mars 1712 (*Revue des Questions historiques*, juillet 1880). Il a « beaucoup de penchant pour les dames, comme tous les bossus », disait Madame (recueil Brunet, tome I, p. 224).

5. « On est bien aise qu'il aime la chasse; mais on craint les chasses violentes pour lui » (*Dangeau*, tome VII, p. 189).

6. Notre tome XIV, p. 106; Proyart, tome II, p. 176.

trême. Enfin, livré à toutes les passions et transporté de tous les plaisirs; souvent farouche, naturellement porté à la cruauté ; barbare en railleries et à produire les ridicules avec une justesse qui assommoit[1]. De la hauteur des cieux il ne regardoit les hommes que comme des atomes avec qui il n'avoit aucune ressemblance, quels qu'ils fussent. A peine Messieurs ses frères lui paroissoient-ils intermédiaires entre lui et le genre humain, quoiqu'on [eût] toujours affecté de les élever tous trois ensemble dans une égalité parfaite. L'esprit, la pénétration brilloient en lui de toutes parts; jusque dans ses furies ses réponses étonnoient; ses raisonnements tendoient toujours au juste et au profond, même dans ses emportements. Il se jouoit des connoissances les plus abstraites. L'étendue et la vivacité de son esprit étoient prodigieuses[2], et l'empêchoient de s'appliquer à une seule chose à la fois, jusqu'à l'en rendre incapable[3]. La nécessité de le laisser dessiner en étudiant, à quoi il avoit beaucoup de goût et d'adresse[4], et sans quoi son étude étoit infructueuse, a peut-être beaucoup nui à sa taille.

Il étoit plutôt petit que grand[5], le visage long et brun,

1. Tome XIX, p. 179. Nous avons vu dans le tome XVI, p. 317, son goût pour les sobriquets de société ; c'est ainsi qu'il appelait sa femme Draco (ci-dessus, p. 287, note 6).

2. A douze ans, disent les *Mémoires de Sourches,* tome V, p. 67, il avait l'esprit et la solidité d'un homme de cinquante ; Proyart, tome I, p. 25.

3. Sa vivacité d'esprit, a-t-il dit en 1710 (tome XIX, p. 179), « ne lui permit jamais d'apprendre rien qu'en faisant deux choses à la fois ».

4. Le prince avait donné à Gaignières pour ses collections plusieurs de ses propres dessins à la plume (*Mercure* d'avril 1702, cité dans le *Journal de Dangeau,* tome VIII, p. 379, note). Ch. Cousin a reproduit un dessin grotesque du duc, daté de 1692, dans ses *Racontars illustrés* (1887), p. 221, et Saint-Simon avait parlé de ses caricatures de l'abbé Genest dans le tome XIX, p. 154.

5. On connaît beaucoup de portraits du duc de Bourgogne. Les plus célèbres sont : d'abord toute une série d'estampes du jeune prince, de

le haut parfait, avec les plus beaux yeux du monde, un regard vif, touchant, frappant, admirable, assez ordinairement doux, toujours perçant, et une physionomie agréable, haute, fine, spirituelle jusqu'à inspirer de l'esprit; le bas du visage assez pointu, et le nez long, élevé, mais point beau, n'alloit pas si bien; des cheveux châtains, si crépus et en telle quantité, qu'ils bouffoient[1] à l'excès; les lèvres et la bouche agréables quand il ne parloit point; mais, quoique ses dents ne fussent pas vilaines, le râtelier[2] supérieur s'avançoit trop, et emboîtoit presque celui de dessous, ce qui, en parlant et en riant, faisoit un effet désagréable[3]. Il avoit les plus belles jambes et les plus beaux pieds qu'après le Roi j'aie jamais vues[4] à personne[5], mais trop longues, aussi bien que ses cuisses, pour la proportion de son corps[6]. Il sortit droit d'entre les

1682 à 1694, en petit enfant, en mousquetaire, en grand habit, etc., gravées par Arnould, Bonnard et autres artistes (Archives nationales, M 815), le portrait de 1704, par Rigaud, conservé à Versailles, n° 2101, qui a été gravé bien des fois, et dont une réplique existe au château de Louville, un autre, qui se trouve aussi à Versailles, n° 4230, et qui est peut-être de Jacques Hellart (*Dictionnaire* de Jal, col. 675), enfin un portrait fait par Largillière, peu de semaines avant sa mort, qui, après avoir fait partie de la collection Wyss-Menusier, a passé en vente en 1891; il a été gravé.

1. « *Bouffer* s'emploie plus ordinairement pour signifier un certain effet que font les étoffes qui se soutiennent d'elles-mêmes et qui, au lieu de s'aplatir, se courbent en rond » (*Académie*, 1718).

2. « *Râtelier* se dit figurément des deux rangées de dents; il est du style familier » (*Académie*, 1718).

3. Ajoutez à cela qu'il avait la voix naturellement éclatante (*Correspondance de Fénelon*, tome I, p. 241).

4. Saint-Simon a bien mis *vues* au féminin pluriel, se rapportant à *jambes*, ce qui est justifié par la suite de la phrase.

5. Il avait déjà remarqué cet avantage chez Monseigneur (tome XXI, p. 46).

6. Madame écrivait de lui quelques années après sa mort (recueil Brunet, tome I, p. 224): « Ce n'était pas nécessaire [qu'il louchât pour se rendre laid]; car le bon sire était déjà bien assez laid sans qu'il eût besoin de se rendre tel. Il avait une vilaine bouche, un teint maladif; il était fort petit, bossu et contrefait... Sa femme vivait bien avec lui;

mains des femmes[1]. On s'aperçut de bonne heure que sa taille commençoit à tourner : on employa aussitôt et longtemps le collier et la croix de fer, qu'il portoit tant qu'il étoit dans son appartement, même devant le monde, et on n'oublia aucun des jeux et des exercices propres à le redresser[2]. La nature demeura la plus forte : il devint bossu, mais si particulièrement d'une épaule, qu'il en fut enfin boiteux, non qu'il n'eût les cuisses et les jambes parfaitement égales, mais parce qu'à mesure que cette épaule grossit, il n'y eut plus, des deux hanches jusqu'aux deux pieds, la même distance, et, au lieu d'être à plomb, il pencha d'un côté[3]. Il n'en marchoit ni moins aisément, ni moins longtemps, ni moins vite, ni moins volontiers, et il n'en aima pas moins la promenade à pied, et à monter à cheval, quoiqu'il y fût très mal[4]. Ce qui doit surprendre, c'est qu'avec des yeux[5], tant d'esprit si élevé, et parvenu à la vertu la plus extraordinaire et à la plus éminente et la plus solide piété, ce prince ne se vit jamais tel qu'il étoit pour sa taille, ou ne s'y accoutuma jamais : c'étoit une foiblesse qui mettoit en garde contre les distractions

mais elle n'en était pas éprise, et elle le voyait tel que le voyaient les autres ; le bon sire avait une taille affreuse, et le visage n'était pas des plus beaux. »

1. En effet Spanheim, qui fait son portrait à huit ans, le peint « bien fait de toute sa personne, grand pour son âge, ... d'une constitution forte et robuste, la taille aisée » (édition Bourgeois, p. 136).

2. Voyez le *Cours d'opérations de chirurgie* de Dionis, édition 1740, p. 468.

3. Madame disait méchamment qu'il avait le dos comme le maréchal de Luxembourg, mais qu'il n'avait pas sa chance (*Correspondance*, recueil Jæglé, tome I, p. 290 ; comparez le *Nouveau siècle de Louis XIV*, tome III, p. 301).

4. C'est en 1698 que le duc commença à monter à la grande écurie sous la direction des écuyers Mesmont, Bournonville et du Plessis (*Dangeau*, tome VI, p. 465). Saint-Simon a rapporté (tome XII, p. 297-298) le mot méchant du maréchal de Duras au Roi : que ses petits-fils ne monteraient jamais que « comme des paires de pincettes ».

5. Au sens figuré d'habitude d'observation.

et les indiscrétions, et qui donnoit de la peine à ceux de ses gens qui, dans son habillement et dans l'arrangement de ses cheveux, masquoient ce défaut naturel le plus qu'il leur étoit possible, mais bien en garde de lui laisser sentir qu'ils aperçussent[1] ce qui étoit si visible. Il en faut conclure qu'il n'est pas donné à l'homme d'être ici-bas exactement parfait.

Tant d'esprit, et une telle sorte d'esprit, joint à une telle vivacité, à une telle sensibilité, à de telles passions, et toutes si ardentes, n'étoit pas d'une éducation facile. Le duc de Beauvillier, qui en sentoit également les difficultés et les conséquences, s'y surpassa lui-même par son application, sa patience, la variété des remèdes. Peu aidé par les sous-gouverneurs[2], il se secourut de tout ce qu'il trouva sous sa main. Fénelon, Fleury, sous-précepteur[3], qui a donné une si belle *Histoire de l'Église*[4], quelques gentilshommes de la manche, Moreau, premier valet de chambre[5], fort au-dessus de son état sans se méconnoître, quelques rares valets de l'intérieur, le duc de Chevreuse seul du dehors, tous mis en œuvre, et tous en même esprit, travaillèrent chacun sous la direction du gouverneur[6], dont l'art, déployé dans un récit, feroit un juste ouvrage[7], également curieux et instructif. Mais Dieu, qui est le maître des cœurs, et dont le Divin Esprit souffle où il veut[8], fit de ce prince un ouvrage de sa droite[9], et, entre dix-huit et vingt

1. *Apperceusse* corrigé en *apperceussent*.
2. C'étaient MM. de Denonville, de Saumery et de Rasilly.
3. Claude, abbé Fleury : tome XVII, p. 138. — 4. *Ibidem*.
5. Denis Moreau : tome II, p. 341, que nous avons vu mourir en 1707 (tome XV, p. 321-323), et dont Saint-Simon a fait alors un beau portrait.
6. Proyart, *Vie du Dauphin*, tome I, p. 17.
7. C'est-à-dire un ouvrage entier, complet ; nous avons déjà rencontré cette locution ci dessus, p. 63.
8. *Spiritus ubi vult spirat* (Évangile selon saint Jean, chapitre III, verset 8).
9. Est-ce une réminiscence du Psaume LXXXIX : *Fiat manus tua super virum dexteræ tuæ* ?

ans, il accomplit son œuvre[1]. De cet abîme sortit un prince affable, doux, humain, modéré, patient, modeste, pénitent, et autant, et quelquefois au delà de ce que son état pouvoit comporter, humble et austère pour soi. Tout appliqué à ses devoirs, et les comprenant immenses, il ne pensa plus qu'à allier les devoirs de fils et de sujet avec ceux auxquels il se voyoit destiné. La brèveté des jours faisoit toute sa douleur. Il mit toute sa force et sa consolation dans la prière[2], et ses préservatifs en de pieuses lectures[3]. Son goût pour les sciences abstraites[4], sa facilité à les pénétrer lui déroba d'abord un temps qu'il reconnut bientôt devoir à l'instruction des choses de son état, et à la bienséance d'un rang destiné à régner, et à tenir en

1. Sur l'éducation reçue par le duc de Bourgogne et ses frères, on peut voir, entre bien d'autres : Druon, *Histoire de l'éducation des princes de la maison de Bourbon,* tome II, p. 1-147 ; un plan pour ses études en 1694, dans l'*Annuaire-Bulletin de la Société de l'histoire de France,* 1874, p. 55-60 ; un autre de 1695, avec un mémoire de Louville, dans la *Correspondance de Fénelon,* tome II, p. 352-373 ; Proyart, *Vie du Dauphin,* tome I, p. 8 et suivantes ; C. Lecigne, *Fénelon et l'éducation du duc de Bourgogne,* dans la *Revue de Lille,* 1903. On se rappelle que les Mémoires rédigés par les intendants en 1698 sur chaque généralité du royaume furent faits pour son instruction.

2. Le manuscrit 846 de la bibliothèque de Versailles contient le texte des prières qu'il faisait habituellement le matin.

3. Voyez les conseils que donnait Fénelon à Beauvillier à ce sujet (*Correspondance,* tome I, p. 514-515, et *Revue Bossuet,* juillet 1909, p. 70, texte complet). Le manuscrit Nouv. acq. franç. 10687, à la Bibliothèque nationale, renferme un « État des livres de feu Monseigneur, de feu Monsieur le Dauphin et Madame la Dauphine, que le Roi a ordonné être gardés pour en composer le cabinet de Monsieur le Dauphin, dont M. l'abbé Perrot est chargé,... 26 novembre 1712. » Ce catalogue est divisé en manuscrits et en imprimés ; parmi les premiers, on trouve vingt-trois volumes in 4° de versions de la main du duc de Bourgogne, reliés en maroquin rouge. Que sont devenus ces précieux manuscrits, qui, en 1722, faisaient encore partie du cabinet de Louis XV ?

4. La Dauphine s'en moquait un peu et prétendait que, lorsqu'il serait roi, on l'appellerait Louis le Docte (Proyart, tome II, p. 169).

attendant une cour. L'apprentissage de la dévotion et l'appréhension de sa foiblesse pour les plaisirs le rendirent d'abord sauvage. La vigilance sur lui-même, à qui il ne passoit rien, et à qui il croyoit devoir ne rien passer, le renferma dans son cabinet comme dans un asile impénétrable aux occasions[1]. Que le monde est étrange! il l'eût abhorré dans son premier état, et il fut tenté de mépriser le second. Le prince le sentit; il le supporta; il attacha avec joie cette sorte d'opprobre à la croix de son Sauveur pour se confondre soi-même dans l'amer souvenir de son orgueil passé[2]. Ce qui lui fut de plus pénible, il le trouva dans les traits appesantis de sa plus intime famille. Le Roi, avec sa dévotion et sa régularité d'écorce, vit bientôt avec un secret dépit un prince de cet âge censurer, sans le vouloir, sa vie par la sienne, se refuser un bureau neuf pour donner aux pauvres le prix qui y étoit destiné[3], et le remercier modestement d'une dorure nouvelle dont on vouloit rajeunir son petit appartement. On a vu combien il fut piqué de son refus trop obstiné de se trouver à un bal de Marly le jour des Rois[4]: véritablement ce fut la faute d'un novice[5]; il devoit ce respect, tranchons le mot, cette

1. Il a une piété « fort sauvage », disait Mme de Maintenon (recueil Geffroy, tome II, p. 19). Sur sa dévotion et son austérité gênante pour tous, voyez ce que Saint-Simon a dit dans le tome XVI, p. 13, 16, 17, 248, 330, etc.; et Proyart, tome II, p. 125.

2. Cette phrase ne semble-t-elle pas détachée d'un sermon d'un des grands prédicateurs du dix-septième siècle, ou est-ce un souvenir de l'*affigens illud cruci* de saint Paul (Épître aux Colossiens, chap. II, verset 14)?

3. L'anecdote se trouve dans Proyart, tome II, p. 243, et dans les *Mémoires de Mlle d'Aumale,* tome II, p. 317-318. Sa charité pour les pauvres était sans bornes, et l'abbé Proyart en a rapporté des traits nombreux (tome II, p. 228 et suivantes); voyez aussi notre tome XIV, p. 106, les *Mémoires de Sourches,* tome X, p. 391 note, et *Mlle d'Aumale,* tome II, p. 319, qui raconte que, pendant le carême et l'avent, il nourrissait quatre cents pauvres par jour sur sa cassette.

4. Tome XIX, p. 181.

5. D'un religieux encore dans la première ferveur de sa vocation.

charitable condescendance, au Roi son grand-père, de ne l'irriter pas par cet étrange contraste ; mais, au fonds et en soi, action bien grande, qui l'exposoit à toutes les suites du dégoût de soi qu'il donnoit au Roi, et aux propos d'une cour dont ce Roi étoit l'idole, et qui tournoit en ridicule une telle singularité[1].

Monseigneur ne lui étoit pas une épine moins aiguë : tout livré à la matière et à autrui, dont la politique, je dis longtemps avant les complots de Flandres, redoutoit déjà ce jeune prince, [il] n'en apercevoit que l'écorce et sa rudesse, et s'en aliénoit comme d'un censeur. Mme la duchesse de Bourgogne, alarmée d'un époux si austère, n'oublioit rien pour lui adoucir les mœurs[2]. Ses charmes, dont il étoit pénétré, la politique et les importunités effrénées des jeunes dames de sa suite déguisées en cent formes diverses[3], l'appât des plaisirs et des parties auxquels[4]

1. Jusqu'à son valet de chambre Moreau ne craignait pas de lui lâcher « des traits libres et salés, justes et plaisants, sur sa dévotion, et surtout sur ses longues conférences avec son confesseur » (notre tome XV, p. 322). C'est sans doute à cause de ce blâme muet des amusements de la cour qu'on désigna le prince sous le pseudonyme d'ALCESTE du *Misanthrope* dans cette liste de gens de la cour sous des noms de théâtre à laquelle nous avons déjà fait de nombreux emprunts. On a vu ci-dessus (p. 282, note 2) que la Dauphine y était appelée CÉLIMÈNE.

2. Elle lui disait (Proyart, tome II, p. 169-170) qu'en vérité il ne fallait pas être l'héritier de Henri IV pour s'assujettir à un si dur esclavage de dévotion; le prince lui répondit en riant par ces deux vers :

Draco, qu'être esclave est bien doux,
Quand c'est du devoir et de vous !

3. Notre auteur y a déjà fait allusion dans le tome XIX, p. 152 et 182, et Madame a raconté (*Correspondance*, recueil Jæglé, tome II, p. 112-113) l'anecdote de Mme de la Vrillière cachée dans le propre lit du jeune prince, et celle de la jeune maréchale d'Estrées s'efforçant de l'embrasser et du prince se défendant avec une épingle qu'il lui enfonce dans la joue. Dans les lettres publiées par M. le marquis de Vogüé, il y a des badinages bien puérils avec Mme de Montgon, qui n'était plus, il est vrai, de première jeunesse.

4. Il y a bien *auxquels*, au masculin pluriel, dans le manuscrit.

il n'étoit rien moins qu'insensible[1], tout étoit déployé chaque jour. Suivoient dans l'intérieur des cabinets les remontrances de la dévote fée, et les traits piquants du Roi, l'aliénation de Monseigneur grossièrement marquée, les préférences malignes[2] de sa cour intérieure et les siennes trop naturelles pour M. le duc de Berry, que son aîné, traité là en étranger qui pèse, voyoit chéri et attiré avec applaudissement. Il faut une âme bien forte[3] pour soutenir de telles épreuves, et tous les jours, sans en être ébranlée ; il faut être puissamment soutenu de la Main invisible[4] quand tout appui se refuse au dehors, et qu'un prince de ce rang se voit livré aux dégoûts des siens devant qui tout fléchit, et presque au mépris d'une cour qui n'étoit plus retenue, et qui avoit une secrète frayeur de se trouver un jour sous ses lois. Cependant, rentré de plus en plus en lui-même par le scrupule de déplaire au Roi, de rebuter Monseigneur, de donner aux autres de l'éloignement de la vertu, l'écorce rude et dure peu à peu s'adoucit, mais sans intéresser la solidité du tronc[5]. Il comprit enfin ce que c'est que quitter Dieu pour Dieu, et que la pratique fidèle des devoirs propres de l'état où Dieu a mis, est la piété solide qui lui est la plus agréable. Il se mit donc à s'appliquer presque uniquement aux choses qui pouvoient l'instruire au gouvernement ; il se prêta plus au monde. Il le fit même avec tant

1. C'est ainsi qu'il aimait beaucoup la danse ; mais il y renonça par dévotion, et peut-être à la suite de quelques aventures comme celle que rapportent les *Mémoires de Sourches* (tome VI, p. 225), d'un soufflet et d'un coup de pied au derrière qu'il reçut dans un bal masqué.

2. *Maligne* est au singulier, par mégarde.

3. La première lettre de *forte* surcharge un *b*.

4. *Manus tua deducet me et tenebit dextera tua* (Psaume CXXXVIII, verset 10).

5. Le duc de Bourgogne est toujours « amoureux, dévot, scrupuleux, mais tous les jours plus raisonnable », écrivait Mme de Maintenon en 1706 (recueil de 1806, tome IV, p. 144).

de grâce et un air si naturel, qu'on sentit bientôt sa raison de s'y être refusé, et sa peine à ne faire que s'y prêter, et le monde, qui se plaît tant à être aimé, commença à devenir réconciliable. Il réussit fort au gré des troupes en sa première campagne en Flandres, avec le maréchal de Boufflers[1]. Il ne plut pas moins à la seconde, où il prit Brisach avec le maréchal de Tallard[2] ; il s'y montra partout fort librement, et fort au delà de ce que vouloit Marcin, qui lui avoit été donné pour son Mentor. Il fallut lui cacher le projet de Landau pour le faire revenir à la cour, qui n'éclata qu'ensuite[3]. Les tristes con-

1. En 1702, dans notre tome X. Il y a, dans le ms. Arsenal 3215, p. 138-157, une relation de cette campagne du jeune prince, dont Spanheim déjà, en 1690, mentionnait les inclinations martiales (*Relation,* édition Bourgeois, p. 137). Dès 1689, le Roi l'avait fait inscrire sur les contrôles de la première compagnie des mousquetaires (*Dangeau,* tome II, p. 410), et c'est à cette occasion que Mlle de Scudéry écrivit ce madrigal (Capmas, *Lettres de Mme de Sévigné,* tome II, p. 311) :

Quel est ce petit mousquetaire
Si savant en art militaire,
Et plus encore en l'art de plaire?
L'énigme n'est pas malaisé :
C'est l'Amour, sans autre mystère,
Qui, pour divertir Mars, s'est ainsi déguisé.

2. En 1703 : notre tome XI. C'est pendant la campagne de 1702 que se place l'anecdote que le P. Léonard a relevée dans sa gazette au 29 juillet 1702 (Archives nationales, M 766) : Un vieux lieutenant-colonel étant venu s'excuser auprès du prince d'avoir mangé à sa table sans en avoir obtenu la permission, et ayant donné pour raison que, ayant porté les armes toute sa vie, il n'avoit point appris les manières de la cour et ne connoissoit que le métier de la guerre : « Puisque vous le savez, répondit le prince, je veux que vous me l'appreniez, et je vous apprendrai les manières de la cour. Pour le surplus, vous viendrez manger avec moi quand il vous plaira, et je vous ordonne d'y venir demain. » Une estampe représentant cet épisode fut gravée pour un *Mémorial historique de la France* qui fut offert en 1791 à l'Assemblée constituante, et dont un exemplaire avec estampes coloriées est conservé à la bibliothèque des Archives nationales.

3. Le prince en eut beaucoup de regrets : tome XI, p. 304.

jonctures des années suivantes ne permirent pas de le renvoyer à la tête des armées. A la fin, on y crut sa présence nécessaire pour les ranimer et y rétablir la discipline perdue. Ce fut en 1708. On a vu l'horoscope que la connoissance des intérêts et des intrigues m'en fit faire au duc de Beauvillier dans les jardins de Marly, avant que la déclaration fût publique [1], et on en a vu l'incroyable succès, et par quels rapides degrés de [2] mensonges, d'art, de hardiesse démesurée, d'une impudence à trahir le Roi, l'État, la vérité, jusqu'alors inouïe, une infernale cabale, la mieux organisée qui fût jamais, effaça ce prince dans le royaume dont il devoit porter la couronne, et dans sa maison paternelle, jusqu'à rendre odieux et dangereux d'y dire un mot en sa faveur. Cette monstrueuse anecdote a été si bien expliquée en son lieu [3], que je ne fais que la rappeler ici. Une épreuve si étrangement nouvelle et cruelle étoit bien dure à un prince qui voyoit tout réuni contre lui, et qui n'avoit pour soi que la vérité suffoquée par tous les prestiges des magiciens de Pharaon [4]. Il la sentit dans tout son poids, dans toute son étendue, dans toutes ses [5] pointes ; il la soutint aussi avec toute la patience, la fermeté, et surtout [6] avec toute la charité d'un élu qui ne voit que Dieu en tout, qui s'humilie sous sa main [7], qui se purifie dans le creuset que cette divine main lui présente, qui lui rend grâces de tout, qui porte la magnanimité [8] jusqu'à ne vouloir [9] dire ou faire que très

1. Tome XVI, p. 6 et suivantes. — 2. *De* corrige *pa[r]*.

3. Dans le tome XVI, notamment p. 329 et suivantes.

4. Allusion aux prodiges que s'efforcèrent d'exécuter les magiciens du roi d'Égypte pour combattre les miracles accomplis par Moïse et Aaron (chapitres VII et VIII du livre de l'Exode).

5. Il y a *se*, par mégarde, dans le manuscrit.

6. Avant *surtout*, Saint-Simon a ajouté un *et*.

7. *Humiliamini sub potenti manu Dei* (Épître de saint Pierre, chapitre V, verset 6).

8. Le second *a* de ce mot surcharge un *i*.

9. Il avait d'abord écrit *vouloiro*, par mégarde.

précisément ce[1] qu'il se doit, à l'État, à la vérité, et qui est tellement en garde contre l'humanité, qu'il demeure bien en deçà des bornes les plus justes et les plus saintes[2]. Tant de vertu trouva enfin sa récompense dès ce monde, et avec d'autant plus de pureté, que le prince, bien loin d'y contribuer, se tint encore fort en arrière. J'ai assez expliqué tout ce qui regarde cette précieuse révolution[3], [pour] que je me contente ici de la montrer, et les ministres et la cour aux pieds de ce prince, devenu le dépositaire du cœur du Roi[4], de son autorité dans les affaires et dans les grâces, et de ses soins pour le détail du gouvernement[5]. Ce fut alors qu'il redoubla plus que jamais d'application aux choses du gouvernement, et à s'instruire de tout ce qui pouvoit l'en rendre plus capable. Il bannit tout amusement de sciences pour partager son cabinet entre la prière, qu'il abrégea, et l'instruction, qu'il multiplia, et le dehors entre son assiduité auprès du Roi, ses soins pour Mme de Maintenon, la bienséance et son goût pour son épouse, et l'attention à tenir une cour et à s'y rendre accessible et aimable. Plus le Roi l'éleva, plus il affecta de se tenir soumis en sa main, plus il lui montra de considération et de confiance, plus il y sut répondre par le sentiment, la sagesse, les convenances[6], surtout par une modération éloignée de tout desir et de toute complaisance en soi-même, beaucoup moins

1. Avant *ce*, Saint-Simon a biffé *que*.

2. En 1709, lorsqu'il fut question de le renvoyer aux armées, il courut diverses chansons : Chansonnier, ms. Fr. 12694, p. 317, 323 et 375, et *Nouveau siècle*, tome III, p. 294-307.

3. Dans le précédent volume, p. 310 et suivantes.

4. Les mots *du Roy* surchargent *de l'a[utorité]*.

5. Au moment où il mourut, l'Académie française venait de mettre au concours le sujet suivant : « L'application continuelle du Roi à rendre Monseigneur le Dauphin de plus en plus capable de répondre à ses vues. »

6. Ce mot est écrit *con^{ces}*, ce qui pourroit aussi bien être l'abréviation de *connoissances*.

de la plus légère présomption. Son secret et celui des autres fut toujours impénétrable chez lui[1]. Sa confiance en son confesseur n'alloit pas jusqu'aux affaires : j'en ai rapporté deux exemples mémorables sur deux très importantes aux jésuites, qu'ils attirèrent devant le Roi, contre lesquels il fut de toutes ses forces[2]. On ne sait si celle qu'il auroit prise en Monsieur de Cambray auroit été plus étendue ; on n'en peut juger que par celle qu'il avoit en M. de Chevreuse, et plus en[3] M. de Beauvillier qu'en qui que ce fût. On peut dire de ces deux beaux-frères qu'ils n'étoient qu'un cœur et qu'une âme[4], et que Monsieur de Cambray en étoit la vie et le mouvement. Leur abandon pour lui étoit sans bornes ; leur commerce secret étoit continuel ; il étoit sans cesse consulté sur grandes et sur petites choses, publiques, politiques, domestiques ; leur conscience, de plus, étoit entre ses mains. Le prince ne l'ignoroit pas, et je me suis toujours persuadé, sans néanmoins aucune notion autre que présomption, que le prince même le consultoit par eux, et que c'étoit par eux que s'entretenoit cette amitié, cette estime, cette confiance pour lui si haute et si connue[5]. Il pouvoit donc compter, et il comptoit sûrement aussi, parler et entendre tous les trois quand il parloit ou écoutoit l'un d'eux. Sa confiance, néanmoins, avoit des degrés entre les deux beaux-frères : s'il l'avoit avec abandon pour quelqu'un, c'étoit certainement pour le duc de Beauvillier ;

1. Même à l'égard de la duchesse sa femme (Proyart, tome II, p. 147-148).

2. Saint-Simon fait allusion au procès des Jésuites de Brest (tome XIII, p. 179-180, et ci-après, p. 428, l'Addition nº 1048), et à l'affaire du cardinal de Noailles et des deux évêques, ci-dessus, p. 64-68, 145-147, 216-217.

3. Avant *en*, Saint-Simon a biffé *que*.

4. Déjà dit bien des fois en termes analogues.

5. Le tome I de la *Correspondance de Fénelon* est plein de lettres du prélat et des deux ducs qui confirment entièrement ce que dit notre auteur.

toutefois, il y avoit des choses où ce duc n'entamoit pas son sentiment, par exemple beaucoup de celles de la cour de Rome, d'autres qui regardoient le cardinal de Noailles[1], quelques autres de goût et d'affections : c'est ce que j'ai vu de mes yeux, et ouï de mes oreilles. Je ne tenois à lui que par M. de Beauvillier, et je ne crois pas faire un acte d'humilité de dire qu'en tous sens[2] et en tous genres j'étois sans aucune proportion avec lui. Néanmoins il a souvent concerté avec moi pour faire, ou sonder, ou parler, ou inspirer, approcher, écarter de ce prince par moi, pris ses mesures sur [ce] que je lui disois ; et, plus d'une fois, lui rendant compte de mes tête-à-tête[3] avec le prince, il m'a fait répéter de surprise des choses qu'il m'avouoit sur lesquelles il ne s'étoit jamais tant ouvert avec lui, et d'autres qu'il ne lui avoit jamais dites. Il est vrai que celles-là ont été rares ; mais elles ont été, et elles ont été plus d'une fois[4]. Ce n'est pas assurément que ce prince eût en moi plus de confiance : j'en serois si honteux et pour lui et pour moi, que, s'il avoit été capable d'une si lourde faute, je me garderois bien de la laisser sentir ; mais je m'étends sur ce détail, qui n'a pu être aperçu que de moi, pour rendre témoignage à cette vérité que la confiance la plus entière de ce prince, et la plus fondée sur tout ce qui la peut établir et la rendre toujours durable, n'alla jamais jusqu'à l'abandon, et à une transformation qui devient trop souvent le plus grand malheur des rois, des cours, des peuples, et des États mêmes.

Le discernement de ce prince n'étoit donc point asservi ; mais, comme l'abeille, il recueilloit la plus par-

1. Ci-dessus, p. 67-68. — 2. *Cens* corrigé en *sens*.
3. Écrit *testes à teste* dans le manuscrit.
4. N'y a-t-il pas là quelque vanterie, inconsciente peut-être, de la part de notre auteur ? Aucun contemporain ne confirme les tête-à-tête de Saint-Simon avec le Dauphin, ni ne parle des mémoires qu'il prétend lui avoir remis. Nous y reviendrons plus loin, p. 361.

faite substance des plus belles et des meilleures fleurs; il tâchoit à connoître les hommes, à tirer d'eux les instructions et les lumières qu'il en pouvoit espérer[1]; il conféroit quelquefois, mais rarement, avec quelques-uns, mais à la passade[2], sur des matières particulières; plus rarement, en secret, sur des éclaircissements qu'il jugeoit nécessaires, mais sans retour et sans habitude. Je n'ai point su, et cela ne m'auroit pas échappé, qu'il travaillât habituellement avec personne qu'avec les ministres, et le duc de Chevreuse l'étoit, et avec les prélats dont j'ai parlé sur l'affaire du cardinal de Noailles[3]. Hors ce nombre, j'étois le seul qui eusse ses derrières libres et fréquents, soit de sa part ou de la mienne. Là, il découvroit son âme, et pour le présent et pour l'avenir, avec confiance, et toutefois avec sagesse, avec retenue, avec discrétion. Il se laissoit aller sur les plans qu'il croyoit nécessaires; il se livroit sur les choses générales; il se retenoit sur les particulières, et plus encore sur les particuliers; mais, comme il vouloit, sur cela même, tirer de moi tout ce qui pouvoit lui servir, je lui donnois adroitement lieu à des échappées, et souvent avec succès, par la confiance qu'il avoit prise en moi de plus en plus, et que je devois toute au duc de Beauvillier, et, en sous-ordre, au duc de Chevreuse, à qui je ne rendois pas le même compte qu'à son beau-frère, mais à qui je ne laissois de m'ouvrir fort souvent, comme lui à moi. Un volume ne décriroit pas suffisamment ces divers tête-à-tête entre ce prince et moi. Quel amour du bien! Quel dépouillement de soi-même! Quelles recherches! Quels fruits! Quelle pureté d'objet! Oserois-je le dire, quel reflet de la Divinité dans cette âme candide,

1. C'est la copie presque textuelle de l'Addition à Dangeau, ci-après, p. 426.

2. « *Passade* se dit du passage d'un homme dans un lieu où il fait peu de séjour » (*Académie*, 1718). *A la passade* signifie donc en passant.

3. Ci-dessus, p. 67-68.

simple, forte, qui, autant qu'il leur[1] est donné ici-bas, en avoit conservé l'image ! On y sentoit briller les traits d'une éducation également laborieuse et industrieuse, également savante, sage, chrétienne[2], et les réflexions d'un disciple lumineux[3], qui étoit né pour le commandement. Là s'éclipsoient les scrupules qui le dominoient en public. Il vouloit savoir à qui il avoit et à qui il auroit affaire. Il mettoit au jeu le premier[4] pour profiter d'un tête-à-tête sans fard et sans intérêt; mais que le tête-à-tête avoit de vaste, et que les charmes qui s'y trouvoient étoient agités par la variété où le prince s'espaçoit[5], et par art, et[6] par entraînement de curiosité, et par la soif de savoir ! De l'un à l'autre il promenoit son homme sur tant de matières[7], sur tant de choses, de gens et de faits, que qui n'auroit pas eu à la main de quoi le satisfaire, en seroit sorti bien mal content de soi, et il ne l'auroit pas laissé satisfait. La préparation étoit également imprévue et impossible. C'étoit dans ces impromptus[8] que le prince cherchoit à puiser des vérités qui ne pouvoient ainsi rien emprunter d'ailleurs, et à éprouver, sur des connoissances ainsi variées, quel fonds il pouvoit faire en ce genre sur le choix qu'il avoit

1. Aux âmes candides et simples.

2. Après *chrestienne,* Saint-Simon a biffé *là s'eclypsoient,* qui se retrouve plus loin.

3. Le *Dictionnaire de l'Académie* de 1718 ne donnait d'exemple de *lumineux* que comme s'appliquant à des choses, ou à l'esprit et à l'intelligence, mais non à des personnes.

4. C'est-à-dire, il entamait sans détours la conversation, il exposait d'abord son sentiment pour donner confiance à son interlocuteur : voyez ci-après, p. 427.

5. Avant *s'espaçoit,* Saint-Simon a biffé *s'espassoit.* — *S'espacer sur quelque chose* signifie en parler en détail, sens que ne donnait pas *l'Académie.* Nous avons déjà rencontré ce verbe dans nos tomes VIII, p. 108, et XV, p. 449.

6. Cet *et* semble avoir été biffé après coup par mégarde dans le manuscrit.

7. Tome XVII, p. 162.

8. Saint-Simon écrit *in promptu.*

fait. De cette façon, son homme, qui avoit compté ordinairement sur une matière à traiter avec lui, et en avoir pour un quart d'heure, pour une demi-heure, y passoit deux heures et plus, suivant que le temps en laissoit plus ou moins de liberté au prince. Il se ramenoit toujours à la matière qu'il avoit destiné[1] de traiter en principal, mais à travers les parenthèses qu'il présentoit, et qu'il manioit en maître, et dont quelques-unes étoient assez souvent son principal objet. Là, nul verbiage, nul compliment, nulles louanges[2], nulles chevilles[3], aucune préface, aucun conte, pas la plus légère plaisanterie; tout objet, tout dessein[4], tout serré, substantiel, au fait, au but; rien sans[5] raison, sans cause, rien par amusement et par plaisir. C'étoit là que la charité générale l'emportoit sur la charité particulière, et que ce qui étoit sur le compte de chacun se discutoit exactement; c'étoit là que les plans, les arrangements, les changements, les choix se formoient, se mûrissoient, se découvroient[6], souvent tout mâchés[7], sans le paroître, avec le duc de Beauvillier, quelquefois avec lui et le duc de Chevreuse, qui, néanmoins, étoient tous deux ensemble très rarement avec lui. Quelquefois encore il y avoit de la réserve pour tous les deux ou pour l'un ou l'autre, quoique rare pour M. de Beauvillier, mais, en tout et partout, un inviolable secret dans toute sa profondeur[8].

Avec tant et de si grandes parties, ce prince si admirable ne laissoit pas de laisser voir un recoin[9] d'homme, c'est-à-dire quelques défauts, et quelquefois même peu

1. Il y a *destinée* dans le manuscrit.
2. Saint-Simon a écrit *nulle* au singulier et *louanges* au pluriel.
3. Mot déjà rencontré dans le tome XX, p. 20.
4. Il y avait au manuscrit *tout au but;* Saint-Simon a biffé *au* et surchargé *but* en *dessein*.
5. La première lettre de *sans* surcharge un *p*.
6. *Couvroient* corrigé en *découvroient*.
7. Participe déjà annoté dans le tome XVI, p. 493.
8. Ci-dessus, p. 317. — 9. Tome IV, p. 139.

décents ; et c'est ce qu'avec tant de solide et de grand on avoit peine à comprendre, parce qu'on ne vouloit pas se souvenir qu'il n'avoit été que vice et que défaut, ni réfléchir sur le prodigieux changement, et ce qu'il avoit dû coûter, qui[1] en avoit fait un prince déjà si proche de toute perfection, qu'on s'étonnoit, en le voyant de près, qu'il ne l'eût pas encore atteinte jusqu'à son comble. J'ai touché ailleurs quelques-uns de ces légers défauts[2], qui, malgré son âge, étoient encore des enfances, qui se corrigeoient assez tous les jours pour faire sainement augurer que bientôt elles disparoîtroient toutes. Un plus important, et que la réflexion et l'expérience auroient sûrement guéri, c'est qu'il étoit quelquefois des personnes, mais rarement, pour qui l'estime et l'amitié de goût, même assez familière, ne marchoient pas de compagnie. Ses scrupules, ses malaises, ses petitesses de dévotion diminuoient tous les jours, et tous les jours il croissoit en quelque chose ; surtout il étoit bien guéri de l'opinion de préférer pour les choix la piété à tout autre talent, c'est-à-dire de faire un ministre, un ambassadeur, un général plus par rapport à sa piété qu'à sa capacité et à son expérience. Il l'étoit encore sur le crédit à donner à la piété, persuadé qu'il étoit[3] enfin que de fort honnêtes gens, et propres à beaucoup de choses, le peuvent être sans dévotion, et doivent cependant être mis en œuvre, et du danger encore de faire des hypocrites[4]. Comme il avoit le

1. *Qui* surcharge *p*r.

2. Notamment les enfantillages qu'on lui reprocha pendant la campagne de 1708 : tome XVI, p. 331-332 ; voyez aussi tome XIX, p. 152.

3. La première lettre d'*estoit* surcharge une *l*.

4. Le caractère de sa piété dans les affaires d'État se montre clairement dans cette phrase d'une lettre qu'il adressait à son frère Philippe V le 22 juin 1711, et que Mgr Baudrillart a reproduite dans sa *Mission en Espagne*, p. 78 : « Demandez bien à Dieu pour moi, je vous conjure, qu'il me donne toutes les lumières et la force qui m'est nécessaire pour m'acquitter des obligations où mon état m'appelle, et que je dois remplir sans présumer de moi, mais aussi sans reculer ni hési-

sentiment fort vif, il le passoit aux autres, et ne les en aimoit et n'estimoit pas moins. Jamais homme[1] si amoureux de l'ordre, ni qui le connût mieux, ni si desireux de le rétablir en tout, d'ôter la confusion, et de mettre gens et choses en leur place ; instruit au dernier point de tout ce qui doit régler cet ordre par maximes, par justice, et par raison, et attentif, avant qu'il fût le maître, de rendre à l'âge, au mérite, à la naissance, au rang, la distinction propre à chacune de ces choses, et de la marquer en toutes occasions. Ses desseins allongeroient trop ces *Mémoires* ; les expliquer seroit un ouvrage à part; mais un ouvrage à faire mourir de regrets[2]. Sans entrer dans mille détails sur le comment, sur les personnes, je ne puis toutefois m'en refuser ici quelque chose en gros. L'anéantissement de la noblesse lui étoit odieux[3], et son égalité entre elle insupportable[4]. Cette dernière nouveauté, qui ne cédoit qu'aux dignités, et qui confondoit le

ter quand elles sont dans l'ordre de Dieu. » — Saint-Simon a écrit par mégarde *hypocittes*.

1. L'abréviation *ho*e a été ajoutée en interligne.

2. Saint-Simon entreprit néanmoins cet « ouvrage », qu'il appela « Projets de gouvernement du duc de Bourgogne » et qui fut rédigé vers 1714. Un exemplaire manuscrit, exécuté pour Marie-Antoinette, a appartenu au bibliophile Charles Cousin et a figuré dans le catalogue de la vente de sa bibliothèque, 23 mars 1891, n° 74. M. Paul Mesnard les a publiés en 1860. Mais dans quelle mesure ces Projets reproduisent-ils les idées du prince ? Ne serait-ce pas plutôt les idées que Saint-Simon aurait voulu faire adopter par lui ? Il est à remarquer qu'il parle au futur, comme si les *Projets de gouvernement* n'étaient pas antérieurs de beaucoup aux *Mémoires*, et l'on pourra constater la même particularité dans l'Addition n° 1048, ci-après, p. 428.

3. Il y a *odieuse*, par mégarde, dans le manuscrit.

4. Voyez les *Projets de gouvernement*, p. 139 et suivantes, et Proyart, tomes I, p. 379, et II, p. 11-14. Clairambault avait été chargé de l'instruire sur les principales maisons du royaume, et le prince avait eu connaissance en 1706 des mémoires de d'Hozier sur l'origine des familles. Une lettre de Clairambault, du 6 janvier 1724, que l'on trouvera aux Additions et corrections, fournira quelques renseignements sur cette instruction nobiliaire.

noble avec le gentilhomme, et ceux-ci avec les seigneurs, lui paroissoit de la dernière injustice, et ce défaut de gradation une cause prochaine et destructive d'un royaume tout militaire. Il se souvenoit qu'il n'avoit dû son salut, dans ses plus grands périls sous Philippe de Valois[1], sous Charles V, sous Charles VII, sous Louis XII, sous François Ier, sous ses petits-fils, sous Henri IV, qu'à cette noblesse qui se connoissoit et se tenoit dans les bornes de ses différences réciproques, qui avoit la volonté et le moyen de marcher au secours de l'État par bandes et par provinces, sans embarras et sans confusion, parce qu'aucun n'étoit sorti de son état et ne faisoit difficulté d'obéir à plus grand que soi[2]. Il voyoit au contraire ce secours éteint par les contraires : pas un qui n'en soit venu à prétendre l'égalité à tout autre ; par conséquent plus rien d'organisé, plus de commandement et plus d'obéissance. Quant aux moyens, il étoit touché jusqu'au plus profond du cœur de la ruine de la noblesse, des voies[3] prises et toujours continuées pour l'y réduire et l'y tenir, l'abâtardissement que la misère et le mélange du sang, par les continuelles mésalliances nécessaires pour avoir du pain, avoient[4] établi dans les courages et pour valeur, et pour vertu, et pour sentiments. Il étoit indigné de voir cette noblesse françoise si célèbre, si illustre, devenue un peuple presque de la même sorte que le peuple même, et seulement distingué de lui en ce que le peuple a la liberté de tout travail, de tout négoce, des armes mêmes, au lieu que la noblesse est devenue un autre peuple qui n'a d'autre choix qu'une mortelle et ruineuse oisiveté, qui, par son inutilité à tout, la rend à charge et méprisée, ou d'aller à la guerre se faire tuer à travers les insultes des

1. Les mots *Ph. de Valois* surchargent *Ch. V sous.*
2. Comparez cette phrase avec ce que notre auteur a dit de l'état ancien de la noblesse dans le mémoire inséré au tome XXI, p. 481-482.
3. *Voyes* surcharge *moy[ens]*, et, plus loin, *pr* surcharge un *d*.
4. Il y a *avoit*, par mégarde dans le manuscrit.

commis des secrétaires d'État et des secrétaires des intendants, sans que les plus grands de toute cette noblesse par leur naissance, et par les dignités, qui, sans sortir de son[1] ordre, les met[2] au-dessus d'elle, puissent éviter ce même sort d'inutilité, ni les dégoûts des maîtres[3] de la plume lorsqu'ils servent dans les armées. Surtout il ne pouvoit se contenir contre l'injure faite aux armes, par lesquelles cette monarchie s'est fondée et maintenue : qu'un officier vétéran, souvent couvert de blessures, même lieutenant général des armées, retiré chez soi avec estime, réputation, pensions même, y soit réellement mis à la taille avec tous les autres paysans de sa paroisse, s'il n'est pas noble, par[4] eux et comme eux, et, comme je l'ai vu arriver à d'anciens capitaines chevaliers de Saint-Louis et à pension, sans remède pour les en exempter, tandis que les exemptions sont sans nombre pour les plus vils emplois de la petite robe et de la finance, même après les avoir vendus, et quelquefois héréditaires[5].

Ce prince ne pouvoit s'accoutumer qu'on ne pût parvenir à gouverner l'État en tout ou en partie, si on n'avoit été maître des requêtes, et que ce fût entre les mains de la jeunesse de cette magistrature que toutes les provinces fussent remises pour les gouverner en tout genre, et seuls, chacun la sienne à sa pleine et entière discrétion[6], avec un pouvoir infiniment plus grand, et une autorité plus libre et plus entière, sans nulle comparaison, que les gouverneurs de ces provinces en[7] avoient jamais eu, qu'on

1. *Son* est en interligne au-dessus de *leur*, biffé, et *ordre* a été corrigé en *Ordre*.

2. Ce singulier se rapporte à la naissance.

3. Ce mot est écrit simplement *m*^{e} dans le manuscrit.

4. *Par* surcharge *sans*, qui va venir plus loin.

5. Il y a *heredit*^{e}, au singulier, dans le manuscrit. Saint-Simon veut dire que ces exemptions étaient même quelquefois héréditaires.

6. D'après les *Projets de gouvernement* (p. 10), le duc aurait eu l'intention de supprimer les intendants.

7. *En* surcharge *ne*.

avoit pourtant voulu si bien abattre qu'il ne leur en étoit resté que le nom et les appointements uniques; et il ne trouvoit pas moins scandaleux que le commandement de quelques provinces fût joint et quelquefois attaché à la place du chef du parlement de la même province en absence du gouverneur et du lieutenant général en titre, laquelle étoit nécessairement continuelle, avec le même pouvoir sur les troupes qu'eux[1]. Je ne répéterai point ce qu'il pensoit sur le pouvoir et sur l'élévation des secrétaires d'État, des autres ministres, et la forme de leur gouvernement[2]: on l'a vu il n'y a pas longtemps[3], comme, sur le dixième, on a vu ce qu'il pensoit et sentoit sur la finance et les financiers[4]. Le nombre immense de gens employés à lever et à percevoir les impositions ordinaires et extraordinaires, et la manière de les lever, la multitude énorme d'offices et d'officiers de justice de toute espèce, celle des procès, des chicanes, des frais, l'iniquité de la prolongation des affaires, les ruines et les cruautés qui s'y commettent, étoient des objets d'une impatience qui lui inspiroit presque[5] celle d'être en pouvoir d'y remédier[6]. La comparaison qu'il faisoit des pays d'États avec les autres lui avoit donné la pensée de partager le royaume en parties, autant qu'il se pourroit, égales pour la richesse, de faire administrer chacune par ses États[7], de les simplifier tous extrêmement pour en bannir la cohue et le désordre, et, d'un extrait aussi fort simplifié de tous ces États des provinces, en former quelquefois des États généraux du royaume[8]. Je n'ose achever un grand mot, un mot d'un prince pénétré qu'un roi est fait pour les sujets et non les sujets pour lui[9], comme il ne se contraignoit pas

1. C'était le cas en Provence. — 2. *Projets de gouvernement*, p. 72.
3. Ci-dessus, p. 14. — 4. Tome XX, p. 180.
5. *Presque* est en interligne, et *pouvoir* surcharge *est*[*at*].
6. Proyart, tome II, p. 3-5, 34-45 et 140-141.
7. *Projets de gouvernement*, p. 4-5. — 8. *Ibidem*, p. 5-6.
9. Cette maxime, qui a été reproduite par tous les panégyristes du duc, ne lui était pas particulière. On la retrouve dans le livre V du

de le dire en public, et jusque dans le salon de Marly, un mot enfin de Père de la Patrie, mais un mot qui[1], hors de son règne, que Dieu n'a pas permis, seroit le plus affreux blasphème[2]. Pour en revenir aux États généraux, ce n'étoit pas qu'il leur crût aucune sorte de pouvoir : il étoit trop instruit pour ignorer que ce corps, tout auguste que sa représentation le rende, n'est qu'un corps de plaignants, de remontrants, et, quand il plaît au Roi de le lui permettre, un corps de proposants ; mais ce prince, qui se seroit plu dans le sein de sa nation rassemblée, croyoit trouver des avantages infinis[3] d'y être informé des maux et des remèdes par des députés qui connoîtroient les premiers par expérience, et de consulter les derniers avec ceux sur qui ils devoient porter ; mais, dans ces États, il n'en vouloit connoître que trois[4], et laissoit fermement dans le troisième celui qui si nouvellement a paru vouloir s'en tirer[5].

A l'égard des rangs, des dignités et des charges, on a vu[6] que les rangs étrangers, ou prétendus tels, n'étoient pas dans son goût et dans ses maximes, et ce qui en étoit pour la règle des rangs. Il n'étoit pas plus favo-

Télémaque, dans l'Avant-propos du *Discours sur l'histoire uniververselle* composé par Bossuet pour l'éducation du père du Dauphin, dans les *Œuvres de Louis XIV,* tome I, p. 53, dans les *Caractères de la Bruyère,* tome I, p. 385. Étienne Pasquier l'avait insérée dans son *Pourparler du prince,* et Philippe Pot, parlant au nom d'Anne de Beaujeu, l'avait proclamée devant les États généraux de 1484 ; enfin, Lucain, dans la *Pharsale,* chant II, vers 383, avait dit de Caton : « *Non sibi, sed toti genitum se credere mundo.* » Dans une lettre écrite peu après la mort de Monseigneur et destinée à être mise sous les yeux du duc de Bourgogne, Fénelon exprimait la même idée (*Correspondance,* tome I, p. 453) : « Il ne faut pas que tous soient à un seul ; mais un seul doit être à tous pour faire leur bonheur. »

1. *Un mot qui* a été ajouté en interligne.

2. Saint-Simon ne prononce pas ce « mot », et il est difficile de suppléer à son silence.

3. *Infinies* corrigé en *infinis.* — 4. Trois états, trois ordres.

5. La robe. — 6. Ci-dessus, p. 22-23.

rable aux dignités étrangères. Son dessein aussi n'étoit pas de multiplier les premières dignités du royaume. Il vouloit néanmoins favoriser la première noblesse par des distinctions[1]; il sentoit combien elles étoient impossibles et irritantes par naissance entre les vrais seigneurs, et il étoit choqué qu'il n'y eût ni distinction ni récompense à leur donner, que les premières et le comble de toutes. Il pensoit donc, à l'exemple, mais non sur le modèle de l'Angleterre, à des dignités moindres en tout que celles de ducs, les unes héréditaires et de divers degrés[2], avec leurs rangs et leurs distinctions propres, les autres à vie, sur le modèle, en leur manière, des ducs non vérifiés ou à brevet. Le militaire en auroit eu aussi, dans le même dessein et par la même raison, au-dessous des maréchaux de France[3]. L'ordre de Saint-Louis auroit été beaucoup moins commun, et celui de Saint-Michel tiré de la boue où on l'a jeté, et remis en honneur pour rendre plus réservé celui de l'ordre du Saint-Esprit[4]. Pour les charges, il ne comprenoit pas comment le Roi avoit eu pour ses ministres la complaisance de laisser tomber les premières après les grandes de sa cour dans l'abjection où de l'une à l'autre toutes sont tombées[5]. Le[6] Dauphin auroit pris plaisir d'y être servi et environné par de véritables seigneurs, et il auroit illustré d'autres charges moindres, et ajouté quelques[7]-unes de nouveau pour des personnes de qualité moins distinguées. Ce tout ensemble, qui eût décoré sa cour et l'État, lui auroit fourni beaucoup plus de récompenses; mais il n'aimoit pas les perpétuelles, que la même charge, le même gouvernement devînt comme patrimoine par l'habitude de passer toujours de père en

1. *Projets de gouvernement*, p. 139-143.

2. Avant *degrés*, il a biffé *degré*, qui corrigeait un premier *degré* mal orthographié.

3. *Projets de gouvernement*, p. 94-95.

4. *Ibidem*, p. 143-154. — 5. *Ibidem*, p. 120-123 et 130.

6. *Le* corrige *ce*. — 7. *Quelqs* corrige l'abréviation de *que*.

fils. Son projet de libérer peu à peu toutes les charges de cour et de guerre, pour en ôter à toujours la vénalité, n'étoit pas favorable aux brevets de retenue ni[1] aux survivances, qui ne laissoient rien aux jeunes gens à prétendre ni à desirer. Quant à la guerre, il ne pouvoit goûter l'ordre du tableau, que Louvois a introduit pour son autorité particulière pour confondre qualité, mérite et néant, et pour rendre peuple tout ce qui sert[2]. Ce prince regardoit cette invention comme la destruction de l'émulation, par conséquent du desir de s'appliquer, d'apprendre et de faire, comme la cause de ces immenses promotions qui font des officiers généraux sans nombre, qu'on ne peut, pour la plupart, employer ni récompenser, et parmi lesquels on en trouve si peu qui aient de la capacité et du talent, ce qui remonte enfin jusqu'à ceux qu'il faut bien faire maréchaux de France[3], et, entre ces derniers, jusqu'aux généraux des armées, dont l'État[4] éprouve les funestes suites, surtout depuis le commencement de ce siècle, parce que ceux qui ont précédé cet établissement n'étoient déjà plus, ou hors d'état de servir[5].

Cette grande et sainte maxime, que les rois sont faits pour leurs peuples, et non les peuples pour les rois ni aux rois[6], étoit si avant imprimée en son âme, qu'elle lui avoit rendu le luxe et la guerre odieuse. C'est ce qui le faisoit quelquefois expliquer trop vivement sur la dernière, emporté par une vérité trop dure pour les oreilles du monde, qui a fait quelquefois dire sinistrement qu'il n'aimoit pas la guerre. Sa justice étoit munie de ce bandeau

1. Écrit *n'y*, par mégarde.
2. *Projets de gouvernement*, p. 34-45.
3. *FFr.* dans le manuscrit. — 4. *L'Estat* surcharge *on*.
5. Les six derniers mots ont été ajoutés à la fin du paragraphe. — En 1710, une main inconnue avait déposé sur la toilette du Dauphin une lettre dénonçant les trahisons et l'incapacité des maréchaux (Éd. de Barthélemy, *les Correspondants de la marquise de Balleroy*, tome I, p. 47).
6. Ci-dessus, p. 326.

impénétrable qui en fait toute la[1] sûreté. Il se donnoit la peine d'étudier les affaires qui se présentoient à juger devant le Roi aux conseils de finance et des dépêches, et, si elles étoient grandes, il y travailloit avec les gens du métier, dont il puisoit des connoissances sans se rendre esclave de leurs opinions[2]. Il communioit au moins tous les quinze jours[3], avec un recueillement et un abaissement qui frappoit, toujours en collier de l'Ordre et en rabat et manteau court. Il voyoit son confesseur jésuite une ou deux fois la semaine, et quelquefois fort longtemps, ce qu'il abrégea beaucoup dans la suite quoiqu'il approchât plus souvent de la communion. Sa conversation étoit aimable, tant qu'il pouvoit solide, et par goût; toujours mesurée à ceux avec qui il parloit. Il se délassoit volontiers à la promenade : c'étoit là où elles paroissoient[4] le plus. S'il s'y trouvoit quelqu'un avec qui il pût parler de sciences, c'étoit son plaisir, mais plaisir modeste, et seulement pour s'amuser et s'instruire, en dissertant quelque peu, et en écoutant davantage. Mais ce qu'il y cherchoit le plus, c'étoit l'utile : des gens à faire parler sur la guerre et les places, sur la marine et le commerce, sur les pays et les cours étrangères, quelquefois sur des faits particuliers, mais publics, et sur des points d'histoire, ou

1. *La* corrigé en *sa*, par erreur, dans le manuscrit.

2. *Dangeau*, tome IX, p. 300; nos tomes X, p. 384, et XIV, p. 153 et 158-160. Son application à étudier les affaires était bien connue dans le public, et il recevait de nombreux mémoires anonymes, projets de réformes, propositions de finances, etc. En août 1710, le duc du Maine lui avait soumis un mémoire sur les affaires du temps, que M. A. de Boislisle a publié dans l'*Annuaire-Bulletin de la Société de l'histoire de France*, année 1893.

3. Proyart, tome II, p. 271-275. Il assistait à la messe tous les jours, ce que le Roi faisait aussi d'ailleurs, et il ne manquait jamais les vêpres le dimanche et les jours de fête (*Dangeau*, tome XII, p. 95; notre tome XVII, p. 391-392).

4. Tel est bien le texte du manuscrit. Saint-Simon sous-entend sans doute : *ses qualités*. Le texte de l'Addition à Dangeau (ci-après, p. 429) contient la même inadvertance.

des guerres passées depuis longtemps. Ces promenades, qui l'instruisoient beaucoup, lui concilioient les esprits, les cœurs, l'admiration, les plus grandes espérances. Il avoit mis à la place des spectacles, qu'il s'étoit retranchés depuis fort longtemps[1], un petit jeu où les plus médiocres bourses pouvoient atteindre, pour pouvoir varier, et partager l'honneur de jouer avec lui, et se rendre cependant visible à tout le monde[2]. Il fut toujours sensible au plaisir de la table et de la chasse : il se laissoit aller à la dernière avec moins de scrupule ; mais il craignoit son foible pour l'autre, et il étoit d'excellente compagnie quand il s'y laissoit aller[3].

Il connoissoit le Roi parfaitement; il le respectoit, et, sur la fin, il l'aimoit en fils, et lui faisoit une cour attentive de sujet, mais qui sentoit quel il étoit[4]. Il cultivoit Mme de Maintenon avec les égards que leur situation demandoit. Tant que Monseigneur vécut, il lui rendoit tout ce qu'il devoit avec soin ; on y sentoit la contrainte, encore plus avec Mlle Choin, et le malaise avec tout cet intérieur de Meudon. On en a tant[5] expliqué les causes[6], qu'on n'y

1. Quoiqu'il n'ait commencé à aller au spectacle qu'assez tard, en 1698, dès 1703 il y renonça complètement. Après la mort de Monseigneur, les comédiens étant allés lui demander sa protection, comme son père leur accordait la sienne, il leur répondit : « Pour ma protection, non ; mais, comme votre métier est devenu en quelque sorte nécessaire en France, contentez-y-vous tolérés, » et leur tourna le dos (*Mémoires de Mathieu Marais*, tome I, p. 142 ; *Dangeau*, tome XIII, p. 392 note ; voyez aussi Geffroy, *Madame de Maintenon d'après sa correspondance*, tome II, p. 190, et les *Mémoires de Mlle d'Aumale*, tome II, p. 321).

2. C'est à partir de 1702 qu'il avait réduit son jeu : *Dangeau*, tome VIII, p. 283 ; notre tome VII, p. 159 ; Proyart, tome II, p. 174-175.

3. Voyez l'anecdote que raconte à ce propos l'abbé Proyart dans sa *Vie du Dauphin*, tome II, p. 173-174, et notre tome XIX, p. 283.

4. Mme de Maintenon le trouvait trop timide et trop craintif avec le Roi ; c'était la faute de son éducation (lettre à la princesse des Ursins, recueil Bossange, tome II, p. 368).

5. *Si* corrigé en *tant*.

6. En dernier lieu dans le tome XXI, p. 64-65 et 76-79.

reviendra pas ici. Le prince admiroit, autant pour le moins que tout le monde, que Monseigneur, qui, tout matériel qu'il étoit, avoit beaucoup de gloire, n'avoit jamais pu s'accoutumer à Mme de Maintenon, ne la voyoit que par bienséance, et le moins encore qu'il pouvoit, et toutefois avoit aussi en Mlle Choin sa Maintenon autant que le Roi avoit la sienne, et ne lui asservissoit pas moins ses enfants que le Roi les siens à Mme de Maintenon. Il aimoit[1] les princes ses frères avec tendresse, et son épouse avec la plus grande passion[2]. La douleur de sa perte pénétra ses plus intimes moëlles. La piété y surnagea par les plus prodigieux efforts. Le sacrifice fut entier; mais il fut sanglant. Dans cette terrible affliction, rien de bas, rien de petit, rien d'indécent. On voyoit un homme hors de soi, qui s'extorquoit[3] une surface unie, et qui y succomboit. Ses jours[4] en furent tôt abrégés[5]. Il fut le même dans sa maladie : il ne crut point en relever; il en raisonnoit avec ses médecins dans cette opinion; il ne cacha pas sur quoi elle étoit fondée; on l'a dit il n'y a pas longtemps[6], et tout ce qu'il sentit depuis le premier jour jusqu'au dernier l'y confirma de plus en plus. Quelle épouvantable conviction de la fin de son épouse et de la sienne! Mais, grand Dieu! quel spectacle vous donnâtes en lui, et que n'est-il permis encore d'en révéler des parties également secrètes, et si sublimes, qu'il n'y a que vous qui les puissiez donner et en connoître tout le prix!

1. *Amoit* mal corrigé en *aimoit*.

2. « Il était tellement épris d'elle, écrit Madame (*Correspondance*, recueil Brunet, tome I, p. 314), que, pourvu qu'elle lui fît bonne mine, il était comme en extase et tout hors de lui. »

3. Au sens de se contraindre avec une extrême violence pour faire paraître un visage calme.

4. Il y a *les jours* dans le manuscrit.

5. Comparez ce qu'il avait dit à ce propos dans l'Éloge inédit rédigé dès le mois de mars 1712 et que M. de Boislisle a publié dans la *Revue des questions historiques* de juillet 1880 (p. 251).

6. Ci-dessus, p. 243.

Quelle imitation de Jésus-Christ sur la croix ! on ne dit pas seulement à l'égard de la mort et des souffrances, elle s'éleva bien au-dessus. Quelles tendres, mais tranquilles vues ! Quel surcroît de[1] détachement ! Quels vifs élans d'actions de grâces d'être préservé du sceptre et du compte qu'il en faut rendre ! Quelle soumission, et combien parfaite ! Quel ardent amour de Dieu ! Quel perçant regard sur son néant et ses péchés ! Quelle magnifique[2] idée de l'infinie miséricorde ! Quelle religieuse et humble crainte ! Quelle tempérée confiance ! Quelle sage paix ! Quelles lectures, quelles prières continuelles ! Quel ardent desir des derniers sacrements ! Quel profond recueillement ! Quelle invincible patience ! Quelle douceur, quelle constante bonté pour tout ce qui l'approchoit ! Quelle charité pure qui le pressoit d'aller à Dieu[3] ! La France tomba enfin sous ce dernier châtiment ; Dieu lui montra un prince qu'elle ne méritoit pas[4]. La terre n'en étoit pas digne ; il étoit mûr déjà pour la bienheureuse éternité[5].

Obsèques pontificales à Rome pour le Dauphin ; époque et date de leur cessation

La consternation fut vraie et générale ; elle pénétra les terres et les cours étrangères. Tandis que les peuples pleuroient celui qui ne pensoit qu'à leur soulagement, et toute la France un prince qui ne vouloit régner que pour la rendre heureuse et florissante[6], les souverains de

1. *De* surcharge *d'*.
2. Écrit *magifique*, par inadvertance.
3. Voyez le récit de sa mort et de ses derniers sentiments dans le livre de l'abbé Proyart, tome II, p. 355.
4. Les contemporains lui appliquèrent ces vers de l'Énéide :

   Heu, miserande puer, si qua fata aspera rumpas,
   Tu Marcellus eris !

5. M. Albert Le Roy, dans *la France et Rome*, p. 408-409, a critiqué comme exagérée et déclamatoire cette page où Saint-Simon exprime sa douleur et ses regrets.
6. Un témoignage curieux des regrets que la mort du duc de Bourgogne inspira dans le peuple a été conservé dans les registres paroissiaux de Vincelles (Yonne) : « Comme l'homme est incapable d'une joie parfaite, elle vient d'être altérée et troublée par la mort de Louis de Bourbon, dauphin de France... C'étoit un prince universellement

à Rome et à Paris pour les Papes et pour nos Rois. [Add. St-S. 1049]

l'Europe pleurèrent publiquement celui qu'ils regardoient déjà comme leur exemple, et que ses vertus alloient rendre leur arbitre et le modérateur paisible et révéré des nations. Le Pape en fut si touché, qu'il résolut de lui-même, et sans aucune sorte d'office[1], de passer par-dessus toutes les règles et les formalités de sa cour, et il en fut unanimement applaudi. Il tint exprès[2] un consistoire; il y déplora la perte infinie que faisoit l'Église et toute la chrétienneté[3]; il fit un éloge complet du prince qui causoit leurs justes regrets et ceux de toute l'Europe[4]; il y déclara enfin que, passant, en faveur de ses extraordinaires vertus et de la douleur publique, par-dessus toute coutume, il en feroit lui-même dans sa chapelle les obsèques publiques et solennelles. Il en indiqua[5] tout de suite le jour[6]; le sacré collège et toute la cour romaine y assista, et tous applaudirent à un honneur si insolite[7]. Il avoit toujours été rendu réciproquement aux Papes en France et à nos Rois à Rome, mais non à leurs enfants, jusqu'à la mort d'Henri III. Sixte V, qui avoit ouvert les yeux au

aimé de toute la France; il ne cherchoit qu'à faire plaisir, même au plus petit. Paris le pleure comme son père, et la France comme son support et appui » (*Inventaire des archives départementales de l'Yonne*, supplément à la série E, p. 49).

1. Sans que personne soit intervenu pour cela; nous allons retrouver le mot à la page suivante.

2. Non pas exprès, mais dans le consistoire annoncé pour le 16 mars; il avait reçu la veille la nouvelle officielle (*Gazette*, p. 199; *Gazette d'Amsterdam*, n° XXIX; Affaires étrangères, vol. *Rome* 518, fol. 231, 276, 282, 285 et 292).

3. Telle est l'orthographe de Saint-Simon.

4. Le texte de ce discours est en copie de la main de Saint-Simon dans le volume *France* 1188, au Dépôt des affaires étrangères, et a été publié dans les *Écrits inédits*, tome II, p. 492, et dans les *Mémoires de Sourches*, p. 351-352.

5. La première lettre d'*indiqua* surcharge un *d*.

6. C'est une erreur; dans son discours, le Pape se réserva de fixer le jour.

7. Ce service solennel eut lieu le 4 juin (*Gazette*, p. 319; vol. *Rome* 519, fol. 312 v°).

célèbre duc de Nevers[1], qui l'étoit allé consulter sur la Ligue, et qui lui-même ne l'avoit favorisée que le moins qu'il avoit pu, qui loua publiquement Henri III de s'être défait du duc de Guise, devint furieux deux jours après, lorsqu'il apprit que le cardinal de Guise avoit eu le même sort : il excommunia Henri III, et, quoi que ce prince pût faire dans le peu de temps que les Guises le laissèrent vivre[2] depuis, il demeura excommunié même[3] après sa mort, quoique, dans le court espace qu'il vécut après avoir été frappé, il eût fait tout ce qui lui fut possible pour mourir en bon chrétien, qu'il eût été réconcilié à l'Église, et qu'il eût reçu tous les sacrements. Tout ce que la Reine sa veuve[4] fit [de] démarches[5] à Rome par le célèbre d'Ossat[6], depuis cardinal, toute l'adresse, l'éloquence, la force des raisons et des offices qu'il y employa, toute la considération personnelle que ce grand homme s'y étoit acquise, furent inutiles pour obtenir les obsèques accoutumées pour nos Rois. En revanche, on cessa en France de les faire pour les Papes, et réciproquement il n'y en a pas eu depuis. C'est ce qui ajouta beaucoup à celles que Clément XI, et de lui-même, voulut faire pour ce sublime Dauphin, et que tout Rome applaudit contre ses plus opiniâtres maximes, qui la rendent si politiquement invariable pour tout ce qui est du cérémonial.

Étrange pensée de l'archevêque de Reims

De douloureuses[7] choses me ramènent sur mes pas. La Dauphine mourut, comme je l'ai dit[8], à Versailles, le vendredi 12 février, entre huit et neuf heures du soir.

1. Louis de Gonzague (tome VII, p. 110) — 2. *Vive* corrigé en *vivre*.
3. *Meme* a été ajouté en interligne. — 4. Louise de Lorraine.
5. Saint-Simon avait d'abord écrit *fit et employa de demarches* ; il a biffé *et employa de*, et ce dernier mot par mégarde.
6. Tome XV, p. 25. Elle y employa aussi son premier écuyer Montmorin (notre tome IX, p. 375).
7. Ces deux mots sont en interligne, au-dessus de *L'estrange* corrigé en *D'estranges*.
8. Ci-dessus, p. 278-279.

sur le duc de Noailles ; pourquoi mal avec les Noailles.

J'étois retiré dans ma chambre, pénétré de cette perte ; l'archevêque de Reims[1], qui entroit chez moi à toute heure, y arriva, et me trouva seul. Il étoit affligé, comme il n'étoit personne qui pût s'en défendre ; il l'étoit de plus de la perte de la charge de dame d'atour qu'avoit la comtesse de Mailly, sa belle-sœur, avec laquelle[2] il étoit intimement de tout temps. Il savoit par elle l'aventure de la tabatière[3]. Le Roi ne faisoit presque que de partir, et il s'étoit trouvé dans la chambre de la pauvre princesse tout pendant que le Roi y avoit demeuré, et il y étoit longtemps auparavant. Il me conta d'entrée que le duc de Noailles, qui étoit en quartier de capitaine des gardes, y étoit venu[4] avant le Roi, qu'il lui avoit vu un air embarrassé, le regard curieux, une décision fort nette et trop sereine que cela ne pouvoit aller loin[5], un examen attentif, et quelque chose de fort composé dans toute sa personne ; qu'il étoit demeuré assez longtemps, et s'en étoit allé pour y revenir fort peu après avec le Roi, où, à travers son embarras, qui subsistoit, le contentement perçoit. Enfin il m'en parla comme lui en attribuant tout le malheur, et me le dit nettement. Il faut remarquer que tous ces Maillis ne[6] pouvoient souffrir les Noailles ; la jalousie les rongeoit de la préférence qu'ils avoient sur eux chez Mme de Maintenon, et leur manie étoit de trouver fort mauvais que la comtesse de Mailly, fille de son cousin germain[7], n'en eût pas été traitée en parfaite égalité de fortune comme la fille unique de son propre frère[8]. A cette émulation, qui for-

1. François de Mailly, beau-frère de la dame d'atour de la Dauphine, comme il va être dit quelques lignes plus loin.

2. *Laquel* corrigé en *laquelle*. — 3. Ci-dessus, p. 272.

4. *Venu* est en interligne, au-dessus *d'entré*, biffé.

5. Il veut dire que le duc paraissait nettement assuré, pleinement certain que la Dauphine ne vivrait plus longtemps.

6. *De* corrigé en *ne*.

7. Élie, marquis de Saint-Hermine : tome I, p. 88.

8. Françoise d'Aubigné, propre nièce de Mme de Maintenon, avait épousé le duc de Noailles.

moit leur haine, l'archevêque en joignoit une particulière. Avant son épiscopat, il avoit été député du second ordre[1] à une assemblée du clergé. Il vouloit parvenir, et il s'étoit livré aux jésuites. Il arriva une affaire où il s'opposa fièrement au cardinal de Noailles[2], qui présidoit à l'assemblée, et qui étoit alors dans sa grande faveur. Surpris de se voir résister en face par un abbé, il voulut s'expliquer, et lui faire honnêtement entendre raison. L'abbé n'en poussa que plus vertement sa pointe, et même avec peu de mesure. Alors le cardinal, piqué, le malmena de façon que l'autre ne le lui pardonna jamais. Lui-même autrefois m'avoit conté la querelle, et souvent depuis témoigné qu'il ne l'oublieroit jamais. Je l'en fis souvenir alors pour le rendre suspect à lui-même ; mais, voyant qu'il s'animoit de plus en plus à me vouloir persuader, je lui dis que personne ne le pouvoit jamais être que le duc de Noailles pût être capable d'une horreur aussi abominable, aussi peu qu'il eût aucun intérêt en la mort de la Dauphine, lui qui, toute sa vie, en avoit été si bien traité, qui avoit trois sœurs dames du palais ses favorites[3], qui avoit tant d'intérêt en la vie de Mme de Maintenon, qui, à son âge, soutiendroit difficilement cette perte ; enfin, outre[4] ces raisons démonstratives, toutes celles dont je pus m'aviser. Je n'y gagnai rien. La cause du rappel du duc de Noailles commençoit à percer[5] ; il me soutint qu'il vouloit gouverner le Dauphin sans partage, à qui il ne pouvoit proposer une maîtresse, comme si, en genre d'affaires et de confiance, les ducs de Beauvillier et de Chevreuse n'eussent pas été des obstacles plus fâcheux que la Dauphine. J'eus beau dire : l'archevêque demeura ferme sur la tabatière, dont l'événement est en effet de-

1. Le mot *ordre* a été corrigé en *Ordre*.
2. Saint-Simon a déjà parlé de cette affaire dans le tome XIII, p. 272, mais sans entrer dans autant de détails.
3. Mmes de la Vallière, d'Estrées et de Gondrin.
4. Il y a *outres* dans le manuscrit. — 5. Ci-dessus, p. 183.

meuré inintelligible. Je l'exhortai du moins à condamner au plus profond silence, et le plus sans réserve, une si horrible pensée, et, en effet, il l'y contint ; mais il est mort, plusieurs[1] années depuis[2], dans sa persuasion, qui ne put me faire aucune impression. Ceux qui surent à la fin l'histoire de la boîte, en assez grand nombre, ne furent pas plus susceptibles que moi de ce soupçon, et personne ne s'avisa de jeter rien sur le duc de Noailles. Pour moi, je le crus si peu, que notre liaison demeura la même. Quelque intime qu'elle ait été jusqu'à la mort du Roi, je ne sais comment il est arrivé que nous ne nous sommes jamais parlé[3] de cette fatale tabatière.

Embarras du P. la Rue, qui surprend étrangement le Roi du changement de confesseur.

Dans le moment que le P. la Rue sortit de chez la Dauphine instruit de son intention[4], il fut au cabinet du Roi, à qui il fit dire qu'il avoit à lui parler au moment même. Le Roi le fit entrer. Il vainquit son embarras comme il put, et apprit au Roi ce qui l'amenoit. On ne peut jamais être plus frappé que le Roi le fut. Mille idées fâcheuses lui entrèrent dans la tête. J'ignore si les scrupules y trouvèrent leur place ; ils devoient être grands. L'extrémité retint l'indignation, mais laissa cours au dépit. La Rue se servit avantageusement de ce qu'il n'y avoit pas un moment à perdre pour abréger une si fâcheuse conversation.

Appareil funèbre chez la Dauphine ;

Le[5] samedi 13, le corps de la Dauphine fut laissé dans son lit à visage découvert[6] ; ouvert le même jour à onze

1. Avant *plusieures* (sic), Saint-Simon a biffé *longues a[nnées]*.
2. Il mourut le 13 septembre 1721.
3. Saint-Simon avait d'abord écrit *parlé*, qu'il a corrigé ensuite en *parlés*.
4. Ci-dessus, p. 275-276.
5. Les lettres, ordres et expéditions pour les obsèques du Dauphin et de la Dauphine sont dans le registre O^1 56, fol. 212-227.
6. Comme elle était morte dans un petit lit plus commode pour les soins, on la remit dans son grand lit, on la coiffa, on lui mit une camisole et du linge blanc, et on la disposa dans une posture convenable pour être vue du public, avec les mains jointes sur la poitrine (Céré-

heures du soir, toute la Faculté présente[1], la dame d'honneur et la dame d'atour, et, le dimanche 14, mis dans le cercueil sur une[2] estrade de trois marches; porté le lendemain lundi 15 dans son grand cabinet de même, où il y avoit des autels où, les matins, on disoit continuellement des messes[3]. Quatre[4] évêques assis, en rochet et camail, à la ruelle droite, se relevoient comme les dames, avertis par les agents du clergé. Ils prétendirent des chaises à dos, le carreau et le goupillon[5]; ils furent refusés des deux premiers: ils[6] n'eurent que des sièges ployants, et point de carreau ; ils crièrent tant, qu'ils attrapèrent le goupillon. Pour entendre ce cérémonial, que je n'ai pas eu lieu encore d'expliquer, on ne doit avoir en présence du corps de ces princes que ce qu'on auroit devant eux vivants. On y est assis à l'église sur des ployants, et cela décide pour s'asseoir, et pour l'espèce du siège. De carreaux, personne n'en a devant eux à l'église que le sang royal, les bâtards, les ducs et duchesses, et ceux et celles qui ont le rang de prince étranger ou le tabouret de grâce. Aussi n'y a-t-il que ces personnes-là [à] qui, venant jeter de l'eau bénite en cérémonie, ou chacun à part sans manteau, les hérauts[7], qui sont avec leurs cottes d'armes

prétentions des évêques refusées; règles de ces choses.

Carreau et goupillon à qui donnés et* par qui présentés. [Add. StS. 1050]

monial de Desgranges, ms. Mazarine 2746, fol. 85 ; *Dangeau*, p. 87 ; *Sourches*, p. 296).

1. C'est Dionis qui fit l'autopsie (Desgranges, fol. 87 v°). Saint-Simon y reviendra plus loin, p. 362.

2. Il y a *un*, par mégarde, dans le manuscrit.

3. Tout cela vient de Dangeau, p. 88-90, et est confirmé par les récits de Sourches, de Desgranges (fol. 87 et suivants), et du baron de Breteuil.

4. Le chiffre *4* corrige un *6*.

5. Le commencement de *goupillon* surcharge *car*[*reau*].

6. *Ils* surcharge *et*.

7. Les hérauts d'armes étaient au nombre de trente, et portaient le nom des divers pays ou provinces du royaume ; ils avaient à leur tête le roi d'armes, et ils ne remplissaient leurs fonctions que dans certaines

* *Donnés et* a été ajouté en interligne, et le mot *et* se trouve ainsi répété deux fois.

et leurs caducées[1] aux coins du pied du cercueil[2], présentent un carreau qu'ils tiennent relevé auprès d'eux, pour faire leur courte prière après avoir donné l'eau bénite, et, quand on se lève, les hérauts ôtent le carreau. Le goupillon est présenté par les hérauts aux mêmes personnes à qui ils donnent le carreau, qui le leur rendent après avoir donné l'eau bénite. Ils présentent aussi le goupillon aux officiers de la couronne et à leurs femmes, et, pour les charges, uniquement aux premiers gentilshommes de la chambre du Roi qui ne seroient pas ducs, et à leurs femmes, à la dame d'honneur, si elle n'étoit pas duchesse, à la dame d'atour, et au chevalier d'honneur et à sa femme, qui tous se mettent à genoux sans carreau pour faire leur courte prière. Toutes autres personnes, hommes et femmes, quelles qu'elles soient, même en mante et en manteau, prennent elles-mêmes le goupillon dans le bénitier et l'y remettent après avoir jeté de l'eau bénite, sans que les hérauts fassent le moindre mouvement. Ils sont avertis de tous ceux et celles qui doivent avoir un carreau par la proclamation de leur nom, que l'huissier fait de la porte à fort haute voix à mesure qu'il en voit entrer, et il n'en annonce aucune autre[3]. Au sang royal, c'est l'au-

Annonce à haute voix pour qui.

cérémonies (*État de la France*, 1698, tome I, p. 551-553); un mémoire historique sur leur charge a été inséré dans le *Mercure* de mars 1712, p. 91-101.

1. Les hérauts étaient vêtus d'une cotte d'armes en velours cramoisi, chargée devant et derrière de trois fleurs-de-lis d'or, et autant sur chaque manche, où le nom de leur province était également brodé. Ils avaient en outre une toque de velours noir, des brodequins, et une médaille à l'effigie du Roi pendue au cou. Aux pompes funèbres, ils tenaient à la main un bâton, appelé *caducée* et couvert de velours violet semé de fleurs-de-lis d'or, et ils jetaient par-dessus leur cotte d'armes une longue robe de deuil traînante.

2. Deux hérauts devaient se tenir jour et nuit au pied du lit de parade, pour présenter le goupillon et les carreaux (*État de la France*, 1698, tome I, p. 553).

3. Tous ces détails sont expliqués de la même façon dans le cérémonial de Desgranges, ms. Mazarine 2746, fol. 90 v°-92.

mônier de garde en rochet qui présente le goupillon et le reprend[1]. Six dames en mante assises[2] vis-à-vis des évêques, qui se relèvent toutes ensemble par six autres tout le jour, averties chacune de sa garde et de son heure, de la part du Roi, par un billet du grand maître des cérémonies[3]; de ces six dames, à chaque garde, deux duchesses ou princesses, alternativement, qui trouvent deux carreaux devant leurs sièges aux deux premières places (les autres dames n'en ont point[4]), deux dames du palais non duchesses qui s'accordent entre elles, et deux dames aux deux autres places qui soient de qualité à avoir mangé avec la princesse, c'est-à-dire avec la Reine, et à avoir entré[5] dans son carrosse. Les femmes des maréchaux de France qui ne sont point ducs roulent avec celles-ci, et ont la première des deux places. S'il y avoit d'autres officiers de la couronne non ducs, il en seroit de même de leurs femmes. Le Roi nomma lui-même les deux titrées de la première garde[6]. Il s'étoit fait un point de politique d'entretenir les disputes entre les ducs et les princes étrangers, c'est-à-dire lorrains; car encore qu'il ait donné le même rang à [M]M. de Bouillon et de Rohan, il n'a jamais souffert que ceux-là soient entrés en aucune compétence avec les ducs, ni avec la maison de Lorraine. Il crut donc faire mer-

Garde par les dames et quelles. Première garde comment réglée par le Roi entre les duchesses et la maison de Lorraine.

1. Toute cette phrase, depuis *Au sang*, a été ajoutée en interligne et sur la marge avec un signe de renvoi.

2. Le manuscrit porte après *assises* un second *en mantes* au pluriel.

3. Le texte en est donné par Desgranges.

4. Ces sept mots ont été ajoutés en interligne.

5. Il y a bien *avoir entré* dans le manuscrit, ce qui s'explique par *avoir mangé*, qui précède, mais ce qui est un barbarisme.

6. Desgranges, dans son Cérémonial, ms. Mazarine 2746, fol. 92 v° à 100, a raconté tout cela. Il a donné à la suite deux listes : celle des dames qui auraient dû être de garde successivement, et celles qui le furent en réalité, parce que beaucoup s'en excusèrent pour cause de maladie ou d'empêchement. Mme de Saint-Simon ne figure dans aucune des deux listes, sans doute à cause de sa charge de dame d'honneur de la duchesse de Berry.

veilles de prendre les deux plus anciennes duchesses qui se trouvassent à la cour, et, sous ce prétexte, la duchesse d'Elbeuf[1], veuve du second duc et pair et de l'aîné de la maison de Lorraine en France, et la duchesse de Sully[2], et de tenir ainsi sa balance égale, donnant aux ducs Mme d'Elbeuf pour duchesse, et si bien pour telle qu'il la doubloit d'une autre duchesse ; aux Lorrains, que l'aînée de leur maison avoit gardé la première. En conséquence pourtant, elles furent relevées par deux princesses, Mme de Lambesc[3] et sa tante Mlle d'Armagnac[4], qui ne le trouvèrent pas trop bon, parce que cela marquoit que les duchesses avoient eu la première garde. Je continuerai les cérémonies de suite jusqu'au départ pour Saint-Denis, tant pour n'y plus revenir, que pour d'autres raisons qui se verront dans la suite.

Eau bénite de peu* du sang royal et du comte de Toulouse, et point d'autres.

Le mercredi 17, Madame[5], accompagnée de M. le duc d'Orléans, de Mme la princesse de Conti et de ses deux filles, et de M. le comte de Toulouse, tous en mantes et en grands manteaux ainsi que leur suite, alla donner de l'eau bénite. Elle fut reçue par le chevalier d'honneur[6] à la tête de la maison de Madame la Dauphine, au bout de la dernière pièce tendue de noir, et l'y reconduisit[7]. La dame d'honneur ne traversa point dans la même pièce en la recevant et la conduisant, et s'arrêta à la porte intérieure. Il n'y eut d'eau bénite en cérémonie[8] que du sang royal contre tout usage jusqu'alors.

1. Françoise de Montaut-Navailles : tome V, p. 20.
2. Madeleine-Armande du Cambout : tome IV, p. 302.
3. Jeanne-Henriette-Marguerite de Durfort-Duras : tome XIV, p. 203.
4. Charlotte de Lorraine : tome II, p. 260.
5. Saint-Simon reproduit presque textuellement l'article de Dangeau du 17 février (p. 89-90). Les *Mémoires de Sourches* n'en parlent pas ; voyez le Cérémonial de Desgranges, fol. 102-103.
6. Le marquis de Dangeau. — 7. Le chevalier d'honneur l'y reconduisit.
8. *En ceremonie* a été ajouté en interligne.

* *De peu* est ajouté en interligne ainsi que *et du c. de Tolose*, et, après *autres*, Saint-Simon a biffé *et de tr.*

Le corps du* Dauphin porté sans cérémonie près de celui de la Dauphine.

Le vendredi matin 19[1], le corps de Monseigneur le Dauphin fut ouvert, un peu plus de vingt-quatre heures après sa mort, en présence de toute la Faculté, de quelques menins et du duc d'Aumont, nommé comme duc par le Roi[2]. Son cœur fut porté tout de suite à Versailles[3] auprès de celui de Madame la Dauphine. Ce même jour, entre cinq et six, les deux cœurs furent portés au Val-de-Grâce à Paris[4].

Transport en cérémonie des deux cœurs au Val-de-Grâce.

Chamillart, évêque de Senlis, premier aumônier de Madame la Dauphine, ayant un pouvoir du cardinal de Janson, grand aumônier, étoit dans le premier carrosse à la droite au fonds, portant les deux cœurs; Madame la Princesse au fonds à sa gauche, Mme de Vendôme sa fille, et Mlle de Conti au devant; la duchesse du Lude à une portière, le duc du Maine à l'autre[5]. Le duc d'Aumont,

1. Saint-Simon a oublié de mentionner (il y fera seulement allusion quelques lignes plus bas) que, le Dauphin étant mort le 18 février au matin, dans l'après-midi ses valets de chambre enveloppèrent le corps dans un drap de son lit, le mirent sur un matelas posé sur un brancard, et le transportèrent, recouvert d'une simple couverture, jusqu'à un carrosse du Roi qui attendait dans la cour de Marly; on plaça le matelas sur les deux banquettes et sur un tabouret mis entre elles, et on transporta ainsi incognito la dépouille mortelle dans son appartement de Versailles; la putréfaction était déjà commencée (Cérémonial de Desgranges, fol. 103-104; *Journal de Dangeau*, p. 90; *Mémoires de Sourches*, p. 302).

2. Saint-Simon reviendra sur l'autopsie, ci-après, p. 367.

3. Evidemment Saint-Simon croit que l'autopsie eut lieu à Marly; il lit mal Dangeau; et cependant (ci-après, p. 367) il va bien dire qu'elle fut faite à Versailles.

4. *Dangeau*, p. 100; *Sourches*, p. 303-304; Cérémonial de Desgranges, fol. 105 v° à 109 v°. On a vu (tome XII, p. 462) que, depuis 1662 jusqu'à la Révolution, tous les cœurs des membres de la famille royale étaient déposés dans l'église de ce monastère.

5. Il est étonnant que Saint-Simon n'ait pas remarqué que cette place du duc du Maine dans le carrosse de la Dauphine était une usurpation; Desgranges en fit l'observation; mais le Roi l'autorisa (ms. Mazarine 2746, fol. 107 v°).

* Les mots *Le corps* ont été ajoutés en tête de la manchette, et *du* corrige *Le*.

comme premier gentilhomme de la chambre, suivoit à la première place du fonds d'un carrosse de Monseigneur le Dauphin, accompagné de quelques menins. Suivoit le carrosse du corps de Madame la Dauphine rempli de ses dames du palais, dont deux étoient restées à la garde du corps. Ce cortège arriva après minuit au Val-de-Grâce: tout y fut fini avant deux heures[1], revint après sans cérémonie, et demeura à Paris qui voulut. Dès que ce convoi fut parti de Versailles, le corps de Monseigneur le Dauphin, porté de Marly sans cérémonie[2], fut placé à la droite de celui de Madame la Dauphine sur la même estrade, qui fut élargie[3].

Mgr le duc de Bretagne dauphin. Madame entre les soirs dans le cabinet du Roi après le souper.

Le samedi 20, le Roi manda à la duchesse de Ventadour qu'il vouloit que désormais Mgr le duc de Bretagne prît le nom et le rang de Dauphin[4]; et, ce même soir[5], il fit entrer Madame dans son cabinet, après son souper, avec les princes et princesses qui avoient coutume d'y entrer,

1. Le discours que prononça l'évêque de Senlis a été recueilli par Desgranges (fol. 142).

2. Ci-dessus, p. 343, note 1.

3. *Dangeau*, p. 100; *Sourches*, p. 303. Il y a un plan de la chambre mortuaire dans Desgranges, fol. 158. Pour tout ce cérémonial des obsèques, on peut voir outre les registres de Desgranges, ms. Mazarine 2746, les Mémoires du baron de Breteuil, ms. Arsenal 3864 (qui donnent très peu de détails), le registre des premiers gentilshommes de la chambre, aux Archives nationales, O[1] 821, dont le récit a été publié par M. le vicomte de Grouchy dans le *Carnet historique et littéraire*, année 1898, le *Mercure* de février 1712, enfin des procès-verbaux, lettres, ordres, plans, etc., conservés aux Archives nationales dans les cartons K 122, n° 15, et O[1] 1043. Les *Mémoires de Mlle d'Aumale*, tome II, p. 302-315, et la lettre LXXXVI de Mme Dunoyer, tome IV, p. 147 et suivantes, donnent aussi quelques détails.

4. *Dangeau*, p. 101; *Sourches*, p. 308. L'annotateur de ces derniers Mémoires rapporte que, quand la duchesse de Ventadour appela le petit prince Monsieur le Dauphin, il lui dit : « Maman, ne me donnez pas ce nom; il est trop triste. »

5. Non pas ce même soir, mais quelques jours auparavant (*Dangeau*, p. 101).

jusqu'au coucher du Roi, et elle y est depuis entrée tous les soirs[1].

M. le duc d'Orléans, seul de tous les princes, donne en cérémonie l'eau bénite au Dauphin.

Le lundi 22[2] février, M. le duc d'Orléans alla donner l'eau bénite au corps de Monsieur le Dauphin[3]. Il y fut reçu et conduit, comme l'avoit été Madame, par[4] le duc d'Aumont, comme premier gentilhomme de la chambre, à la tête des menins, qui tour à tour gardoient le corps de Monseigneur le Dauphin[5].

Convoi des deux corps à Saint-Denis en cérémonie.

Le mardi 23 février, les deux corps furent portés de Versailles à Saint-Denis sur un même chariot[6]. Le Roi nomma M. le duc d'Orléans pour accompagner le corps de Monsieur le Dauphin, et quatre princesses pour celui de

1. Madame écrivait à ce propos, le 17 mars, à sa tante de Hanovre (recueil Jæglé, tome II, p. 172) : « Je suis heureuse pour deux raisons d'être admise dans le sanctuaire : d'abord, on ne peut parler au Roi que là, et, pour moi qui l'aime et le respecte, c'était chose pénible de ne pouvoir l'entretenir qu'à une audience ; secondement, cela me semblait une véritable disgrâce d'être la seule de toute la famille royale qui en fût exclue. Je ne sais vraiment pas pourquoi on me permet maintenant de venir dans le cabinet du Roi ; je ne crois pas non plus que les malheurs qui viennent de nous frapper aient motivé ce changement, à moins qu'on ne veuille me faire croire que Madame la Dauphine seule était cause de mon exclusion. »

2. Saint-Simon a écrit par erreur *21* au lieu de *22*.

3. *Dangeau*, p. 102. Les *Mémoires de Sourches* (p. 310) disent qu'il était accompagné du comte de Toulouse et de quelques ducs, et cela est confirmé par Desgranges (fol. 109 v°-110 v°). Il y eut une contestation entre les ducs et les princes étrangers ; le duc de Luynes a rappelé ce fait dans ses *Mémoires* (tome I, p. 241, et VII, p. 358-359).

4. *Par* surcharge *co*e, effacé du doigt.

5. Le Roi adressa aux évêques une lettre circulaire pour leur demander de prescrire des prières publiques pour le repos des âmes du Dauphin et de la Dauphine ; le mandement fait en conséquence par le cardinal de Noailles est dans le manuscrit Clairambault 1152, fol. 56, avec un exemplaire imprimé de la lettre du Roi.

6. *Dangeau*, p. 102-103 et 105, avec un long extrait du Mercure ; *Mémoires de Sourches*, p. 310-312, récit très curieux et contenant des détails qu'on ne trouve pas ailleurs ; cérémonial de Desgranges, fol. 110 v° à 118 ; récit des premiers gentilshommes de la chambre, indiqué ci-dessus (p. 344, note 3).

Madame la Dauphine, qui furent Madame la Duchesse[1], Mme de Vendôme, et Mlles de Conti et de la Roche-sur-Yon. A la descente des corps, le duc d'Aumont, comme premier gentilhomme de la chambre, portoit la couronne de Monseigneur le Dauphin ; Dangeau, chevalier d'honneur, celle de Madame la Dauphine ; Souvré, maître de la garde-robe du Roi, le collier de l'ordre du Saint-Esprit. Dans la marche, qui commença sur les six heures du soir, des aumôniers en rochet et à cheval soutenoient les coins des poêles, deux du Roi, deux de Madame la Dauphine ; de son côté étoient à cheval le chevalier d'honneur et le premier écuyer. Trois carrosses précédoient. Dans le second étoit au fonds M. le duc d'Orléans avec le duc d'Aumont, d'Antin sur le devant avec Souvré comme maître de la garde-robe, Matignon à une portière comme menin, le capitaine des gardes de M. le duc d'Orléans à l'autre[2] ; dans le troisième et le plus proche du chariot, quatre évêques en rochet et camail, un aumônier du Roi en quartier en rochet[3], et le curé de Versailles[4] en étole[5]. Trois carrosses derrière : les quatre princesses dans le premier, avec la duchesse du Lude, qui étoit un carrosse du Roi ; un de Madame la Dauphine, rempli de ses dames ; celui de Madame la Duchesse[6] après, où étoient les dames

1. La première des princesses aurait dû être la duchesse d'Orléans ; mais elle s'en excusa sur la douleur qu'elle ressentait, et la grande duchesse de Toscane, fille de Gaston d'Orléans, qui aurait dû la remplacer, répondit « qu'on ne songeoit à elle que pour les cérémonies funèbres, et que, puisqu'elle n'étoit point des plaisirs de la cour, elle n'en devoit pas avoir les fatigues » (*Sourches*, p. 297 et note). C'est alors qu'il fallut avoir recours aux princesses de la maison de Condé.

2. Le duc d'Orléans avait deux capitaines des gardes du corps : les marquis d'Estampes et de la Fare. Il sera parlé en détail de l'un et de l'autre dans le prochain volume.

3. Les mots *en rochet* sont en interligne.

4. Claude Huchon : voyez aux Additions et Corrections.

5. C'est à cette date du 23 février que les actes mortuaires du Dauphin et de la Dauphine furent inscrits sur les registres de la Paroisse.

6. *Duchesses* corrigé en *Duchesse*.

d'honneur des princesses. Le convoi commença à entrer à Paris par la porte Saint-Honoré à deux heures après minuit, sortit de la porte Saint-Denis à quatre heures du matin, et arriva entre sept[1] et huit heures du matin à Saint-Denis[2]. Il y eut un grand ordre dans Paris, et aucun embarras.

Retour du Roi à Versailles, où il voit en passant la foule des mantes et des manteaux qui vont après chez tout le sang royal sans ordre et pour la première fois. Privance de la duchesse du Lude.

Le samedi 27 février, le Roi revint de Marly à Versailles[3]. Il avoit mangé, tout ce voyage, seul dans sa chambre, matin et soir, à son très petit couvert. Il ne voulut point de respects en forme de sa cour comme il s'étoit pratiqué à la mort de Monseigneur[4]; il fit dire qu'il verroit tout le monde à la fois tout en arrivant. Les princes et princesses du sang et bâtards l'attendirent dans ses cabinets; la duchesse du Lude et les dames de Madame la Dauphine, le chevalier d'honneur et les autres grands officiers à la porte de son cabinet, ensemble; les dames dans sa chambre, les hommes dans son antichambre, et dans les pièces suivantes jusqu'à la porte de l'appartement de Mme de Maintenon. Tout étoit en mantes et en manteaux longs. Le Roi arriva à quatre heures, et monta droit dans ses cabinets par son petit degré, puis traversa lentement jusque chez Mme de Maintenon pour remarquer tout le monde. Il embrassa uniquement la duchesse du Lude, et lui dit qu'il n'étoit pas en état de lui parler, mais qu'il la verroit[5]. Une demi-heure après, Mme de Maintenon lui manda de venir chez elle avec les dames de Madame la

1. Avant 7, Saint-Simon a biffé *6 et*.

2. Le cortège passa par Sèvres, le Point-du-Jour, Chaillot, la porte Saint-Honoré, les rues Saint-Honoré, de la Ferronnerie et Saint-Denis, et la grande route par le village de la Chapelle. Le texte des discours qui furent prononcés à Saint-Denis, à l'arrivée des corps, est dans le carton K 1716, n° 13, et dans Desgranges, fol. 143-146.

3. *Dangeau*, p. 106.

4. Il y eut à ce propos une petite bévue : certains courtisans, s'étant imaginé que le Roi recevrait les visites à Marly, s'y étaient présentés dès le 20 février (*Sourches*, p. 308).

5. *Dangeau*, p. 106-107; cérémonial de Desgranges, fol. 148.

Dauphine. Elles y virent le Roi sans mante ; il parla obligeamment à toutes, et retint après la duchesse du Lude, qu'il fit asseoir, et qui fut longtemps en tiers avec lui et Mme de Maintenon. Il l'a vue beaucoup de fois depuis de la sorte[1], et comme plus du tout en public qu'à Marly, quand sa santé lui permettoit d'y aller, ou d'être des voyages. Tout ce qui étoit là en mantes et en manteaux alla comme en procession chez tous les princes et princesses, commençant par M. et Mme la duchesse de Berry, et finissant[2] par le comte de Toulouse. Personne n'avoit été chez les princes et princesses du sang à la mort de Monseigneur[3]. On a vu par quel manège M[4]. du Maine obtint qu'on allât chez les bâtards[5]. En cette occasion, on fut sans ordre, et comme moutons, chez les princes et princesses du sang. Il n'y eut que ce seul jour pour les manteaux et les mantes.

Le Roi voit à la fois tous les ministres étrangers en manteaux, reçoit les harangues des cours.

Le mardi 1er mars, le Roi vit dans son cabinet tous les ministres étrangers avant sa messe, qui étoient tous en manteau long[6]. Le samedi 5 mars[7], il reçut les harangues du Parlement, de la Chambre des comptes, de la Cour des aides, et de celle des monnoies, la parole portée par chaque premier président; celui de la Cour des aides étoit malade[8]: Graville, second président[9], parla. Après chaque cour, les

1. Dangeau n'a relevé aucune audience de la duchesse du Lude jusqu'à la mort du Roi.
2. Il y a *commençants* et *finissants* dans le manuscrit.
3. Tome XXI, p. 125. — 4. *M.* surcharge *les*.
5. Tome XXI, p. 120-122.
6. *Dangeau*, p. 107; Desgranges, fol. 119; Mémoires du baron de Breteuil, ms. Arsenal 3864, fol. 67-75.
7. Saint-Simon reproduit presque textuellement l'article de Dangeau (p. 108); les *Mémoires de Sourches* (p. 318-319) donnent une relation plus détaillée et plus intéressante; celle de Desgranges est aux folios 119 v° à 123 du ms. Mazarine 2746; voyez aussi les *Lettres de Mme Dunoyer*, tome IV, p. 152 et suivantes, lettre LXXXVI.
8. C'était le vieux Nicolas le Camus (tome XV, p. 272), qui avait quatre-vingt-sept ans et était malade de la goutte.
9. Jean-Édouard de l'Estoile de Poussemotte de Graville, nommé

gens[1] du Roi de celle qui venoit d'haranguer s'avancèrent et parlèrent par le premier avocat général, usage que M. Talon, mort président à mortier[2], établit du temps qu'il étoit avocat général du Parlement. La Ville harangua la dernière, et le discours du prévôt des marchands[3] l'emporta sur tous[4]. C'étoit le matin après la messe[5].

Le lendemain dimanche, à pareille heure[6], le Grand Conseil vint haranguer, parce qu'il ne veut point céder au Parlement, ni le Parlement encore moins à lui[7]; et tout de suite l'Académie françoise[8].

Ce même jour, les deux enfants[9] fils de France, malades depuis quelques jours, furent très mal, avec les marques de rougeole[10] qui avoient paru en Monsieur et Madame la

Extrémité des deux jeunes fils de France qui sont

président à la Chambre des comptes en 1688, mourut à Paris le 12 mai 1725, dans sa quatre-vingt-quatrième année.

1. La dernière lettre de *gens* surcharge un *d* biffé.

2. Denis Talon, mort en 1698 : tome II, p. 49. Voyez le *Journal de Dangeau*, tome XIII, p. 396.

3. Jérôme III Bignon : tome VI, p. 274.

4. « Enfin le prévôt des marchands Bignon vint, à la tête de la Ville, conduit de même que tous les autres, et, ayant mis le genou en terre suivant la coutume, il fit un discours très court, mais si pathétique et si touchant qu'il arracha les larmes de toute l'assemblée et du Roi même, mais surtout de son oncle le Chancelier. Le Roi, qui étoit touché, lui répondit avec tendresse » (*Mémoires de Sourches*, p. 319). On en trouvera le texte ci-après, aux Additions et corrections, d'après les registres de la Ville.

5. On ne comprend pas que Saint-Simon ait mis cette phrase, quand Dangeau et toutes les relations disent que ce fut l'après-midi.

6. L'après-dînée, après le sermon.

7. Le parlement de Paris se regardait comme la première des cours de justice du royaume; le Grand Conseil, de son côté, se prétendait supérieur au Parlement, puisque c'était à lui qu'étaient renvoyées les questions de règlements de juges.

8. L'Académie était menée par l'abbé Regnier-Desmarais, alors directeur. Saint-Simon oublie de mentionner l'Université, qui passa avant l'Académie, après un petit conflit de préséance qui fut tranché en sa faveur (*Dangeau*, p. 109; *Sourches*, p. 320).

9. *Enfants* est en interligne au-dessus de *petits*, biffé.

10. La première lettre de ce mot surcharge un *p*, effacé du doigt.

nommés sans cérémonie.

Dauphine[1]. Ils avoient été ondoyés en naissant. Le Roi manda à la duchesse de Ventadour de leur faire suppléer les cérémonies du baptême, de les faire tenir par qui elle voudroit, et de les faire nommer Louis l'un et l'autre. Elle prit ce qui se trouva de plus distingué sous sa main[2] : elle tint le petit Dauphin avec le comte de la Motte[3], et le marquis de Prye[4] avec la duchesse de la Ferté[5], M. le duc d'Anjou, aujourd'hui roi. Le lendemain mardi, 8 mars, les médecins de la cour en appelèrent cinq de Paris[6]. Le Roi ne laissa pas de tenir conseil de finances, d'aller tirer après son dîner, et de travailler le soir avec Voysin chez Mme de Maintenon. Les saignées et les autres remèdes qu'on employa ne purent sauver le petit Dauphin[7] ; il mourut ce même jour un peu avant minuit[8]. Il avoit cinq

Mort du petit Dauphin; le Roi d'aujourd'hui comment sauvé.

1. *Dangeau*, p. 107 et 109 ; *Sourches*, p. 313, 314, 318 et 320.

2. *Dangeau*, p. 109, 7 mars ; les *Mémoires de Sourches* ne parlent pas de baptême.

3. Charles, comte de la Motte-Houdancourt : tome IX, p. 279. C'était le cousin germain de Mme de Ventadour.

4. Louis, marquis de Prye, né le 9 mars 1673, d'abord capitaine de cavalerie, fut aide-de camp du duc de Bourgogne pendant la campagne de 1702, et eut un régiment de dragons en 1711, après avoir rempli une mission à Rome en 1709. Ayant épousé le 27 décembre 1713 Agnès Berthelot de Pléneuf, il fut envoyé aussitôt comme ambassadeur à Turin, où il resta jusqu'en 1719, et fut nommé à son retour sous-gouverneur de Louis XV. Chevalier du Saint-Esprit en 1724, il eut une lieutenance générale de Languedoc en 1725, et mourut le 8 mai 1751. Saint-Simon reparlera de lui à propos de sa femme.

5. Tome I, p. 128 ; c'était la sœur de Mme de Ventadour.

6. *Dangeau*, p. 109.

7. Voici comment Madame appréciait ce traitement (*Correspondance*, recueil Jæglé, tome II, p. 170) : « Les médecins ont commis la même faute qu'avec Madame la Dauphine ; car le petit Dauphin était déjà tout empourpré de la rougeole et en transpiration, qu'ils lui ont fait une saignée, puis donné de l'émétique, et au milieu de l'opération le pauvre enfant est mort. »

8. *Dangeau*, p. 110; *Sourches*, p. 321. Mlle d'Aumale, dans ses *Mémoires* (tome II, p. 313-314), rapporte de jolis mots d'enfant qu'il dit à la duchesse de Ventadour pendant sa maladie.

ans et quelques mois, et étoit bien fait, fort et grand pour son âge ; il donnoit de grandes espérances par l'esprit et la justesse qu'il montroit en tout ; il inquiétoit aussi par une décision opiniâtre, et par une hauteur extrême. M. le duc d'Anjou tétoit encore. La duchesse de Ventadour, aidée des femmes de la chambre, s'en empara, ne le laissèrent[1] point saigner ni prendre aucun remède. La comtesse de Verue, empoisonnée à Turin et prête à mourir, avoit été[2] sauvée par un contrepoison qu'avoit le duc de Savoie[3]. Elle en avoit apporté en revenant. La duchesse de Ventadour lui en envoya demander, et en donna à M. le duc d'Anjou seulement parce qu'il n'avoit pas été saigné, et que ce remède ne peut aller avec[4] la saignée. Il fut bien mal ; mais il en réchappa, et est roi aujourd'hui[5]. Il l'a su depuis, et a toujours marqué une vraie distinction à Mme de Verue et pour tout ce qui l'a regardée. Trois Dauphins moururent donc en moins d'un an, dont un seul enfant, et, en vingt-quatre jours, le père, la mère et le fils aîné. Le mercredi 9 mars, le corps du petit Dauphin fut ouvert[6]. Dans la nuit, et sans aucune cérémonie, son cœur fut porté au Val-de-Grâce à Paris, et son corps

Le corps et le cœur du petit Dauphin portés sans

1. Il y a bien *s'en empara* et *ne le laissèrent,* dans le manuscrit.

2. *Estée* dans le manuscrit.

3. Il a déjà été parlé de ce contrepoison dans le tome VII, p. 222-223.

4. L'*a* d'*avec* surcharge un *p*.

5. Saint-Simon est seul à raconter cette histoire du contrepoison. Madame, dans la même lettre citée ci-dessus (p. 350, note 7) dit : « Ce qui prouve bien que les médecins ont tué le petit Dauphin, lui aussi, c'est que, son petit frère étant atteint de la même maladie et les neuf docteurs étant occupés de l'aîné, les femmes du plus jeune se sont enfermées avec lui et lui ont donné un biscuit et un peu de vin. Hier, l'enfant avait une forte fièvre ; ils ont voulu le saigner ; mais Mme de Ventadour et la sous-gouvernante du prince, Mme de Villefort, s'y sont fortement opposées et n'ont absolument pas voulu le souffrir. Elles l'ont simplement tenu bien au chaud, et cet enfant a été sauvé, à la honte des docteurs. Si on les avait laissé faire, sûrement il serait mort. »

6. C'est le jeudi 10 (*Sourches*, p. 321-322). « On le trouva tout gangrené, et les vaisseaux de son cerveau extraordinairement dilatés. »

cérémonie près de ceux de M. et Mme la Dauphine*.

à Saint-Denis, et placé sur la même estrade avec ceux de Monsieur et de Madame la Dauphine, ses père et mère[1].

M. le duc d'Anjou, aujourd'hui roi, succède au titre et au rang de Dauphin**.

M. le duc d'Anjou, désormais unique, succéda au titre et au rang de Dauphin.

J'ai omis ce qui se passa au réveil du Roi à la mort de Monseigneur le Dauphin, parce que ce ne fut que la répétition parfaite de ce qui s'y passa à la mort de Madame la Dauphine, qui a été raconté[2]. Le Roi embrassa tendrement M. le duc de Berry à plusieurs reprises, lui disant : « Je n'ai donc plus que vous. » Ce prince étoit fondu en larmes ; on ne peut être plus amèrement ni plus longtemps affligé qu'il le fut. Mme la duchesse de Berry n'osa s'échapper ; elle tint assez honnête contenance ; au fond sa joie étoit extrême de se voir elle et son époux les premiers. L'affliction et l'horreur de ces coups redoublés furent inconcevables en Espagne[3].

Douleur de M. le duc de Berry et en Espagne.

Singularité des obsèques jusqu'à Saint-Denis.

A la mort de la Reine, de la Dauphine de Bavière, de Monsieur, en un mot à toutes ces grandes obsèques, excepté à la mort de Monseigneur, à cause de la petite vérole qui l'avoit emporté[4], tous les fils de France, suivis de tous les princes du sang et de tous les ducs, avoient été en cérémonie, tous ensemble, donner l'eau bénite, et pareillement ensemble les filles et petites-filles de France, suivies des princesses du sang et des duchesses. Les cœurs et les corps avoient été accompagnés de princes du sang et de ducs, et, pour les princesses, de beaucoup de princesses, de duchesses et de princesses étrangères, et

1. *Dangeau*, p. 110 ; *Sourches*, p. 322-323 et 324 ; cérémonial de Desgranges, ms. Mazarine 2746, fol. 160-163. Il y eut une dispute entre les moines de Saint-Denis et les premiers gentilshommes de la chambre. On trouve dans le manuscrit Clairambault 485, p. 219-445 et 277-285, divers documents relatifs à la succession de ce jeune prince.

2. Ci-dessus, p. 296. — 3. *Dangeau*, p. 112.

4. Déjà remarqué à ce propos dans le tome XXI, p. 85-88.

* Cette manchette est placée cinq lignes trop haut dans le manuscrit.

** Avant *Dauphin*, Saint-Simon a biffé *Roy*, écrit par inadvertance.

de dames de qualité en plusieurs[1] carrosses ; et les corps avoient été gardés longtemps avant d'être portés à Saint-Denis. En celles-ci, quoique doubles, et par conséquent plus nombreuses et plus solennelles puisqu'on devoit faire autant pour chaque corps que s'il n'y en avoit eu qu'un, et que cela doubloit tous les accompagnements, on ne fit qu'une légère image de ce qui s'étoit toujours pratiqué pour un seul, tant pour la durée de la garde avant le transport que pour l'eau bénite des deux corps à part, et pour les convois des deux cœurs ensemble, et après des deux corps ensemble. Le genre de ces étranges morts en fut, en gros, la vraie cause, et la hâte de débarrasser[2] le Roi à Versailles, et qu'il eut lui-même de n'avoir plus à ouïr parler de choses si douloureuses, et de n'entretenir pas l'excitation des propos, fit abréger tout et diminuer tout et pour les cérémonies, et pour le nombre[3] des personnes qui y devoient assister. Il n'y parut ni fils de France ni prince du sang ; mais le Roi ne laissa pas d'avoir soin, malgré toute sa douleur et ses poignantes inquiétudes, d'y en faire jouer le personnage à ses deux fils naturels, l'un au convoi des corps, l'autre à l'eau bénite de la Dauphine, à la suite de Madame et de M. le duc d'Orléans et de trois princesses du sang seulement. C'est la première fois que les hommes et les femmes aient été ensemble donner l'eau[4] bénite en cérémonie. M. le duc d'Orléans unique en retourna donner en cérémonie au Dauphin ; l'autre avoit été pour la Dauphine seule avant que le corps du Dauphin fût[5] mis auprès du sien[6]. C'étoit séparément à M. le duc et à Mme la duchesse de Berry à con-

1. Ce mot est écrit *plusieures*, comme Saint-Simon a l'habitude de le faire lorsque le nom qu'il qualifie est du féminin, ce qui n'est pas le cas présentement.

2. L'auteur a écrit par mégarde *débrasser*.

3. *Le* et la première lettre de *nombre* surchargent *tout*.

4. Saint-Simon a corrigé *eau* en *Eau*.

5. Il y a *fut*, à l'indicatif, dans le manuscrit.

6. *Dangeau*, p. 89 et 102.

duire les eau bénite[1]; ils devoient être séparément suivis de Madame et de M. le duc d'Orléans, de Mme[2] la duchesse d'Orléans, de tout le sang royal, des ducs et duchesses, et, depuis un temps, de la maison de Lorraine. Jusqu'alors cela s'étoit passé ainsi, à la Reine, à la Dauphine de Bavière, à Monsieur; je ne doute pas aussi à sa première épouse[3]. Il est vrai qu'à Monsieur, sous prétexte de cette compétence des ducs avec la maison de Lorraine que le Roi aimoit tant, il ne voulut pas qu'aucun d'eux y allât en cérémonie; mais leurs femmes y furent avec les princesses du sang à la suite de Mme la duchesse de Bourgogne, où il se passa ce que j'en ai raconté alors[4]. Le cortège des deux cœurs fut mêlé, et tout aussi court et singulier : trois princesses du sang pour l'un, ce devoit être une fille de France avec elles, et des duchesses avec; pour l'autre, au lieu d'un fils de France, de deux princes du sang et de quelques ducs, M. du Maine unique[5]. Au convoi des corps, M. le duc d'Orléans seul de tout le sang royal, avec un mélange de charges pour tout accompagnement dans le carrosse où il étoit, et deux ducs, dont l'un encore étoit premier gentilhomme de la chambre et en avoit servi en ces cérémonies, l'autre pouvoit être regardé comme menin. Pour la Dauphine, quatre princesses du sang, sans fille ni petite-fille de France, et sans duchesses ni Lorraines ni dames de qualité, et un seul carrosse après le leur, pour les dames du palais[6]. Rien ne fut jamais si court ni si baroque[7], jusque-là que la maison même de la Dauphine ni les menins ne donnèrent point d'eau bénite en cérémonie, c'est-à-dire[8] un premier gentilhomme de la chambre à la tête des menins, la dame

1. Il y a bien ainsi *Eau beniste* dans le manuscrit; cela veut dire : les gens qui allaient donner l'eau bénite.
2. *M*e surcharge *tout*. — 3. Henriette d'Angleterre, morte en 1671.
4. Tome VIII, p. 366-370.
5. Ci-dessus, p. 343. — 6. Ci-dessus, p. 346.
7. Saint-Simon écrit *barroque*. — 8. *C'est* surcharge *coe si*.

d'honneur à la tête des dames de Madame la Dauphine, et le chevalier d'honneur à la tête des officiers premiers et principaux de la maison. A l'égard de Monseigneur, pour lequel il ne s'observa pas la moindre cérémonie, la petite vérole dont il mourut en fut la juste raison.

Deuil aussi singulier que ces obsèques.

Pour comble de singularité, le Roi, qui avoit voulu, à la mort de Monseigneur, que les personnes qui drapent lorsqu'il drape drapassent quoique il ne portât point ce deuil[1], ne voulut point que personne drapât pour Monsieur et Madame la Dauphine[2], excepté M. le duc et Mme la duchesse de Berry. Comme leur maison drapoit à cause d'eux, cela fit une question sur Mme de Saint-Simon, qui prétendoit ne point draper, et eux desiroient qu'elle drapât, et s'appuyoient sur l'exemple des duchesses de Ventadour et de Brancas chez Madame[3]. On y répondoit que celles-là, étant séparées de corps et de biens d'avec leurs maris, avoient leurs équipages à elles, au lieu que Mme de Saint-Simon et moi vivions et avions toujours vécu ensemble, qui est le cas que les équipages de la femme appartiennent au mari. Là-dessus, grande négociation. Ils prenoient cette draperie à l'honneur. M. et Mme la duchesse de Berry nous la demandèrent avec tant d'instance, par amitié, comme une chose qui les touchoit sensiblement, qu'il fallut enfin avoir cette complaisance : tellement que notre maison fut mi-partie ; tout ce qui étoit à moi ou en commun sans deuil, et en noir tout ce qui étoit à Mme de Saint-Simon, ce qui étoit fort ridicule[4].

État du duc de Beauvillier et le mien.

M. de Beauvillier étoit malade dans son lit à Versailles, et il étoit à sa[5] maison de la ville, pour être plus en repos,

1. Tome XXI, p. 97-98.
2. Par erreur, Saint-Simon a écrit *Me la Dauphin.*
3. Il n'a pas été parlé de ces deux duchesses lors du deuil de la mort de Monsieur.
4. Aucun contemporain ne parle de ce deuil « mi-parti » des Saint-Simon.
5. Il y a *à la sa* dans le manuscrit.

au bas de la rue de l'Orangerie[1]. Il seroit difficile de comprendre l'excès de sa douleur, ni la grandeur de sa piété, de sa résignation, de son courage. Je n'ai rien vu de si difficile à décrire, de plus impossible à atteindre, de comparable à admirer. Le jour de la mort de notre Dauphin, je ne sortis qu'un instant de chez moi, où je m'étois barricadé, pour joindre le Roi à sa promenade dans les jardins, qui passa l'après-dînée à portée de mon pavillon[2]. La curiosité y eut part. Le dépit de le voir presqu'à son ordinaire ne put soutenir cette promenade qu'un instant[3]. On emportoit alors le corps du Dauphin. J'en aperçus de loin quelque chose ; je me rejetai chez moi, d'où je ne sortis presque plus du reste du voyage que pour aller passer les après-dînées auprès du duc de Beauvillier, enfermé chez lui, où il ne laissoit entrer presque personne. J'avoue que je faisois le détour entre le canal et les jardins de Versailles, pour arriver à l'hôtel de Beauvillier par la porte de l'Orangerie, qu'il joignoit, pour me dérober à la vue de ce qui paroissoit de funèbre, dont aucun devoir ne me put faire approcher. Je conviens de la foiblesse. Je n'étois soutenu ni de la piété supérieure à tout du duc de Beauvillier, ni d'une semblable à celle de Mme de Saint-Simon, qui toutefois n'en souffroient pas moins. La vérité est que j'étois au désespoir. A qui saura où j'en étois arrivé, cet état paroîtra moins étrange que d'avoir pu supporter un malheur si complet. Je l'essuyois précisément au même âge où étoit mon père quand[4] il perdit Louis XIII[5] ; au moins en avoit-il grandement joui,

1. Ci-dessus, p. 297.

2. A Marly, où le Roi était depuis le 8 février.

3. Le Roi en effet n'interrompit en rien non seulement son travail, mais ses distractions habituelles (*Dangeau*, p. 101 et 102 ; *Sourches*, p. 302 et 304).

4. *Quand* surcharge *alo*[*rs*].

5. Saint-Simon avait trente-sept ans depuis le 16 janvier 1712 ; son père, baptisé le 16 août 1607, mais né en 1606, avait en effet à peu près trente-sept ans lors de la mort de Louis XIII, 14 mai 1643.

et moi, *gustavi paululum mellis, et ecce morior*[1] ! Ce n'étoit pas tout encore.

Cassette du Dauphin qui me met en grand péril, dont l'adresse du duc de Beauvillier me sauve.

Il y avoit dans la cassette du Dauphin des mémoires qu'il m'avoit demandés[2]. Je les avois faits en toute confiance ; lui les avoit gardés de même. J'y étois donc parfaitement reconnoissable. Il y en avoit même un fort long de ma main, qui seul eût suffi pour me perdre sans espérance de retour auprès du Roi[3]. On n'imagine point de pareilles catastrophes. Le Roi connoissoit mon écriture[4]. Il ne connoissoit pas de même ma façon de penser ; mais il s'en doutoit à peu près. J'y avois donné lieu quelquefois, et de bons amis de cour y avoient suppléé de leur mieux. Ce péril ne laissoit pas de regarder assez directement le duc de Beauvillier, un peu plus en lointain le duc de Chevreuse. Le Roi, qui, par ces mémoires, m'auroit aussitôt reconnu, y auroit en même temps découvert la plus libre et la plus entière confiance entre le Dauphin et moi, et sur des chapitres les plus importants, et qui lui auroient été les moins[5] agréables, et il ne se doutoit seulement pas que j'approchasse de son petit-fils plus[6] que tous les autres courtisans. Il n'eût pas pu croire, intimement lié comme il me savoit de tout temps avec le duc de Beauvillier, que ce commerce intime et si secret d'affaires se fût établi sans lui entre le Dauphin et moi ; et toutefois il falloit que lui-même portât au Roi la cassette de ce prince, à la mort duquel du Chesne en avoit sur-le-champ remis la clef au Roi. L'angoisse étoit donc cruelle, et il y avoit tout

1. Livre Ier des *Rois*, chapitre XIV, verset 43. La citation complète est : *Gustans gustavi in summitate virgæ quæ erat in manu mea paululum mellis, et ecce ego morior.*

2. Voyez ci-dessus, p. 38.

3. Est-ce le Mémoire sur les pertes subies par les ducs et pairs, dont il a été question p. 60 ?

4. Nous avons vu Saint-Simon lui écrire tout récemment pour lui demander la place de capitaine des gardes du corps vacante par la mort de Boufflers : ci-dessus, p. 102.

5. *Moins* corrige *pl*[*us*]. — 6. *Plus* a été ajouté en interligne.

à parier que j'en serois perdu et chassé pour tout le règne du Roi. Quel contraste des cieux ouverts que je voyois sans chimère, et de ces abîmes qui tout à coup s'ouvroient sous mes pieds ! Et voilà la cour et le monde ! J'éprouvai alors le néant des plus desirables fortunes par un sentiment intime qui toutefois marque combien on y tient. La frayeur de l'ouverture de cette cassette n'eut presque point de prise sur moi ; il me fallut des réflexions pour y revenir de temps en temps. Les regrets de ce qui m'échappoit, plus sans comparaison qu'eux la vue de ce que perdoit la France, surtout la disparution[1] de cet incomparable Dauphin, me perçoit le cœur, et suspendoit toutes les facultés de mon âme. Je ne voulus longtemps que m'enfuir, et ne revoir jamais la figure trompeuse de ce monde. Même après que je me fus résolu à y demeurer, la situation naturelle où j'étois avec M. le duc de Berry et M. le duc d'Orléans, que tant d'autres des plus grands eussent si chèrement achetée dans la perspective de l'âge du Roi et de celui du petit Dauphin, m'étoit insipide[2]; je n'oserois dire pire par la comparaison de ce qui n'étoit plus, et ma douleur [étoit] si peu capable de consolation et de raison, qu'elle trahit entièrement tout ce que j'avois caché jusque-là avec tant de soin et de politique, et manifesta malgré moi tout ce que j'avois perdu. Mme de Saint-Simon, non moins sensible, non moins touchée, aussi peu capable de le dissimuler, mais plus sensée, plus forte, et toute à Dieu, recevoit aussi par plus de liberté d'esprit, par plus de mesure en attaches, par la plus sage prudence, de plus fortes impressions de l'inquiétude de ces papiers. Les ducs et duchesses de Beauvillier et de Chevreuse étoient uniques dans ce secret, et les uniques aussi avec qui en consulter. M. de Beauvillier prit le parti de ne confier la cassette à personne, quoique le Roi en

1. Forme déjà rencontrée ci-dessus, p. 273.

2. « *Insipide* signifie figurément qui n'a aucun agrément, qui n'a rien qui touche et qui pique » (*Académie*, 1718).

eût la clef, et d'attendre que sa santé lui permît de la porter lui-même, pour essayer, étant avec lui, de dérober ces papiers à sa vue parmi tous les autres, de quelque manière que ce fût. Cette mécanique étoit difficile ; car il ne savoit pas même la position de ces papiers si dangereux parmi les autres dans la cassette ; et cependant c'étoit la seule ressource. Une si terrible incertitude dura plus de[1] quinze jours. Le lundi dernier février, le Roi vit dans son cabinet, sur les cinq heures, le duc de Beauvillier pour la première fois[2], qui n'avoit pas [été] en état de s'y rendre plus tôt. Mon logement étoit assez près du sien, et de plein pied, donnant au milieu de la galerie de l'aile neuve, de plein pied aussi au grand appartement du Roi[3]. Le duc, à son retour, entra chez moi, et nous dit, à Mme de Saint-Simon et à moi, que le Roi lui avoit ordonné de lui porter, le lendemain au soir[4], chez

1. *Plus de* a été ajouté en interligne, à tort : car le Dauphin étant mort le 18 février, c'est douze jours après, le 1er mars, qu'eut lieu l'ouverture de sa cassette, comme Saint-Simon va le dire quelques lignes plus loin.

2. « Après son dîner, le roi fit entrer M. de Beauvillier dans son cabinet » (*Dangeau*, p. 107).

3. Le ménage Saint-Simon avait eu cet appartement en 1710, lorsque la duchesse avait été nommée dame d'honneur de la duchesse de Berry (notre tome XIX, p. 338). Il en sera reparlé avec plus de détails dans la suite des *Mémoires*, tome X, p. 97.

4. Il est curieux que Dangeau, qui parle de la visite du duc de Beauvillier au Roi le 29 février, ne dise rien de cette séance du 1er mars, qui dut être longue et intéresser la cour. D'ailleurs le récit suivant extrait des *Mémoires de Mlle d'Aumale*, tome II, p. 304, note, en donnant de curieux détails sur les idées de poison qui pouvaient agiter l'esprit du Roi, montre bien que l'examen des papiers du Dauphin, et leur destruction, si elle eut lieu, ne furent pas accomplis en une seule séance : « Ces soupçons [de poison] existèrent dans l'esprit du Roi comme dans l'esprit des particuliers. Après la mort de Monsieur le Dauphin, duc de Bourgogne, le Roi voulut visiter sa cassette. Or une preuve qu'il avoit alors des soupçons sur la mort de ce prince, c'est que, m'ayant fait venir seule dans une chambre avec Mme de Maintenon et lui, il me chargea d'ouvrir cette cassette et d'en tirer les

Mme de Maintenon, la cassette du Dauphin, et nous répéta que, sans oser ni pouvoir répondre de rien, il seroit bien attentif à éviter, s'il étoit possible, que le Roi vît ce qui étoit de moi, et nous promit de revenir le lendemain au retour de chez Mme de Maintenon, nous en apprendre des nouvelles. On peut juger s'il fut attendu, et à portes bien fermées. Il arriva, et, avant de s'asseoir, nous fit signe de ne plus avoir d'inquiétude. Il nous conta que tout le dessus de la cassette, et assez épaissement, s'étoit heureusement trouvé rempli d'un fatras de toutes sortes de mémoires et de projets sur les finances, et de quelques autres d'intérieurs de provinces, qu'il en avoit lu exprès une quantité au Roi pour le lasser, qu'il y avoit réussi tellement qu'à la fin le Roi s'étoit contenté d'en entendre les titres, et que, fatigué de ne trouver autre chose, il s'étoit persuadé que le fonds n'étoit pas plus curieux, avoit dit que ce n'étoit pas la peine d'en voir davantage, et qu'il n'avoit qu'à jeter là tous ces papiers dans le feu. Le duc nous assura qu'il ne se l'étoit pas fait dire deux fois, d'autant qu'il avoit déjà avisé au fonds un petit bout de mon écriture, qu'il avoit promptement couvert en prenant d'autres papiers pour en lire les titres au Roi, et qu'aussitôt qu'il lui eut lâché la parole, il rejeta confusément dans la cassette ce qu'il en avoit tiré de papiers et mis à mesure sur la table, et avoit été secouer la cassette derrière le feu, entre le Roi et Mme de Maintenon, pris[1] bien garde, en la secouant, que ce mémoire de ma main, qui étoit grand et épais, fût couvert d'autres, et qu'il avoit eu grand soin d'empêcher avec les pincettes qu'aucun bout ne s'écartât, et de voir tout bien brûlé

papiers l'un après l'autre, et de les lui donner, après les avoir tous présentés au feu. Sans en savoir la raison je fis ce qu'il exigeoit : je pris tous les papiers l'un après l'autre, je les passois au feu, et je les remettois ensuite. Je sus après que cette précaution n'avoit été prise que dans la crainte qu'il n'y eut du poison dans cette cassette. »

1. Avait pris bien garde.

avant de quitter la cheminée. Nous nous embrassâmes dans le soulagement réciproque, qui fut proportionné pour ce moment au péril que nous avions couru[1].

1. Si l'on s'en rapportait au présent récit, il faudrait croire qu'il ne subsista rien des papiers du duc de Bourgogne et que tout fut brûlé sans exception. Et cependant il n'en fut pas tout à fait ainsi. Le Roi voulut brûler lui-même tout ce qui était du duc de Beauvillier et de Fénelon, mais non pas sans que Mme de Maintenon en ait fait prendre des copies, qu'elle envoya au duc (Geffroy, *Madame de Maintenon d'après sa correspondance*, tome II, p. 302; *Correspondance de Fénelon*, tome I, p. 556-557). Bien d'autres papiers furent certainement conservés, puisque le duc d'Orléans, le 2 septembre 1715, disait au Parlement qu'il ne croyait pouvoir mieux faire que de suivre les mémoires qui s'étaient trouvés dans la cassette du duc de Bourgogne (suite des *Mémoires*, tome XII, p. 213). L'abbé Proyart, au début de sa *Vie du Dauphin* (tome I, p. 3) dit qu'il s'est servi de papiers originaux provenant du jeune prince et ayant appartenu à Marie-Josèphe de Saxe ; plus loin (p. 113-114), il répète que Louis XIV n'a pas brûlé les papiers de son petit-fils, mais seulement ceux provenant de Fénelon ; dans son tome II, il donne des extraits d'un très long mémoire autographe du Dauphin et dit (p. 115) que l'original en existe entre les mains de Louis XVI (voyez aussi p. 278) ; enfin le même auteur cite des passages de très nombreuses lettres du Dauphin. Il semble donc établi que la totalité des papiers du duc n'a pas été détruite, et l'on a vu dans la note précédente que Mlle d'Aumale, témoin oculaire, ne parle pas de destruction. Pourquoi donc Saint-Simon, qui devait bien le savoir, raconte-t-il cette suppression entière avec un luxe de détails bien faits pour impressionner ? Ne serait-ce point pour donner une créance plus assurée à ce qu'il raconte en divers endroits de ses rapports très étroits, très intimes, de ses rapports d'affaires avec le duc de Bourgogne ? Aucun contemporain, et, parmi ceux qui auraient pu en être bien informés, ni Beauvillier, ni Fénelon, ni Mme de Maintenon, ne confirment, si peu que ce soit, les dires de notre auteur sur ce point. Quand, tant de fois déjà, Saint-Simon a été pris en faute d'exagération, de fanfaronnade, pour ne pas dire plus, ne peut-on soupçonner qu'ayant, dans ses Mémoires (écrits trente ans après l'événement), très fortement exagéré ses relations avec le Dauphin, il a voulu couper court à toute recherche subséquente en affirmant l'entière destruction de ce qui aurait pu établir la véracité de ses dires ? C'est là une question que nous nous contentons de soulever, sans prétendre la résoudre ici, dans ce commentaire forcément restreint des Mémoires, mais qui pourra être reprise ailleurs avec les développements qu'elle comporte.

Dauphine empoisonnée.

Les horreurs qui ne se peuvent plus différer d'être racontées[1] glacent ma main. Je les supprimerois, si la vérité si entièrement due à ce qu'on écrit, si d'autres horreurs qui ont augmenté celles des premières, s'il est possible, si la publicité qui en a retenti dans toute l'Europe, si les suites les plus importantes auxquelles elles ont donné lieu, ne me forçoient de les exposer ici comme faisant une partie intégrante, et des plus considérables, de ce qui s'est passé sous mes yeux. La maladie de la Dauphine, subite, singulière, peu connue aux médecins, et très rapide, avoit, dans sa courte durée, noirci les imaginations déjà fort ébranlées par l'avis venu à Boudin si peu auparavant, et confirmé par celui du roi d'Espagne[2]. La colère du Roi du changement de confesseur, qui se seroit durement fait sentir à la princesse si elle eût vécu, céda à la douleur de sa perte, peut-être mieux à celle de tout son amusement et de tout son plaisir, et la douleur voulut être éclaircie de la cause d'un si grand malheur pour tâcher de se mettre en état d'en éviter d'autres, ou de rentrer en repos sur l'inquiétude qui le frappoit. La Faculté reçut donc de sa bouche les[3] ordres les plus précis là-dessus[4]. Le rapport de l'ouverture du corps n'eut rien de consolant: nulle cause naturelle de mort, mais d'autres vers les parties intérieures de la tête voisines de cet endroit fatal où elle avoit tant souffert. Fagon et Boudin ne doutèrent pas du poison, et le dirent nettement au Roi en présence de Mme de Maintenon seule[5]. Boulduc, qui m'assura en être con-

1. Saint-Simon avait d'abord écrit *de raconter*; il a corrigé *de* en *d'*, ajouté *estre* en interligne, et changé *raconter* en *racontées*.

2. Ci-dessus, p. 242. — 3. *Des* corrigé en *les*.

4. Il a déjà été parlé ci-dessus (p. 339) de l'autopsie des deux corps.

5. On ne possède pas d'autres renseignements sur l'autopsie de la Dauphine que ce qu'en racontent les deux journaux de la cour ou les relations officielles. Le secrétaire de Dangeau dit seulement (p. 87) : « Le soir, à onze heures, on ouvrit son corps, où l'on n'a trouvé aucune cause de mort. » Les *Mémoires de Sourches* (p. 296) sont plus explicites : « On ne trouva aucunes marques de rougeole, ni de petite

vaincu, et le peu des autres à qui le Roi en voulut parler, et qui avoient assisté à l'ouverture, le confirmèrent par leur morne silence. Mareschal fut le seul qui soutint qu'il n'y avoit de marques de poison que si équivoques, qu'il avoit ouvert plusieurs corps où il s'en étoit trouvé de pareilles, et sur la mort desquels il n'y avoit jamais eu le plus léger soupçon. Il m'en parla de même, à moi à qui il ne cachoit rien ; mais il ajouta que néanmoins, à ce qu'il avoit vu, il ne voudroit pas jurer du oui ou du non, mais que c'étoit assassiner le Roi et le faire mourir à petit feu que de nourrir en lui une opinion en soi désolante, et qui, pour les suites et pour sa propre vie, ne lui laisseroit plus aucun repos. En effet, c'est ce qu'opéra ce rapport, et pour assez longtemps. Le Roi, outré, voulut chercher à savoir d'où le coup infernal pouvoit être parti, sans pouvoir s'apaiser par tout ce que Mareschal lui put dire, et qui disputa vivement contre Fagon et Boudin, lesquels maintinrent aussi vivement leurs avis en ce premier rapport, et n'en démordirent point dans la suite. Boudin, outré d'avoir perdu sa charge et une princesse pleine de bontés pour lui, même de confiance, et ses espérances avec elle, répandit comme un forcené qu'on ne pouvoit pas douter qu'elle ne fût empoisonnée ; quelques autres qui avoient été à l'ouverture le dirent à l'oreille à leurs amis : en moins de vingt-quatre heures, la cour et Paris en furent remplis. L'indignation se joignit à la douleur de la perte d'une princesse adorée, et, à l'une et à l'autre, la

vérole, ni de pourpre sur son corps ; son cerveau et toutes ses parties nobles parurent sans aucune altération, et l'on dit seulement qu'elle avoit le sang tout brûlé. Il y eut une assez grande dispute entre les médecins pour savoir si elle étoit grosse ; mais enfin il passa pour constant qu'elle l'étoit de près de six semaines, et même d'un garçon. » Il n'y a rien là qui concorde avec le récit de Saint-Simon. Le mot de poison n'est même pas prononcé. Il ne l'est pas davantage dans la relation anonyme qu'on trouvera à l'Appendice, p. 473 : « On ne lui a trouvé aucune cause de mort, si ce n'est qu'elle avoit les veines du cerveau un peu gonflées. »

frayeur et la curiosité, qui furent incontinent augmentées par la maladie du Dauphin[1].

Le maréchal de Villeroy raccommodé avec le Roi, devient tout d'un coup favori.
[*Add. StS. 1051*]

Il faut interrompre un moment la suite de ces horreurs, pour parler d'un événement qui devint après considérable. Le maréchal de Villeroy languissoit à Paris, et souvent à Villeroy[2], dans la plus profonde disgrâce depuis son dernier retour de Flandres, dont on a vu le détail en son lieu[3]. Il ne paroissoit que de loin à loin à Versailles, toujours sans y coucher, à Fontainebleau une fois ou deux au plus, où rarement il couchoit une nuit. Il n'étoit plus question pour lui de Marly. La sécheresse, le silence du Roi, l'air d'être peiné de le voir, étoit le même; mais il tenoit toujours à Mme de Maintenon. Sa haine pour Chamillart, qui leur étoit commune, avoit réchauffé entre eux l'ancienne familiarité. La compassion l'engageoit à le voir dans sa maison de la ville[4] toutes les fois qu'il alloit à Versailles ou à Fontainebleau. Ils s'écrivoient souvent, et le goût, qui effaçoit tout en elle, joint au malaise extrême des affaires, l'engageoit même à le consulter, et à en recevoir des mémoires[5]. Ces mystères étoient pour le gros du monde; mais ils n'échappoient pas aux plus attentifs de la cour[6]. J'en étois instruit depuis longtemps. Le Roi ne les ignoroit pas. Mme de Maintenon n'auroit osé lui cacher une conduite d'habitude qu'il auroit pu découvrir. Elle espéra trouver par là des occasions de rapprocher le maréchal, et, en effet, elle lui montra quelquefois de ses mémoires, qu'elle faisoit appuyer par Voysin. Jusqu'alors néanmoins rien n'avoit réussi. La triste conjoncture pressa Mme de Maintenon pour elle-même. Ces premiers mo-

1. Sur ce qu'il faut penser de l'empoisonnement du Dauphin et de la Dauphine, voyez ci-après, p. 369, note 2.

2. Dans le voisinage de Fontainebleau : tome VI, p. 29.

3. Dans nos tomes XIII, p. 394, et XIV, p. 303 et suivantes.

4. La compassion engageait Mme de Maintenon à voir, ou plutôt à recevoir le maréchal dans la maison qu'elle avait à la ville; déjà dit au tome XVI, p. 254.

5. *Ibidem*. — 6. Voyez tome XVIII, p. 8.

ments du vuide extrême que laissoit[1] la Dauphine, la douleur, les affres dont elle étoit aiguisée, rendoient[2] le Roi pesant à la sienne[3]. Il étoit difficile à amuser ; elle étoit elle-même si touchée, si abattue, qu'elle ne trouvoit point de ressources en elle-même. Celle du travail des ministres chez elle y laissoit de grands intervalles par la longueur des soirées de cette saison, et des journées entières quand il faisoit trop mauvais pour sortir, et que le Roi alors passoit toujours avant trois heures chez elle, et n'en sortoit qu'à dix pour son souper. D'admettre quelqu'un dans ce particulier avec eux, n'eût pas été chose aisée avec le Roi, ni facile à elle à choisir. A quelque point qu'elle se vît avec lui, tout lui paroissoit dangereux, Elle songeoit bien à multiplier les repas particuliers à Marly et à Trianon encore plus que chez elle, pour la commodité de la promenade, et montrer plus d'objets par le service indispensable, et à y avoir souvent des musiques ; mais, dans ce service indispensable, elle ne trouvoit rien dans les premiers gentilshommes de la chambre, ni dans les autres grands officiers qui pouvoient suivre, mais qui ne suivoient guères là, de quoi amuser le Roi. Le duc de Noailles, indispensable parce qu'il étoit capitaine des gardes en quartier, n'étoit plus en cette situation avec le Roi, ni avec elle, depuis son rappel d'Espagne[4]. Le maréchal de Villeroy lui parut le seul sur qui elle pût jeter les yeux. Il avoit été élevé auprès du Roi ; il n'avoit bougé de la cour que pour aller aux armées ; il avoit été galant de profession, et le vouloit être encore ; personne plus que lui du grand monde toute sa vie ; il l'avoit presque toute passée dans la plus grande familiarité du Roi ; ils avoient cent contes de leur jeunesse et de leur temps, dont le Roi s'amusoit beaucoup ; le maréchal en avoit de toutes

1. Les mots *que laissoit* ont été ajoutés en interligne sur un *de*, que Saint-Simon a oublié de biffer.

2. Il y a *rendoit*, au singulier, par mégarde dans le manuscrit.

3. A sa douleur. — 4. Ci-dessus p. 148, et 183 et suivantes.

les sortes; il savoit ceux de la ville de tous les temps; il en savoit des femmes des frontières; il se passionnoit de la musique; il parloit[1] chasses; toutes les anciennes intrigues de la cour et du monde lui étoient présentes: c'étoit une quincaillerie[2] à fournir abondamment. Plus que tout, elle n'en avoit rien à craindre, et, s'il prenoit du crédit, c'étoit un homme toujours sûr dans sa main à faire de lui tout ce qu'elle voudroit. Ces considérations la déterminèrent à faire tous ses efforts pour le raccommoder. Le Roi étoit demeuré en garde contre Harcourt depuis ses tentatives pour entrer au Conseil; d'ailleurs, ni familiarité ancienne, ni fatuité, ni vieux contes. Nul autre de ces grands officiers ne pouvoit être compté pour l'usage qu'elle desiroit. Elle tira donc sur le temps[3], vanta les serviteurs de jeunesse et de toute la vie, l'attachement de toute celle du maréchal de Villeroy pour lui, sa douleur de lui avoir déplu, la longueur de sa pénitence, sa désolation de ne pouvoir être[4] auprès du Roi dans des moments si calamiteux, la douceur de se retrouver[5] avec ceux avec qui on avoit toujours vécu, et dont on étoit sûr que le cœur n'a[6] point de part aux fautes; en un mot, elle sut si bien dire et presser, que tout ce qui étoit à Marly pensa tomber d'étonnement d'y voir paroître le maréchal de Villeroy le matin que le Dauphin mourut, et reçu du Roi avec tout l'air d'amitié et de familiarité que la situation de son cœur et de son esprit lui purent permettre[7].

1. *Parloit* surcharge *est[oit]*.

2. Au sens de toute espèce de marchandise de métal. Le *Dictionnaire de l'Académie* de 1718 écrit *clincaillerie*, comme c'était l'usage le plus fréquent, et le *Littré* ne donne pas d'autre exemple au figuré que celui de notre auteur.

3. Locution déjà annotée dans le tome VII, p. 316.

4. *Estre* est en interligne, et, plus loin, *du Roy* surcharge *de luy*.

5. *Retrouver* corrige *tr[ouver]*.

6. Il avait d'abord écrit *avoit*; puis il a biffé les quatre dernières lettres.

7. Voici le passage du *Journal de Dangeau* (p. 90), qui a servi de

De ce moment il ne quitta plus la cour, fut traité du Roi mieux que jamais, incontinent[1] après admis chez Mme de Maintenon, aux musiques quand elles y recommencèrent, et lui unique, en un mot un favori du Roi et de Mme de Maintenon, dont nous verrons les grandes et trop importantes suites.

Le Dauphin empoisonné.

L'espèce de la maladie du Dauphin, ce qu'on sut que lui-même en avoit cru[2], le soin qu'il eut de faire recommander au Roi les précautions pour la conservation de sa personne[3], la promptitude et la manière de sa fin, comblèrent la désolation et les affres, et redoublèrent les ordres du Roi sur l'ouverture de son corps. Elle fut faite dans l'appartement du Dauphin[4] à Versailles comme elle a été marquée[5]. Elle épouvanta : ses parties nobles[6] se trouvèrent en bouillie ; son cœur, présenté au duc d'Aumont pour le tenir et le mettre dans le vase, n'avoit plus de consistance ; sa substance coula jusqu'à terre entre leurs mains ; le sang dissous, l'odeur intolérable dans tout ce vaste appartement[7]. Le Roi et Mme de Maintenon en atten-

canevas à Saint-Simon et à propos duquel il a fait l'Addition indiquée ci-dessus, nº 1051 : « Le maréchal de Villeroy vint ici le matin, ne sachant point encore la mort du Dauphin. Le Roi commanda à Blouin de lui donner un logement ici sans qu'il l'eût demandé. Il y a déjà longtemps même qu'il ne demandoit plus à être des voyages de Marly. Il paroît que le Roi, depuis quelques mois, le traite avec plus de bonté, et on croit qu'il lui rendra tout à fait ses bonnes grâces. » Les *Mémoires de Sourches* n'ont pas relaté cette nouvelle.

1. Avant ce mot, il y a un *fut* biffé. — 2. Ci-dessus, p. 300-301.

3. Il n'a point été parlé ci-dessus, ni nulle part ailleurs, de ces recommandations au Roi.

4. Avant *appartemt*, Saint-Simon a biffé *son*, ajouté *l'* entre les deux mots et *du Dauphin* à la suite en interligne.

5. Ci-dessus, p. 343.

6. « Les anatomistes appellent *parties nobles* ou *essentielles* celles qui sont absolument nécessaires à la vie, comme le cœur, le poumon, le foie, le cerveau » (*Dictionnaire de Trévoux*).

7. Dangeau se contente de mentionner l'ouverture du corps ; les *Mémoires de Sourches*, comme d'habitude, sont plus complets (p. 302) : « Le 19, sur les dix heures du matin, on ouvrit le corps de Monsieur

doient le rapport avec impatience ; il leur fut fait le soir même chez elle, sans aucun déguisement. Fagon, Boudin et quelques autres y déclarèrent le plus violent effet d'un poison très subtil et très violent, qui, comme un[1] feu très ardent, avoit consumé tout l'intérieur du corps à la différence de la tête, qui n'avoit pas été précisément attaquée, et qui seule l'avoit été d'une manière très sensible en la Dauphine[2]. Mareschal, qui avoit fait l'ouverture, s'opiniâtra contre Fagon et les autres : il soutint qu'il n'y avoit aucune marque précise de poison ; qu'il avoit vu des corps ouverts à peu près dans le même état, dont on n'avoit jamais eu de soupçon ; que le poison qui les avoit emportés, et tué aussi le Dauphin, étoit un venin naturel de la corruption de la masse du sang enflammé par une fièvre ardente qui paroissoit d'autant moins qu'elle étoit plus interne ; que de là étoit venue la corruption qui avoit gâté toutes les parties, et qu'il ne falloit point chercher d'autre cause que celle-là, qui étoit celle de la fin très naturelle qu'il avoit vue arriver à plusieurs personnes, quoique rarement à un degré semblable, et qui alors n'alloit que du plus au moins. Fagon répliqua, Boudin aussi, avec aigreur tous deux. Mareschal s'échauffa à son tour[3], et maintint fortement son avis ; il le conclut par dire au Roi et à Mme de Maintenon, devant ces médecins, qu'il ne disoit que la vérité comme il l'avoit vue et comme il la pensoit, que parler autrement, c'étoit vouloir deviner, et faire en même temps tout ce qu'il falloit pour faire mener

le Dauphin, qu'on trouva tout gangrené depuis les pieds jusqu'à la tête, ayant le cœur flétri et un des côtés du poumon pourri. » Et l'annotateur ajoute : « On disoit même depuis qu'il avoit la peau du col toute brûlée, aussi bien que l'œsophage, ce qui donna lieu à beaucoup de mauvais soupçons que sa mort n'étoit pas venue d'une cause naturelle. » La relation anonyme que nous donnons à l'Appendice, p. 473-474, ne parle pas de l'ouverture du corps.

1. Il y a *une*, par mégarde, dans le manuscrit.

2. Ci-dessus, p. 362.

3. *A son tour* est en interligne, au-dessus de *aussy*, biffé.

au Roi la vie la plus douloureuse, la plus méfiante et la plus remplie des plus fâcheux soupçons, les plus noirs, et en même temps les plus inutiles, et que c'étoit effectivement l'empoisonner. Il se prit après à[1] l'exhorter, pour le repos et la prolongation de sa vie, à secouer des idées terribles en elles-mêmes, fausses suivant toute son expérience et ses connoissances, et qui n'enfanteroient que les soucis et les soupçons les plus vagues, les plus poignants, les plus irrémédiables, et se fâcha fortement contre ceux qui s'efforçoient de les lui inspirer[2]. Il me conta ce détail

1. La préposition *à*, oubliée, a été ajoutée après coup entre *après* et *l'exhorter*.

2. Tous les historiens sérieux qui ont étudié soigneusement cette question de l'empoisonnement du Dauphin et de la Dauphine ont conclu à la négative; en dernier lieu, M. le comte d'Haussonville (*la Duchesse de Bourgogne*, tome IV, p. 420-423) a résumé le débat et, d'accord avec les médecins modernes, il reconnaît que les deux époux et leur fils aîné sont morts d'une rougeole maligne ou infectieuse. Les bruits de poison qui naquirent spontanément parmi les courtisans et le public se produisent toujours en cas de mort rapide ou imprévue de quelque grand personnage; les exemples en sont innombrables, même de nos jours. D'ailleurs, à bien examiner le récit de Saint-Simon et à le comparer avec ce que disent les contemporains, on est frappé de voir combien il en diffère et combien il dramatise les faits. Ces discussions entre les médecins, ces affirmations de poison par tous, sauf par le seul Mareschal (qui encore, chez les Saint-Simon, en particulier, n'est plus aussi sûr de son fait), ces apostrophes solennelles au Roi, on ne trouve cela que dans nos *Mémoires*, L'annotateur des *Mémoires de Sourches* dit (p. 302) que certains symptômes donnèrent lieu « à beaucoup de mauvais soupçons que la mort du Dauphin n'étoit pas venue d'une cause naturelle »; de l'opinion des médecins, pas un mot; et cependant, dit Saint-Simon (ci-dessus, p. 363), Boudin « répandit comme un forcené » qu'on ne pouvait pas douter du poison. Mme de Maintenon, Mme des Ursins, Mlle d'Aumale, les Gazettes étrangères ne parlent que de mort naturelle; le chargé d'affaires d'Espagne raconte à son gouvernement les bruits qui courent contre le duc d'Orléans (Baudrillart, *Philippe V et la cour de France*, tome II, p. 105, note 1); mais sans plus de détails. Au contraire, dès le 21 février (l'autopsie du Dauphin est du 19), Madame affirme (*Correspondance*, recueil Jæglé, tome II, p. 168; comparez p. 173) que « *tous* les médecins qui ont assisté à l'autopsie attestent qu'ils n'ont trouvé ni chez

ensuite, et me dit, en même temps, qu'outre qu'il croyoit que la mort pouvoit être naturelle, quoique véritablement il en doutât à tout ce qu'il avoit remarqué d'extraordinaire, mais qu'il[1] avoit principalement insisté par la compassion de la situation de cœur et d'esprit où l'opinion de poison alloit[2] jeter le Roi, et par l'indignation d'une cabale qu'il voyoit se former dans l'intérieur dès la maladie, et surtout depuis la mort de Madame la Dauphine, pour en donner le paquet[3] à M. le duc d'Orléans, et qu'il m'en avertissoit comme son ami et le sien ; car Mareschal, qui étoit effectif[4], et la probité, et la vérité, et la vertu même, étoit d'ailleurs grossier, et ne savoit ni la force ni la mesure des termes, étant d'ailleurs tout à fait respectueux et parfaitement éloigné de se méconnoître. Je ne fus pas longtemps, malgré ma clôture, à apprendre d'ailleurs ce qui commençoit à percer sur M. le duc d'Orléans[5]. Ce bruit sourd, secret, à l'oreille, n'en demeura

l'un ni chez l'autre la moindre apparence de poison, mais que Madame la Dauphine est morte de la rougeole et Monsieur le Dauphin du mauvais air et du chagrin. » Après cela, nous laissons le lecteur tirer la conclusion qui lui semblera la plus raisonnable.

1. *Mais que* a été ajouté en interligne, quoique cette addition fût inutile et rende la phrase irrégulière, à moins de supprimer *qu'outre* plus haut.

2. Avant *alloit,* Saint-Simon a biffé *l'* et ajouté *le Roy* en interligne.

3. « On dit proverbialement et figurément *donner le paquet à quelqu'un,* pour dire lui attribuer, lui imputer d'avoir fait quelque chose qui n'est pas de nature à être avoué » (*Académie,* 1718).

4. « On dit qu'*un homme est effectif,* pour dire que c'est un homme qui fait ce qu'il dit, qui ne promet rien qu'il ne fasse » (*Académie,* 1718). On peut en citer des exemples de Chapelain, de Corneille, de Racine.

5. Dès le 20 février, Madame écrivait à sa tante de Hanovre (recueil Jæglé, tome II, p. 167) : « Il ne suffit pas que je sois sincèrement affligé de la mort de Madame la Dauphine et de Monsieur le Dauphin ; .... il faut qu'il m'arrive en outre une chose qui m'est encore plus douloureuse et qui me perce le cœur : des gens qui ont l'âme noire ont répandu le bruit dans tout Paris que mon fils a empoisonné le

pas longtemps dans ces termes. La rapidité avec laquelle[1] il remplit la cour, Paris, les provinces, les recoins les moins fréquentés, le fond des monastères les plus séparés, les[2] solitudes les plus inutiles au monde et les plus désertes, enfin les pays étrangers et tous les peuples de l'Europe, me retraça celle avec laquelle y furent si subitement répandus ces noirs attentats de Flandres contre l'honneur de celui que le monde entier pleuroit maintenant[3]. La cabale d'alors, si bien organisée, par qui tout ce qui lui convenoit se trouvoit répandu de toutes parts en un instant avec un art inconcevable, cette cabale, dis-je, avoit été frappée comme on l'a vu, et son détestable héros réduit à l'aller faire[4] en Espagne ; mais, pour frappée, quoique hors de mesure et d'espérance par tous les changements arrivés, elle n'étoit pas dissipée. M. du Maine et ceux qui restoient de la cabale, et qui continuoient de figurer comme ils pouvoient à la cour, Vaudémont, sa nièce d'Espinoy, d'autres restes de Meudon, vivoient. Ils espéroient contre toute espérance[5] ; ils se roidissoient contre la fortune si apparemment contraire. Ils en saisirent ce funeste retour ; ils ressuscitèrent, et, avec Mme de Maintenon à leur tête, que ne se promirent-ils point, et, en effet, jusqu'où n'allèrent-ils pas ?

On a vu, je ne dis pas les desseins du Dauphin à l'égard des bâtards, parce qu'ils étoient secrets[6], mais combien lui et son épouse avoient désapprouvé leur grandeur

Le duc du Maine et Mme de Maintenon persuadent

Dauphin et la Dauphine. Moi qui suis sûre de son innocence, — j'en mettrais la main au feu, — j'ai d'abord considéré la chose comme une plaisanterie ; je ne pensais pas qu'on pût dire cela sérieusement ; mais c'est bien comme cela qu'on l'a raconté au Roi. Celui-ci cependant en a de suite parlé à mon fils avec bonté et lui a donné l'assurance qu'il n'en croyait rien. »

1. Il y a *lequel*, par erreur, dans le manuscrit.
2. *Les* corrige *des*.
3. Dans le tome XVI, notamment p. 335-336.
4. A aller faire le héros.
5. Tome XXI, p. 4. — 6. Ci-dessus, p. 26-27.

le Roi et le monde que M. le duc d'Orléans a fait empoisonner le Dauphin et la Dauphine.

jusque sous les yeux du Roi, pages sur toutes 946 et 948[1], pour n'en pas citer d'autres. Ni l'un ni l'autre ne leur avoient pas paru plus[2] favorables depuis. Le duc du Maine en espéroit si peu, qu'il ne s'étoit point approché d'eux, et, ni par soi ni par Mme de Maintenon même, dont sa grandeur étoit l'ouvrage, et qui avoit été le témoin affligé, et embarrassé au point où on l'a vu, de leur répugnance, ni par le Roi même, qui l'avoit si vivement sentie, et si humblement soufferte pour l'émousser[3], il n'avoit osé depuis rien tenter auprès d'eux. Quoique en médiocre liaison avec son frère, et sur cela même, mais qui, une fois fait, avoit le même intérêt que lui de s'assurer de ne pas déchoir, et qui, bien avec le Dauphin et la Dauphine par le rapport du monde et des parties, étoit fort à portée d'eux, rien par là n'avoit été essayé là-dessus. La duchesse du Maine, plus ardente que lui sur les rangs, s'il étoit possible, ne bougeoit de Sceaux à faire la déesse, et ne daignoit pas approcher de la cour. M. du Maine, le plus timide des hommes, quoique le plus grand ouvrier sous terre, vivoit en des transes mortelles pour toutes ses grandeurs, et il avoit trop d'esprit encore pour ne pas trembler aussi[4] pour ses énormes établissements, peu sûrs à lui laisser, si on venoit à abattre le trône qu'il s'étoit bâti. Cependant ses enfants croissoient ; le Roi vieillissoit ; il pâlissoit d'effroi de la perspective que l'âge du Roi rendoit peu éloignée, et que les transes mortelles de tout son être lui rapprochoient encore plus. Il n'avoit qui que ce fût auprès du Dauphin et de la Dauphine dont il pût tirer secours dans aucun temps ; il n'y voyoit aucun remède. Leur mort fut donc pour lui la plus parfaite délivrance, et dans la même mesure qu'elle fut pour toute la France

1. Ces pages du manuscrit correspondent aux pages 95-96 et 101-103 de notre tome XIX.
2. *Plus* a été ajouté en interligne.
3. Tome XIX, p. 93 et suivantes.
4. *Aussy* est en interligne, au-dessus d'*encore*, biffé.

le malheur le plus comblé. Quelle étoile, mais quel coup de baguette! Quel subit passage des terreurs du sort d'Encelade[1] à la ferme espérance de celui de Phaéton[2], et de le rendre durable! Il se vivifia donc des larmes universelles; mais, en maître dans les arts les plus ténébreux, je ne dirai pas les plus noirs, parce que nulle notion ne m'en est revenue[3], il crut qu'il lui importoit de fixer les soupçons sur quelqu'un, et c'étoit pour lui coup double et centuple d'en affubler M. le duc d'Orléans. La convalescence de la[4] disgrâce de ce prince auprès du Roi encore mal affermie, et la mort des princes du sang d'âge à représenter et à parler, lui avoient[5] valu ses immenses et dernières grandeurs. En accablant ce même prince d'une si affreuse calomnie, et venant à bout de la persuader au Roi et au monde, il comptoit bien de le perdre sans retour de la façon la plus odieuse et la plus ignominieuse, et, si la même baguette qui l'avoit si heureusement défait de ce qu'il redoutoit le plus, ne lui rendoit pas le même service à l'égard de M. le duc de Berry[6], il avoit lieu de se[7] flatter que ce prince ne résisteroit pas à l'opinion du Roi ni à la publique, que la douleur de la mort de son frère

1. Dans la mythologie grecque, Encelade, fils du Tartare et de la Terre, était un des géants qui se révoltèrent contre les dieux de l'Olympe; il fut emprisonné par Jupiter sous la masse énorme du mont Etna.

2. Phaéton, fils d'Apollon et de Climène, obtint de son père de conduire pendant un jour le char du Soleil; mais, s'en étant mal acquitté, il fut foudroyé par Jupiter et précipité dans le Pô; c'est pour cela que Saint-Simon a ajouté: « et de le rendre durable. » C'est une allusion aux espérances du duc du Maine d'être nommé régent à la mort du Roi et de conduire ainsi le char de l'État.

3. N'est-ce pas là l'aveu que ce qu'il dit des menées du duc du Maine n'a pas de fondement assuré ni précis?

4. *Sa* corrigé en *la*.

5. Avant ce verbe, Saint-Simon a biffé un premier *avoient* corrigeant *avoit*.

6. Allusion anticipée à la mort prochaine du duc de Berry.

7. *Ce* corrigé en *se*.

lui feroit craindre et haïr celui qu'il en croiroit le meurtrier[1]; et, cet obstacle rangé, les moyens ne manqueroient pas de circonvenir ce prince, fait et accessible par tant de côtés comme il étoit. Réduisant M. le duc d'Orléans dans une situation aussi cruelle, sur laquelle il se proposoit bien d'entrer avec Madame sa sœur dans[2] ses malheurs, et de lui faire valoir par elle son assistance, c'étoit un moyen de le tenir de court, et de parvenir au mariage du prince de Dombes avec une de ses filles, sœur de Mme la duchesse de Berry[3], à quoi tous ses manèges avoient jusqu'alors échoué quoique appuyés des plus passionnés desirs de Mme la duchesse d'Orléans, sans avoir pu vaincre la résistance de M. d'Orléans, ni son adresse à éluder sans refuser. Parmi les princes du sang, tous gens d'âge à compter pour rien : le duc de Chartres, sous l'aile de père et de mère, étoit d'août 1703 et n'avoit que neuf ans; Monsieur le Duc étoit d'août[4] 1692, il avoit vingt ans; le comte de Charolois de juin 1700, il n'avoit pas douze ans; le comte de Clermont de juin 1709, il n'avoit que trois ans; et le prince de Conti de juin 1704, qui n'avoit que huit ans. Il ne pouvoit donc avoir à compter que Monsieur le Duc, dont, à vingt ans, le Roi ne faisoit nul compte, et devant qui ce prince n'eût pas osé souffler, ni Madame la Duchesse non plus. Madame la Princesse, qui n'eut jamais de sens ni d'esprit que pour prier Dieu[5], trembloit devant sa fille, la duchesse du Maine; elle avoit même remercié le Roi en forme de ce qu'il avoit fait pour les enfants de M. du Maine[6]; et son autre fille, Mme la princesse de Conti, avoit passé sa vie à Paris dans ses affaires

1. Écrit par mégarde *meurtier*.
2. Le *d* de *dans* surcharge l'abréviation de *et*.
3. Ci-dessus, p. 54-55.
4. Il avait d'abord écrit *de nov^e*; il a surchargé le second mot en *aoust*, mais sans corriger *de*.
5. « Elle étoit également laide, vertueuse et sotte », a-t-il dit dans le tome XVII, p. 237.
6. Tome XIX, p. 103-104.

domestiques, qui n'auroit osé approcher du Roi. Mme de Vendôme n'existoit pas, ni les filles de Madame la Duchesse par leur âge, à l'égard du Roi. C'étoit donc un champ libre fait exprès pour M. du Maine. Quel parti n'en sut-il pas tirer!

Mme de Maintenon n'avoit des yeux que pour lui; en lui se réunissoit toute sa tendresse par la perte de sa chère Dauphine. Sa[1] haine pour M. le duc d'Orléans étoit toujours la même; on[2] en a vu la cause et les fruits[3]. Son nourrisson si constamment aimé n'eut donc pas peine à lui persuader ce qui flattoit cette[4] haine, ce qui établissoit à soi toutes ses[5] espérances, ou à se porter à n'en douter pas et à le faire accroire [au] Roi[6], si eux-mêmes n'en étoient pas persuadés, et à en infatuer[7] le monde. On ne put se méprendre à l'auteur et à la protectrice de ces horribles bruits : ni l'un ni l'autre ne s'en cachèrent dans l'intérieur; Mme de Maintenon se fâcha contre[8] Mareschal devant le Roi; il lui échappa qu'on savoit bien d'où venoit le coup, et de nommer M. le duc d'Orléans. Le Roi y applaudit avec horreur comme n'en doutant pas[9], et tous deux[10] ne

1. On remarquera combien les phrases qui vont suivre sont surchargées de corrections dans le manuscrit.

2. *On* a été ajouté après coup dans la marge à la fin de la ligne.

3. Tome XVI, p. 161.

4. *Cette* est en interligne au-dessus de *sa*, biffé.

5. *Ses* corrige *ces*.

6. Saint-Simon avait d'abord écrit *et en infatuer le Roy*; il a biffé les trois premiers mots, et écrit en interligne *et à le faire accroire*; mais il a oublié de changer *le* en *au*.

7. Les mots *en infatuer* sont en interligne, au-dessus de *le faire accroire à tout*, biffé. C'est une conséquence de la correction précédente.

8. Le *c* de *contre* surcharge un *d*.

9. Comment cette affirmation peut-elle s'accorder avec ce que dit Madame (ci-dessus, p. 370, note 5) que le Roi assura au duc d'Orléans qu'il n'accordait aucune créance aux accusations portées contre lui, et avec les autres paroles du monarque citées ci-dessous, p. 376, note 4?

10. *Tous deux* a été ajouté en interligne.

parurent pas trouver bon la liberté que prit Mareschal de se récrier contre cette accusation. M. Fagon, par ses coups de tête, approuvoit cependant cet énorme allégué, et Boudin fut assez forcené pour oser dire qu'il n'y avoit pas à douter[1] que ce ne fût ce prince, et pour[2] hocher la tête impudemment à la sortie que Mareschal eut le courage de lui faire. Telle fut la scène entière du rapport de l'ouverture du Dauphin. Le duc du Maine s'en expliqua nombre de fois dans l'intérieur des cabinets du Roi, et, quoique ce ne fût pas sans prendre garde aux valets devant qui il parloit, il y en eut, et plus d'un, et à plus d'une reprise, qui le dirent, et par qui, d'oreille en oreille, cela se répandit. Blouin[3] et les autres de l'intérieur qui lui étoient les plus affidés ne craignirent point de répandre une accusation si atroce comme une chose dont le Roi ni Mme de Maintenon ne doutoient point, et de laquelle ils étoient convaincus eux-mêmes avec Fagon, qui les autorisa par l'obstination de son silence, et par des gestes et des airs éloquents lorsqu'on en parloit en sa présence, et de Boudin, qui s'en fit le prédicateur également infâme et hardi, et qui tinrent le reste de la Faculté de si court, qu'aucun n'osa dire un seul mot au contraire[4]. Cette

1. Saint-Simon avait d'abord écrit *qu'il ne douttoit pas*; il a corrigé *ne* en *n'y*, ajouté *avoit pas à* en interligne, corrigé *douttoit* en *doutter;* mais il a oublié de biffer *pas* après ce mot.

2. L'abréviation p^r a été ajoutée en interligne.

3. *Bloin* est en interligne au-dessus de *Boudin*, biffé, que Saint-Simon avait d'abord essayé de corriger en *Blo*[*in*]; deux mots plus loin, *les* corrige *ses*.

4. Madame aussi accusait le duc du Maine et Mme de Maintenon de ces calomnies. Le 8 avril, elle écrivait à sa tante (recueil Jæglé, tome II, p. 174-175) : « Je vais vous dire d'où vient le malheur de mon fils. M. du Maine, Madame la Duchesse et M. le duc d'Antin sont les créatures les plus ambitieuses que porte la terre. Voyant que le Roi a de l'inclination pour mon fils, ils ne cherchent tous qu'à le déshonorer. Du vivant de Monseigneur, ils n'ont travaillé contre lui qu'auprès de celui-ci et du duc de Bourgogne. Auprès du père ils ont réussi, mais non auprès du fils, qui était plus juste ; mais, depuis un an, depuis la

même terreur gagna bientôt toute la cour dès qu'elle vit tout ce qui approchoit le plus Mme de Maintenon déclamer avec d'autant plus de force, que c'étoit avec un air d'horreur, de crainte, de retenue, et tout ce peu qui tenoit au duc et à la duchesse du Maine, et tout Sceaux, et jusqu'à leurs valets, en parler non seulement à bouche ouverte, mais en criant vengeance contre M. le duc d'Orléans, et demandant[1] si on ne la feroit point, avec un air d'indignation et de sécurité la plus effrénée : de là tout ce qui [étoit] même de plus élevé et de plus à portée de vouloir et d'espérer plaire, prit à la cour la même hardiesse et le même ton, et ce fut la même opinion et les mêmes propos à la mode qu'en autre genre on y avoit vus si répandus et si dominants pendant la campagne de Lille contre le prince qu'on regrettoit maintenant, et avec ce même succès d'effroi qui écartoit tous contradicteurs et les réduisoit au silence. Mareschal, qui sagement ne m'avoit d'abord averti qu'à demi, voyant le commencement de cette tempête, me conta le détail de ce qui s'étoit passé chez Mme de Maintenon en présence du Roi, que je viens de rapporter.

Crayon de M. le duc d'Orléans.

M. le duc d'Orléans avoit, à l'égard des deux pertes qui faisoient couler les larmes publiques, l'intérêt le plus directement contradictoire à celui du duc du Maine, et,

mort de Monseigneur, ils ont commencé par faire entrer la vieille Maintenon dans leur cabale. Celle-ci a représenté au Roi que mon fils a empoisonné le dernier Dauphin et la Dauphine. Ils s'imaginaient que cela effrayerait tellement le Roi, qu'incontinent il renverrait mon fils de la cour, sans examiner la chose. Et j'ai acquis cette certitude par le fait suivant : quand les médecins vinrent annoncer au Roi qu'ils avaient tout examiné scrupuleusement et que, bien certainement, nul poison n'avait été administré à ces deux personnes, le Roi se tourna vers Mme de Maintenon et lui dit : « Eh bien, Madame, eh bien, ne vous avais-je pas dit que ce que vous m'avez dit de mon neveu était faux ? » On a vu à Paris des gens du duc d'Antin qui répandaient ces bruits parmi le peuple. »

1. Après *demandant*, Saint-Simon avait ajouté en interligne *avec audace*, qu'il a ensuite biffé.

s'il avoit été un monstre vomi de l'enfer, c'eût été le grand coup pour lui de se défaire du Roi, avec lequel il ne s'étoit jamais bien remis, et s'étoit même fort gâté depuis le mariage de Mme la duchesse de Berry, pour faire régner ceux qu'on regrettoit, et se délivrer de la puissance de Mme de Maintenon, son implacable ennemie, qui ne cessoit de lui aliéner le Roi et de lui faire tout le mal qui lui étoit possible, jusqu'à lui avoir ôté, même depuis ce mariage, toute considération à la cour. Nous ne sommes pas encore au temps de faire connoître ce prince : un crayon suffira ici par rapport à son intérêt et aux horreurs d'une accusation si terriblement inventée, si cruellement répandue, persuadée et soutenue avec tant d'art, et un art si peu inférieur au crime qui lui fut imputé, et dont M. du Maine a su tirer tous les avantages qu'il en avoit attendus jusqu'au delà de ses espérances, et qui eussent mis la confusion dans l'État, s'ils eussent été prodigués à un homme moins failli[1] de cœur et de courage, et d'un mérite moins universellement décrié de tous points.

Dans tous les temps, le[2] Dauphin avoit goûté M. le duc d'Orléans. Dès sa jeunesse, le duc de Chevreuse le lui avoit fait valoir parce que le duc de Montfort, son fils aîné, étoit intimement avec M. le duc d'Orléans, et que M. de Chevreuse lui-même le voyoit assez souvent, et se plaisoit à s'entretenir avec lui d'histoire, mais surtout de science, souvent de religion, où il vouloit le ramener[3]. L'archevêque de Cambray le voyoit aussi, et se plaisoit fort avec lui, et, réciproquement, M. le duc d'Orléans l'avoit pris en amitié et en telle estime, qu'il se déclara hautement pour lui lors de sa disgrâce, et qu'il ne varia jamais depuis là-dessus. Cela lui avoit attaché tout ce petit troupeau, quoique de mœurs si différentes, et on sait ce que ce

1. C'est l'emploi au figuré de ce mot, au sens d'homme qui a fait banqueroute.

2. *Le* corrige *M.*

3. Tout cela a déjà été dit dans le tome XIX, p. 240.

petit troupeau pouvoit sur le Dauphin, très particulièrement l'archevêque de Cambray, M. de Chevreuse, et le duc de Beauvillier, qui, n'étant qu'un avec eux, ne pouvoit être différent d'eux sur M. le duc d'Orléans. Indépendamment de ces appuis, ces[1] deux princes se rencontroient souvent chez le Roi, très ordinairement les soirs chez la princesse de Conti, où ils se mettoient en un coin à parler sciences, et on n'en pouvoit parler plus nettement, plus intelligiblement, ni plus agréablement que faisoit M. le duc d'Orléans. C'étoit donc une liaison de tous les temps entre eux, à être bien aises de se rencontrer et à leur aise ensemble, autant que des personnes de cette élévation et de vie aussi différente en pouvoient former. Le mariage du Dauphin et l'union de ce mariage augmenta encore la liaison. La Dauphine étoit fort attachée à M. et à Mme de Savoie[2]. Elle trouva ici Monsieur, père de Mme de Savoie et de M. le duc d'Orléans. Elle et Monsieur, comme on l'a vu, s'aimèrent avec tendresse, et cette affection pour mère et pour grand-père retomba sur l'oncle, en qui même elle se piqua toujours de s'intéresser, jusque dans les temps où il fut le plus mal avec le Roi et Mme de Maintenon, qui le lui passoient à cause de l'étroite proximité. A son tour, M. le duc d'Orléans, maltraité de Monseigneur et de toute cette pernicieuse cabale qui le gouvernoit, exactement instruit par moi en Espagne, où il étoit, de tous les attentats de la campagne de Lille[3], prit hautement à son retour le parti du prince opprimé, et ce fut un nouveau lien entre eux, et la Dauphine en tiers. Peu de temps après, l'affaire d'Espagne[4] ayant réduit M. le duc d'Orléans aux termes les plus dangereux, dont Monseigneur se rendit le plus ardent promoteur, il trouva dans son fils une ferme résistance jusque

1. *Scs* corrigé en *ces*.
2. Cela, et ce qui va suivre, a déjà été dit ci-dessus, p. 291.
3. Tome XVI, p. 150.
4. L'affaire de Flotte et de Renaut : tome XVIII, p. 45 et suivantes.

dans le Conseil, et dans sa belle-fille la plus vive[1] protectrice de son oncle, quoiqu'elle ne pût ignorer combien elle alloit directement en cela contre ce que vouloit et faisoit Mme de Maintenon. Dans les suites, cette princesse la gagna pour le mariage de Mme la duchesse de Berry, et le Roi par elle[2]. Sa liaison personnelle avec Mme la duchesse d'Orléans, déjà formée, en devint intime, et ne cessa plus, et se resserra de plus en plus avec M. le duc d'Orléans, et entre son époux et le même prince. M. de Beauvillier, si retenu à le voir, ne l'étoit pas à entretenir une amitié qu'il croyoit si utile dans la maison royale, jusque-là que, sur les fins, il m'avertit que les propos licencieux auxquels M. le duc d'Orléans s'abandonnoit[3] quelquefois en présence du Dauphin ne pouvoient que lui nuire et l'éloigner de lui, et de lui dire franchement d'y prendre garde comme un avis de sa part, à qui le Dauphin s'en étoit ouvert[4]. Je le fis ; il s'en corrigea, et si bien qu'il me revint par la même voie que cette retenue réussissoit fort bien, que le Dauphin en avoit parlé avec satisfaction au duc de Beauvillier, qui me chargea de le dire à M.[5] le duc d'Orléans, pour le soutenir et l'encourager dans cette attention. Il tenoit donc immédiatement au Dauphin par un goût de tous les temps, par l'amusement de la conversation savante, par ce qui tenoit le plus intimement au Dauphin, par une conduite sur Monsieur de Cambray écrite dans leur cœur à tous, par la proximité et la profession publique d'intérêt en lui et d'amitié de la Dauphine dans les temps les plus orageux, et, réciproquement, par son attachement public pour eux lors des atten-

1. *Vive* est en interligne au-dessus d'un autre mot illisible.
2. Tome XIX, p. 197 et 211-212.
3. *S'abandonnoit* est en interligne et au-dessus de *se licencioit*, biffé.
4. Comparez ci-dessus, p. 59.
5. Saint-Simon avait d'abord écrit *au*, qu'il a ensuite corrigé en *à M^e* ; puis il a biffé le petit *e* pour faire *M.*

tats de Flandres ; il y tenoit par l'intimité de leurs épouses, par les mêmes amis et les mêmes ennemis, par le mariage de Mme la duchesse de Berry, qui fut l'ouvrage de la Dauphine, par la haine commune de Madame la Duchesse et de la cabale de Meudon, qui les vouloit tous deux anéantir, en un mot par tous les liens les plus forts et les plus de toutes les sortes qui peuvent former et serrer les unions les plus étroites et les plus intimes, sans jamais de contre-temps, sans aucune lacune, et sans rien même qui pût y apporter du changement, puisque la conduite de Mme la duchesse de Berry et celle de M. le duc d'Orléans à cet égard n'y avoit pas produit le plus léger refroidissement. Je ne fais que montrer et parcourir toutes ces choses et ces faits, pour les présenter à la fois sous les yeux, parce qu'ils se trouvent tous racontés épars en leur temps en[1] ces *Mémoires*. Rassemblés ici, on voit que M. le duc d'Orléans avoit pour le moins autant et aussi certainement tout à gagner à la vie et au règne du Dauphin et de la Dauphine, que le duc du Maine avoit tout à en craindre et à y perdre, et ce contraste est d'une évidence à sauter aux yeux. Il[2] avoit de plus les jésuites, qui faisoient tous une[3] profession ouverte d'attachement pour lui, qui la lui avoient solidement marquée par les services hardis que le P. Tellier lui avoit rendus sur le mariage de Mme la duchesse de Berry[4], et qui étoient payés pour cela par la protection qu'il leur donnoit, et par la feuille des nombreux bénéfices de son apanage, qui tous, à l'exception des évêchés, étoient à sa nomination. Que l'on compare maintenant ensemble l'intérêt de M. le duc d'Orléans, dont le rang et l'état, au moins de lui et des siens, ne pouvoient être susceptibles[5] de péricliter en aucun cas

1. *En* corrige *et*. — 2. Avant cet *il*, il y a un *et*, biffé.
3. Saint-Simon a écrit *un* par mégarde.
4. Tome XIX, p. 206-209.
5. Dans le manuscrit, il y a *pouvoit*, au singulier, et le signe du pluriel a été ajouté après coup à *susceptible*.

possible, et sans charge ni gouvernements à lui ni à son fils, qu'on le compare à l'intérêt du duc du Maine, et qu'on cherche après l'empoisonneur[1]. Mais ce n'est pas

1. On a essayé ci-dessus (p. 369, note 2) de montrer que l'hypothèse du poison semble inadmissible ; il n'y a pas à y revenir. Mais, en adoptant pour un instant la conviction de Saint-Simon qu'il y eut réellement crime, ne convient-il pas d'examiner les diverses accusations exposées dans son récit? On a vu en premier lieu le cardinal de Mailly inculper le duc de Noailles (p. 336-337), la cour et la ville, sur les insinuations du duc du Maine, accuser le duc d'Orléans, enfin Saint-Simon rejettera le crime sur la maison d'Autriche (ci-après, p. 394) et sur le duc du Maine. La première hypothèse ne semble pas tenir debout ; on n'en voit pas le motif, et Saint-Simon affirme qu'il n'en crut rien. Pour la troisième, la cour de Vienne avait la réputation séculaire de ne pas reculer devant le crime politique ; de tous ceux dont on l'a chargée, aucun n'a été prouvé, et il semble que, si elle avait voulu frapper quelque part, c'était à Madrid et non à Paris. Quant au duc du Maine, le réquisitoire que notre auteur fait contre lui est bien pauvre d'arguments, non seulement probants, mais même probables. Reste la seconde hypothèse, que Saint-Simon réfute énergiquement et qui n'a certainement aucun autre fondement que l'imagination du public surexcitée par ces morts successives. Mais n'est-il pas curieux qu'aucun historien, aucune gazette, aucun pamphlet n'ait prononcé le nom de la seule personne de la famille royale à qui la mort du Dauphin, de la Dauphine et de leurs enfants ait pu apporter un avantage immense dès le présent et le comble des grandeurs humaines dans un avenir que l'âge du Roi faisait prévoir comme très rapproché? on a nommé la duchesse de Berry. Telle que nous la connaissons par les pages sanglantes que Saint-Simon lui a consacrées et que, malheureusement, tous les récits contemporains viennent confirmer, pour qui réfléchit à son orgueil démesuré, à son ambition sans bornes, à son impatience d'un joug quelconque, à son désir immense d'être la première en France, à sa haine pour sa belle-sœur parce qu'elle serait toujours au-dessus d'elle, à son impiété foncière, au dévergondage de ses mœurs, pour qui a sondé l'oblitération complète de tout sens moral chez cette femme de vingt ans, la duchesse de Berry ne devait pas reculer devant un crime qui faisait d'elle la première femme de l'État, et bientôt la reine de France. Que ne pouvait-elle se promettre de l'avenir avec un mari amoureux et aveugle, et personne autour d'elle qu'un père dont la faiblesse à son égard lui était trop connue? Et, si Philippe V, abandonnant l'Espagne, revenait faire valoir ses droits à la succession de Louis XIV, le duc de Berry n'était-il pas appelé, au

tout : qu'on se souvienne qu'il n'avoit pas tenu à Monseigneur de faire couper la tête à M. le duc d'Orléans, et combien il en avoit été proche[1] ; qu'on se souvienne comment Monseigneur ne cessa depuis de le traiter ; et qu'en même temps on se souvienne des larmes et des sanglots cachés dans le[2] recoin de cet arrière-cabinet où je surpris M. le duc d'Orléans la[3] nuit de la mort de Monseigneur, de mon étonnement[4] extrême, de la honte que j'essayai de lui en[5] faire, et de ce qu'il m'y répondit[6]. Quel contraste, grand Dieu ! de cette douleur de la mort d'un ennemi près de devenir son maître, avec la farce que M. du Maine donna à ses intimes au fonds de son cabinet, sortant de chez le Roi, qu'il venoit[7] de laisser presque à l'agonie, livré au remède d'un paysan grossier que M. du Maine contrefit, et la honte de Fagon, avec tant de naturel et si plaisant, que les éclats ne rire s'en entendirent

défaut de son frère, par le testament de Charles II ? Régner à Madrid était préférable à être à Versailles la femme d'un cadet. Comment se fait-il que l'opinion publique, si montée contre son père, n'ait pas fait ressortir l'intérêt évident de la fille à la disparition de toute une branche de la maison royale ? Saint-Simon a montré irréfutablement que le duc d'Orléans n'y avait, lui, aucun intérêt personnel ; pourquoi ne dit-il rien de la duchesse de Berry, et se contente-t-il de relater sa joie de se voir la première ? Peut-on croire qu'un esprit si perspicace n'ait pas envisagé cette hypothèse ? N'est-ce pas plutôt que, persuadé du poison, comme il le dit, il n'a pas osé chercher jusqu'au bout à qui le crime pouvait profiter, de peur de ruiner son argumentation en faveur du père, en laissant entrevoir que, si ce n'était pour son propre avantage, ce pouvait être par amour paternel ? — Répétons encore que tout ce qui précède n'est qu'une dissertation sans portée, puisque, de l'avis de tous les historiens sérieux, il n'y eut pas d'empoisonnement ; mais étonnons-nous encore une fois que les accusateurs du père n'aient point songé à mêler la fille, comme bénéficiaire sinon comme inspiratrice, à la perpétration du forfait qu'ils lui imputaient.

1. Tome XVIII, p. 72-74. — 2. *Le* corrige *ce*.
3. Avant *la*, il y a *dans* biffé.
4. *Mon estonnement* est en interligne, au-dessus de *ma surprise*, biffé.
5. *En* est en interligne. — 6. Tome XXI, p. 28-29.
7. Les premières lettres de *venoit* surchargent *av[oit]*.

jusque[1] dans la galerie, et y scandalisèrent les passants ! C'est un fait célèbre et bien caractérisant, qui trouvera son détail en son lieu[2], si j'ai assez de vie pour pousser ces *Mémoires* jusqu'à la mort du Roi.

Mais une écorce funeste servit bien le duc du Maine, qu'il sut puissamment manier, et avec un art qui lui étoit singulièrement propre. M. le duc d'Orléans, marié par force, instruit de l'indignité de l'alliance par les fureurs de Madame, par le cri public, jusque par la foiblesse de Monsieur[3], fit en même temps ce qu'on appelle son entrée dans le monde. Plus son éducation avoit été jusqu'alors resserrée, plus il chercha à s'en dédommager. Il tomba dans la débauche ; il préféra les plus débordés pour ses parties ; sa grandeur et sa jeunesse lui firent voir tout permis, et il se figura de réparer aux yeux du monde ce qu'il crut y avoir perdu par son mariage, en méprisant son épouse, et en se piquant de vivre avec et comme les plus effrénés. De là le desir de l'irreligion et l'extravagante vanité d'en faire une profession ouverte ; de là un ennui extrême de tout autre chose que débauche éclatante[4]; les plaisirs ordinaires et raisonnables, insipides ; l'oisiveté profonde à la cour, où il ne pouvoit traîner sa funeste compagnie, et où pourtant il falloit bien qu'il demeurât souvent ; nul entregent pour s'en attirer d'autre, et dans une réciproque contrainte avec son épouse et avec tout ce qui l'approchoit, qui lui faisoit préférer la solitude ; et cette solitude, il étoit trop accoutumé au bruit pour la pouvoir supporter. Jeté par là dans la recherche des arts, il se mit à souffler[5], non pour chercher à faire de l'or, dont il se

1. *Jusq.* surcharge *dans*.
2. Saint-Simon racontera deux fois cette anecdote dans la suite des *Mémoires*, tomes XI de 1873, p. 450-451, et XII, p. 167.
3. Voyez le récit du tome I, p. 68-74.
4. Ces trois derniers mots ont été ajoutés après coup en interligne.
5. Nous avons vu dans le tome XVI, p. 423, que ce verbe, pris absolument, signifiait s'occuper de recherches chimiques.

moqua toujours, mais pour s'amuser des curieuses opérations de la chimie. Il se fit un laboratoire le mieux fourni; il prit un artiste [1] de grande réputation qui s'appeloit Homberg [2] et qui n'en avoit pas moins en probité et en vertu qu'en capacité pour son métier [3]. Il lui vit suivre et faire plusieurs opérations ; il y travailla avec lui, mais tout cela très publiquement, et il en raisonnoit avec tous ceux de la profession de la cour et de la ville, et en menoit quelquefois voir travailler Homberg, et lui-même. Il s'étoit piqué autrefois d'avoir cherché à voir le diable, quoiqu'il avouât qu'il n'y avoit pu réussir [4]; mais, épris de Mme d'Argenton et vivant avec elle [5], il y trouva d'autres curiosités

1. Au sens de chimiste, comme au tome XX, p. 232.

2. Guillaume Homberg, hollandais, né à Batavia le 8 janvier 1652, fut d'abord avocat à Magdebourg en 1674, et s'occupa de médecine, de mathématique et de chimie; sa réputation le fit attirer à Paris par Colbert, qui lui fit donner une pension de dix-huit cents livres. S'étant converti au catholicisme en 1682, il obtint d'être naturalisé français en janvier 1683 (registres X^{1A} 8682, fol. 284 v°, et O^1 34, fol. 178). Reçu à l'Académie des sciences en 1691, il fut chargé en 1698 d'en diriger le laboratoire, et c'est alors qu'il connut le duc d'Orléans, qui le pensionna dès 1702 pour travailler avec lui à diverses expériences de physique et de chimie, et le nomma son premier médecin à la fin de 1704. En 1708, il épousa la fille de Dodard, un des médecins du Dauphin (contrat dans le registre Y 281, fol. 142 v°). Il mourut à Paris le 24 septembre 1714. Fontenelle et Nicéron ont écrit son éloge : ses principales découvertes sont relatives à la formation des phosphates et aux rapports des alcalis avec les acides; il inventa aussi une machine pneumatique. Saint-Simon écrit *Humbert*.

3. « On ne peut connaître Homberg, disait Madame (recueil Jæglé, tome II, p. 168), sans l'estimer pour la netteté de son esprit. Il n'est pas embrouillé du tout, comme le sont d'ordinaire les savants, ni grave, ni imposant non plus, toujours gai au contraire. Il vous débite sa science, même la plus abstruse, comme en badinant, en se jouant et riant de lui-même. ....Il a la voix douce et le parler lent; mais il se fait fort bien comprendre. » Le lieutenant de police d'Argenson l'employait comme expert (*Archives de la Bastille,* tomes XI, p. 131, et XII, p. 4-5).

4. Déjà dit au tome XIII, p. 459.

5. Dans le temps qu'il était épris de Mme d'Argenton et qu'il vivoit avec elle.

trop approchantes[1], et sujettes à être plus sinistrement interprétées. On consulta des verres d'eau devant lui sur le présent et sur l'avenir. J'en ai rapporté des choses assez singulières, qu'il me raconta avant d'aller en Italie[2], pour me contenter ici de rappeler seulement ces malencontreux[3] passe-temps, tout éloignés qu'ils fussent de la plus légère idée même de crime. L'affaire d'Espagne, dont il n'étoit jamais bien revenu[4], les bruits affreux de lui et de sa fille, par lesquels on essaya de rompre le mariage de cette princesse avec M. le duc de Berry près d'être déclaré, la publicité que la rage de cette grande affaire leur donna ensuite[5], le trop peu de cas que l'un et l'autre en firent, et le trop peu de ménagement là-dessus ; enfin, jusqu'à l'horrible opinion prise sur Monsieur de la mort de sa première épouse[6], et que M. le duc d'Orléans étoit le fils de Monsieur : tout cela forma ce groupe épouvantable dont ils surent fasciner le Roi et aveugler le public. Il en fut, comme je l'ai remarqué, si rapidement abreuvé, que dès le 17[7] février, que M. le duc d'Orléans fut, avec Madame, donner l'eau bénite à la Dauphine[8], la foule du peuple dit tout haut toutes sortes de sottises contre lui tout le long de leur passage, que lui et Madame entendirent très distinctement sans oser le montrer[9], mais dans la peine, l'embarras, et l'indignation qui se peut imaginer. Il y eut même lieu de craindre pis d'une populace excitée et crédule, lorsque le 22 février, il alla seul donner

Eclats populaires contre M. le duc d'Orléans.

1. Il trouva chez elle d'autres curiosités trop approchantes de celle de voir le diable.
2. Tome XIII, p. 458-463.
3. Avant *malencontreux*, Saint-Simon a biffé *mal*, qui surchargeait un mot illisible.
4. Tout ce qui précède, depuis *l'affaire*, a été ajouté en interligne.
5. Tome XIX, p. 271, et ci-dessus, p. 48.
6. Voyez notre tome VIII, p. 370 et suivantes.
7. Le chiffre *17* est en interligne au-dessus de *21*, biffé.
8. Ci-dessus, p. 342.
9. Madame n'en dit rien dans sa *Correspondance*.

l'eau bénite au Dauphin.[1]. Aussi essuya-t-il sur son passage les insultes les plus atroces d'un peuple qui ne se contenoit pas, qui lançoit tout haut les discours les plus énormes[2], qui le montroit au doigt avec les épithètes les plus grossières, que personne n'arrêtoit[3], et qui croyoit lui faire grâce de ne se pas jeter sur lui et le mettre en pièces. Ce fut la même chose au convoi. Les chemins retentissoient de cris, plus d'indignation et d'injures que de douleur. On ne laissa pas de prendre sans bruit quelques précautions dans Paris pour empêcher la fureur publique, dont les bouillons[4] se firent craindre en divers moments. Elle s'en dédommagea par les gestes, les cris, et par tout ce qui se peut d'atroce, vomi contre M. le duc d'Orléans. Vers le Palais-Royal, devant lequel le convoi passa, le redoublement de huées, de cris, d'injures fut si violent, qu'il y eut lieu de tout craindre pendant quelques minutes[5]. On peut imaginer le grand usage que M. du Maine sut tirer[6] de la folie publique, du retentissement des cafés de Paris, de l'entraînement du salon de Marly, de celui[7] du Parlement, où le premier président lui rendit religieusement ses prémices[8], de tout ce qui ne

Cri général contre M. le duc d'Orléans; conduite de la cour à son égard.

1. Ci-dessus, p. 345. Saint-Simon renouvelle son erreur, en mettant encore ici *21* au lieu de *22*.

2. *Énormes* est en interligne, au-dessus d'*atroces*, biffé.

3. *N'arrestoit* a été mis en interligne, au-dessus de *ne contenoit*, biffé.

4. Mot déjà rencontré en ce sens dans le tome XIX, p. 143.

5. Les journaux de la cour et les relations des cérémonies ne parlent pas de cette explosion de l'indignation populaire. Les *Mémoires de Sourches* (p. 312) disent même que « l'ordre avoit été admirable dans Paris pendant la marche; qu'il y avoit une infinité de monde dans les rues avec aussi peu de confusion et avec autant de silence que s'il n'y eût eu personne ». Il n'y a rien dans la *Correspondance de Madame*. Saint-Simon se contredit lui-même, puisque, ci-dessus, p. 347, il a dit : « Il y eut un grand ordre dans Paris et aucun embarras. »

6. Le *t* de *tirer* surcharge un *d*.

7. Les mots *de celuy* sont en interligne.

8. « *Prémices*, les premiers fruits de la terre ou du bétail » (*Aca-*

tarda pas à revenir des provinces, ensuite des pays étrangers. On ne sème que pour recueillir, et la récolte passa toutes les espérances. La mort du petit Dauphin, et le rapport de son ouverture[1], fut un nouveau relais, qui ranima plus violemment la fureur et la licence, qui donna un nouveau jeu à M. du Maine, à Blouin, aux affidés de l'intérieur, à Mme de Mainteuon, de les faire valoir; au Roi, d'abattement, de crainte, de haine, et d'un malaise continuel[2]. C'est la cruelle situation où ils le vouloient pour se le rendre plus maniable, et disposer de lui plus facilement. Le maréchal de Villeroy, quoique si distingué toute sa vie par l'amitié de Monsieur et la considération de M. le duc d'Orléans, n'avoit garde de ne pas payer comptant son brillant retour à sa protectrice. Il étoit fait pour ne penser et ne croire que comme elle-même pensoit et croyoit, ou en faisoit le semblant. Il avoit été trop avant dans l'intérieur de la cour pour ignorer sa haine pour M. le duc d'Orléans, et son aveuglement de mie pour le duc du Maine. Il n'étoit pas rentré par elle pour les contredire, mais pour devenir leur instrument et leur écho. Il se signala donc dans une occasion si intéressante, et qui la lui devenoit à lui-même par son ami Vaudémont, Tessé, le suivant de celui-ci, Tallard, si longtemps le sien, Mme[3] d'Espinoy, les Rohans, ses boussoles, Har-

Maréchal de Villeroy et autres principaux.

démie, 1718). Cela signifie que M. de Mesmes, qui venait d'être nommé premier président grâce au duc du Maine (ci-dessus, p. 218), lui offrit les prémices de sa place en répandant les bruits calomnieux contre le duc d'Orléans.

1. « Ce matin-là, on ouvrit le petit corps de Monsieur le Dauphin, qu'on trouva tout gangrené, et les vaisseaux de son cerveau extraordinairement dilatés » (*Sourches*, p. 321-322, 10 mars).

2. « Il faut que je vous raconte en gémissant l'atroce méchanceté des gens d'ici. Quoique mon fils ni personne des siens n'eût jamais approché cet enfant, on dit quand même publiquement qu'il a empoisonné le petit Dauphin aussi, mais qu'il laisse vivre le plus jeune, de peur que le roi d'Espagne, qui déteste mon fils, ne revienne ici » (*Correspondance de Madame*, recueil Jæglé, tome II, p. 170).

3. M^e^ surcharge *les*.

court, qui l'étoit d'une autre façon, mais qui, avec son esprit et son adresse, sut se mesurer dans le monde sans cesser de plaire aux calomniateurs, dont, avec eux, il épousa les passions.

Embarras du duc de Noailles, qui se dit en apoplexie et s'en va à Vichy.

Le duc de Noailles tenoit le loup par les oreilles[1]. Il étoit en quartier, par conséquent il se trouvoit en des moments de[2] privances chez le Roi et chez Mme de Maintenon. Plus il se sentoit mal avec eux, plus il craignoit de leur déplaire, plus il passionnoit[3] de s'y raccrocher. Il échappoit souvent, en sa présence, des mots à l'un et à l'autre où il n'osoit prendre, parce qu'il ne vouloit pas se rebrouiller avec M. le duc d'Orléans. Il voiloit son silence du malaise où il étoit avec eux ; mais les occasions étoient continuelles. Il y avoit longtemps à attendre[4] jusqu'au 1er avril[5] ; peut-être encore que cette fatale tabatière lui pesoit, quoique bien loin hors de sa poche. Il eut une très légère fluxion sur le visage qui ne fut accompagnée d'aucun symptôme ; il la donna pour une attaque d'apoplexie. Quoique tout le monde ne cessât de le voir, et que personne ni les médecins n'en aperçussent pas le moindre soupçon[6], lui, au contraire de tous les apoplectiques, dont

1. « On dit proverbialement *tenir le loup par les oreilles*, pour dire, ne savoir quel parti prendre, parce qu'il y a du péril de tous côtés » (*Académie*, 1718).

2. Les mots *moments de* sont en interligne, au-dessus de *heures de*, dont Saint-Simon a oublié de biffer le dernier mot.

3. Au sens d'avoir un extrême désir, qui n'était pas donné par le *Dictionnaire de l'Académie* de 1718. Littré en cite un exemple de Mascaron, à côté d'un second de notre auteur.

4. Les trois mots *longtemps à attendre* sont en interligne, au-dessus d'*encore loin*, biffé.

5. Époque de la fin de son quartier.

6. *Dangeau*, p. 109. Les *Mémoires de Sourches* écrivent le 4 mars (p. 318) : « Le soir, comme le duc de Noailles revenoit de Trianon avec le Roi, on s'aperçut qu'il avoit l'œil fort petit et que sa bouche étoit de travers ; c'est pourquoi ses amis l'obligèrent à s'en aller au plus tôt à son appartement, où on le soigna sur le champ. » Voyez aussi p. 319 et 320.

l'un des plus généraux effets de leur mal est de le nier, et de n'en vouloir jamais convenir, quitta le bâton les premiers jours de mars, et s'en alla à Vichy[1], où il demeura longtemps en panne[2], et à laisser refroidir les fureurs et les propos, qui, à la fin, ne peuvent toujours rouler que sur la même chose. Il en revint parfaitement guéri parce qu'il n'étoit pas parti malade[3], et il n'a pas été question depuis pour lui d'apoplexie, ni de la moindre précaution pour la prévenir.

L'enchaînement naturel de toutes ces choses m'emporte ; il faut se ramener. Depuis l'extrémité du Dauphin, je ne sortis plus de ma chambre qu'un moment pour voir le Roi, et pour aller passer les après-dînées à Versailles dans celle du duc de Beauvillier, qui ne voyoit presque du tout personne, malade dans son lit, et pénétré de douleur au point où il l'étoit. Un[4] soir que j'en revenois, Mme la duchesse d'Orléans me manda que M. le duc d'Orléans et elle s'ennuyoient fort de ne me point voir, et que l'un et l'autre me prioient d'y aller, parce qu'ils avoient quelque chose de pressé à me dire. Je ne les avois point vus depuis le malheur public. Quoique Mareschal m'eût parlé, je n'avois pas été assez maître de ma douleur pour aller ailleurs que voir une douleur pareille[5]. Je ne me trouvois en état ni de parler, ni encore moins de raisonner ; j'avois l'esprit si peu libre[6], et je ne voyois de plus rien à faire sur une si atroce, mais si folle calomnie, et forgée dans le sein de la plus tendre faveur. Je priai donc et M. et Mme la duchesse d'Orléans de trouver bon que je différasse à les voir au lendemain matin. J'y allai en effet. Je trouvai

1. Il a été parlé de cette station thermale dans notre tome VII, p. 75.
2. Expression déjà relevée, tome VIII, p. 219.
3. Ni Dangeau, ni Sourches n'annoncent son retour.
4. Le mot *un* surcharge *qu*.
5. C'est à dire pour aller ailleurs que dans un endroit où je voyais une douleur pareille (celle du duc de Beauvillier).
6. Ce membre de phrase a été ajouté en interligne.

Effiat avertit M. le duc d'Orléans, et lui donne un pernicieux conseil, qu'il se hâte d'exécuter.

Mme la duchesse d'Orléans désolée. Elle m'apprit que le marquis d'Effiat[1] étoit venu la veille au soir, de Paris, les avertir des bruits affreux qui y étoient universellement répandus, de l'effet général qu'ils y faisoient, que le Roi et Mme de Maintenon étoient non seulement persuadés par le rapport des médecins[2], mais qu'ils l'étoient aussi de tout ce qui se disoit contre M. le duc d'Orléans, et qui se débitoit avec tant d'emportement, que d'Effiat ne le croyoit pas en sûreté, [et] s'étoit déterminé[3], malgré l'horreur de la chose, à les venir avertir, et à presser M. le duc d'Orléans d'avoir là-dessus avec le Roi une explication qui ne pouvoit être différée, dont la plus naïve, la plus nette, et la plus persuasive, étoit d'insister pour que le Roi lui permît de se remettre à la Bastille, de faire arrêter Homberg et tous ceux de ses gens que le Roi jugeroit à propos, jusqu'à ce que cela fût éclairci. « Madame, m'écriai-je, eh ! que prétend faire M. le duc d'Orléans ? — Monsieur, me dit-elle, il est allé parler au Roi ce matin, qu'il a trouvé fort sérieux et fort froid, même fort sec, et silencieux sur les plaintes qu'il lui a faites et la justice qu'il lui a demandée. — Et la Bastille, Madame, interrompis-je, en a-t-il parlé ? — Eh ! vraiment oui, Monsieur, me répondit-elle ; mais cela n'a pas été reçu. Il y a eu un air de dédain, qui n'a pas changé quoiqu'il ait fort insisté. Enfin M. le duc d'Orléans s'est rabattu à demander au moins qu'Homberg y fût mis, interrogé, et toutes les suites. Le Roi a encore refusé d'assez mauvaise grâce. Enfin, à force d'instances, il a dit qu'il ne le feroit pas arrêter, mais qu'il donneroit ordre à la Bastille de l'y recevoir, s'il y alloit se remettre de lui-même. » Je m'écriai encore plus sur

1. Antoine Coiffier ; il avait été premier écuyer de Monsieur et était resté sur un pied d'intimité avec la duchesse d'Orléans, au mariage de laquelle il avait puissamment contribué, comme il va être rappelé un peu plus loin.

2. Ci-dessus, p. 362-363 et 367-370.

3. Avant *déterminé*, Saint-Simon a biffé un premier *détermi*, qui surchargeait un autre mot illisible.

Crayon d'Effiat. [Add. S^tS. 1052]

un si pernicieux conseil, et si brusquement exécuté[1]. Il faut savoir que le marquis d'Effiat étoit un homme de beaucoup d'esprit et de manège, qui n'avoit ni âme ni principe, qui vivoit dans un désordre de mœurs et d'irreligion public, également riche et avare, d'une ambition qui toujours cherchoit par où arriver, et à qui tout étoit bon pour cela, insolent au dernier point avec M. le duc d'Orléans même, qui, du temps qu'avec le chevalier de Lorraine, dont il étoit l'âme damnée, il gouvernoit Monsieur, sa cour, et souvent ses affaires, à baguettes, s'étoit accoutumé à le craindre, et à admirer son esprit[2]. Avec[3] tant de vices si opposés au goût et au caractère du Roi et de Mme de Maintenon, il en étoit bien voulu et traité avec distinction, parce qu'il avoit eu part avec le chevalier de Lorraine à réduire Monsieur au mariage de Monsieur son fils, et ce dernier par l'abbé Dubois[4], que, par conséquent il s'étoit toujours entretenu bien avec Mme la duchesse d'Orléans, qu'il s'étoit sourdement livré et vendu à M. du Maine, et que, par son ancienne intimité avec le

1. Il semblerait, au récit de notre auteur, qu'il se passa quelques jours d'intervalle entre la mort du Dauphin (18 février), cet avis du marquis d'Effiat et l'exécution du conseil qu'il donna au duc d'Orléans. Or Madame (*Correspondance*, recueil Jæglé, tome II, p. 168) dit, dès le 20 février : « Le Roi en a de suite parlé à mon fils avec bonté et lui a donné l'assurance qu'il n'en croyait rien ; mais il a conseillé à mon fils d'envoyer dans son propre intérêt, son chimiste, le pauvre et savant Homberg, à la Bastille, afin qu'il lavât son maître de cette accusation. » Et le 21 février, à dix heures du matin, elle écrit : « Il faut que je vous raconte la fin de l'histoire d'hier. Mon fils a envoyé son Homberg à la Bastille pour être examiné ; le Roi fit défense de l'y recevoir. » C'est donc (si le récit de Saint-Simon est véridique) dès le 18, avant même l'autopsie, qu'Effiat donna son conseil au duc d'Orléans, le 19 que celui-ci parla au Roi, le 20 qu'Homberg se présenta à la Bastille ; il n'y a donc pas eu le délai dont parle notre auteur.

2. C'est lui qu'il a accusé d'avoir empoisonné Henriette d'Angleterre : tome VIII, p. 372 et suivantes.

3. Le mot *avec* a été corrigé en *Avec*, lorsqu'on a ajouté un point après *esprit*.

4. Tome I, p. 66 et suivantes.

chevalier de Lorraine, l'ami le plus intime du maréchal de Villeroy de tous les temps, il étoit devenu le sien jusqu'à s'en faire admirer. Le conseil qu'il avoit donné étoit si mauvais, pour un homme surtout d'autant d'esprit et qui connoissoit si bien le monde, qu'il me fut fort suspect.

Conduite que M. le duc d'Orléans devoit tenir.

Par cette conduite, M. le duc d'Orléans se ravaloit à la condition des plus petites gens, d'un valet même d'une maison volée, au lieu de l'avoir pris sur le haut ton et en prince de son rang sur qui aucun soupçon ne sauroit trouver prise, qui défie avec dignité d'en pouvoir produire[1] ni articuler le moindre appui ni l'apparence la plus légère, et qui, en faisant en public le parallèle exact et juste de son intérêt et de celui de M. du Maine tel qu'on vient de le voir, l'auroit fait[2] trembler avec toute sa faveur, l'auroit réduit à la défensive, et, peut-être, fait comme il étoit sur le courage, l'auroit forcé à jeter l'éteignoir sur le feu qu'il avoit allumé, et obligé le Roi à le ménager et Mme de Maintenon à ne le pousser plus. C'est ce que tout d'abord il falloit faire après avoir demandé justice au Roi avec hauteur devant tout ce qui étoit après son souper dans le cabinet, et ne l'avoir pas reçue, et, sans s'engager en accusation directe, encore moins formelle, parler publiquement assez fortement pour donner toute cette peur à M. du Maine, et le mettre dans l'embarras encore du côté du public, déjà si mal prévenu pour lui, et alors[3] irrité des pas de géant qu'il venoit de faire ; en même temps, faire souvenir le Roi et ceux qui en étoient instruits, répandre[4], pour l'apprendre à tout le monde, le fait qui[5] est raconté en son lieu[6] de la cassette

1. Le commencement de *produire* surcharge *ar*[*ticuler*].
2. Saint-Simon avait d'abord écrit *le fait trembler* et, plus loin, *le réduit*; il a corrigé les deux *le* en *l'* et écrit *auroit* en interligne avant *fait* et avant *réduit*.
3. Avant *alors*, il a biffé *encor*.
4. Avant *repandre*, il y a un *le*, biffé.
5. *Qui* corrige l'abréviation de *que*.
6. Tome XVIII, p. 165-173, en 1709.

de Mercy prise lorsque du Bourg le battit en haute Alsace, n'oublier pas les curés, les baillis et les officiers des terres de Mme de Lillebonne en Franche-Comté, les uns juridiquement exécutés, les autres en fuite, aussitôt après cette affaire, et, comme on n'étoit en nulle mesure avec la cour de Vienne, qui s'opposoit le plus à la paix et y traversoit le plus les mesures de celle de Londres, ne craindre pas de rappeler la facilité de la maison d'Autriche à s'aider du poison pour se défaire de qui l'embarrasse, la mort du prince électoral de Bavière, et celle de la reine d'Espagne fille de Monsieur[1]; et de là expliquer l'obscurité pourtant assez claire de la lettre du prince Eugène à Mercy trouvée dans sa cassette avec ses instructions sur l'intelligence en Franche-Comté : « Que si, malgré toutes les mesures prises, il ne réussissoit pas dans cette[2] expédition, et qu'eux ailleurs[3] ne pussent réduire la France au point qu'on s'étoit proposé, alors il faudroit en venir au grand remède[4]; » paraphraser bien aisément ce grand remède, et l'expliquer des morts que l'on pleuroit, du péril extrême que le duc d'Anjou avoit couru, et qui n'étoit pas entièrement passé, pour[5] forcer le Roi, par le défaut de toute sa ligne aînée, de rappeler le roi d'Espagne et ses enfants, et d'en abandonner la monarchie à la maison d'Autriche; ajouter tout ce qu'il convenoit pour frapper sur l'insigne scélératesse d'oser répandre des bruits exécrables aussi opposés à son intérêt qu'à son honneur, quand on en trouvoit ailleurs de si conformes au crime habituel de la maison d'Autriche, et annoncé[6] même par le prince Eugène à Mercy autant que de telles horreurs sont susceptibles de l'être; appuyer là-dessus avec d'au-

1. Tome XVIII, p. 173. — 2. Le *c* de *cette* corrige une *s*.

3. Avant *ailleurs*, il a biffé *en Flandres*.

4. Cette phrase est entre guillemets dans le manuscrit. Le récit donné en 1709 n'est pas aussi explicite.

5. L'abréviation *p^r* surcharge *de*.

6. Ce participe se rapporte au mot *crime*.

tant plus de force qu'en effet le soupçon étoit très bien fondé par la lettre du[1] prince Eugène, précédée[2] de si peu d'années des deux exécutions que l'on vient de citer; que cette sorte d'accusation de la cour de Vienne soulageoit le Roi et Mme de Maintenon sur ce qu'ils avoient de plus cher, frappoit le monde, les neutres, les gens de bon sens; mais lâcher aussi des expressions obscures qui eussent donné[3] à courir[4] à M. du Maine sur la conformité de son intérêt, en autres vues, avec celui de la maison d'Autriche, qui auroit ouvert les yeux au monde, toujours en évitant bien de s'engager en rien de précis, et, par là, auroit tenu M. du Maine en effroi, en grande peine, et le Roi et Mme de Maintenon fort en mesure. Cela eût fait un violent éclat entre lui et M. du Maine; mais cet éclat le désarmoit: un ennemi public et déclaré est bien moins à craindre que des mines chargées continuellement sous les pieds, un ennemi surtout sur un trône branlant, qui indignoit alors tout le monde, un ennemi d'aussi peu de courage, et dont tout le danger ne se trouvoit que dans les ténèbres dont il savoit s'envelopper et se faire un asile pour tout ce qu'il lui convenoit d'attenter; et le Roi, malgré son abandon de tendresse pour lui, et de foiblesse pour Mme de Maintenon, n'auroit pu n'être pas en garde contre lui sur M. le duc d'Orléans, et dans un grand embarras même de l'accroître davantage après un si grand éclat. Toute son inquiétude se seroit tournée à chercher à l'apaiser entre eux, à empêcher les voies de fait. Elles n'étoient pas à craindre de M. du Maine avec personne; combien moins avec un petit-fils de France de la valeur de M. le duc d'Orléans! Le comte de Toulouse n'aimoit ni n'estimoit son frère, et détestoit sa belle-sœur[5],

1. *Du* corrigé en *de*.
2. Le commencement de *précédée* surcharge *si*.
3. *Donnés* corrigé en *donné*.
4. Expression déjà relevée dans le tome XXI, p. 222.
5. Dit en dernier lieu dans le tome XIX, p. 96-97.

desquels il étoit compté pour fort peu de chose ; de la valeur et de l'honneur, il en avoit beaucoup ; il est très douteux que l'un lui eût permis d'employer l'autre en cette occasion pour l'amour de son frère ; il ne l'est pas que le Roi lui auroit imposé à temps et efficacement, qui, dans un rang si inégal, dans une affaire si odieuse, où, par qui d'où le bruit vînt, son neveu étoit l'attaqué et le plus cruellement, le Roi n'eût pas souffert que le comte de Toulouse en eût fait la folie, dont les suites étoient sans fin et eussent fait le bourreau de ce qui lui restoit de vie[1], et plus que vraisemblablement, à la fin et après lui, l'éradication[2] de ses bâtards, avec le feu allumé pour la succession de Monsieur le Prince[3], qui eût jeté les princes du sang du côté de M. le duc d'Orléans. Sa suite et sa maison étoient sans comparaison de celle des bâtards. M. le duc de Berry étoit son gendre, abandonné alors d'amour à son épouse, qui étoit toute à son père ; et ce bas courtisan si avide de plaire quand il n'en coûte point de péril, et le gros du monde de même, n'eût pas pris aisément parti contre M. le duc d'Orléans dans de telles extrémités, dans la position où il étoit, et dans celle où l'âge du Roi montroit en perspective M. le duc de Berry et lui. Voilà sans doute ce que le duc du Maine redouta, et qu'il sut parer avec adresse par le prompt usage du marquis d'Effiat et de ses salutaires avis ; mais je parlois à sa sœur, qui, en comparaison de lui, comptoit pour rien mari et enfants[4], et, prodige d'orgueil, sans l'aimer ni l'estimer. Je n'eus donc garde de lui montrer rien de ce sur quoi je viens de m'étendre. Je me contentai de blâmer le conseil en gros par d'autres raisons dont je pus m'aviser, et plus encore une résolution si subite. Tandis que

1. *Vie* est en interligne, au-dessus de *vivre*, biffé.
2. Mot déjà employé dans le tome XVIII, p. 280.
3. Tome XX, p. 315-323.
4. Il a déjà dit qu'elle était « toute bâtarde » de cœur et d'affection (ci-dessus, p. 54).

nous causions ainsi tous deux seuls, M. le duc d'Orléans entra. Jamais je ne vis homme si profondément outré et abattu. Il me redit ce que je venois d'entendre qui s'étoit passé entre le Roi et lui, entre son lever et la messe, et l'ordre qu'il avoit envoyé, au retour de cette conversation, pour que Homberg s'allât remettre à la Bastille. Je lui témoignai, comme j'avois fait à Mme la duchesse d'Orléans, ce que je pensois là-dessus, mais foiblement, parce que la chose étoit faite, et que l'état où je le vis me fit plus de compassion qu'il ne me laissa espérer des partis vigoureux. Je leur rendis ce que j'avois appris de Mareschal[1], mais en supprimant le duc du Maine, duquel je ne parlai que l'après-dînée tête à tête à M. le duc d'Orléans. Le lendemain, je sus par lui que le Roi lui avoit dit sèchement qu'il avoit changé d'avis sur Homberg, qu'il étoit inutile qu'il allât se remettre à la Bastille, et qu'il n'y seroit pas reçu ; qu'ayant voulu insister, le Roi lui avoit tourné le dos et s'en étoit allé dans sa garde-robe, et lui étoit sorti du cabinet ; en sorte qu'il venoit de mander ce changement à Homberg, que nous sûmes après[2] être allé à la Bastille sur l'ordre qu'il en avoit reçu de M. le duc d'Orléans, et y avoir été refusé[3].

M. le duc d'Orléans totalement déserté et seul au milieu de la cour. Je lui reste unique ; je l'empêche de faire un cruel affront à la Feuillade.

De ces jours-là du premier éclat à Marly et dans le monde, M. le duc d'Orléans fut non seulement abandonné de tout le monde, mais il se faisoit place nette devant lui chez le Roi et dans le salon, et, s'il y approchoit d'un groupe de courtisans, chacun, sans le plus léger ménagement, faisoit demi-tour à droit ou à gauche, et s'alloit rassembler à l'autre bout, sans qu'il lui fût possible d'aborder personne que par surprise ; et même, aussitôt après, il étoit laissé seul avec l'indécence la plus marquée[4]. Jus-

1. Ci-dessus, p. 375-377.
2. *Après* semble avoir été ajouté sur la marge en fin de ligne.
3. Voyez la citation de la lettre de Madame donnée ci-dessus, p. 392, note 1.
4. Madame n'a pas mentionné cette « désertion » absolue.

qu'aux dames désertèrent un temps Mme la duchesse d'Orléans, et il y en[1] eut qui ne la rapprochèrent plus

Cris et bruits contre M. le duc d'Orléans entretenus avec grand art et toujours.

Après avoir si pitoyablement enfourné, il fallut laisser passer l'orage ; mais l'orage étoit trop soigneusement entretenu pour passer : il fut soutenu avec la même frayeur de son approche, la même aliénation jusqu'au dernier Marly de la vie du Roi où ce monarque menaça ouvertement ruine, et, quand les bruits foiblissoient dans Paris[2] et dans les provinces, il s'y trouvoit des émissaires adroits et attentifs à les renouveler, et d'autres à en faire retentir l'écho à la cour ; et cela dura toujours, et bien après le Roi, avec le même art[3]. En un mot, je fus le seul, je dis exactement l'unique, qui continuai à voir M. le duc d'Orléans à mon ordinaire et chez lui et chez le Roi, à l'y aborder, à nous asseoir tous deux en un coin du salon, où assurément nous n'avions aucun tiers à craindre, à me promener avec lui dans les jardins[4] et à la vue des

1. *En* est en interligne.

2. Madame écrivait le 19 mars (recueil Jæglé, tome II, p. 172) : « Je ne peux trouver le motif pour lequel mon fils est tellement haï à Paris ; de sa vie il n'a fait de mal à personne. » Et le 27 (p. 174) : « Précédemment mon fils était aimé de tout le monde ; mais, depuis l'affaire d'Espagne, tout Paris le déteste... On affiche au Palais-Royal des placards portant : *Voici où se font des loteries et où on trouve le plus fin poison.* Ces loteries c'est pour dire que mon fils vit avec sa fille comme Lot. »

3. Ce qui précède, depuis *et cela*, a été ajouté en interligne. — La croyance à la culpabilité du duc d'Orléans persista dans les milieux populaires et ne fut point atténuée, loin de là, par les scandales de la Régence. En 1719, La Grange-Chancel pouvait écrire dans ses *Philippiques*, en faisant allusion aux morts de 1712 :

Nocher des rives infernales,
Prépare-toi sans t'effrayer
A passer les ombres royales
Que Philippe va t'envoyer.

Lorsque Saint-Simon arrivera au récit de cette année, il racontera l'émotion du Régent lisant cette strophe (suite des *Mémoires*, tome XVI, p. 199-200).

4. *Jardins* corrige *jardis*.

fenêtres du Roi et de Mme de Maintenon. A Versailles, je vivois dans le même commerce de tous les jours. Il lui revint que la Feuillade tenoit à Paris les propos les plus injurieux sur lui : la furie le transporta, et j'eus toutes les peines du monde de l'empêcher de le faire insulter, et de sa part, à grands coups de bâton. C'est l'unique fois que je l'aie vu en furie, et se[1] porter à une telle extrémité. Cependant M. de[2] Beauvillier, le Chancelier, tous mes amis et amies, m'avertissoient sans cesse que j'allois me perdre par une conduite si opposée à l'universelle, et aux sentiments du Roi et de Mme de Maintenon pour M. le duc d'Orléans; que ne rompre pas avec lui par une entière cessation de le voir étoit une chose honnête et qui se pourroit souffrir, mais que de vivre continuellement avec lui et publiquement et dans les jardins[3] de Marly, sous les yeux du Roi et de toute la cour, c'étoit une folie, inutile à M. le duc d'Orléans, et qui ne pouvoit que déplaire à un point qu'à la fin elle me perdroit. Je tins ferme ; je trouvai que le[4] cas d'aussi rares malheurs étoit celui non seulement de n'abandonner pas ses amis quand on ne les croyoit pas coupables, mais celui encore de se rapprocher d'eux de plus en plus pour son propre honneur, pour la consolation qu'on leur devoit et qu'ils ne recevoient de personne, et pour montrer au monde l'indignation qu[’on] avoit de la calomnie. On insista très souvent ; on me fit entendre que le Roi le[5] trouvoit mauvais, que Mme de Maintenon en étoit piquée ; on n'oublia rien pour me faire peur : je fus insensible à tout ce qu'on me put dire, et je ne cessai pas un jour de voir M. le duc d'Orléans, et d'ordinaire deux et trois heures de suite[6]. Cette matière

Alarme de mes amis sur ma conduite avec M. le duc d'Orléans.

1. *Se* surcharge un *a*.
2. Il y a *le* au lieu de *de*, dans le manuscrit.
3. *Jardis*, par mégarde, non corrigé comme plus haut.
4. *Le* corrige *les*. — 5. *Le* surcharge *en*.
6. Tout ce récit n'est confirmé par aucun contemporain, même pas par Madame, et nous verrons dans le prochain volume (tome IX de

reviendra bientôt[1]; il est temps de reprendre la suite des événements de cette année. Il faut seulement ajouter que ce fut encore Mareschal qui empêcha que Homberg n'entrât à la Bastille. Le Roi, que M. le duc d'Orléans venoit de quitter quand il lui en fit la proposition pour lui-même, et, refusé, au moins pour Homberg, entra dans sa garderobe[2], où, plein de la chose, il la conta à Fagon et à Mareschal, qu'il y trouva. Mareschal, avec sa vertueuse liberté, demanda au Roi ce qu'il en avoit ordonné. Sur sa réponse, il loua la candeur et la franchise de M. le duc d'Orléans, la prudence du Roi de lui avoir refusé d'aller à la Bastille, et improuva la permission donnée pour Homberg. « Que prétendez-vous par là, Sire? lui dit-il hardiment[3]: afficher partout la honte prétendue de votre plus proche famille! Et quel en sera le bout? de ne trouver rien, et d'en avoir la honte vous-même. Si par impossible, et je répondrois bien que non, vous trouvez[4] ce qu'on vous fait chercher, feriez-vous couper la tête à votre neveu, qui a un fils de votre fille, et publier juridiquement son crime et son ignominie? et, si vous ne trouvez rien, comme sûrement il n'y a rien à trouver, faire dire à tous ses ennemis et les vôtres que c'est qu'on n'a pas voulu trouver? Croyez-moi, Sire; cela est horrible : épargnez-le vous, révoquez la permission tout à l'heure, et ôtez-vous de la tête des horreurs, des noirceurs fausses, qui ne sont bonnes qu'à abréger vos jours, et à les rendre très misérables. » Cette vive et si prompte sortie d'un homme que le Roi connoissoit vrai et réellement attaché à sa personne, eut son effet pour Homberg. Le Roi, sur-le-champ, dit qu'il avoit raison, qu'aussi ne s'étoit-il[5] laissé aller pour Homberg que

Service de Mareschal à M. le duc d'Orléans.

1873, p. 308) que Saint-Simon s'absenta de la cour dans les derniers jours de février jusqu'au commencement d'avril.

1. Dans le prochain volume.

2. Ces trois mots sont en interligne, au-dessus de *son 2d cabinet*, biffé.

3. Ces quatre derniers mots sont ajoutés en interligne.

4. *Trouvez* semble corriger *trouviez*.— 5. L'élision *s'* surcharge une *n*.

par importunité[1], et qu'il ne le laisseroit pas entrer à la Bastille ; et, peu d'heures après, que M. le duc d'Orléans se présenta devant lui, il le lui dit, et lui ordonna de mander à Homberg de ne plus songer à la Bastille. Mareschal me le conta le lendemain, et me dit que Fagon et Blouin n'avoient pas dit un seul mot. Je l'embrassai de sa vertueuse bravoure, qui avoit si bien réussi, et je ne la laissai pas ignorer à M. et à Mme la duchesse d'Orléans[2].

237 000ᵗᵗ* de pensions et 20 000ᵗᵗ distribuées dans la maison du Dauphin et de la Dauphine.

Le Roi donna[3] douze mille livres de pension à la duchesse du Lude, continua à la comtesse de Mailly les neuf mille livres[4] qu'elle avoit, à toutes les dames du palais leurs six mille livres chacune[5], à Mme Quentin, première femme de chambre, neuf mille[6], et à presque toutes les autres femmes de chambre de la Dauphine les gages qu'elles avoient, neuf mille livres à Boudin, son premier médecin, et trois mille livres à Dionis, son premier chirurgien[7]. Il donna douze mille livres de pension à Dangeau, chevalier d'honneur, autant au maréchal de Tessé, premier écuyer,

1. Avant ce mot, Saint-Simon a biffé *complaisa[nce]*.

2. Le livre de M. Mareschal de Bièvres sur son ancêtre *Georges Mareschal* reproduit pour tous ces épisodes le récit de Saint-Simon sans le confirmer d'aucun autre témoignage contemporain.

3. Saint-Simon prend la liste de toutes ces pensions dans le *Journal de Dangeau,* aux 9, 16 et 17 mars et 1er avril, p. 110, 112 et 118; voyez aussi les *Mémoires de Sourches,* p. 322, 328, 329 et 341-342. Les brevets sont insérés dans le registre O¹ 56, fol. 65-79, 108, 111, 112, 114, 117, 124 et 139.

4. Avant *9000ᵗᵗ*, Saint-Simon a biffé *60[00]*.

5. Les dames du palais étaient : Mme de Levis, qui eut neuf mille livres (O¹ 56, fol. 73 v°), et Mmes d'Estrées, d'O, de la Vallière, de Nogaret, du Châtelet, de Courcillon et de Gondrin, qui en eurent six mille.

6. Le brevet pour Mme Quentin n'est que de six mille livres (reg. O¹ 56, fol. 66). M. de Villacerf, premier maître d'hôtel, dont Saint-Simon ne parle pas, en eut autant, et l'écuyer Domingue (ci-dessus, p. 103) reçut une pension de trois mille (*ibidem*, fol. 75 et 77).

7. Pierre Dionis fut nommé, dès 1672, professeur de dissection anatomique au Jardin royal et devint en 1680 chirurgien ordinaire de la reine Marie-Thérèse ; il passa ensuite au même titre dans la

* *237 000* corrige *227 000*.

conserva à tous les menins les leurs[1] de six mille[2]; quatre mille livres de pension à Bayar, écuyer particulier du Dauphin[3]; dix mille livres à du Chesne, son premier valet de chambre; cinq mille à Bachelier, son premier valet de garde-robe, et neuf mille à Dodard, son premier médecin[4]. Il en donna aussi six mille livres à la nourrice du dernier Dauphin[5], et mit toutes ses femmes auprès de celui qui [Add. St-S. 1053] restoit, qui en eut ainsi trente-deux[6]. Le[7] Febvre, tréso-

maison de la Dauphine-Bavière et dans celle de la duchesse de Bourgogne; il mourut à Paris le 11 décembre 1718. Ses deux principaux ouvrages, qui ont eu chacun de nombreuses éditions, sont *Anatomie de l'homme suivant la circulation du sang*, et *Cours d'opérations de chirurgie démontrées au Jardin Royal*. Son brevet de pension est mentionné dans le registre O¹ 56, au folio 66.

1. Saint-Simon écrit *leur*, comme nous avons déjà eu occasion de le remarquer.

2. Reg. O¹ 56, fol. 77-78. Les menins étaient MM. d'Antin, de Florensac, de Matignon, de Cheverny, de Sainte-Maure, de Pompadour, de la Vallière, d'Adhémar et d'Urfé.

3. Louis Bayar, baron de Ferrières, avait été nommé en novembre 1690 écuyer ordinaire du duc de Bourgogne, aux gages de deux mille quatre cents livres.

4. Claude-Jean-Baptiste Dodard, fils d'un médecin de la cour, naquit en 1664 et fut reçu docteur de la faculté de médecine en 1688; son père lui fit obtenir alors la place de médecin de Saint-Cyr, puis en 1693 celle de médecin suivant la cour; en 1701, le duc d'Orléans le prit pour son premier médecin; il passa en 1707 avec le même titre dans la maison du jeune duc de Bretagne, puis en 1708 dans celle du duc de Bourgogne; il devint premier médecin du Roi en avril 1718, et Saint-Simon fera alors son éloge (suite des *Mémoires*, tome XIV de 1873, p. 379). Il mourut le 25 novembre 1730. Saint-Simon écrit *Dodart*.

5. Elle s'appelait Mme Margalé (reg. O¹ 56, fol. 78 v°), et son mari était contrôleur général de la maison de la duchesse de Bourgogne.

6. *Dangeau*, p. 112. Saint-Simon a oublié de dire que le P. Martineau, confesseur du Dauphin, eut douze cents livres de pension, tandis que le P. de la Rue, confesseur de la Dauphine, ne reçut rien. Est-ce pour lui marquer le mécontentement du Roi de ce que la princesse avait refusé de se confesser à lui avant de mourir (ci-dessus, p. 275-277 et 338), et de la complaisance qu'il avait eue pour elle à cet égard?

7. Toute cette dernière phrase a été ajoutée après coup en inter-

rier général de Madame la Dauphine[1], eut vingt mille livres, une fois payées[2], que lui avoit coûté sa charge[3].

ligne et sur la marge du manuscrit, parce que Saint-Simon n'en a trouvé la mention dans le *Journal de Dangeau* qu'au 26 septembre suivant (p. 231), et le mot *Dauph.* corrige *Duch.*

1. Philippe le Febvre, d'abord secrétaire du Roi, intéressé aux fermes, receveur général des finances à Soissons, eut en 1676 une charge de trésorier général de la maison du Roi, puis en 1685 celle de trésorier des menues affaires de la chambre et de contrôleur général de l'argenterie, devint en 1698 commis trésorier de la maison de la duchesse de Bourgogne, et trésorier général en 1708, fut anobli en 1710, acheta en 1725 la charge de trésorier général de la maison de la Reine, qu'il conserva jusqu'en 1732 ; il était greffier de l'ordre de Saint-Louis depuis 1698.

2. Il y a *payé*, sans accord, dans le manuscrit.

3. Saint-Simon lit mal Dangeau, qui avait dit (p. 231) : « Le Roi a donné à le Febvre, trésorier général de feu Madame la Dauphine, vingt mille francs à prendre tous les ans sur l'argent qu'il reçoit pour la capitation de la cour. Il avoit acheté sa charge chez Madame la Dauphine deux cent mille francs, et son fils avoit la survivance. » C'est à ce propos que notre auteur a fait l'Addition indiquée ci-contre.

APPENDICE

PREMIÈRE PARTIE

ADDITIONS DE SAINT-SIMON
AU *JOURNAL DE DANGEAU*

1010. *Vente des bijoux de Monseigneur.*

(Page 33.)

9 juillet 1711. — Rien peut-être ne fut jamais si indécent que cette vente des bijoux de Monseigneur, qui se fit en plein Marly, où chacun achetoit à l'enchère comme[1] à un encan et à un inventaire à Paris, et très ordinairement en présence de Madame la Dauphine même, de Monsieur le Dauphin et tous les princes et princesses du sang, qui s'en amusoient et en achetoient, riant et causant avec les gens de la cour, hommes et femmes, qui en achetoient et s'en divertissoient aussi. Ce négoce dura toutes les après-dînées, le reste du voyage. Monsieur le Dauphin ne prit presque rien et s'y trouva peu et rarement, et toujours par complaisance pour Madame la Dauphine, et, quoiqu'il n'eut pas lieu de regretter Monseigneur ni d'aimer la plupart de ce qui avoit été le plus attaché à lui, il en usa avec tous avec une bonté et une générosité qui les confondit.

1011. *Conduite de la duchesse de Berry.*

(Page 46.)

11 janvier 1712. — Mme la duchesse de Berry ne tarda pas après son mariage à en faire repentir. La galanterie, qui pointa avec peu de ménagement, et qui, par les suites, se déploya d'une manière étrange, donna lieu à bien des choses fâcheuses, et ne fut peut-être pas celle qui le fut le plus, quoique peu de femmes l'aient menée si bon train

1. Ce mot *comme* a été ajouté sur la marge.

et avec si peu de ménagement. L'orgueil qu'elle tenoit de Madame sa mère se montra en elle sur son trône ; elle ne pouvoit souffrir Madame sa mère à cause de sa naissance, et, comme elle avoit eu la principale part à son grand mariage, elle l'eut aussi à l'indignation que sa fille conçut si grande contre toutes les personnes qui l'y avoient utilement servie, qu'elle ne se contraignit pas dès les premiers mois de le leur marquer, et même de dire qu'elle ne pouvoit supporter d'avoir obligation à personne ni celles à qui elle en avoit[1]. Dès son enfance M. le duc d'Orléans l'avoit tendrement aimée ; elle avoit infiniment d'esprit, et une éloquence naturelle qui surprenoit, une fausseté surtout, et dont elle se piquoit, qui étoit singulière. Elle s'assujettit son père entièrement, et souvent ne l'en maltraitoit pas moins, sans que son foible pour elle pût être diminué par rien. Elle le traitoit avec hauteur sur son rang, et Madame même, et sut fort bien leur dire sur un deuil que c'étoit à eux à prendre leur règle d'elle qui étoit leur aînée. Une autre fois un huissier du Roi qui la servoit, avant qu'elle eût sa maison, ouvrit par étourderie les deux battants de la porte de sa chambre pour Mme la duchesse d'Orléans ; elle entra en fureur et voulut le faire interdire. On ne finiroit point là-dessus ; il suffit d'en donner une idée. Avec cet esprit, ces goûts et cette humeur, on peut juger si elle s'accommodoit d'être sous la conduite de sa mère et de Madame la Dauphine, et à quel point elle fut blessée de la faveur de Madame la Dauphine et de sa grandeur à la mort de Monseigneur. L'affaire de sa femme de chambre, elle ne la pardonna jamais, et elle traita M. le duc de Berry comme un nègre de ce qu'il souffroit qu'elle fût renvoyée. Sa vie n'a été qu'un tissu continuel de scènes et de malheurs, avec tout ce qu'il falloit pour être la plus heureuse femme de l'Europe. Comme ces Additions ne se proposent que d'éclaircir les Mémoires, il est bon d'avertir que d'ici en avant elles se trouveront moins satisfaisantes, parce que les Mémoires déjà bien secs, par la timidité de celui qui les a faits et par son esprit courtisan, le deviennent d'ici en avant de plus en plus, à mesure que les événements deviennent plus importants par le déclin du règne et de la vie de Louis XIV, et par cela même plus curieux, dont ils suppriment un grand nombre entièrement comme trop délicats pour lui, et dont beaucoup d'autres ne sont pas venus à sa connoissance, quoique si avant et si mêlé dans la cour, c'est-à-dire dans le gros de la cour, mais jamais admis dans les cabinets et dans le secret des intrigues ni des affaires.

1012. *La musique du Roi à la messe de la Dauphine.*

(Page 73.)

22 avril 1711. — On voit l'amitié du Roi pour Madame la Dau-

1. Ni ne pouvoit supporter les personnes à qui elle avoit de l'obligation.

phine en lui accordant des honneurs qui ne sont dus qu'à la Reine, et les lui donnant si promptement.

1013. *Le prince d'Orange, gendre du roi Georges d'Angleterre.*

(Page 84.)

19 juillet 1711. — Le prince d'Orange, qui a épousé la fille aînée du roi d'Angleterre, est fils posthume de ce prince de Nassau et de la sœur du roi de Suède.

1014. *Fortune de Pennautier.*

(Page 84.)

5 août 1711. — Pennautier étoit devenu de caissier[1] un très riche financier, trésorier du clergé et des États de Languedoc; homme de beaucoup d'esprit, bien fait, galant, magnifique et obligeant. Il fut mêlé dans les affaires de la Brinvilliers et des poisons, et mis en prison, avec grand danger. Il est incroyable combien de gens et des plus considérables se remuèrent pour lui, le cardinal Bonsy à la tête, et le tirèrent d'affaire. Il conserva longtemps depuis ses emplois et ses amis, et, quoique sa réputation eût fort souffert de cette affaire, il demeura dans le monde comme chose non avenue. Crozat, fameux par ses richesses, avoit été son caissier.

1015, 1016 et 1017. *La princesse de Fürstenberg Ligny ; elle obtient un tabouret à la cour.*

(Pages 91-92.)

24 février 1687. — Les princes de maisons souveraines n'ont ni rang ni honneurs en France, à moins qu'on ne les leur ait expressément donnés, comme on a fait à quelqu'uns et à d'autres encore qui n'en sont point et qui sont François, beaucoup moins aux princes de l'Empire, ainsi qu'étoit[2] la princesse de Fürstenberg, dont le mari, attaché à l'électeur de Saxe, étoit tout nouvellement fait prince par l'Empereur. Mais ses oncles, l'évêque de Strasbourg et le cardinal de Fürstenberg, avoient servi le Roi avec tant de constance et de satisfaction, que pièce à pièce ils tirèrent ce tabouret de grâce. Cette princesse de Fürstenberg étoit la meilleure créature du monde, point cruelle et point débauchée, sans naissance, fille de la sœur de la mère de MM. de Noailles et fort bien avec eux, très boiteuse, et pourtant dansant à merveille, d'une ingénuité plaisante, toujours avec Monsieur et bonne compagnie. Elle n'eut que deux filles, qu'elle maria comme elle

1. Après ce mot, Saint-Simon a biffé *de Crozat*, et il a ajouté de sa main la dernière phrase de l'Addition.
2. Les mots *qu'estoit* ont été ajoutés en interligne.

put, l'une en province à un soi-disant Lannoy qui l'est peut-être bien, l'autre au fils de M. de Seignelay, qui mourut tôt après, maître de la garde-robe en survivance de la Salle, dont une fille unique, très riche, mariée au duc de Luxembourg. La mort du dernier maréchal duc de la Feuillade tua Mme de Coligny, sa meilleure amie, et convertit l'autre, Mme de Seignelay, qui ne fit que languir, et se retira à Bon-Secours, au faubourg Saint-Antoine.

10 avril 1700. — .... La[1] princesse de Fürstenberg étoit fille de la vieille Ligny, sœur de la vieille Tambonneau et de la mère du maréchal et du cardinal de Noailles. Son mari, qui l'épousa par inclination et aussi pour son bien, étoit fils d'un frère de Monsieur de Strasbourg et du cardinal de Fürstenberg, et fut fort blâmé de cette mésalliance, dont les Allemands sont indignés jusqu'à ne plus reconnoître ceux qui en sortent dans la condition de leurs pères. La faveur du cardinal de Fürstenberg échoua longtemps contre un tabouret de grâce qu'il demandoit pour sa nièce, parce que les princes de l'Empereur ni même ceux de l'Empire n'ont point de rang en France ; à la fin, la voulant envoyer voir son mari en Allemagne, qui y étoit à demeure et gouverneur général de l'électorat de Saxe, il obtint le tabouret pour une seule fois, en prenant congé, pour qu'elle fût mieux reçue en Allemagne, et qu'elle y portât cette marque signalée de la faveur de son oncle. A son retour, le cardinal tenta de le lui faire conserver et l'obtint enfin, après plusieurs refus, en tabouret de grâce. Elle n'eut point de garçons.

19 août 1711. — On a déjà parlé de cette princesse de Fürstenberg à l'occasion du tabouret de grâce qu'elle déroba. Elle étoit Ligny, et sa mère étoit sœur de la vieille Tambonneau et de la mère du maréchal et du cardinal de Noailles.

1018 et 1019. — *Le cardinal de Tournon.*

(Page 96.)

27 août 1707. — Ce cardinal est le dernier martyr que nous connoissions, et vrai martyr d'une espèce bien nouvelle et bien terrible ; c'est à son occasion et à celles qu'elle a produites qu'il faudroit des in-folios. Les anecdotes de la Chine et d'autres ouvrages suppléeront au silence que l'abondance des matières impose ici ; elle pourroit déjà tenir bien des places dans les bibliothèques, et y en tient sûrement de distinguées.

10 septembre 1711. — Les affaires de la Chine sont si connues, ainsi que le voyage et le martyre du cardinal de Tournon, qu'on s'abstiendra d'entrer ici en si vaste et si horrible matière.

1. Le commencement de cette Addition a été placé dans notre tome III, p. 345, Addition n° 146.

1020. *Mort et caractère du maréchal de Boufflers.*

(Page 97.)

22 août 1711. — On a vu en plus d'un endroit de ces Additions l'origine et les progrès de la fortune du maréchal de Boufflers. Il est surprenant au dernier point qu'avec aussi peu d'esprit et un esprit aussi courtisan, il ait conservé toute sa vie une probité et une générosité du premier ordre et de la première pureté sans aucune tache, et qui ont éclaté en toutes occasions, soit dans le cours de sa vie et de sa conduite ordinaire, soit dans sa justice à la rendre à ses propres dépens au mérite et aux actions de ceux qui se mirent sous lui, soit dans son adresse à excuser leurs fautes, soit dans son courage à saisir les occasions pour remettre à flot des gens en disgrâce. Il tira tout de son travail et de son amour du bien et de la patrie, en dépit de son peu d'étendue, et fit souvent des mémoires et des projets fort sensés. Avec tout cela, ses intentions et ses services derniers de Lille et de Malplaquet lui tournèrent la tête. Il imagina d'être connétable ; il osa le demander, et de ce moment il perdit tout avec le Roi, qui le regarda comme un ambitieux insatiable et qui ne put plus le souffrir. Il sentit bientôt le triste succès de sa prétention, et il en fut outré ; mais, quand, dans la suite, il s'aperçut de l'impression qu'elle avoit faite et qu'il comprit enfin qu'elle étoit sans remède, il tomba dans un déplaisir amer et sombre qui lui fit compter pour rien toute sa fortune, qui le jeta dans des infirmités où les médecins demeurèrent court, et qui le mit au tombeau. Monseigneur le traitoit bien, et il se plaignoit quelquefois à lui des dédains du Roi qu'il éprouvoit. Monsieur le Dauphin l'aimoit et l'estimoit, et quelquefois le consoloit ; il le visita dans sa courte maladie. Toute la cour le plaignit et le regretta, mais avec une considération baissée, et le Roi en fut extrêmement soulagé.

1021 et 1022. *Fortune des trois Charost.*

(Page 102.)

3 août 1690. — Charost étoit capitaine des gardes du corps en survivance de son père, qui avoit toujours fidèlement et dignement servi, et dont le cardinal de Richelieu avoit fait la fortune. Lui avoit reçu de grandes blessures ; aussi irréprochable que son père en fidélité, la disgrâce de Foucquet emporta la sienne et celle de son père avec. MM. Colbert et le Tellier ne purent souffrir sans crainte, si proches du Roi, des gens si intéressés au malheur de Foucquet, dont ils avoient pris la fille, et des gens d'une qualité et d'une familiarité à tout oser contre eux. De les chasser, les mêmes raisons s'y opposoient. Il leur fallut faire pont d'or pour leur ôter leur charge, et ce pont d'or fut le gouvernement de Calais, avec la lieutenance générale unique de Picardie, qu'on leur mit les deux sur le pied de quatre-vingt mille livres

de rente. Leur délicatesse voulut un brevet de premières entrées pour marquer qu'on ne les éloignoit point, et qui leur fut accordé à condition de s'absenter pour longtemps ; mais le père, profitant habilement de la peine où il voyoit le Roi à son égard, obtint deux brevets de ducs pour lui et pour son fils, et un billet de la main du Roi, portant promesse qu'il ne feroit enregistrer aucun duché-pairie au Parlement que celui de Charost ne le fût le premier. C'est ce qui fit renouveler dans les suites les duchés vérifiés sans pairie, qui avoient été longtemps hors d'usage dans les nouvelles érections, et, à chacune dont Charost se plaignoit, le Roi lui objectoit les termes de sa parole. A la fin, Monsieur de Paris Harlay, qui avoit un brevet de duc, et parole d'être enregistré pair, pressa tellement le Roi et usa tellement de sa faveur auprès de lui, qu'il l'emporta. Cela ne put être si secrètement exécuté que M. de Charost n'en eût le vent. Il parla et reparla au Roi ; à la fin, se servant de la commodité de ses entrées pour lui parler seul à son coucher tout à son aise, il lui représenta son billet et de plus ses propres réponses aux plaintes de tant d'érections enregistrées de duchés non pairies. A la fin le Roi se rendit ; mais Monsieur de Paris, qui vouloit passer le premier, en forma la difficulté, que le Roi condamna, et [afin] qu'il ne pût y avoir d'équivoque, MM. de Charost et de Paris furent enregistrés et reçus à quelques jours l'un de l'autre, et M. de Charost le premier. Monsieur de Paris essaya au moins d'être reçu sans personne pour n'être pas précédé. Mais Charost le poursuivit jusque dans ce dernier retranchement, avertit d'autres pairs, qui se trouvèrent à la réception de Monsieur de Paris, et le précédèrent, comme à cela il ne pouvoit y avoir de difficulté. Ainsi, la disgrâce de M. Foucquet a valu à M. de Charost quatre-vingt mille livres de rente[1] en charges uniques en Picardie, les premières entrées, deux brevets de duc, et enfin la pairie enregistrée, pour lui faire vendre sa charge de capitaine des gardes, qui, moins de quarante ans après, est revenue à son fils, a passé avec les établissements de Picardie à son petit-fils, sans compter une bien plus grande et plus singulière fortune.

4 septembre 1711. — Le cardinal de Richelieu avoit fait la fortune du vieux Charost, et procuré son gouvernement et sa compagnie des gardes du corps, dont il eut une extrême reconnoissance toute sa vie. Il eut dans les suites la survivance pour son fils, qui épousa la fille unique du premier lit de M. Foucquet le surintendant, à la disgrâce de ce ministre. On a vu, à l'occasion de MM. de Charost et archevêque de Paris faits ducs et pairs, ce qui se passa à l'égard de MM. de Charost père et fils. Celui dont il s'agit, fils de l'un et petit-fils de l'autre, étoit initié dans l'amitié de MM. de Cambray, de Beauvillier et de Chevreuse par sa mère, la meilleure amie et l'intime confidente de la fameuse Mme Guyon. Par là il eut toute la protection de Monsieur le

1. Les mots *de rente* ont été ajoutés en interligne de la main de Saint-Simon.

Dauphin, sur qui le Roi commençoit à se reposer de beaucoup de choses, par le secours de Madame la Dauphine tendrement aimée du Roi et de Mme de Maintenon. Charost étoit lieutenant général, mais ne servoit plus depuis quelque temps ; Monsieur le Dauphin se fit un capital[1] par ces liaisons de le faire capitaine des gardes, et il le fut au grand étonnement de toute la cour, qui en conçut un grand respect pour Monsieur le Dauphin et pour son crédit. Le Roi, en le lui accordant, lui dit : « Il vous servira plus longtemps que moi ; il est juste de vous donner un homme à votre gré. » Malheureusement il ne fut pas prophète.

1023. *La duchesse de Béthune, née Lescalopier.*
(Page 106.)

24 janvier 1687. — Cette duchesse de Béthune étoit Lescalopier, fille d'un président à mortier du parlement de Paris. Son fils, qui fut fait duc-pair quelques années après, prenoit plaisir d'aller souvent prendre sa place au Parlement et à juger, et M. de Foix disoit plaisamment qu'il y avoit là du Lescalopier.

1024. *Réception de l'archevêque de Paris au Parlement.*
(Pages 116-117.)

21 août 1690[2]. — Terme de conseiller de cour souveraine, retranché au serment de pair de Monsieur de Paris. Il l'a été plus tôt, après avoir été introduit par M. de Guise pour se rendre populaire pour ses desseins qui furent arrêtés par sa mort à Blois. Les Mémoires se trompent lourdement ici, en disant qu'il est incertain si Monsieur de Paris aura rang après les pairs ecclésiastiques ou selon son érection. Cette question n'a jamais été imaginée ; la difficulté fut entre Charost et lui érigés en même temps. Charost eut la préséance à cause d'un ancien billet de la main du Roi, portant promesse de ne faire aucun pair sans lui, et qu'après lui. Le Roi ordonna qu'il seroit reçu un jour ou deux avant Monsieur de Paris. Monsieur de Paris le fut après tous les pairs séant et le précédant.

1025. *Le prince de Chalais, neveu de Madame des Ursins.*
(Page 137.)

2 septembre 1711. — Mme des Ursins avoit conservé toute sa vie un grand attachement pour la famille de son premier mari, quoiqu'elle n'en eût point eu d'enfants. Ce M. de Chalais étoit fils du frère de ce

1. Un correcteur postérieur a ajouté avant *capital* le mot *point*, qui n'était pas dans le texte primitif.
2. On a vu ci-dessus, p. 118, note 1, que cette Addition est un extrait de la table du *Journal de Dangeau* faite par Saint-Simon (vol. *France* 100, p. 501). Les éditeurs du *Journal* l'ont insérée dans leur tome III, p. 199, au 21 août 1690.

premier mari, à qui son père, qui n'étoit point sorti de sa province, ne donnoit [rien], et avoit peu à donner. On le verra dans la suite dans la plus intime confidence de Mme des Ursins et tout faire pour son service, devenir grand d'Espagne malgré le Roi, et après sa mort en venir jouir en France, quitter absolument l'Espagne, et se marier à une sœur du duc de Mortemart, qu'on fit dame du palais de la Reine.

1026. *Souveraineté demandée par la princesse des Ursins.*

(Pages 138-139.)

28 septembre 1711. — La souveraineté de Mme des Ursins, qui ne fut enfin qu'en idée, la ruina dans notre cour. Le Roi fut choqué à l'excès d'une pensée si haute ; Mme de Maintenon, au-dessus de laquelle elle entreprenoit un si grand vol, la fut beaucoup plus, et ce qui piqua le Roi davantage fut qu'une telle affaire se fût brassée sans sa participation. Il ne crut pas devoir s'y opposer, la voyant si avancée et le roi d'Espagne si engagé ; mais on commença enfin à sentir le danger d'un crédit si fort sans bornes, et qui alloit à une élévation pareille, aux dépens de l'Espagne. Le projet de Mme des Ursins étoit d'adoucir le Roi en lui cédant sa souveraineté, que pour cela elle vouloit sur ses frontières, et d'avoir en échange la Touraine et le pays d'Amboise en souveraineté, sa vie durant et, reversible à la couronne après sa mort ; de quitter l'Espagne et de venir jouir de ses travaux et faire la souveraine dans son pays. Pour ne point perdre de temps, elle envoya en France d'Aubigny, cet écuyer favori qu'on l'accusoit d'avoir épousé, qui acheta un champ tout près de Tours, sans terres, dépendances ni seigneuries, et qui y bâtit un vaste et superbe château avec des basses-cours et des communs qui étonnèrent la province et firent grand bruit à Paris. On ne comprenoit pas qu'un aussi petit particulier employât tant de richesses à se bâtir une maison qu'un grand prince pourroit à peine remplir, et qui ne seroit qu'une maison de plaisance et de bouteille ; c'est que Mme des Ursins, comptant sur la souveraineté de ces pays, n'y avoit pas besoin d'une terre particulière où placer son habitation qu'elle vouloit trouver toute prête. Elle demeura enfin avec ses beaux jardins à celui qui l'avoit bâtie. Il se maria après la mort de sa maîtresse, vers laquelle il ne retourna plus, et ne laissa qu'une fille unique, extrêmement riche, qui porta ses grands biens et ce château au marquis d'Armentières en mariage, après la mort de son père et de sa mère en 1733.

1027. *Nouvelle érection du duché-pairie de Chaulnes.*

(Page 151.)

8 octobre 1711. — Les Mémoires ou leur auteur est peu instruit sur

les pairies[1]. L'exemple de Joyeuse[2] est un composé de plusieurs monstrueux enfantés par la Ligue (*sic*) ; il ne fut jamais ni femelle, ni pour les collatéraux. Il passa néanmoins à tous les frères dont le père ne fut jamais duc, et y passa même sans égard ni à l'aînesse, ni aux vœux de religion. De là tombé par une fille dans la maison de Guise, il passa à un puîné jusqu'à trois de suite, et cela suffit pour montrer que ce fut au mépris de toute règle, loi et exemple. Le mot d'hoir, ni celui de successeur, n'eut jamais d'interprétation si vaste. L'édit tout récent de 1711 y remédioit, quand cela auroit été. La faveur de M. de Chevreuse, aidée de l'amitié de quelques ducs et de l'appui du Chancelier, fit l'affaire du vidame, qui n'avoit pas même osé se fonder en nulle prétention. Le scandale de la cour fut grand et fort marqué, et Monsieur le Dauphin ne cacha pas le sien, malgré son amitié pour M. de Chevreuse.

1028. *Madame de Grancey.*

(Page 162.)

26 novembre 1711. — Mme de Grancey étoit fille du maréchal de Grancey, sœur de père et de mère de Mme de Marey gouvernante des enfants de Monsieur et de M. le duc d'Orléans, et sœur de père du père de Médavy mort maréchal de France. C'étoit une vieille médaille plâtrée, qui avoit été belle et galante, et qui ne pouvoit se résoudre à ne l'être plus ; elle avoit passé pour maîtresse de Monsieur, qui avoit d'autres goûts, et du chevalier de Lorraine, et avoit longtemps tenu le haut du pavé chez Monsieur et dans un certain monde, presque jamais à la cour, qui n'étoit pas son terrain.

1029. *La maréchale de l'Hospital.*

(Pages 163-164.)

8 décembre 1711. — Cette maréchale de l'Hospital étoit Françoise Mignot, veuve de Pierre de Portes, trésorier et receveur général de Dauphiné, qui fut, 1653, seconde femme du maréchal de l'Hospital, gouverneur de Paris et ministre d'État, si connu sous le nom du sieur du Hallier, qui tua le maréchal d'Ancre. Elle en fut veuve en 1660, et en 1672, le 14 décembre, en sa maison à Paris, rue des Fossés-Montmartre, paroisse Saint-Eustache, elle épousa en troisième noces Jean-

1. A propos de l'érection du duché de Chaulnes en faveur du vidame d'Amiens, Dangeau avait disserté sur la signification des mots *hoirs et successeurs* et cité l'exemple du duché de Joyeuse.
2. Avant de *Joyeuse*, un correcteur postérieur a ajouté les mots *du duché*.

Casimir, auparavant prince de Pologne, jésuite, cardinal, roi de Pologne, qui avoit abdiqué, s'étoit retiré en France, et y étoit abbé de Saint-Germain des Prés et d'autres abbayes. Le mariage fut su et connu, mais jamais déclaré, et sans enfants.

1030 et 1031. *Le czarewitz fils de Pierre-le-Grand.*

(Page 169.)

26 mars 1718. — Le czarewitz, à qui son père donna la vie, fut empoisonné en même temps par son ordre. Son histoire est si connue qu'il seroit inutile de s'y étendre. Fils malheureux, plus malheureux père.

3 août 1718. — Cette tragique histoire est si connue, qu'il est inutile de s'y arrêter. Ce czarewitz avoit d'un coup de pied fait avorter sa femme, sœur de l'impératrice régnante, et elle en mourut, universellement regrettée et sans avoir jamais donné lieu aux mauvais traitements de ce barbare. Il fut en tout le fléau de son père, qui fit semblant de lui donner sa grâce, et qui s'en défit par le poison, tous deux bien malheureux et inexcusables. Où n'eût point porté l'empire de Russie un fils à talents seulement approchant ceux du père, et capable de continuer l'exécution de ses projets !

1032. *Cause de la disgrâce du duc de Noailles en Espagne.*

(Page 184.)

19 septembre 1711. — Le duc de Noailles arriva d'Espagne perdu dans les deux cours. Il avoit imaginé de réveiller le roi d'Espagne, de profiter du triste état de la santé de la reine d'Espagne pour donner une maîtresse à Philippe V, dont le tempérament se passoit difficilement d'une femme, de ruiner ainsi le crédit de la reine et celui de Mme des Ursins et de prendre son autorité en Espagne. La régularité des mœurs de Philippe V ne put être entamée, et l'entreprise échoua; mais la reine et Mme des Ursins, averties, écrivirent tout à Mme de Maintenon, qui le dit au Roi et n'eut rien de plus pressé que de faire revenir son neveu. Il fut reçu tout au plus mal, et demeura longtemps en cette situation. Comme il en sortit passeroit les bornes de ces Additions, et seroit la matière de Mémoires-anecdotes fort curieux.

1033. *L'abbé Bochart de Saron et sa lettre à son oncle.*

(Page 213.)

1er novembre 1704. — C'est cet abbé de Saron qui écrivit à l'évêque de Clermont, son oncle, cette fameuse lettre, accompagnée d'un modèle de mandement, qui, dans le commencement de l'affaire de la Constitution, fut interceptée, fit un si scandaleux bruit, et fut au moment de faire chasser le P. Tellier, qui l'avoit fait écrire.

1034. *Cause de la démission du premier président le Peletier.*

(Pages 217-218).

31 décembre 1711. — Il était arrivé une aventure au premier président Peletier, de laquelle il ne put se remettre : le plancher de la pièce où il dînoit en famille au Palais, fondit. Personne ne fut blessé qu'un ecclésiastique légèrement à la main ; mais cette chute, sans un mal apparent, lui dérangea apparemment quelque chose dans la tête ; car, depuis ce temps-là, quoique toujours le même sur tout le reste, il ne put se résoudre à travailler, et ses fonctions lui devinrent tellement insupportables qu'après avoir essayé de tout pour tâcher à reprendre, il n'en put venir à bout, et se détermina enfin à quitter sa place et à vivre dans sa maison et dans sa famille particulier. C'étoit un homme intègre et assez instruit, et ce fut dommage.

1035. *M. de Mesmes premier président.*

(Page 228.)

6 janvier 1712. — M. de Mesmes étoit un homme sans mœurs, sans science, panier percé et vendu à la fortune ; du reste beaucoup d'esprit et fort agréable, avec l'air et les manières de la cour et du grand monde, fort débauché, fort mêlé avec les grands seigneurs et la bonne compagnie, dont il affectoit toutes les façons, et s'éloignoit avec mépris des gens de robe, et, avec tout son esprit, étoit tombé par là dans de grands ridicules. Il faisoit l'homme de qualité, et se faisoit moquer de lui par les gens de qualité, même ses amis, et par la robe. Il ne travailloit point, étoit fort magnifique, et se piquoit du meilleur goût en bâtiments, en table, en meubles, en bijoux. On n'oseroit rapporter ici un noël qu'on fit contre lui et qui le peignoit dans sa plus grande ressemblance, une année qu'on s'avisa d'en faire ainsi en portraits de quantité de gens. Ce noël l'introduisoit à la crèche pendant la presse et se présentant en disant : « Je suis M. de Mesmes », et il finit en priant le poupon à souper en carême ; le reste étoit du même ridicule et aussi parlant. Il y avoit longtemps qu'il faisoit une cour à Mme du Maine dont l'assiduité et la bassesse étoient plus qu'indécentes ; il ne bougeoit de ses fêtes et de ses Nuits blanches ; il lui en donnoit, et il s'étoit laissé peindre dans un tableau ridicule de sa cour avec d'autres personnages abjects. En un mot, les princes étoient ses dieux, et, depuis la mort de ceux du sang, il s'étoit achevé de dévouer à M. et à Mme du Maine sans contrainte, dans l'espérance de parvenir par eux. Il n'y fut pas trompé : M. du Maine fit son affaire propre de la sienne, lui qui s'en faisoit si peu pour autrui ; mais il avoit ses vues que le Roi favorisoit, et qui le firent premier président, et le Roi voulut qu'il en apprît la nouvelle par un message et un billet de M. du Maine.

1036. *La disgrâce du duc de Marlborough.*

(Page 234.)

17 janvier 1712. — Le masque fut enfin levé en Angleterre entre le ministère de la reine Anne, tous tories, et l'ancien ministère du roi Guillaume, ce qui partagea toute l'Angleterre. Le duc de Marlborough et tous les siens qui vouloient la guerre furent disgrâciés, et la reine remplit leurs emplois de ses créatures. L'orgueil de la duchesse de Marlborough, favorite de la reine, et qui avoit procuré tant d'avancements à son mari, fut la première cause de l'éclat de cette révolution[1]...

1037. *La garde-robe de la Dauphine enlevée à Madame de Mailly.*

(Page 235.)

4 janvier 1712. — La garde-robe de Madame la Dauphine dépensoit prodigieusement et manquoit de tout ce qui fait la nouveauté, la commodité et l'agrément. Après des années de patience, la bombe creva, sur le cri public de ce que les dames prêtoient journellement à Madame la Dauphine de menues nippes, et sur ce que Desmaretz, de plus en plus ancré, osa enfin représenter. Mme de Mailly s'abandonnoit à une femme de chambre à elle, qui se croyoit aussi nièce de Mme de Maintenon parce que sa maîtresse l'étoit; elle fut chassée et se trouva avoir fait ses affaires aux dépens de la garde-robe et des marchands. L'indolence et la gloire de Mme de Mailly ne fut plainte de personne; elle avoit cru ne pouvoir être entamée, et elle le fut beaucoup, et ne rattrapa pas à beaucoup près ce qu'elle avoit perdu en ce qui lui fut rendu quelques jours après à force de cris.

1038, 1039 et 1040. *Mariage de la princesse d'Auvergne avec son écuyer Mézy.*

(Page 243.)

30 juillet 1710. — Le cardinal de Bouillon fut en effet outré de la mort de ce neveu, qu'il n'avoit engagé à déserter et à servir contre la France que dans les folles espérances de le porter au stathoudhérat de Hollande. Sa ressource fut de dresser si bien des embûches à la jeunesse de sa veuve, qu'il la coiffa d'un de ses domestiques, qu'il lui fit épouser par conscience, au moyen de quoi il lui ôtoit, et à sa mère, à ce qu'il espéroit, la tutelle de la fille unique qui restoit, qui étoit prodigieuse et qui par un long bas âge se devoit accumuler à des trésors. Comme il ne vouloit point mourir, il compta faire rentrer ces grands

1. La fin de cette Addition sera placée dans la suite des *Mémoires*, en regard de la page 72 du tome XVII de l'édition de 1873.

biens dans sa maison, toujours dans sa vue d'établir puissamment une branche dans les Provinces-Unies ; mais il n'eut que la honte de cet étrange ouvrage. La fille unique épousa dans la suite le prince palatin de Sulzbach ; elle et lui sont morts fort jeunes, et ont laissé un fils unique, qui succédera à la dignité et aux États de l'Électeur palatin.

5 février 1712. — Le cardinal de Bouillon fut accusé d'avoir fait faire cet étrange mariage à la veuve de son neveu, dans l'idée que cette indignité lui ôteroit son douaire et toute l'administration de son fils[1] et de ses biens qu'il comptoit régir. On prétend même qu'il fut présent à la célébration, et il ne s'est jamais bien lavé de l'un et de l'autre. Cette pauvre créature a été depuis le rebut des deux familles, maltraitée de ce beau mari, forcée à déclarer ce mariage par les enfants qu'elle en a eus, errante par le monde dans une grande pauvreté.

3 janvier 1717. — On a vu en son ordre, en ces Mémoires, la désertion de notre armée aux ennemis du second fils du comte d'Auvergne, qu'il avoit fait son aîné, et sa punition juridique en effigie en place de Grève, son mariage avec une fille de la duchesse d'Arenberg, à Bruxelles, et sa mort. Sa veuve fut tutrice de leur fille unique, qui avoit tous les biens de la comtesse d'Auvergne, sa grand'mère, parce que les enfants du comte et de la comtesse d'Auvergne étoient tous morts, prêtres ou religieuses. Elle devoit encore avoir ceux de sa mère, qui étoient considérables, quoiqu'elle eût un frère, qui étoit le duc d'Arenberg. Le cardinal de Bouillon, étant passé d'Arras en l'armée des ennemis, comme on l'a vu en son temps, et, dans l'embarras de sa personne et l'incertitude de sa marche, ayant séjourné longtemps aux Pays-Bas avant de gagner Rome, trouva sa nièce en sourde galanterie avec Mézy, gentilhomme écuyer dans la maison. Son orgueil en fut moins blessé que son intérêt flatté : il espéra trouver moyen de dépouiller sa nièce de la tutelle et de toute autorité sur sa fille, d'écarter la duchesse d'Arenberg et de devenir le maître des biens, de l'usufruit desquels il avoit grand besoin dans un temps où, tous ses biens et ses bénéfices étant confisqués pour le reste de sa vie, il ne pouvoit se soutenir que d'industrie, et de plus de disposer de la personne de sa petite nièce pour la marier à son point et à son gré. Ces raisons l'emportèrent donc sur toute autre considération dans son esprit. Il s'insinua dans la confiance de la princesse d'Auvergne, plaignit son amour, en devint le confident, puis le protecteur, encouragea Mézy à ce qu'il n'osoit imaginer, profita de la foiblesse de sa nièce, et finalement maria lui-même les deux amants en secret. Il ne l'avoit pas fait pour que ce secret subsistât toujours ; il éclata donc quand il lui convint qu'il fût su. Les parties n'en convinrent pas ; mais il y en eut assez pour que la duchesse d'Arenberg chassât sa fille de chez elle et se brouillât si bien avec le cardinal, que l'odieux de sa conduite fit passer à cette

1. Il veut dire *de sa fille*.

grand'mère la tutelle et la garde de sa petite-fille. Le cardinal, trompé cette fois comme tant d'autres en ses projets, ne recueillit de celui-ci que toute l'ignominie qu'il avoit causée pour son intérêt, et la duchesse d'Arenberg demeura la maîtresse. Elle maria sa petite-fille, dès qu'elle fut nubile, au prince palatin de Sulzbach, héritier présomptif de l'Électeur palatin. Tous deux moururent bientôt après, et ne laissèrent qu'un fils enfant, dont la duchesse d'Arenberg fut encore tutrice, et qu'elle a élevé auprès d'elle jusqu'à ce qu'en 1734 l'Électeur palatin l'a fait venir auprès de lui, où il est demeuré comme son héritier et de sa dignité électorale. La princesse d'Auvergne, errante, pauvre, rejetée de partout et méprisée, la fut bientôt de son mari, qui, las de cette vie vagabonde, au bout de quelques années la planta là pour s'en aller vivre dans sa province, et y arrondit son bien de ce qu'il avoit pu attraper d'un si étrange mariage, duquel il a plusieurs enfants. A la fin sa femme, battue de toutes parts et sans ressource d'aucune, se jeta dans la dévotion, pendant laquelle une grande maladie lui persuada d'avouer ce que personne n'ignoroit, son mari et ses enfants. Elle prit donc à Paris, où elle étoit pour lors, le nom de Mme de Mézy, qui acheva de l'atterrer et de l'enterrer, sans que son mari s'en souciât davantage. Dévote de plus en plus, elle s'embarqua dans les affaires de la Constitution jusqu'au fanatisme, qui la forcèrent pour la dernière fois à quitter Paris et à retourner aux Pays-Bas, cachée comme elle l'avoit été longtemps en France. Elle se retira enfin à Utrecht, où peu après elle mourut, dans les premiers mois de 1736, et ne fit jamais si bien en sa vie.

1041. *Madame de Mortagne.*

(Page 249.)

18 janvier 1712. — On a suffisamment parlé de cette Mme de Mortagne, auparavant Mme de Quintin, quand cette fée épousa Mortagne.

1042. *M. de Tressan, évêque du Mans, et son neveu.*

(Page 249.)

29 janvier 1712. — Cet évêque du Mans, qui avoit été premier aumônier de Monsieur, étoit homme de beaucoup d'esprit, de grande intrigue et qui vouloit marcher sur les traces de l'abbé de Cosnac, mort archevêque d'Aix et commandeur de l'Ordre, qui l'avoit été devant lui. Il fit donc du bruit dans le monde, et s'y mêla de tout ce qu'il put; mais à la fin il se mêla tant, qu'on le pria de s'aller mêler de ses ouailles, qu'il n'a guères quittées depuis, non plus que l'envie et les mouvements pour revenir sur l'eau, jusqu'à ce que la vieillesse et l'inutilité de ses efforts lui eussent fait quitter prise. Il n'avoit pas laissé de conserver de la considération, et ce ne fut que sur ses fins

qu'il céda le titre de sa charge à[1] son neveu l'abbé de Tressan, qui n'en avoit que la survivance, et qui est mort archevêque de Rouen, de la façon de M. le duc d'Orléans, qui l'avoit fait d'abord évêque de Nantes. Jamais il ne l'eût été du feu Roi.

1043. *L'abbé de Saint-Jacques, fils du chancelier d'Aligre.*

(Page 261.)

24 janvier 1712. — Cet abbé de Saint-Jacques avoit été auprès du chancelier d'Aligre, son père, pendant ses dernières années, uniquement pour empêcher les friponneries qui auroient pu investir sa vieillesse, et, dès qu'il fut mort, il s'alla confiner dans son abbaye et n'en sortit jamais plus. Il refusa tout ce qui lui fut présenté d'évêchés et de places, et se fit aimer et admirer pendant sa longue vie toujours la même, dans une grande uniformité et simplicité, et dans une sainteté pleine de bonnes œuvres, d'austérités et de grands exemples, avec une douceur et une modestie singulières.

1044. *Le marquis de Rasilly, premier écuyer du duc de Berry.*

(Page 264.)

21 janvier 1712. — Ce Rasilly étoit un homme de bon sens et pétri d'honneur, qui, sans beaucoup d'esprit, fut généralement regretté, et qui laissa quatre ou cinq grands garçons dans le service, tous bien faits et tous fort honnêtes gens, presque sans bien. Tout le monde avoit applaudi à sa charge de premier écuyer de M. le duc de Berry, qu'il eut en don et en récompense d'avoir été son sous-gouverneur, hors Mme la duchesse de Berry, qui en fut outrée et qui vouloit quelqu'un de plus brillant. Elle en fut punie par la parole positive qu'elle donna de cette charge aux marquis de Levis et de la Rochefoucauld, qui dans cette confiance la firent demander au Roi par leurs familles, qui firent grand bruit et qui lui en dirent leur avis à elle-même quand ils se virent trompés.

1045. *Monsieur le Duc éborgné.*

(Page 271.)

30 janvier 1712. — M. le duc de Berry étoit fort chaud à la chasse, et y avoit estropié déjà quatre ou cinq personnes du bas étage, à qui il donnoit des pensions. Il étoit fort loin de Monsieur le Duc, avec une assez grande étendue d'eau gelée entre eux deux. Un domestique de Monsieur le Duc le pressa de s'ôter de vis-à-vis de M. le duc de Berry; mais l'ardeur de la chasse, et l'éloignement où il se voyoit de lui, l'en

1. Avant *à* un correcteur postérieur avait ajouté *de premier aumônier de M. le duc d'Orléans.*

détournèrent. M. le duc de Berry tira, et l'on jugea qu'une dragée ayant glissé sur cette glace, avoit donné dans l'œil de Monsieur le Duc, qui souffrit ce malheur avec beaucoup de patience.

1046. *Les deux abbés Bailly.*

(Page 276.)

5 mars 1695. — Cet abbé Bailly avoit été avocat général du Grand Conseil avec réputation. L'affaire de M. Foucquet, contre lequel rien ne fut capable de le corrompre, lui rompit le cou. Il demeura sans charge avec des amis et fort considéré. Il avoit un frère qui en avoit beaucoup aussi, qui, s'étant retiré aux Missions étrangères[1] pour se faire prêtre, s'y trouva si bien qu'il y passa sa vie, qu'il poussa à la dernière vieillesse, ayant toujours eu peu, n'ayant jamais voulu rien, menant une vie fort sainte, quoique dans un assez grand commerce d'amis, même considérables, ne dépensant presque rien et donnant tout en bonnes œuvres.

1047. *Éloge de la duchesse de Bourgogne.*

(Page 279.)

11 février 1712. — Jamais princesse, et arrivée si jeune, ne vint si bien instruite, et ne sut mieux profiter des instructions qu'elle apporta. M. de Savoie, qui connoissoit à fond notre cour, la lui avoit peinte et lui avoit appris la manière unique de s'y rendre heureuse. Beaucoup d'esprit naturel l'y seconda, et d'autres qualités aimables lui attachèrent les cœurs, tandis que sa situation avec le Roi et avec M. le duc de Bourgogne lui attirèrent les hommages de l'ambition. Elle avoit su travailler à s'y mettre, dès le premier moment qu'elle arriva[2], et elle ne cessa tant qu'elle vécut de continuer un travail si utile, et dont elle recueillit sans cesse tous les fruits. Elle étoit douce, bonne, insinuante, flatteuse, timide, adroite, légère, et toutefois capable de vues et de les suivre. La contrainte jusqu'à la gêne, dont elle sentoit tout le poids, ne sembloit lui rien coûter ; la complaisance lui étoit naturelle et couloit comme de source ; elle en avoit jusque pour sa cour. Régulièrement laide, elle plaisoit au dernier point ; mais ce qui charmoit, c'étoient les grâces qui naissoient d'elles-mêmes de tous ses pas et de ses plus communs discours. Un air simple, naturel, quelquefois naïf, mais assaisonné d'esprit, ravissoit sans cesse, et l'aisance qu'elle avoit en elle et qu'elle communiquoit à tout ce qui l'approchoit achevoit d'enchanter. Jusqu'aux plus médiocres et aux plus inutiles personnes elle vouloit plaire, et leur plaisoit sans qu'elle parût le rechercher ; on étoit tenté de la croire

1. Saint-Simon confond pour cet abbé les Missions étrangères avec l'ordre de la Mission ou de Saint-Lazare fondé par saint Vincent de Paul.
2. Après *arriva*, un correcteur postérieur a ajouté *en 1696*.

toute et uniquement à celles avec qui elle se trouvoit ; sa gaieté donnoit l'âme à tout, et une vivacité et une légèreté de nymphe remplissoit tout un lieu comme un tourbillon qui donne le mouvement et la vie à tout ce qui l'habite, et qui étoit elle-même le principe et l'âme de cette vie pour les autres. Elle n'épargna rien pour gagner Mme de Maintenon, et le Roi par elle ; sa souplesse à leur égard étoit sans pareille, et ne se démentit jamais d'un instant d'application ; son plaisir, ses agréments, sa santé même, tout leur fut immolé. Par cette voie, elle s'acquit une familiarité avec eux dont pas un des enfants du Roi, non pas même les bâtards, n'avoient pu approcher. En public, respectueuse et mesurée avec le Roi, et en timide bienséance avec Mme de Maintenon, qu'elle n'appeloit jamais que *ma tante*, pour confondre le rang et l'amitié ; en particulier, causante, sautante, voltigeante autour d'eux, tantôt perchée sur le bras du fauteuil où ils étoient assis, tantôt se jouant sur leurs genoux ; elle leur sautoit au col, les embrassoit, les baisoit, et selon qu'elle les voyoit en humeur, les chiffonnoit, les tourmentoit, fouilloit devant eux leurs tables, leurs papiers et leurs lettres qu'elle décachetoit et qu'elle lisoit souvent avant eux-mêmes. Admise à tout, elle fut utile et fatale à des ministres, mais toujours portée à servir, à excuser, à bien faire, à moins qu'elle ne fût poussée par quelque cause majeure, comme il arriva à Chamillart. Aussi attentive à plaire à M. le duc de Bourgogne qu'au Roi même, et prenant en sa grandeur et en sa gloire le plus vif intérêt, il lui fut redevable de bien des choses ; également peinée quand elle voyoit ou sentoit quelque inconvénient de sa part ; aussi en fut-elle adorée avec le goût le plus vif et toute la sorte de confiance qu'il pouvoit lui donner. Le Roi ne se pouvoit passer d'elle. Mme de Maintenon s'en amusoit et ne dédaignoit pas quelquefois de s'en soutenir ; elle en amusoit le Roi sans cesse, à qui tout manquoit dans les moments qu'il ne la pouvoit avoir et qui se trouvoient remplis par quelques parties que sa tendresse avoit soin de lui procurer. Toutes les heures et tous les lieux lui étoient accessibles auprès de lui, et elle en profitoit toujours avec jugement. Moins à son aise, mais presque aussi libre avec Monseigneur, aussi souple avec Mlle Choin, elle les ménageoit avec les mêmes adresses, mais qui ne réussissoient pas toujours ; elle y étoit bien en belle-fille bien traitée, mais en belle-fille, et jeune, tandis qu'entre le Roi et Mme de Maintenon elle pouvoit tout hasarder. La cour intérieure et dominante de Monseigneur n'avoit pas intérêt, et aussi peu d'envie, qu'elle prît ascendant sur lui, et sut toujours y mettre bon ordre ; aussi le sentoit-elle vivement, et se promit-elle bien de le leur rendre dès qu'elle se vit Dauphine ; mais il n'y parut rien, tant elle sut bien se posséder. Elle aimoit M. le duc de Berry, et d'abord Mme la duchesse de Berry, dont elle se proposoit de faire comme de sa fille. Elle avoit tendrement aimé Monsieur, et avoit conservé un grand attachement pour M. et Mme de Savoie, qui retomba sur M. et Mme la duchesse d'Orléans. Sa force et sa prudence parurent singulières dans tout ce qui se passa lors et depuis la rupture de Savoie ; le Roi avoit l'égard d'en éviter tout discours devant elle, et elle tout l'art d'un silence éloquent, qui, par des traits rarement échappés, faisoit sentir qu'elle étoit toute françoise, quoiqu'elle ne pût bannir son père et son pays de son cœur. Avec tant de grandes, d'aimables et de singulières parties, elle en eut et de princesse et de femme, non pour la fidélité et la sûreté du secret, c'en fut un puits, mais pour des ombres de tableau plus humaines. Son amitié suivoit son commerce, son amusement, son habitude, son besoin ; elle-même avouoit ce défaut avec une grâce et une naïveté qui le rendoient presque supportable en elle ; elle vouloit, comme on l'a dit, plaire à tout le monde ; mais elle ne se put passer que quelques-uns ne lui plussent aussi. Elle avoit été élevée d'abord dans une grande séparation, mais approchée par des repenties dont l'esprit romanesque étoit demeuré galant, si la caducité de leurs corps en avoit banni les plaisirs ; peu à peu plus livrée au monde, les choix, pour la plupart de ce qui l'environna de son âge, furent moins faits pour la vertu que pour la faveur. La facilité de la princesse se laissoit conformer aux personnes qui lui étoient les plus familières, et ce dont on ne sut pas profiter, elle se plaisoit autant et se trouvoit aussi à son aise et aussi amusée d'après-dînées raisonnables, mêlées de lectures et de conversations utiles avec les dames âgées qui étoient auprès d'elle, que des discours plus libres et dérobés des autres, qui l'entraînoient plutôt qu'elle ne s'y livroit, retenue par un reste d'éducation et par sa timidité naturelle. Il est pourtant vrai que l'entraînement alla bien loin, et qu'une princesse moins universellement[1] aimable et aimée, pour ne pas dire adorée, se seroit trouvée dans de cruels inconvénients. Sa mort indiqua bien de ces sortes de mystères et manifesta toute la cruauté de la tyrannie que le Roi ne cessa point d'exercer sur les âmes de sa famille. Quelle fut sa surprise, quelle fut celle de la cour, lorsque, dans ces moments si terribles où l'on ne redoute plus que ce qui les suit, et où tout le présent disparoît, elle voulut changer de confesseur, dont elle répudia même tout l'ordre, pour recevoir les derniers sacrements. Avec elle s'éclipsa la joie, les plaisirs et toutes espèces de grâces ; les ténèbres couvrirent toute la surface de la cour ; elles en pénétrèrent l'intérieur ; et, si la cour subsista en soi-même, ce ne fut plus que pour languir. Jamais princesse si regrettée, et jamais si digne de l'être ; aussi les regrets n'en ont-ils pu passer, et l'amertume involontaire et secrète en est constamment demeurée, avec un vide affreux qui n'a pu être diminué.

1048. *Caractère du duc de Bourgogne.*

(Page 305.)

12-18 février 1712. — Mgr le duc de Bourgogne naquit terrible, et

1. Il y a *universement* par mégarde dans le manuscrit.

sa première jeunesse fit trembler. Dur et colère jusqu'aux derniers emportements et jusque contre les choses inanimées, impétueux avec fureur, incapable de souffrir la moindre résistance, même des heures et des éléments, sans entrer en des fougues à faire craindre que tout ne rompît dans son corps; opiniâtre à l'excès et passionné pour toute espèce de volupté de femmes, et, ce qui est rare ensemble, avec un autre penchant; aimant le vin, la bonne chère, la chasse avec fureur, et la musique avec une sorte d'enlèvement, et le jeu encore, où il ne pouvoit souffrir d'être vaincu, et où le danger avec lui étoit extrême; enfin livré à toutes les passions et transporté de tous les plaisirs. Souvent farouche et porté à la cruauté, et surtout barbare en railleries et à produire les ridicules; avec cela de la hauteur des cieux et regardant les hommes, quels qu'ils fussent, comme des mouches et des atomes avec lesquels il n'avoit aucune ressemblance; à peine Messieurs ses frères lui paroissoient-ils intermédiaires entre lui et le genre humain. L'esprit, la pénétration brilloient de toutes parts, et, jusque dans ses furies, ses réponses étonnoient; ses raisonnements n'en tendoient pas moins au juste et au profond, et il se jouoit des connoissances les plus abstraites. L'étendue et la vivacité de son esprit le rendoient incapable de s'appliquer à une seule chose à la fois, et la nécessité de le laisser dessiner en étudiant, à quoi il avoit beaucoup de goût et sans quoi son étude étoit infructueuse, a peut-être beaucoup nui à sa taille que toute sa vertu dans les suites ne lui put peindre au vrai. Tant d'esprit et une telle sorte d'esprit, joint à tant et de telles passions, n'étoit pas d'une éducation facile; mais Dieu, qui est le maître des cœurs et dont le divin esprit souffle où il veut, fit de ce prince un ouvrage de sa droite. Entre dix-huit à vingt ans il accomplit son œuvre, qui n'avoit été que peu à peu ébauchée jusque-là par les plus grands soins des hommes les plus sages et les plus appliqués. De cet abîme sortit un prince affable, doux, humain, patient et pénitent, modeste et, autant qu'il le pouvoit sans messéance, humble et austère. Tout appliqué à ses devoirs et les comprenant immenses, il ne pensa plus qu'à allier les devoirs de sujet et de fils, avec ceux auxquels il se voyoit destiné, et la brièveté des jours faisoit toute sa douleur. Il mettoit toute sa consolation et sa force dans la prière, et ses préservatifs dans de pieuses lectures. Son goût pour les sciences abstraites, et sa facilité à les pénétrer, lui déroba d'abord un temps qu'il reconnut bientôt qu'il devoit à l'instruction de son état et à la bienséance d'un rang destiné à tenir une cour. L'apprentissage de la dévotion, si l'on peut s'exprimer ainsi, et la crainte de sa foiblesse sur les plaisirs, le rendirent d'abord sauvage, et la vigilance sur lui-même, à qui il ne passoit rien et à qui il croyoit toujours passer trop, le renferma dans son cabinet comme dans un asile impénétrable aux occasions. Que le monde est étrange! il l'eût abhorré dans son premier état, et il fut tenté de mépriser le second. Le prince le sentit; il le supporta, et il attacha avec joie cette sorte d'opprobre à la croix de son Sauveur, pour se confondre lui-même dans l'amer souvenir de son orgueil passé; mais ce qui lui fut le plus pénible, ce furent les traits de sa plus intime famille. Le Roi vit bientôt avec un secret dépit un prince de cet âge censurer sa vie par la sienne, se refuser jusqu'à un bureau neuf, pour donner aux pauvres le prix qui y étoit destiné, et le remercier modestement d'une dorure nouvelle dont le Roi voulut renouveler son petit appartement; mais surtout il fut piqué d'un grand bal à Marly, où son petit-fils ne voulut pas assister quoi qu'on pût faire, parce que c'étoit le jour des Rois, et qu'il passa en prières dans son cabinet. Véritablement ce fut l'action d'un novice, et il devoit ce respect, tranchons même le mot, cette charitable condescendance au Roi son grand-père de ne l'irriter pas par cet étrange contraste; mais action en soi bien grande, qui préféroit le culte et la vénération d'une si grande fête à tout respect humain, et qui l'exposoit à toutes les suites du dépit du Roi et aux discours d'une cour dont ce Roi étoit l'idole et qui tournoit en ridicule une telle singularité. Monseigneur ne lui étoit pas une épine moins aiguë : tout livré à la matière et à autrui, dont la politique redoutoit déjà ce jeune prince, il n'en apercevoit que la rudesse de l'écorce et s'en aliénoit comme d'un censeur. Mme la duchesse de Bourgogne, alarmée d'un époux si austère, n'oublioit rien pour lui adoucir les mœurs; ses charmes, ses grâces, ses attraits, dont le prince étoit pénétré, la politique, les importunités effrénées de ses jeunes dames déguisées en mille différentes formes, l'appât des plaisirs et des parties auxquels il n'étoit rien moins qu'insensible, tout étoit déployé chaque jour; suivoient les remontrances de la dévote fée et les traits piquants du Roi dans l'intérieur du cabinet. Il faut une âme bien affermie pour soutenir de telles et si journalières épreuves sans en être ébranlée, et être bien soutenue de la Main invisible quand tout appui se refuse au dehors, et qu'un prince de ce rang se voit livré au dégoût des siens et presqu'au mépris d'une cour qui n'étoit plus retenue et qui avoit une secrète frayeur de se trouver un jour sous ses lois. Cependant, rentré de plus en plus en lui-même par le scrupule de déplaire au Roi et de donner aux autres de l'éloignement pour la vertu, l'écorce peu à peu s'amollit, mais sans intéresser la solidité du tronc. Il comprit enfin ce que c'est que quitter Dieu pour Dieu, et que la pratique fidèle des devoirs de l'État est la piété la plus solide. Il s'appliqua presque uniquement aux choses qui pouvoient l'instruire au gouvernement, et il se prêta davantage au monde; il le fit même avec tant de grâce qu'on sentit bien et sa raison de s'y être refusé, et sa peine de ne faire que s'y prêter; et le monde, qui se plaît tant à être aimé, commença à devenir réconciliable. Il réussit fort au gré des troupes à sa première campagne en Flandre avec le maréchal de Boufflers; il prit Brisach à la seconde, où il se montra partout fort au delà de ce que le maréchal de Marcin vouloit, et il fallut lui cacher le projet de Landau, pour le faire revenir, qui n'éclata qu'ensuite. Les tristes conjonctures des années suivantes ne permirent pas de le renvoyer à la tête des armées ; enfin on y crut sa présence nécessaire pour les ranimer et y remettre la discipline perdue ; ce fut en 1708. Avant la déclaration publique de cette destination, il se trouva quelqu'un[1] qui en fit l'horoscope au duc de Beauvillier par la connoissance des intérêts et des intrigues. Les temps ne sont pas encore assez éloignés pour ne pas tirer le rideau sur des événements si hardis et si funestes. Il faut laisser regretter un développement si curieux, si intéressant et qui alors et depuis a porté à plomb sur tant de choses ; il faut gémir encore au bout de tant d'années de l'oppression d'un prince qui ne trouva presque personne pour lui, ni dans la cour ni dans l'armée, contre qui son propre père se livra à n'en revenir jamais, de qui le Roi son grand-père fut aussi l'accusateur et le juge, et en faveur duquel il étoit devenu odieux et très dangereux de parler. C'étoit une épreuve bien nouvelle à un prince de ce rang et bien étrange à porter ; il la sentit dans tout son poids et avec toutes ses pointes ; il la soutint avec toute la fermeté, la patience et la charité d'un élu qui ne voit que Dieu en tout, qui s'humilie et se purifie sous sa main, et qui, lui rendant grâce de tout, porte la magnanimité à ne dire et à ne faire rien précisément que ce qu'il devoit à soi, à la vérité, au bien de l'État, mais qui demeuroit même au deçà de ces bornes, dans la crainte de les outre-passer. Tant de vertu ébranla le Roi ; et Mme la duchesse de Bourgogne, outrée de dépit et de rage intérieure, mit enfin Mme de Maintenon de moitié de ce qu'elle put porter, et toutes deux ensemble ramenèrent le Roi au même point. Ce retour et celui de la plus saine partie de la cour, qui avoit eu loisir d'apercevoir enfin quelque lumière à travers les ténèbres, ne changea rien dans la conduite du jeune prince, qui, moins flatté de ce commencement de justice qu'il ne se redoutoit soi-même, n'étoit occupé qu'à se contenir de plus en plus et à n'échapper pas à la plus sublime charité. La foudre qui tomba bientôt après sur un malheureux[2] et le plus coupable, fut excitée sans lui par Mme la duchesse de Bourgogne et Mme de Maintenon, qui, avec toute la cour, lui surent fort mauvais gré d'un procédé trop humain, et que trop de bonté fit taxer de foiblesse et par d'autres de misère, qu'il eût pour un autre moins coupable[3]. Dès lors Mme la duchesse de Bourgogne, profitant du plein retour de Mme de Maintenon, la piqua d'honneur, et le Roi par elle, de relever Mgr le duc de Bourgogne après un si injuste abaissement. Tous les conseils lui furent ouverts, et le Roi commença à le goûter sans jalousie, au moins extérieure, et à lui renvoyer des affaires. La mort de Monseigneur, où il gagna tout sans rien perdre, même du côté du cœur, mit la cour et le ministère à ses pieds, qui s'empressa auprès de lui avec d'autant plus de liberté, que le Roi ordonna aux mi-

1. Saint-Simon lui-même.
2. Ici un correcteur a porté en marge : *M. Chamillart.*
3. Ici encore en marge : *le duc de Vendôme.*

nistres d'aller chez lui au moins une fois la semaine, et toutes les fois encore qu'il les manderoit, pour l'instruire et lui rendre compte de tout. Ce fut alors plus que jamais qu'il redoubla d'application aux choses du gouvernement, et à s'instruire de tout ce qui l'en pouvoit rendre plus capable. Il bannit les amusements de sciences, pour partager son temps entre le public et son cabinet, et ces deux encore entre la prière qu'il abrégea et l'instruction qu'il multiplia, entre les assiduités et les respects au Roi, les soins et les égards pour Mme de Maintenon, le goût et la bienséance pour son épouse, et le soin de tenir une cour et de s'y rendre aimable et accessible. Plus le Roi l'éleva, plus il affecta de se tenir soumis dans sa main ; plus il lui marqua de considération et de confiance, plus il sut y répondre par une modération également éloignée du défaut de sentiment exquis[1] et d'un usage mesuré par la sagesse et par la connoissance, et du moindre air qui pût sentir la présomption ou la tentation la plus légère d'user de cet épanchement avec complaisance en soi-même et beaucoup moins avec la plus petite étendue. Il avoit conservé une tendre amitié, une estime et une confiance infinie pour l'archevêque de Cambray[2], qui avoit été son précepteur, et qu'on a vu dans ces Mémoires tombé dans une profonde disgrâce, qui dura autant que sa vie; il n'eut depuis cette disgrâce que deux occasions de le voir en passant à Cambray sans s'y arrêter. Ces Mémoires n'ont pas oublié de marquer la brièveté de ces deux entrevues ; le prince fut exactement fidèle à ce que le Roi lui en avoit prescrit, mais n'oublia pas aussi de l'être et de le paroître à ses sentiments pour le prélat, autant qu'il lui fut possible dans ces passages d'éclair. Il eut le même attachement pour M. le duc de Beauvillier, et beaucoup encore pour le duc de Chevreuse, qui n'étoient ensemble qu'un cœur et une âme dont il se peut dire que Monsieur de Cambray étoit la vie et le mouvement. Ils étoient donc les véritables modérateurs du prince, mais sauf son discernement, qui n'étoit asservi à personne, et qui comme l'abeille recueilloit le miel et la plus parfaite substance de toutes les fleurs. Il tâchoit à connoître les hommes, et à tirer d'eux les instructions et les lumières qu'il en pouvoit espérer ; il conféroit même avec quelques-uns à découvert ; mais il travailloit en secret avec un bien petit nombre, dont il trayoit encore avec choix, et là il découvroit son âme et pour le présent et pour les temps où il seroit le maître. Quel amour du bien ! Quel dépouillement de soi-même ! Quelles recherches, quels fruits, oseroit-on le dire, quel reflet de la Divinité dans cette âme pure, qui, autant qu'il leur est donné, en avoit conservé l'image ! C'est là qu'on voyoit briller les traits d'une éducation également savante et chrétienne, et les réflexions d'un disciple lumineux qui étoit né pour le commandement ; là s'éclipsoient les scrupules qui le dominoient en public. Il

1. Tel est bien le texte du manuscrit.
2. Ici le correcteur a ajouté en interligne *Fénelon*.

vouloit savoir à qui il avoit et auroit à faire, et il mettoit au jeu le premier pour profiter d'un tête-à-tête sans fard et sans intérêt ; mais que ce tête-à-tête avoit de vaste, et que les charmes qu'on y trouvoit étoient agités par la variété où le prince s'espaçoit, soit art, soit entraînement de curiosité et soif de savoir de l'un à l'autre ! Il promenoit son homme sur tant de matières, de choses, de gens, de faits, que qui n'auroit pas eu à la main de quoi le satisfaire, seroit sorti soi-même bien peu content. La préparation étoit également imprévue et impossible, et c'étoit[1] dans cet impromptu-là même que le prince cherchoit à puiser des vérités qui ne pouvoient ainsi rien emprunter d'ailleurs, et à éprouver, sur des connoissances aussi variées, quel fonds il pouvoit faire en ce genre sur le choix qu'il avoit fait. Ainsi son homme, qui avoit compté travailler un quart d'heure, une demi-heure avec lui, y passoit deux heures ou plus, selon que le temps arrêtoit ou laissoit la liberté au prince, qui se ramenoit toujours à la matière qu'il avoit dessein de traiter en principal, et qui traitoit ses parenthèses en maître. Là nul verbiage, nul compliment, nulle louange, nulle préface, nul conte ; tout en objet, tout serré, substantiel, au fait, au but ; rien sans raison et sans cause, rien par amusement et par plaisir. C'étoit là que la charité générale due à l'État l'emportoit sur la charité fraternelle, et que ce qui étoit sur le compte de chacun se discutoit ; c'étoit là que les plans, les arrangements, les changements, les choix se formoient, se mûrissoient, se découvroient, et souvent sans le paroître. Tout étoit d'ordinaire remâché par le prince avec les deux ducs ; quelquefois il y avoit de la réserve ; mais ce qui lui étoit inviolable, c'étoit le secret et dans toute sa profondeur. Avec tant et de si grandes parties, qui est-ce qui n'a point de défaut ? On aura peine à comprendre qu'avec tant de solidité il lui fût demeuré de véritables enfances, et quelquefois même indécentes ; elles se corrigeoient peu à peu, assez pour augurer qu'elles disparoîtroient bientôt toutes ; mais le dernier sacrifice n'en étoit pas entièrement achevé à sa mort. Il en eut un autre plus important, c'est qu'il étoit quelquefois des personnes, mais rarement, pour qui l'estime et l'amitié, même assez familière, n'étoient rien moins que de concert ; il étoit capable d'en souffrir le reproche et capable de s'en corriger ; mais sa mort prématurée prévint l'un et l'autre. Ses scrupules, ses petitesses de dévotion diminuoient tous les jours, et tous les jours il croissoit en quelque chose ; surtout il étoit guéri de l'opinion de préférer la piété à tout autre talent, c'est-à-dire d'être porté à choisir un général, un ambassadeur, un ministre plus par rapport à sa piété qu'à sa capacité et à son expérience ; il l'étoit encore sur le crédit à donner à la dévotion, dans la persuasion que de fort honnêtes gens et propres à beaucoup de choses le peuvent être sans dévotion et doivent être mis en œuvre, et dans la crainte encore de faire des hypocrites. Comme il avoit le sentiment fort vif, il le pas-

1. *C'estoit* a été ajouté en interligne.

soit aux autres, et ne les en aimoit et estimoit pas moins. Jamais prince si amoureux de l'ordre, ni si désireux de le rétablir en tout, d'ôter la confusion et de mettre gens et choses en leur place. Instruit au dernier point de tout ce qui doit régler cet ordre par maximes, par justice et par raison, et attentif, en attendant qu'il fût le maître, à distinguer l'âge, le mérite, la naissance et le rang d'une manière propre et distinctive de chacune de ces choses ; il connoissoit fort les droits, et savoit fort aussi les naissances, et l'a marqué en bien des occasions. Ces desseins allongeroient trop ces Additions ; ce seroit presqu'un ouvrage, mais un ouvrage à faire mourir de regrets. Sa maxime favorite, et qu'il a souvent déclarée jusque dans le salon de Marly, étoit que les rois étoient faits pour les peuples et aux peuples, et non pas les peuples pour les rois ni aux rois ; c'étoit ce qui lui rendoit le luxe et la guerre si odieux, et, comme il écoutoit plus son zèle qu'il n'étoit attentif au langage et aux oreilles du monde, c'étoit ce qui le faisoit quelquefois énoncer là-dessus trop crûment, et ce qui a fait dire sinistrement qu'il n'aimoit pas la guerre. Sa justice étoit munie de ce bandeau impénétrable qui en fait toute la sûreté ; il se donnoit la peine d'étudier les affaires qui se présentoient à juger au conseil des finances ou de dépêches, et, si elles étoient grandes, il y travailloit avec des gens du métier, dont il puisoit les connoissances sans se rendre esclave de leurs opinions. Il communioit tous les quinze jours au moins, et voyoit son confesseur jésuite une ou deux fois la semaine, et quelquefois fort longtemps, ce qu'il abrégea beaucoup dans la suite, quoiqu'il approchât encore plus souvent des sacrements et toujours en collier de l'Ordre et en manteau court. Les jésuites de Brest eurent une de ces affaires majeures qui intéressa l'honneur et l'utile de toute la Société, et qu'elle eut le crédit de faire venir devant le Roi. La veille du jugement, le P. Martineau fut plus de deux heures seul avec Mgr le duc de Bourgogne, et personne ne douta qu'il ne vînt le lendemain au Conseil, bien muni de leurs raisons ; l'affaire tint tout le Conseil, et les avis furent divers. Mgr le duc de Bourgogne, qui parla à l'ordinaire le dernier avant le Roi, car Monseigneur ne venoit point à ces sortes de conseils, s'étendit fort au long sur le fond et sur les procédés, et s'expliqua avec une liberté qui étonna tous ceux qui l'entendirent, et conclut au plus fort contre les jésuites. Le Roi, qui n'avoit pas coutume de parler et qui se rendoit toujours à la pluralité, prit après la parole en faveur des jésuites ; Mgr le duc de Bourgogne avec un air de respect répliqua ; le Roi encore, tellement qu'il se forma entre eux deux une dispute, dont le chancelier de Pontchartrain pensa tomber d'admiration de l'équité, de la justesse, du tempérament de mesure, de respect, de liberté et de force que le prince mit dans ses discours. Il l'emporta dans le Conseil ; mais le Roi, qui voulut favoriser les jésuites, tempéra de sa volonté la perte entière de leur procès. Il agit avec la même équité dans l'affaire du cardinal de Noailles, qui lui avoit été envoyée ; il eut horreur de la conduite du P. le Tellier, et il vouloit qu'il fût chassé à la découverte de ce mystère d'iniquité entre lui et l'abbé de Saron, trésorier de la Sainte-Chapelle de Vincennes, qui fit un si scandaleux bruit. Il aimoit souverainement et recherchoit la vérité ; il estimoit le cardinal de Noailles ; il ne pouvoit ni le croire janséniste, ni le croire faux ou haineux. Il détestoit la trame ourdie, et les imputations et les persécutions à volonté, et il s'alloit appliquer à la matière des libertés de l'Église gallicane quand il fut enlevé, et ce que l'on rapporte ici est la matière de son dernier entretien avec un seigneur distingué [1] avec lequel il travailloit et s'ouvroit en secret, et qu'il chargea de l'étude de ces matières pour lui en rendre compte [2]. Sa conversation étoit aimable tant qu'il pouvoit, solide par goût ; il se délassoit volontiers à la promenade, et c'étoit là où elles paroissoient le plus ; s'il y trouvoit quelqu'un à qui il pût parler de sciences, c'étoit son plaisir, mais plaisir modeste et seulement pour s'amuser ou s'instruire. Mais ce qu'il y recherchoit le plus, c'étoit des gens utiles à entretenir sur la guerre, sur les places, sur le commerce et la marine, sur les pays étrangers, quelquefois sur des faits anciens et sur des points d'histoire, et ces promenades, qui l'instruisoient beaucoup, lui concilioient l'estime et les cœurs. Au lieu des spectacles qu'il s'étoit retranchés, il y avoit longtemps, il faisoit les soirs un petit jeu où les plus médiocres bourses pouvoient atteindre, pour varier et partager l'honneur de jouer avec lui, et se rendre cependant visible à la cour. Il fut toujours sensible au plaisir de la chasse et de la table ; il se laissoit aller à la première avec moins de scrupule ; mais il craignoit son foible pour l'autre, où il étoit d'excellente compagnie quand il s'y laissoit aller. Il connoissoit bien le Roi, le respectoit en fils, et lui faisoit une cour attentive de sujet, mais de sujet qui sent quel il est. Il cultivoit Mme de Maintenon avec les égards que leur situation demandoit. Avec Monseigneur, il lui rendoit avec soin tout ce qu'il devoit ; mais on en sentoit la contrainte et encore plus avec Mlle Choin, et il admiroit avec tout le monde que ce prince, qui, tout matériel qu'il étoit, avoit beaucoup de gloire, ne s'étoit jamais pu accoutumer à Mme de Maintenon, et ne la voyoit même que par une rare bienséance et jamais en aucune liberté, eût aussi sa Maintenon autant que le Roi avoit la sienne, et lui asservît autant ses enfants que le Roi faisoit les siens à Mme de Maintenon. Il aimoit passionnément son épouse, et ses frères tendrement. Avec le monde il étoit fort réservé à témoigner aucune affection particulière, et ce n'étoit qu'en secret, par des derrières et par le moyen de du Chesne, son premier valet de chambre, qui le servoit toute l'année et qui étoit digne de sa confiance, qu'il voyoit le très peu de ceux avec qui il travailloit en particulier, et ce très peu étoit encore réduit à moins qu'on ne peut croire et à qui hors de là il n'en paroissoit rien du tout. Sa douleur de la perte de Madame

1. Saint-Simon lui-même.
2. Ci-dessus, p. 217.

la Dauphine pénétra ses plus intimes moelles ; la piété surnagea ; mais ce ne fut pas sans de prodigieux efforts ; son sacrifice fut entier, mais sanglant. Parmi cette affliction, rien de bas, rien de petit, rien d'indécent ; on voyoit un homme hors de soi-même, qui extorquoit de soi une surface unie et qui y succomboit ; ses jours en furent bientôt abrégés. Il fut le même dans sa maladie ; il ne crut point en relever, et en raisonna ainsi avec les médecins. Grand Dieu, quel spectacle vous donnâtes en lui, et que n'est-il permis encore d'en relever des parties également secrètes et si sublimes, qu'il n'y a que vous qui les puissiez donner et en connoître tout le prix ! Quelle imitation de Jésus-Christ sur la croix ! on ne dit pas seulement à l'égard de la mort et des souffrances, elle s'éleva bien au-dessus. Quelles tendres et tranquilles vues ! Quel souverain détachement ! Quel vifs élans d'actions de grâce d'être préservé du sceptre et des comptes qu'il en faut rendre ! Quelle soumission et quel ardent amour de Dieu ! Quelle vue de son néant, de ses péchés, de l'infinie miséricorde ! Quelle tempérée confiance ! Quelle sage paix ! Quelles lectures, quelles prières continuelles ! Quel ardent désir des derniers sacrements ! Quel recueillement ! Quelle patience et quelle bonté pour tout ce qui l'approchoit ! La France tomba enfin sous ce terrible châtiment ; Dieu lui montra un prince qu'elle ne méritoit pas ; la terre n'en étoit pas digne, et il étoit déjà mûr pour l'éternité. Ce fut une consternation, que l'estime, qui avoit enfin percé, porta jusque dans toutes les cours étrangères ; et, tandis que les peuples pleuroient celui qui ne pensoit qu'à leur soulagement et qui ne vouloit régner que pour les rendre heureux, les souverains pleurèrent publiquement celui qu'ils regardoient déjà comme leur exemple, leur arbitre et le modérateur paisible de l'Europe[1]...

1049. *Obsèques solennelles à Rome pour le duc de Bourgogne.*

(Pages 373-334.)

18 février 1712. — ... On[2] ne sait pourquoi les Mémoires ont omis ce qui se passa à Rome, qui fut pénétrée de douleur. Le pape résolut de lui-même, et sans aucun office fait là-dessus, de passer par-dessus toutes les règles et les formalités de la cour de Rome, et il y en fut unanimement applaudi. Il tint un consistoire exprès, où il déplora la perte infinie de l'Église et de toute la chrétienté ; il fit un éloge complet du prince qui faisoit ses justes regrets et ceux de toute l'Europe, et déclara que, passant en faveur de ses extraordinaires vertus et de la douleur publique, par-dessus toute coutume, il en feroit publiquement les obsèques solennelles dans sa chapelle. Il en indiqua le jour ; le sacré collège et toute la cour romaine y assista, et tous applaudirent

1. La fin de cette Addition forme les deux suivantes.
2. Le commencement et la fin de cette Addition forment l'Addition qui précède et celle qui suit.

à un honneur si insolite. Il avoit toujours été réciproquement rendu aux papes en France, et à nos rois à Rome jusqu'à la mort d'Henri III. Sixte V, qui avoit ouvert les yeux au célèbre duc de Nevers, qui l'étoit allé consulter sur la Ligue, et qui lui-même ne l'avoit favorisée que le moins qu'il avoit pu et qui loua publiquement Henri III de s'être défait du duc de Guise, devint furieux deux jours après quand il apprit que le cardinal de Guise avoit eu le même sort. Il excommunia Henri III, et, quoi que ce prince pût faire dans le peu de temps que les Guises le laissèrent vivre, il demeura excommunié après sa mort, où il fit tout ce que le court espace qu'il vécut après avoir été frappé par le moine guisard et parricide [lui permit] pour mourir en bon chrétien et muni des sacrements de l'Église. Tout ce que la reine sa veuve fit de démarches à Rome par le célèbre d'Ossat, depuis cardinal, toute l'adresse, l'éloquence, la considération personnelle que ce grand homme s'étoit déjà acquise, furent inutiles pour obtenir les obsèques accoutumées à nos rois. En revanche, on cessa en France de les faire pour les papes, et réciproquement il n'y en a pas eu depuis. Ce fut donc une distinction bien extraordinaire que celle que Clément XI, et de lui-même, fit au Dauphin, qui méritoit bien de n'être pas omise...

1050. *Le cérémonial des obsèques du Dauphin et de la Dauphine.*

(Page 339.)

18 février 1712. — ... Les[1] honneurs qui accompagnèrent et suivirent la mort de Monsieur et de Madame la Dauphine sont politiquement tus par ces Mémoires, et leur silence fait celui des Additions. Elles (*sic*) furent cause qu'on abrégea tout ce qu'il fut possible des obsèques, et qu'il n'y eut point d'eau bénite que chacun à part. Comme on ne voulut point encore décider entre les ducs et les véritables princes, le Roi ordonna la première garde, comme on l'a vu[2], de la duchesse d'Elbeuf, qui portoit les deux[3], et la seconde duchesse, avec la duchesse de Sully ; puis deux Lorraines ; puis deux duchesses, après quoi cela fut indifférent. On voit la prétention des évêques qui eurent le goupillon, point de carreau et point de chaises à dos, trois choses qu'ils prétendirent, mais la droite sur les dames, qui ne fut pas disputée. Point de dames au convoi des cœurs, ni à celui du corps, que celles de la maison et les seules princesses du sang, M. d'Aumont, comme premier gentilhomme de la chambre, sur le derrière du carrosse avec M. le duc d'Orléans, petit-fils de France, qui menoit le convoi. On a fait toutes ces remarques de suite pour n'y plus revenir.

1. Le commencement de cette Addition forme les deux Additions précédentes.
2. Le manuscrit porte, par mégarde, *comme on l'avoit.*
3. Qui était en même temps duchesse et princesse étrangère et qui était la seconde duchesse par ordre d'ancienneté.

1051. *Le maréchal de Villeroy rentre en grâce auprès du Roi.*
(Page 364.)

18 février 1712. — Le maréchal de Villeroy avoit toujours été bien avec Mme de Maintenon, comme un homme facile, propre à divertir le Roi par de vieilles rapsodies, par une longue habitude, et nullement à craindre en rien. Sa rupture avec Chamillart, qu'elle avoit perdu, l'avoit encore rapproché d'elle, et il y avoit longtemps qu'elle songeoit à le rapprocher aussi du Roi. Le vuide affreux de Madame la Dauphine le lui fit juger nécessaire, et les idées de M. du Maine, qui dès lors n'eurent plus de bornes, le lui firent considérer comme un homme dont la vanité d'être des confidences et d'y servir, et l'espérance d'en profiter en sa manière, et cependant le charme de vivre dans l'importance, lui pouvoient être d'un grand usage. C'est ce qui bombarda son retour dans des moments de tristesse et de foiblesse où l'on cède à l'ennui, à l'importunité, au retour d'anciennes habitudes, contre lesquelles ce qui les avoit séparées se trouve plus qu'émoussé. Le maréchal revint donc en grâce, et bientôt après en faveur, avec de tels appuis.

1052. *Portrait du marquis d'Effiat.*
(Page 392.)

3 octobre 1716. — ... L'esprit[1] et la supériorité du marquis d'Effiat chez Monsieur avoit imposé à M. le duc d'Orléans dans sa jeunesse ; ces impressions d'estime de sa capacité s'étoient augmentées par les soins de l'abbé Dubois, qui, dans sa petitesse, s'étoit attaché à d'Effiat et par lui au chevalier de Lorraine, et leur étoit redevable de sa première fortune au Palais-Royal ; il leur étoit resté uni et avoit mis son maître en respect devant eux. D'ailleurs d'Effiat, prodigieusement riche et sordidement avare, obscur même pour sa vie ordinaire et débauchée, quoique avec mesure pour sa santé, ne laissoit pas d'être initié dans certaines bonnes et fortes compagnies où il avoit l'art de primer ; toujours plein de vues, d'ambition, de désir de dominer et de gouverner ; d'une politique qui se ployoit à tout, et souvent avec bassesse, mais dont il trouvoit le moyen d'éviter le mépris et d'en recueillir gré ; livré à la robe, aux jésuites, à tout ce qui pouvoit conduire, avec un artifice, une souplesse et une connoissance du monde qu'il n'employoit qu'à propos, et qui lui avoit acquis une considération qu'augmentoit sa rareté à se produire, qu'il ménageoit avec une singulière adresse. Aussi le vit-on dans toute la Régence tenir toujours le haut bout partout où il se trouva, toujours à l'écart d'où il

1. Le commencement de cette Addition a été placé dans notre tome VIII, en regard de la page 370.

ne l'espéroit pas, toujours en garde de se commettre, et toujours recherchant avec art pour se faire rechercher et employer dans les affaires de la plus grande confiance, comme il le fut dans toutes celles du Parlement et de la Constitution. Du reste, haut, jaloux, à la longue insociable, parce qu'avec beaucoup d'humeur et de défauts il vouloit être le maître partout, ne mettre jamais rien du sien au jeu, usurper tout pour soi, et, avec l'écorce de probité que l'art, le jugement et le grand monde donne, tromper tout le monde à son plaisir. A la fin le Régent le connut à revers, ne s'y fia et ne l'employa plus guère, mais toujours en mesure et en respect avec lui[1]...

1053. *Le trésorier le Febvre et sa femme.*

(Page 402.)

26 septembre 1712. — Ce le Febvre étoit un très honnête homme aimé de tout le monde. Sa femme étoit une espèce de petit personnage, associée sous Mme de Maintenon aux bonnes œuvres dont elle se mêloit; trésorière des pauvres et fort bien avec elle, elle se tenoit fort à sa place, et étoit bonne femme avec beaucoup de crédit en dessous et une considération surnageante, dont elle n'abusa point; fort charitable et a fait des plaisirs importants.

1. La fin de cette Addition trouvera place dans la suite des Mémoires, tome XVI de 1873, p. 263.

APPENDICE

SECONDE PARTIE

I

NAISSANCE, MORT ET OBSÈQUES D'UNE FILLE DE LA DUCHESSE DE BERRY[2]

Extrait du Cérémonial de Desgranges[1].

« Le 21 juillet 1711, le Roi étant à Fontainebleau, Mme la duchesse de Berry y accoucha avant terme d'une princesse, qui mourut en naissant.

« Il étoit même incertain qu'elle eût été en état de recevoir le baptême ; mais, Mareschal, premier chirurgien du Roi, qui avoit été appelé à cet accouchement imprévu, ayant assuré le Roi qu'il l'avoit baptisée aussitôt qu'il lui avoit pu toucher la tête, elle a été jugée avoir reçu le baptême.

« Le Roi m'a ordonné de la faire porter à Saint-Denis et a laissé à M. le duc de Berry le soin de régler ce qu'il conviendroit, me chargeant sur cela de recevoir ses ordres. J'ai donc proposé à M. le duc de Berry les dames titrées qui se trouvoient à la cour, et il a choisi Mme la duchesse de Beauvillier pour l'accompagner à Saint-Denis ; il a aussi nommé Mme la marquise de Châtillon pour le même effet.

« Le même jour 21, l'enfant a été mis dans un cercueil de plomb long d'un pied sur quatre pouces de large, avec cette suscription gravée sur une plaque de cuivre de trois pouces en carré :

« C'EST LE CORPS DE N., FILLE DE TRÈS HAUT ET TRÈS PUISSANT PRINCE CHARLES DE FRANCE, DUC DE BERRY, NÉE A FONTAINEBLEAU ET MORTE EN MÊME TEMPS LE 21 JUILLET 1711. »

« Ce cercueil a été mis dans un autre petit cercueil de bois couvert de satin blanc avec pareille inscription.

« Le même jour au soir, je l'ai fait porter à la paroisse de Fontaine-

1. Ci-dessus, p. 72.
2. Ms. Mazarine 2746, fol. 282-284.

bleau dans un carrosse de M. le duc de Berry, dans lequel j'étois avec son aumônier de quartier et l'écuyer de quartier, éclairé de deux flambeaux seulement. Il a été tiré du carrosse par l'écuyer et remis entre les mains de M. le Curé, qui l'a placé dans la sacristie, et on a mis dessus un poële de brocard d'argent d'une aune et demie en carré que M. l'évêque de Séez, premier aumônier de M. le duc de Berry, avoit envoyé de Paris sur l'avis que je lui en avois donné.

« Le cercueil est resté dans la sacristie jusqu'au 23, lequel jour, à dix heures du matin, il a été mis dans la salle basse du séminaire pour ne pas interrompre le service divin, comme nous aurions fait si nous avions traversé le chœur pour aller à la sacristie lever le corps; l'écuyer de quartier l'a pris sur ses bras, car il n'étoit pas pesant, et quatre gentilshommes de M. le duc de Berry ont pris les coins du poële; on l'a porté au carrosse du corps de M. le duc de Berry, et on l'a assuré sur le strapontin de manière qu'il ne pût vaciller. M. l'évêque de Séez, qui étoit en camail et rochet, a pris la première place dans le fond, Mme la duchesse de Beauvillier à côté de lui, Mme de Châtillon et moi nous sommes placés sur le devant; les cinq gentilshommes dans un autre carrosse, lequel a marché le premier; puis six pages ayant chacun un flambeau à la main, le carrosse du corps, un exempt et huit gardes de M. le duc de Berry.

« Lorsque les premiers flambeaux ont été usés, on n'en a point pris d'autres jusqu'à l'entrée de Paris; l'exempt seulement a suivi avec les pages.

« Quand on a été près de Paris, aux moulins qui sont à la barrière, on a fait prendre des flambeaux aux six pages et à huit gardes de M. le duc de Berry qui s'y étoient rendus.

« Le premier carrosse a marché, les six pages avec flambeaux, le carrosse du corps et les huit gardes, l'exempt étant à côté du carrosse; on a passé par la place Maubert, Saint-Séverin, le pont Saint-Michel, la rue Saint-Denis; on a changé de flambeaux au village de la Chapelle.

« Le carrosse étant arrivé devant la porte de l'église de Saint-Denis, le même écuyer en a tiré le corps, et les quatre gentilshommes ont pris les coins du poële; là, l'évêque de Séez a pris une chape et une mitre et l'a présenté au prieur, en lui faisant un petit discours convenable au sujet.

« L'évêque l'a encensé, et le prieur de son côté l'a aussi encensé. L'écuyer a porté le cercueil sur une petite table au milieu du chœur, entourée de six cierges. Mme la duchesse de Beauvillier s'est placée à droite sur un carreau; il s'y est trouvé un prie-Dieu, que les religieux ont ordinairement dans le chœur à côté des stalles, sur lequel elle s'est mise; mais cela est sans cérémonie et sans conséquence; Mme la marquise de Châtillon à gauche sur un carreau. Après les prières faites, l'écuyer a pris le cercueil, et l'a porté au caveau, les gentilshommes tenant les coins du poële. Ces gentilshommes étoient le premier gentilhomme ordinaire de M. le duc de Berry, l'écuyer ordinaire de Mme la duchesse de Berry, deux autres officiers. Ils m'ont consulté sur leurs places en carrosse ; je n'ai point fait de difficulté de décider que le premier gentilhomme ordinaire, qui a l'honneur de prêter serment entre les mains de M. le duc de Berry, devoit occuper la première place, et que l'écuyer de quartier devoit être placé devant l'ordinaire ; à l'égard des autres, la chose ne faisoit point de question. Le Père cérémoniaire de Saint-Denis vouloit empêcher M. l'évêque de Séez de faire l'inhumation, et prétendoit que des religieux devoient porter les coins du poële au préjudice des officiers ; mais, les choses ayant depuis plusieurs années beaucoup varié à cet égard, je n'ai point acquiescé à la prétention de ce religieux. L'évêque de Séez a fait l'inhumation, et les officiers ont porté les coins du poële.

« Le 24, je suis retourné à Fontainebleau dans le carrosse de M. le duc de Berry avec Mme la duchesse de Beauvillier et Mme la marquise de Châtillon, l'évêque de Séez, qui étoit sur son départ pour son diocèse, étant resté à Paris. »

II

LE MARÉCHAL DE BOUFFLERS[1]

(Fragment inédit de Saint-Simon[2].)

« Louis-François de Boufflers, second fils de François, bailli et gouverneur de Beauvais et maréchal de camp, et de Louise, fille de Jérôme le Vergeur, sieur de Courtagnon, et de Marguerite-Françoise Danois de Joffreville, eut un frère aîné, gendre du sieur de Guénegaud, secrétaire d'État, dont la postérité a promptement fini sans alliance, et trois sœurs religieuses à Avenay, dont une a été abbesse.

« Naquit 10 janvier 1644 ; servit très jeune ; gouverneur et bailli de Beauvais et lieutenant général de l'Ile-de-France par la mort de son frère aîné, 1672 ; colonel général des dragons, 1678, par la mort du sieur de Rannes tué au combat de Seckingen ; commandant en chef en Guyenne, 1685 ; gouverneur de Luxembourg, duché et pays de Chiny, 1686 ; gouverneur de Lorraine, pays de la Sarre, etc., 1687, par la mort du maréchal de Créquy ; général d'armée en Allemagne, 1688 ; chevalier du Saint-Esprit, 1689 ; général sur la Moselle en 1690 ; général en plusieurs lieux avec succès, 1691, et colonel du régiment des gardes françaises par la mort du maréchal-duc de la Feuillade, et vendit les dragons au comte de Guiche, son beau-frère, et continua de commander en chef ; maréchal de France, 27 mars 1693, et, 1694, gouverneur de Flandres, Lille et pays conquis, par la mort du maréchal-duc d'Humières ; 1695, défendit si courageusement Namur attaqué par le prince d'Orange que, l'ayant rendue après deux mois et trois assauts, il fut fait duc vérifié et procura l'ordre du Saint-Esprit au comte de Guiscard, gouverneur, et des grâces à la garnison. Il continua à servir et eut beaucoup de part à la paix de Ryswyk, par le fruit des conférences qui lui furent demandées entre les armées par Bentinck, comte de Portland, confident favori du prince d'Orange, Guillaume III, roi d'Angleterre, 1697. De concert avec l'électeur de Bavière, gouverneur général des Pays-Bas espagnols, il en remplit, 1700, toutes les places des troupes de France, à l'insu de celles de Hollande et de leurs généraux, qui les occupoient ; 1701, commanda dans tous les Pays-Bas espagnols conjointement avec le marquis de Bedmar, commandant général en l'absence de l'électeur de Bavière, lors dans son électorat ; 1702 [commanda] l'armée de Flandres sous

1. Ci-dessus, p. 97.
2. Extrait de l'*Abrégé de tous les ducs, pairs et vérifiés, existant en France en 1725*, vol. 51 des Papiers de Saint-Simon (aujourd'hui *France* 206), fol. 97 v°.

Mgr le duc de Bourgogne, dont il acquit l'estime et la confiance ; 1703, commanda l'armée de Flandres avec le maréchal-duc de Villeroy, et battit sans lui les Hollandois à Eckeren, dont il eut l'ordre de la Toison d'Or ; 1704, capitaine des gardes du corps par la mort du maréchal-duc de Duras, par obéissance, et vendit le régiment des gardes au duc de Guiche, son beau-frère ; se jeta, 1708, presque malgré le Roi, dans Lille, ne servant point alors ; y soutint un formidable siège et ne rendit la ville qu'après sept attaques du chemin couvert et n'étant plus soutenable, le 25 octobre, étant investie dès le 12 août ; se défendit avec le même courage dans la citadelle, qu'il rendit épuisée de tout, après plusieurs ordres réitérés de la main du Roi, et capitula le 11 décembre, le plus glorieux homme de son siècle ; en arrivant à la cour, fut fait pair de France, eut les grandes entrées de premier gentilhomme de la chambre, si rares, si estimées et si utiles sous ce règne, et la survivance de son gouvernement de Flandres pour son fils, sans avoir rien demandé ; apaisa, 1709, un soulèvement dans Paris par le seul respect de sa personne ; refusa d'y commander, mais prit tous les soins nécessaires pour y diminuer la cherté du pain qui en avoit été cause. Voyant, 1710, les affaires en grand danger en Flandres sous le maréchal de Villars, il offrit d'aller le secourir de ses conseils et de lui obéir, quoique son ancien de près de dix ans de maréchal de France, et l'alla joindre en effet. Il sauva l'armée à la bataille de Malplaquet, où, avec l'aile droite, il renversa tout devant lui, tandis que la gauche battue entraîna le malheur de l'événement avec la blessure du maréchal de Villars, et fit encore plusieurs combats et la plus glorieuse retraite. Il prit ensuite le commandement de l'armée jusqu'à la fin de la campagne, le maréchal de Villars ayant été forcé de se retirer pendant l'action, et sa blessure l'ayant mis hors d'état de toutes choses. Tant de gloire et de services rendus au delà de toutes les récompenses parurent peut-être pesants. La considération diminua ; le chagrin y succéda, sans changer de modestie ni de conduite. Il mourut à Fontainebleau, visité et fort regretté de Mgr le duc de Bourgogne.

« Épousa, décembre 1693, Catherine-Charlotte, fille d'Antoine d'Aure, IIe duc de Gramont, pair de France, et de Marie-Charlotte, fille de Jacques de Castelnau, maréchal de France. »

III

LES DISSENTIMENTS ENTRE LES MARÉCHAUX DE VILLARS ET DE MONTESQUIOU[1]

Le maréchal de Villars à M. Voysin[2].

« Péronne, 23 avril 1711.

« J'ai lu, Monsieur, la dépêche que j'ai l'honneur d'écrire à S. M. à M. le maréchal de Montesquiou, à MM. d'Albergotti, de Puységur et de Broglie, qui sont les seuls que j'aie consultés sur le sujet dont il s'agit, et tous unanimement ne trouvent pas qu'il y ait rien de meilleur que ce que nous allons essayer de faire.

« On discute, on raisonne, et la pente naturelle de l'homme ne le porte pas à approuver toujours ce qu'il n'a pas proposé. Pour moi, cela ne m'embarrasse pas beaucoup ; mais je suis cependant bien aise, dans des occasions aussi importantes, de voir un petit nombre de gens de bon sens s'accorder à la fin, et avoir à peu près les mêmes sentiments.

« MM. de Montesquiou et d'Albergotti disent que, voulant faire un siège et en empêcher un, il seroit aussi avantageux, dès que l'ennemi voudra passer au Pont-à-Vendin, de lui aller donner une bataille dans ces grandes plaines ; pour moi, dès que le Roi trouvera cette pensée convenable à ses intérêts, j'en recevrai l'ordre avec joie ; mais l'on peut penser aussi que la disposition actuelle des affaires de l'Europe exige un peu plus de flegme de notre part...

Le maréchal de Montesquiou à M. Voysin[3].

« Au camp de Douchy, 28 avril 1711.

« M. le maréchal de Villars, Monsieur, vint dîner hier chez moi et visiter les bords de l'Escaut, où j'espère que les ennemis trouveront beaucoup de difficulté, s'ils y vouloient passer ; mais je suis persuadé qu'ils n'y songeront pas et qu'ils ne règleront leurs mouvements que sur les nôtres. Ils ont encore un corps considérable campé sous Tournay, de l'autre côté de l'Escaut, et je ne vois pas qu'ils soient absolument assemblés de plus de quatre ou cinq jours d'aujourd'hui.

« M. le maréchal de Villars m'a paru fort touché de n'avoir point exécuté son projet, qu'il dit avoir été arrêté par les fausses nouvelles qu'il a eues des ennemis, mais bien plus par les sollicitations de quelques personnes auprès de lui, qui l'ont empêché de l'entreprendre. Les

1. Ci-dessus, p. 126.
2. Vol. Guerre 2303, n° 42.
3. Vol. Guerre 2303, n° 60.

conseils timides sont fort dangereux auprès d'un général, et ceux qui sont sages et hardis sont fort difficiles à trouver. Il est dommage que le projet n'ait pas été exécuté; car, de mon côté, les mesures étoient si bien prises, que j'avois tout lieu de croire de réussir.

« M. le maréchal, à ce qu'il m'a paru, voudroit bien me mêler dans le manque de cette exécution en disant que je lui ai mandé que, les ennemis s'assemblant du côté de Saint-Amand, s'il ne trouvoit pas à propos que je me portasse sur les lignes de Denain, et que, cela joint aux nouvelles qu'il reçut à Arras par M. le comte de Broglie, et à la presse qu'on lui faisoit là-dessus, il avoit changé de résolution.

« Il est vrai que je lui ai mandé, la veille de l'exécution, qu'après la première position prise, si j'apprenois à n'en point douter que les ennemis débouchassent par Saint-Amand pour venir à moi, n'ayant que quarante bataillons et quarante escadrons, s'il ne trouveroit pas à propos que je me portasse sur les lignes de Denain, tandis que de son côté il feroit avancer des troupes pour me soutenir : voilà toute la part que j'y ai.

« J'ai eu tort de ne pas garder copie de cette lettre; car je sais qu'il se rejette volontiers sur les autres, et ce n'est que par cette réflexion que j'ai gardé copie de celle que je lui écrivis le 25 au matin en partant de Cambray pour aller mettre le projet en exécution, laquelle j'ai l'honneur de vous envoyer pour vous marquer dans quels sentiments je suis et pour qu'il ne vous prévienne jamais sur mon sujet. Je vous supplie, quand il y aura quelque chose qui me regardera, de vouloir me faire la confidence, parce que certainement, si j'ai tort, je vous l'avouerai avec la même franchise que si j'avois raison. Pourvu que je sois sûr que S. M. ne prenne point de prévention contre moi sans m'entendre, non plus que vous, je vous promets que je ne me brouillerai point du tout avec lui, et que je me conduirai si sagement que vous en serez content. Il me suffit que je sache ce que l'on doit s'attendre de lui.

« J'ai l'honneur, etc.

« Le maréchal de Montesquiou. »

Le maréchal de Villars à M. Voysin[1].

« Au camp d'Oisy, 26 mai 1711.

« Je suis enfin forcé, Monsieur, de vous parler de toutes les menteries que l'on publie à la cour sans la moindre apparence et aucune sorte de fondement. L'on dit que j'ai eu une querelle terrible avec M. le maréchal de Montesquiou. Jamais nous n'avons eu ensemble la moindre brouillerie ; il vient dîner très souvent chez moi. Monseigneur le Dauphin et Madame la Dauphine demandent s'il est vrai que je sois mal avec tous les officiers généraux de l'armée ; il n'y a journée qu'il

1. Vol. Guerre 2303, n° 181.

n'y en ait dix et douze à manger avec moi. Enfin il n'y a jamais eu si peu de lieu à toutes ces menteries-là.

« Je sais bien l'objet de ceux et celles qui répandent ces faussetés ; c'est à vous, Monsieur, à voir si elles conviennent au service de S. M. N'avez-vous pas quelque homme de vérité qui puisse vous la mander et vous informer s'il y a quelque fondement? Je vous dirai que j'en suis las et que, dès que ces fripons ou friponnes de cour prennent le dessus, il n'est pas possible à un général de faire bien servir le Roi. Il seroit à propos que S. M. m'ordonnât plus de sévérité, et que, si quelqu'un se plaignoit de moi, on répondît que c'est par vouloir obliger chacun à faire son devoir plus exactement. Pour moi, sur mon Dieu ! je n'en connois pas un seul qui paroisse se plaindre, ni qui ne me rende beaucoup de soins. En un mot, il est désagréable que l'on vienne faire des compliments de condoléance à Mme de Villars dans le salon de Marly sur ce malheur. Et comment Monseigneur le Dauphin et Madame la Dauphine peuvent-ils ignorer les vérités? Grâces à Dieu je n'ai jamais eu ce malheur-là ; mais, si le Roi pouvoit penser que je ne fusse pas aimé dans son armée, il seroit bien de son intérêt de me mettre en état d'y être fort craint, ou, pour mieux dire, fort accrédité.

« Il n'est pas possible, Monsieur, que vous n'ayez entendu parler de ces faussetés, et j'avois attendu de l'honneur de votre amitié que vous auriez imposé à ces discoureurs : je vous avoue que cela commence à m'impatienter.

« Je suis très parfaitement,

« Monsieur,

« Votre très humble et très obéissant serviteur.

« VILLARS. »

IV

LA RÉCEPTION DU DUC DE CHAULNES AU PARLEMENT

On a vu ci-dessus, p. 155, le récit burlesque fait par Saint-Simon de la réception du vidame d'Amiens comme duc et pair de Chaulnes au Parlement, et nous avons exposé les raisons qui laissent planer un doute sur l'exactitude des détails qu'il relate et dont il semble vouloir laisser croire qu'il a été témoin. On trouvera ci-après les pièces auxquelles nous nous sommes référés :

Procès-verbal de la séance de réception[1].

Du mardi premier décembre mil sept cent onze.

Messire J.-Antoine de Mesmes, ⎫	Le duc de Bourbon, ⎫ princes
» Louis de Bailleul, ⎪	Le prince de Conti, ⎭ du sang.
» André Potier, ⎪	Le duc du Maine, comte d'Eu,
» Claude de Longueil, ⎬ présidents.	[L'évêque-duc de Laon,]
» Étienne d'Aligre, ⎪	[L'évêque-duc de Langres,]
» Chrétien de Lamoignon, ⎪	Les ducs de Sully,
» Antoine Portail, ⎭	de Luynes,
MM. Lenain,	de Villeroy,
Le Doulx,	de Saint-Aignan,
Chevalier,	de Randan,
Gaudart,	de Noailles,
Portail,	d'Aumont,
Le Meunier,	de Charost,
Robert,	de Villars,
Du Monceau,	de Fitz-James,
Pucelle,	d'Antin,
Joysel,	de Chaulnes, reçu.
etc.	Benoize, ⎫ conseillers
	Le Mairat, ⎭ d'honneur.
	Feydeau, ⎫ maîtres
	Carré, ⎭ des requêtes.

MM. de Thumery, Ferrand, Gilbert, Lambert, Cochet, Vallier, Hénault, Frizon, etc. ; Fraguier, Ferrand, Daguesseau, Lucas, Robert, Neret, Lallemant, Anjorran, etc.

Ce jour sur les sept à huit heures du matin (*suit le procès-verbal relatant les places occupées, la lecture des pièces, les avis pour l'en-*

1. Archives nationales, registres du Parlement, X1A 8428, fol. 266 v°.

registrement et pour la réception, le serment et la réception du nouveau pair).

Lorsque M. le duc de Chaulnes a été en sa place, M. le président de Mesmes lui a dit :

« Monsieur, la cour m'a chargé de vous marquer la joie qu'elle a, de vous voir, par une nouvelle grâce du Roi, revêtu de l'éminente dignité qui fait revivre en vous le nom d'un personnage illustre de votre maison, dont la mémoire lui sera toujours très précieuse. Nos registres nous représenteront sans cesse, aussi bien qu'à nos successeurs, les soins et l'affection de feu M. le duc de Chaulnes, votre grand oncle, pour obtenir du Pape par ordre du Roi une bulle d'ampliation de l'indult du Parlement. Aussi la compagnie en fut-elle si touchée, qu'après en avoir fait rendre ses très humbles actions de grâce à S. M., elle crut en devoir faire remercier publiquement M. le duc de Chaulnes par l'organe de M. le premier président, la première fois qu'au retour de son ambassade il vint ici prendre sa place. Et, non contente de cette marque de reconnoissance, dont il n'y avoit point d'exemple, elle voulut en donner encore une plus singulière après son décès, en envoyant témoigner à Mme la duchesse de Chaulnes, sa veuve, le regret que la compagnie avoit de sa perte, et en assurant cette dame de l'estime particulière que la cour faisoit de sa personne et de son mérite.

« Puissiez-vous, Monsieur, après vous être distingué dès votre première jeunesse par votre valeur et votre sage conduite dans les armées du Roi, en imitant le grand personnage au nom et à la dignité duquel vous succédez, et en suivant les grands exemples domestiques qui vous environnent de toutes parts, mériter comme eux la confiance du Roi dans les emplois importants qu'il plaira à S. M. de vous destiner, et y servir le prince et la patrie avec autant d'honneur et de succès.

« Ce sont les vœux que la compagnie fait pour vous : elle vous assure encore que vous pouvez attendre d'elle toute sorte de marques de considération dans l'ordre de la justice. »

M. le duc de Chaulnes, adressant la parole à M. le président de Mesmes, a dit :

« Monsieur, l'honneur que j'ai de me trouver aujourd'hui placé dans la plus illustre compagnie du royaume en qualité de pair de France, ne me laisseroit désormais rien à desirer, si j'étois plus avide des dignités qu'empressé à les mériter ; mais la voie par laquelle y sont parvenus ceux qui m'honorent de leurs suffrages, m'inspire une nouvelle ardeur de me rendre digne du rang éminent auquel la bonté toute gratuite du Roi a daigné m'élever.

« L'heureuse prévention que je vois ici pour le nom que je porte, me fait espérer que l'on voudra bien y regarder toujours d'un œil favorable le petit-neveu de feu M. le duc de Chaulnes, l'héritier de ses biens, le successeur de sa charge, de sa dignité, mais plus encore de son attachement inviolable pour ce corps auguste.

« Trop heureux, si jamais la fortune me donnoit aussi quelque occasion de le prouver par des services qui pussent lui être également utiles et agréables. »

A ce procès-verbal, nous joignons l'Information de vie et de mœurs, qui présente une particularité signalée ci-dessus, p. 166, note 4 :

Information[1] d'office à la requête du procureur général du Roi, faite par nous Jean Lenain, conseiller, doyen des conseillers du Parlement, des vie, mœurs, conversation, religion catholique, apostolique et romaine, fidélité au service du Roi, valeur et expérience au fait des armes, de Messire Louis-Auguste d'Albert d'Ailly, vidame d'Amiens, capitaine-lieutenant de la compagnie des deux cents chevau-légers de la garde du Roi, poursuivant sa réception en la dignité de duc de Chaulnes pair de France.

Du 27e novembre 1711.

Messire Joachim de la Chétardye, prêtre, bachelier en théologie de la faculté de Paris, curé de Saint-Sulpice, âgé de soixante-et-onze ans, après avoir mis la main *ad pectus*, a dit :

Qu'il a l'honneur de connoître M. le vidame d'Amiens, fils de M. le duc de Chevreuse, paroissien de ladite église, pour un seigneur d'une très sage conduite et d'une singulière probité ; qu'il fait profession de la foi catholique, apostolique et romaine, avec cette piété qui est comme le caractère particulier de son illustre famille, fréquentant les saints sacrements, et nommément qu'il sait qu'il s'est acquitté de son devoir pascal à la fête de Pâques dernière ; au surplus, qu'il répond dignement par sa fidélité au service du Roi, son courage et ses éminentes qualités à la grandeur de sa naissance ; et a signé.

J. de la Chétardye,
Curé de Saint-Sulpice.

Paul-Hippolyte de Beauvillier, duc de Saint-Aignan, pair de France, âgé de vingt-sept ans, a dit :

Que M. le vidame d'Amiens, à présent revêtu du duché de Chaulnes, est d'une maison si connue par les dignités de connétable, de ducs, pairs, maréchaux de France et gouverneurs des plus considérables provinces du royaume ; qu'il s'est tellement distingué dès sa jeunesse dans les armées de S. M. par son courage et sa valeur, et imite si parfaitement les grands exemples de vertu, de sagesse, de piété solide et d'attachement à la personne sacrée du Roi et au bien de son état qu'il a en sa famille et devant les yeux, qu'on a vu avec beaucoup de satisfaction qu'il ait plu à S. M. de renouveler en sa personne le titre de duché et pairie de Chaulnes, éteint par le décès de feu M. le duc de Chaulnes, son grand oncle, qui l'a porté si dignement ; que M. le Vidame ne le soutiendra pas avec moins de lustre et

1. Archives nationales, K 617, n° 4.

d'éclat, et ne cédera à aucun de Messieurs ses ancêtres et de ses parents en fidélité au service du Roi, en grandeur de courage et en vertu, et a signé.

PAUL-HIPPOLYTE DE BEAUVILLIER,
DUC DE SAINT-AIGNAN.

Louis d'Aumont de Rochebaron, duc d'Aumont, pair de France, premier gentilhomme de la Chambre et gouverneur du Boulonnois, a dit :

Texte préparé par le greffier.

Qu'il a l'honneur de connoître très particulièrement M. le vidame d'Amiens; qu'il l'a vu servir dans les troupes du Roi dès sa jeunesse, et nommément après la mort de M. le duc de Montfort, son frère, à la tête des chevau-légers de la garde du Roi, donnant en toutes occasions des preuves éclatantes de sa valeur et de son courage. Qu'il joint aux vertus militaires les morales et les civiles, la sagesse, la solide piété, le bon esprit, l'attachement inviolable à la personne et au service du Roi et enfin toutes ces grandes et éminentes qualités qui rendent tous ceux à qui il a l'honneur d'appartenir si respectables dans le royaume, et a signé.

Texte remis par M. d'Aumont.

Qu'il a l'honneur de connoître particulièrement M. le vidame d'Amiens; qu'il l'a vu soutenir dans tous les temps par son mérite personnel la dignité et les illustrations de sa maison ; que les grandes espérances qu'il a données dans sa jeunesse n'ont point été démenties par la conduite qu'il a tenue à la cour et dans les armées, où il a démontré cette élévation d'esprit et de courage si nécessaire pour remplir avantageusement les dignités militaires et emplois brillants dont il a été revêtu ; que la droiture de son cœur, la douceur et la politesse de ses mœurs lui ont acquis partout une haute estime et une inclination singulière ; qu'en faisant revivre dans sa personne des titres que nos Rois ont accordés aux grandes vertus de ses ancêtres, S. M. vient de donner un nouvel exemple du discernement et de la justice qui détermine toutes ses grâces, et particulièrement les marques éclatantes de distinction qu'elle vient de lui donner en l'élevant à la dignité de duc et pair, la plus éminente du royaume, et le témoignage le plus glorieux de sa considération et de l'honneur de sa confiance.

LOUIS D'AUMONT DE ROCHEBARON, DUC D'AUMONT.

Armand de Béthune, duc de Charost, pair de France, lieutenant général des armées du Roi, capitaine des gardes du corps de S. M., a dit:

Texte préparé par le greffier.

Qu'il connoît M. le vidame d'Amiens dès sa jeunesse, qu'il l'a toujours reconnu plein d'honneur et de religion, appliqué à ses devoirs et se distinguant par sa sagesse, aussi bien que par sa valeur et son courage. Que d'ailleurs il est d'une très haute naissance et né pour ainsi dire dans les plus grandes dignités du royaume, et a mérité par ses services et ses excellentes qualités que le Roi renouvelât en sa personne le titre du duché de Chaulnes, héréditaire en sa famille, mais éteint par le décès de M. son grand oncle sans enfants, et qu'il n'en portera pas le nom avec moins de grandeur et de dignité.

Texte remis par M. de Charost.

Qu'il a l'honneur de connoître très particulièrement M. le vidame d'Amiens; qu'il l'a vu commencer dès sa première jeunesse à servir le Roi dans ses troupes avec beaucoup d'application, puis à la tête de la compagnie des chevau-légers de la garde de S. M.; qu'il a donné en toutes les occasions des marques distinguées de son courage et de sa grande volonté; qu'il joint aux vertus militaires la religion, la sagesse, les talents pour les sciences, une probité universellement reconnue, et un attachement parfait à la personne du Roi; et que toutes ces bonnes et grandes qualités le rendent très digne de jouir de la grâce que S. M. a bien voulu lui accorder en faisant revivre pour lui le duché-pairie de Chaulnes éteint par le décès de feu M. le duc de Chaulnes, son grand oncle, et le rendent en même temps très propre à soutenir l'éclat de sa maison, si distinguée par les grandes charges et dignités dont elle est revêtue, et a signé.

ARMAND DE BÉTHUNE, DUC DE CHAROST.

Fait par nous conseiller et commissaire susdit,

LENAIN.

V

LE GRAND PRIEUR ET MASNER

(Suite.)

Nous avons donné dans l'appendice VI de notre tome XX (p. 481-492) un certain nombre de pièces relatives à l'enlèvement du Grand Prieur par Masner. On a vu ci-dessus (p. 168) que le prince avait obtenu sa liberté conditionnelle et était venu demeurer à Lyon. Mais, en Suisse, le comte du Luc, ambassadeur de France, ne lâchait pas prise contre le ravisseur et demandait son jugement. Il était contrecarré dans ses instances par le ministre de l'Empereur, le baron de Greuth, et par l'envoyé d'Angleterre, M. Manning. Ce dernier adressa, le 12 février 1711, à la Diète des Grisons réunie à Coire, un long mémoire dont nous allons donner les passages les plus importants :

Mémoire de M. Manning, ministre de S. M. la Reine de la Grande-Bretagne, adressé à la diète des Trois Ligues Grises[1].

12 février 1711.

Magnifiques Seigneurs,

Comme j'ai reçu, depuis le dernier congrès, de nouveaux ordres de la cour touchant l'affaire de M. Masner, je n'ai pas voulu manquer de profiter de l'occasion de cette assemblée de Messieurs les chefs et députés des Trois Louables Ligues Grises pour vous faire savoir les sentiments de S. M. sur ce sujet.

J'ai ordre donc de vous témoigner de la part de la Reine que S. M. a eu la bonté d'approuver les mémoires que j'ai eu l'honneur de vous présenter en faveur de M. Masner, votre compatriote, et qu'elle trouve sa cause digne de l'appui et de la protection qu'elle est prête à lui accorder, d'autant plus que S. M. est persuadée que le principal motif de la disgrâce et de la persécution qu'il souffre depuis si longtemps de la part de la France, soit par rapport à l'injuste détention de son fils, soit à d'autres égards, a été son attachement pour les Hauts-Alliés et l'utilité qu'il a apportée à la bonne cause en plusieurs rencontres.

Je ne dois pas laisser passer cette occasion, Magnifiques Seigneurs, sans vous assurer que S. M. a véritablement à cœur le bien et les intérêts de vos Louables Ligues, et vous vous souviendrez que j'ai eu l'honneur de vous en donner plusieurs témoignages de sa part depuis ma résidence en votre pays. Cette protection même qu'il a plu gracieusement à la Reine de témoigner qu'elle est prête à accorder à M. Masner, en est une preuve convaincante et fait voir évidemment que, lorsque quelqu'un de vos membres est injustement persécuté de

1. *Lettres historiques de La Haye*, tome 39, p. 382-391.

ses ennemis pour l'attachement qu'il a eu pour S. M. ou pour ses alliés. l'appui qu'il s'en peut promettre, et que ses services ont mérité, ne lui manquera jamais.

Je ne doute point, Magnifiques Seigneurs, que cette interposition de S. M. ne trouve son juste poids dans vos délibérations, et que vous ne fassiez voir au monde qu'en agissant conformément à mes sentiments, vous ne pouvez jamais vous écarter du chemin de la justice ni de celui de la gloire.....

Pour ajouter un mot touchant la lettre que M. le comte du Luc vient de vous écrire du 23 du courant[1] (nouveau style) ne vous paroît-il pas, Magnifiques Seigneurs, que cette pièce soit couchée tout d'une autre manière que sa précédente, et que la fierté françoise soit beaucoup rabattue depuis que cet ambassadeur s'est aperçu que les menaces n'ont point fait d'impression sur vous, et que ses intrigues prennent un train qui ne flatte pas trop ses espérances. D'ailleurs, vous êtes trop éclairés pour ne pas voir que cette pièce n'a été faite que pour vous amuser et pour vous détourner par ce moyen de soutenir vos droits et l'indépendance de votre souveraineté, qui souffre toujours par l'injuste détention du jeune Masner, dont M. du Luc ne dit mot dans sa lettre, quoiqu'elle soit la véritable pomme de discorde et la cause de tout ce qui s'est passé à l'égard de M. le Grand Prieur.....

... Vous savez, Magnifiques Seigneurs, que M. Masner a fait tous ses efforts pour avoir l'occasion de se justifier à l'égard de ce qu'on lui attribue, sans qu'on lui en ait jamais voulu accorder la permission jusqu'ici. Cela étant, je vous laisse à juger s'il est digne d'un honnête homme d'avancer des choses d'une nature aussi noire que celles qui sont contenues dans les libellés susdits, qui ne sont rien moins que vérifiées par les voies ordinaires de la justice, et qui, apparemment, ne le seront jamais.....

Enfin, Magnifiques Seigneurs, puisque c'est dans ce congrès que vous devez prendre une résolution, selon M. du Luc, que vos neveux béniront à jamais, je ne doute point qu'elle ne comprenne la demande positive de l'élargissement du jeune Masner, et que vous ne montriez au monde, par cette démarche si nécessaire au soutien de votre souveraineté, que votre État est libre et indépendant et que les ministres qui font enlever vos membres sous des prétextes aussi frivoles que sont ceux dont l'ambassadeur de France se sert pour justifier la détention du jeune Masner, sont véritablement ceux qui travaillent à vous mettre en servitude.....

Je finis en priant Dieu, etc...

T. Manning.

Les Ligues Grises ne se laissèrent pas absolument convaincre par cette rhétorique; elles décidèrent que Masner devrait relâcher le Grand

1. C'est la lettre du 23 janvier 1711 dont il va être parlé dans la pièce suivante.

Prieur et lui rendre tout ce qu'il lui avait enlevé ; mais, en même temps, conformément au conseil de Manning, elles insistèrent vivement pour la mise en liberté du jeune Masner. Voici la lettre qu'elles écrivirent en conséquence au comte du Luc :

Lettre des chefs députés des Ligues Grises au comte du Luc, ambassadeur de France[1].

A Coire, le 3 mars 1711.

Nous avons reçu l'honneur des trois lettres, savoir des 14 et 23 janvier et 9 février, que Votre Excellence nous a bien voulu écrire, lesquelles ayant été mises en due délibération, nous lui faisons savoir en réponse comme par rapport à la fâcheuse affaire de S. A. S. M. le Grand Prieur, que nos supérieurs ont délibéré que notre compatriote le bailli Masner doit être obligé de restituer et rendre ledit seigneur Grand Prieur, avec sa suite et ses équipages, dans le 15 du mois d'avril, à l'endroit où il fut enlevé, ou dans la Suisse où il lui plaira, sous peine d'encourir la disgrâce du souverain. Et, pour en faciliter d'autant plus l'exécution, nous avons réitéré avec le dernier effort nos sollicitations à cette fin, faites par notre précédente assemblée auprès de M. l'envoyé baron de Greuth, afin qu'il lui plaise d'appuyer auprès de S. M. I., par son crédit et intercession, la délivrance de M. le Grand Prieur, pour nous sortir de ce fâcheux embarras.

Pour ce qui regarde la censure que M. Masner et ses complices pourroient avoir méritée, nous avons cru ne pouvoir choisir d'autre moyen plus propre pour en voir l'effet, que d'ériger un tribunal particulier à Ilanz, dans la ligue Grise, en cas que nos supérieurs l'approuvent, et, si cela se résout, le premier congrès futur en déterminera le temps. Nous ne voulons pas douter, après ce que nous venons d'arrêter, que Votre Excellence ne comprenne que, par une pareille conduite, nous lui avons témoigné les justes égards que nous avons pour Sa Majesté Très Chrétienne. Mais aussi l'enlèvement et l'emprisonnement du jeune Masner, très innocent, étant une chose dont sont dérivés tous les fâcheux inconvénients et qui a été la pierre d'achoppement, n'a pas été si peu sensible à nos supérieurs que sa délivrance ne leur tienne fort à cœur. C'est pourquoi nous prions Votre Excellence de vouloir bien faire valoir ses bons offices auprès de Sa Majesté Très Chrétienne, afin que ce pauvre enfant, prisonnier depuis dix mois, soit mis en liberté et puisse revoir sa patrie. Nous nous confions donc tellement en l'équité, justice et clémence notoire de Sa Majesté, qu'elle voudra bien nous consoler généreusement par l'élargissement dudit enfant, priant au reste Votre Excellence d'assurer de notre part, avec la plus profonde soumission, sadite Majesté Très Chrétienne que, dans toutes les occasions, nous reconnoîtrons une si grande grâce ; et

1. *Lettres historiques de La Haye*, tome 39, p. 378-380.

nous le souhaitons pour marquer à Votre Excellence ce dont nous lui sommes redevables des bons offices qu'elle voudra bien nous rendre par rapport à cette affaire, étant cependant

De Votre Excellence, etc.

Les Chefs et députés des trois Ligues assemblées en congrès.

Masner fut fort mécontent de cette décision et publia un mémoire pour en appeler au futur tribunal qui devait se réunir à Ilanz. Mais, entre temps, le canton de Schwitz, un des sept cantons coseigneurs du bailliage de Sarganz, où avait eu lieu l'enlèvement du Grand Prieur, prit contre lui une décision très grave en mettant sa tête à prix. Cette décision fut notifiée au canton de Lucerne par une lettre du 14 mars, en lui envoyant le texte de la sentence.

Lettre du canton de Schwitz au canton de Lucerne[1].

14 mars 1711.

Nous avons voulu vous notifier par la présente, en conformité de la réponse que nous vous avions faite le 7 de ce mois, qu'ayant vu, par la lettre du bailli de Sarganz du 21 février, que Thomas Masner n'avoit point comparu ni ne comparoîtroit point sur la citation dudit bailli et sur la présentation que celui-ci a demandé à ses supérieurs, pour se justifier des attentats qu'il a commis dans le bailliage de Sarganz, appartenant aux sept Louables Cantons coseigneurs, nous avons aujourd'hui mûrement examiné l'affaire, et, considérant sa résistance, nous n'avons pas voulu différer l'exécution contre ce téméraire, mais effectuer l'instruction que nous avions donnée à nos députés qui se sont trouvés à la dernière conférence tenue dans notre ville par les cantons catholiques, comme vous le verrez par la copie ci-jointe, afin que l'on observe mieux le respect dû aux sept Louables Cantons coseigneurs de Sarganz, et que l'on ne commette plus si légèrement de pareilles violations du territoire suisse, qui sont insoutenables. C'est ce que nous avons voulu vous communiquer en réponse et vous recommander avec nous à la garde de Dieu.

Décret ou sentence du canton de Schwitz contre Thomas Masner[2].

Soit notoire à tout le monde par le présent qu'ayant appris avec bien de l'étonnement que Thomas Masner, bourgeois de Coire aux Grisons, avoit entrepris, l'été dernier, de poursuivre avec des hommes armés M. Merveilleux jusque dans le territoire suisse du côté de Sarganz; que, ledit sieur Merveilleux ayant pu se retirer à Ragatz, il s'étoit jeté sur son valet, l'avoit maltraité, et violé ainsi ledit terri-

1. *Journal de Verdun*, tome XIV, p. 325.
2. *Ibidem*, p. 326.

toire, dont lui Masner avoit dû donner satisfaction au lieu requis. Mais, comme les scélérats n'ont point de honte d'entasser les crimes l'un sur l'autre, ledit Masner a eu la hardiesse, le 28 octobre 1710, de mettre de nouveau la main sur S. A. M. de Vendôme (parent de Sa Majesté Royale de France et de Navarre, notre plus ancien allié), prince du sang, ecclésiastique et grand prieur de France, contre le droit des gens, dans les Grisons, dans un pays neutre, dans un passage libre, à un quart de lieue de Coire ; ayant arrêté ledit seigneur Grand Prieur, l'a mené prisonnier par la jurisdiction incontestable des sept Louables Cantons coseigneurs de la comté de Sarganz ; et, comme ce Masner a été cité péremptoirement par le bailli de Sarganz, pour comparoître et se justifier desdites violations, et qu'au lieu de se présenter, il s'est moqué du juge et a même voulu disputer la jurisdiction des sept Cantons d'une manière insoutenable,

Nous, Statthalter et conseil du pays de Schwitz, après avoir fait de mûres réflexions sur les choses, pour détourner les inconvénients qui pourroient suivre, pour châtier ce Thomas Masner criminel, et pour servir d'exemples à de pareils scélérats, qui pourroient à l'avenir songer à de semblables violences, avons déclaré et déclarons, pour notre canton, que ce Thomas Masner sera proscrit publiquement, banni de tous les bailliages communs, ses meubles et immeubles qui s'y trouvent confisqués, et que celui qui le tuera et rapportera sa tête, ou quelques autres marques apparentes de son occision, recevra cent ducats de récompense de l'office de Sarganz, et, afin que ce bannissement soit connu aussi à nos propres gens, nous voulons et commandons que l'on publie et affiche dans toutes nos jurisdictions que personne ne donne audit Thomas Masner ni aide ni assistance, sous peine de notre disgrâce ; que, s'il peut être rencontré dans notre jurisdiction, il nous soit remis vif ou mort, et que celui qui le prendra ou amènera sera récompensé comme il est dit ci-dessus, outre nos grâces paternelles. Fait le 14 mars 1711.

Masner, qui s'était retiré sur les terres de l'Empereur, se garda bien de revenir. Il fut alors assigné devant le tribunal d'Ilanz, mais sans effet. Les juges durent instruire son procès par contumace. Voici les nouvelles que l'auteur des *Mémoires de Sourches* insérait dans le courant d'août (tome XIII, p. 180-181) :

« On voyoit une lettre d'un homme du pays des Grisons, qui marquoit que les Ligues Grises poussoient le procès de Masner, malgré les menaces de la maison d'Autriche, laquelle leur avoit même refusé de prendre du blé, du sel et du fer dans ses États, comme il leur étoit permis de tout temps ; que, de leur côté, elles avoient aussi défendu la sortie des bestiaux, du beurre, du fromage et du riz, de sorte que tout commerce étoit rompu entre elles et l'Empire ; qu'elles tiroient leur blé et leur sel des terres des Vénitiens et du canton de Schafhausen, avec un peu plus de frais à la vérité, mais que les paysans étoient résolus de mourir plutôt que de perdre leur souveraineté; que l'envoyé de l'Empereur s'étoit retiré sur les terres de l'Empire, et qu'il avoit très bien fait, parce qu'il auroit pu mal passer son temps, n'ayant plus de caractère depuis la mort de l'Empereur; que Masner, qui s'étoit absenté, avoit été cité pour la troisième fois à comparoître devant le Statgrefs, que le terme de sa citation étoit prêt d'échoir, et que, dans quinze jours, on travailleroit à juger son procès, lequel seroit curieux, y ayant une trentaine de chefs d'accusation; qu'en attendant on avoit saisi tous ses effets, que sa femme avoit été obligé de déclarer par serment; et que l'envoyé d'Angleterre, grand protecteur de Masner, se tenoit alors fort tranquille et ne se montroit plus; qu'il sembloit qu'il l'eût entièrement abandonné, et qu'il faisoit fort bien, connoissant qu'il avoit défendu une mauvaise cause. »

La sentence fut rendue le 17 août (n. s.). Lamberty l'a insérée dans ses *Mémoires*, tome VI, p. 589-600 :

Extrait du procès de Thomas Masner, ci-devant conseiller de la ville de Coire, avec la sentence prononcée, devant le tribunal de la République des Grisons à Ilanz, le 6/17 août 1711.

Thomas Masner ayant depuis plusieurs années, de temps en temps, commis dans le pays des Louables Trois Ligues de la Haute-Rhétie des actions impudentes, violentes et très dignes de châtiment, et non seulement violé par là, perturbé et usurpé témérairement le souverain pouvoir, la paix du pays et le repos public, contre nos lois fondamentales, contre la neutralité et contre le droit des gens, mais ayant aussi ledit Masner jeté notre chère patrie dans les engagements dangereux et préjudiciables que chacun sait avec des puissances étrangères, les Seigneurs nos Chefs, Supérieurs, Conseillers et Communes, considérant l'importance et les conséquences de ce qui est dit ci-dessus, se sont trouvés obligés, pour maintenir la souveraineté et la paix de l'État, et pour administrer la justice, d'ordonner un tribunal impartial contre un pareil perturbateur et violateur téméraire de la souveraineté et de la paix publique, comme aussi pour d'autres grands crimes par lui Masner commis, afin que lui et ses complices soient punis à proportion de leurs fautes, et aussi pour l'exemple, afin qu'à l'avenir personne ne soit tenté de se servir d'une violence tyrannique pour commettre et couvrir toutes sortes de mauvaises actions.

Suivent les chefs d'accusation en vingt articles.

. . . .

Article V.

En 1710, octobre.

Au souverain mépris de l'État, contre la neutralité, contre notre paix générale et contre les droits, après avoir fait épier de loin M. le Grand Prieur, duc de Vendôme, Masner, accompagné de beaucoup de monde armé, ose offenser très sensiblement la souveraineté de la République et s'en approprier le pouvoir, en arrêtant ce prince, sa suite et son équipage de sa propre autorité, dans un chemin public, avec ces paroles : « Vous êtes prisonnier », en le faisant garder à Felsberg comme prisonnier, et comme tel le conduisant sur le Rhin par nos terres et le livrant dans les mains d'une puissance étrangère, ce qui a mis la République dans de grands engagements.

ARTICLE VI.

Masner ose encore ici, comme un enfant dénaturé et infidèle, contester la jurisdiction de sa patrie, comme s'il avoit arrêté M. le Grand Prieur dans un autre pays que celui des Trois Ligues Rhétiques, quoiqu'il ait fait cette prise sur terre de la Ligue Grise, et qu'il l'ait conduite par les terres des deux autres ligues, et violé par là les terres et usurpé la jurisdiction de toutes les trois. De plus, Masner a pris recours à la protection des puissances étrangères et de leurs ministres contre son propre souverain et a été cause qu'on ne permet l'entrée d'aucun blé dans le pays, et que la bonne correspondance des princes nos voisins est interrompue, suivant les menaces faites par les susdits ministres dans leurs lettres. Ainsi Masner doit être regardé et puni comme un traître et ennemi de sa patrie.

. . . .

Ayant ouï l'accusation, lu et considéré les dépositions des témoins, vu d'autres pièces et plusieurs lettres écrites et signées de la propre main de l'accusé et cachetées de son cachet, ayant enfin pesé exactement tout ce que les procureurs fiscaux ont produit devant nous, et après avoir invoqué l'assistance divine, a été sentencié, arrêté et conclu d'un consentement unanime de toutes les voix, que Thomas Masner, absent et fugitif, soit dégradé et privé de tous ses honneurs, emplois et émoluments publics, qu'il soit banni pour toujours des terres de la République, que celui qui portera sa tête aura cinq cents ducats, et celui qui le livrera vivant entre les mains de la justice aura mille ducats, et le pardon en cas que ce fût un banni ; de plus, que ledit Thomas Masner, en qualité de criminel de lèse-majesté divine et humaine, comme traître à la patrie, séditieux, rebelle, voleur de grand chemin, faux monnoyeur, coupable et convaincu de tous les crimes dont il est accusé, soit écartelé vivant par les mains du bourreau, et ses quatre quartiers exposés dans les chemins publics. Mais, comme ledit Thomas Masner s'est dérobé à la justice, cette sentence sera exécutée en effigie, et les libelles diffamatoires et séditieux qu'il a répandus contre l'État et les représentants de l'État, seront brûlés au lieu ordinaire par la main du bourreau. Sa maison sera démolie jusqu'au fondement ; en sa place seront élevées deux colonnes d'infamie avec l'inscription de ses crimes, et tous ses biens, charges et émoluments confisqués. Que celui ou ceux qui, tôt ou tard, solliciteront le pardon de Masner, ou oseront seulement en parler, ou qui entretiendront correspondance avec lui, directement ou indirectement, soit dans le pays ou hors du pays, de même que celui ou ceux qui lui donneront le couvert ou le recèleront, seront censés criminels d'État et punis comme tels. Il est aussi ordonné à tous nos magistrats et à toutes nos communes, sous peine de l'exclusion des Ligues et sous d'autres peines arbitraires, que, si tôt ou tard le cas arrivoit que quelqu'un de ces magistrats ou communes pût se rendre maître de Masner, elle soit tenue et obligée de faire exécuter en lui cette sentence, sans perte de temps et sans autre forme de procès.

Les *Mémoires de Sourches* (tome XIII, p. 186-188) donnent de la sentence un texte sensiblement différent quant à la forme, et plus complet ; il ne sera pas inutile de le reproduire ici :

Sentence finale rendue contre Thomas Masner, facteur et bourgeois de Coire.

Après avoir ouï l'accusation, la lecture et l'examen des témoignages, documents et différentes lettres écrites de la propre main de l'accusé, et tout ce qui a été rapporté en justice par MM. les Fiscaux, il a été, après avoir invoqué l'assistance de Dieu, prononcé et sentencié unanimement, que l'accusé Thomas Masner, qui est encore fugitif, doit être déposé de tous ses honneurs, charges et émoluments, banni des trois Ligues Grises, et sa tête mise à prix de cinq cents ducats, en sorte que qui le tueroit ou apporteroit sa tête, recevra les cinq cents ducats de la caisse commune des trois Ligues ; mais celui qui le livreroit en vie entre les mains de la justice des trois Ligues, aura pour récompense mille ducats aussi à prendre dans la caisse des trois Ligues, avec sa liberté s'il étoit un banni. De plus l'accusé archi-scélérat Masner, comme offenseur de la Majesté Divine et de son prince territorial, traître de la patrie, rebelle, voleur de grands chemins, faux monnoyeur, convaincu de tous les crimes et forfaits dont il a été accusé, sera mis en quatre quartiers par le bourreau, et ainsi exécuté à mort, et ces quatre quartiers de son corps seront exposés publiquement sur les grands chemins. Mais comme lui, Thomas Masner, s'est soustrait présentement de la justice, l'exécution se fera dans son effigie, et elle sera en même temps brûlée par le bourreau, ici dans la place ordinaire des exécutions, conjointement avec ses écrits rebelles et diffamatoires, publiés contre l'État et contre ses représentants ; sa maison sera démolie jusques aux fondements, et on dressera en sa place deux colonnes d'infamie, avec l'inscription de tous ses crimes : tous ses biens et effets dedans le pays et dehors, comme aussi toutes ses charges et émoluments, seront dès à présent échus au fisc des trois Ligues, et comme celui ou ceux qui ci-après parleront de la libération de lui

Masner, ou qui la demanderont, qui auront avec lui directement ou indirectement une correspondance de bouche ou par écrit, dedans ou dehors le pays, et qui lui donneront retraite ou domicile, tomberont dans la disgrâce des trois Ligues, et paieront mille écus d'amende. L'on impose pareillement par serment à chaque supériorité et commune du pays de se saisir de lui toutes les fois et en tel lieu qu'on pourra l'attraper, sous peine d'exclusion des trois Ligues et la réserve d'un plus grand châtiment, et d'accomplir cette sentence en la personne de lui, Thomas Masner, sans autre forme de procès. Mais si, suivant les menaces qui ont été faites, les capitaux et les effets que nos compatriotes ont dans les pays étrangers fussent attaqués tous ou en partie par lui, Thomas Masner, ou à son instigation, et qu'ils fussent mis en arrêt, nous accordons dès à présent le droit et le pouvoir à nos compatriotes ainsi endommagés de s'en prendre aux enfants et héritiers de Masner, et de se faire payer de tous frais et dommages. C'est ainsi que nous décrétons, prononçons et sentencions au nom de Dieu, le suprême juge, et par justice.

Fait et publié à Ilantz, le 17/6 août 1711.

Ex Protocolo :
Jo. Udalricus a Blumenthal,
Sup[ls] Gris. Fœd. Cancellarius et Actuarius.

Sur l'instante intercession de dame Urcina Masner, née Stampa, femme du malheureux Thomas Masner qui a été condamné, faite par son frère et son cousin, MM. Jean Bavier et Charles Stampa, et par d'autres parents, l'on a, en leur considération et particulièrement des enfants et tous leurs prédécesseurs et parents, modéré la sentence publiée, savoir que, pour les épargner, la dernière sentence n'aura point de lieu à l'égard de la démolition de la maison et de l'érection des colonnes d'infamie, mais que tous les autres points portés par la sentence demeureront en leur force et seront exécutés.

Fait et publié comme dessus.

Signé : de Blumenthal.

Nous, le grand juge et le tribunal impartial des trois Ligues Grises assemblés à Ilantz, etc. Notifions par la présente et savoir faisons en la meilleure forme à tous et un chacun, tant à ceux qui dépendent de notre État libre, qu'aux magistrats, communes, officiers et particuliers-marchands, trafiquants étrangers, tels qu'ils soient et peuvent être intéressés, que, par le pouvoir et ordre particulier que nous avons de nos supérieurs des Louables communes, nous avons confisqué tous les effets qu'ont Thomas Masner et fils, bourgeois de notre ville de Coire, meubles et immeubles, quelques noms qu'ils puissent avoir dans notre pays et territoire et dehors, en quelque lieu qu'ils se puissent trouver en grande ou petite quantité. C'est pourquoi nous prions très affectueusement tous les États, magistrats, officiers, communes et particuliers étrangers, et commandons à tous ceux du pays de ne point faire tenir aucun de pareils effets à Masner et fils, ni à personne en leur nom, mais de les faire mener, passer et remettre seulement à celui ou à ceux qui en auront pouvoir ou ordre de nous, sur leur avis et réquisition ; mais si on venoit à apprendre ci-après que quelqu'un après une pareille notification en retînt, aliénât, ou en menât ailleurs peu ou beaucoup, nous saurions censurer dûment ceux qui dépendent de notre État, et prendre des mesures convenables envers les étrangers.

En foi de quoi nous avons fait apposer en notre nom à cette notification le cachet des armes de M. Gaudentz de Capol, grand juge, ancien juge et capitaine du pays. De Ilantz, le..... 1711.

Ad mandatum ut supra.

Jo. Udalricus a Blumenthal,
Sup[is] Fœd. Grisei Cancellarius et Actuarius.

Conformément à cette sentence, Masner fut exécuté en effigie et ses biens confisqués; le bruit de sa mort courut même quelque temps, mais fut démenti. Il dut rester sur les terres de l'Empire jusqu'à sa mort, dont on ignore la date. Quant à son fils, il ne fut pas mis en liberté et nous ne savons jusqu'à quelle époque il resta prisonnier à Pierre-Encise. Les Ligues Grises adressèrent à diverses reprises des réclamations à son sujet à l'ambassadeur de France; mais, n'obtenant pas de résultat, elles finirent par se lasser. Le Grand Prieur, relâché sous conditions, ne s'inquiéta guère de les remplir à l'égard du jeune prisonnier. — On trouvera des renseignements nombreux sur la dernière période de l'affaire Masner dans la *Gazette de Leyde*, année 1711, n°s 10, 12, 13, 15, 17, 22, 26, 28, 30, 32, 35, 38, 43, 44, 46, 49, 65, 70, 76, 78, 87 et 93.

VI

LA FAMILLE DE MESMES

Saint-Simon a parlé ci-dessus (p. 219-228) de l' « Extraction et de la fortune des Mesmes » et de la « généalogie qu'ils se sont fait fabriquer imprimer et insérer partout où ils ont pu. » Il ne sera pas inutile de confirmer les dires de notre auteur par quelques notices et études du XVIIIe siècle sur l'origine de cette illustre famille parlementaire. Nous placerons en tête ce que Saint-Simon en avait dit dans ses *Légères notions sur les chevaliers du Saint-Esprit,* à propos de l'ambassadeur d'Avaux.

Le comte d'Avaux et sa famille.

(Fragment inédit de Saint-Simon[1].)

M. D'AVAUX, CLAUDE DE MESMES, eut en avril 1637, par la mort du président de Chevry, sa charge de l'Ordre, dont on fit donner en même temps la démission au fils aîné de ce président, auquel elle étoit promise. Il fut d'abord conseiller au Grand Conseil, puis maître des requêtes, et conseiller d'État en août 1623. En 1627, il fut ambassadeur à Venise, puis à Rome, à Mantoue, à Florence, à Turin, et, tout de suite, alla vers plusieurs princes d'Allemagne. Après avoir rendu bon compte de tant de négociations, où il avoit parfaitement réussi, il fut renvoyé ambassadeur vers les rois de Danemark, de Suède et de Pologne. La trêve conclue entre les deux derniers rois fut son ouvrage, d'autant plus difficile que les deux nations avoient pris parti chacune pour son roi, fils des deux frères, et que le duc de Sudermanie avoit usurpé la Suède sur le roi de Pologne, fils de son frère aîné, qui la revendiquoit et le traitoit d'usurpateur[2]. Ce fut encore M. d'Avaux qui fit les premières ouvertures du traité que M. de Charnacé acheva, qui fit entrer le roi de Suède en Allemagne, où, en deux ans, il triompha depuis la mer Baltique jusqu'en Alsace et au Tyrol, et porta ce grand coup à la maison d'Autriche, dont elle n'a pu se relever d'où il la fit tomber. En 1644, il alla, avec le dernier duc de Longueville, beau-frère du grand prince de Condé, et M. Servien en troisième, à Münster, où ils [se] brouillèrent tellement avec ce dernier, qu'ils demandèrent leur rappel et l'y laissèrent. M d'Avaux fut aussi ministre d'État ; mais, dégoûté de n'avoir que le nom de surintendant des finances, il se démit de ce nom plutôt que de cette charge,

1. Vol. *France* 189, fol. 120. Comparez l'*Histoire généalogique,* tome IX, p. 333. Notre auteur, après la première phrase, va suivre la notice très détaillée du *Moréri.*
2. Il n'y a rien de ce qui va être dit maintenant dans le *Moréri*; on l'a vu ci-dessus. p. 223.

qu'il n'avoit jamais exercée véritablement. C'étoit un puissant génie, qui, par sa probité et l'habileté, la capacité et l'adresse qu'il montra en tant de grandes et de diverses négociations dont il fut chargé au dehors, s'acquit la première réputation en ce genre, que le temps n'a pu encore flétrir. Il aimoit[1] fort les belles-lettres et les savants, entretenoit commerce avec eux, et leur procura tout ce que son peu d'autorité aux finances lui put permettre. Ce grand homme mourut, sans s'être jamais marié, 19 novembre 1650, à Paris à [cinquante-cinq][2] ans. Le premier président de Mesmes étoit petit-fils de son frère.

« Ces Messieurs de Mesmes prétendent remonter fort haut, être alliés aux meilleures maisons de Gascogne, avoir eu un premier chapelain de saint Louis de leur nom, en ont un ancien manuscrit en vélin orné de miniatures, qui est un livre de prières ou des heures. On y lit ces mots : « Ce livre fut au roi saint Louis, qui, en la fin de ses jours, « le donna à Messire Guillaume de Mesmes, son premier chapelain. »

« Tout cela sont (*sic*) des allégués. Il y a longtemps qu'on sait écrire à l'antique, et on écrit ainsi deux mots sur un ancien manuscrit plus aisément que des titres entiers, ce qui n'est pourtant que trop commun, et dont le cardinal de Bouillon et bien d'autres ont donné de tristes et de juridiques exemples, il n'y a pas encore longtemps. Des présidents à mortier de père en fils ont beau jeu en ce genre, quand ils veulent et quand c'est sur choses où il ne se trouve personne fondé en droit de le contester. Quoi qu'il en soit, après tant de grandeurs, dont on ne voit point de filiation, mais des présomptions entrecoupées, qui peuvent être venues et placées après coup, après une ignorance entière, par les histoires de cette maison de Mesmes si bien alliée et si considérable en biens et en emplois, c'est tomber de bien haut et tout à coup qu'arriver de ses États à Paris pour y étudier en droit et devenir, les uns lieutenant civil, les autres conseiller en la Cour des aides ; car voilà leur commencement bien connu et bien suivi depuis, et qui fait craindre que ceux-là ne disent le plus vrai, qui soutiennent qu'ils étoient bourgeois du Mont-de-Marsan, où il y en a encore de très obscurs de leur même nom.

« Ce premier bien connu qui vint à Paris, étudier en droit, fut Jean-Jacques de Mesmes, qui ensuite le professa publiquement à Toulouse. Il obtint une place dans le conseil de Catherine de Grailly-Foix, reine de Navarre, qui lui donna des commissions par lesquelles il fut connu de François Ier, et devint lieutenant civil au Châtelet à Paris, et puis maître des requêtes, et eut diverses commissions au dehors pour la maison de Navarre, et il fut employé à la négociation du mariage de Jeanne d'Albret, fille et héritière de Catherine, avec Antoine de Bourbon, duc de Vendôme, père de Henri IV.

« Jean-Jacques de Mesmes épousa une Hennequin, fille du doyen

1. Ici, nous revenons au *Moréri*.
2. En blanc dans le manuscrit.

du Parlement, puis la fille d'un avocat qui s'appelait Lepère, dont il n'eut point d'enfants.

« Ceux du premier lit furent Henri, qui continua la postérité; Jean-Jacques, sieur des Arches, président au Grand Conseil, dont le fils, président aux enquêtes[1], mourut sans enfants; Jean-Gabriel, conseiller au Parlement; Antoinette, mariée à François d'Elbène, sieur de l'Épine, et une autre fille, dame d'Osny.

« Henri de Mesmes, seigneur de Malassise, fut conseiller en la Cour des aides, puis au Grand Conseil, enfin maître des requêtes. Lorsque M. de Monluc, depuis maréchal de France, occupoit Sienne, où il fit après une si belle défense, Malassise y fut envoyé intendant, et, dans cet emploi, il tenta de la guerre, prit quelques châteaux et traita d'affaires avec les gens du Pape et quelques princes d'Italie. A son retour en France, il fut fait conseiller d'État, chose alors toute commune et infiniment nombreuse, et puis chancelier de Navarre, après garde du Trésor des chartes, enfin surintendant des affaires et finances de la reine Louise, femme d'Henri III. Il fut employé, en 1570, avec le premier maréchal de Biron, qui ne l'étoit pas encore, qui étoit boiteux d'une blessure, à faire la paix avec les huguenots, qui, de sa courte durée et de sa triste issue, fut appelée, par rapport à ces deux négociateurs, la paix *boiteuse* et *mal assise*. Il aimoit les lettres et fut ami des principaux qui y brillèrent en son temps, à l'exemple de son père. Il mourut en 1596. D'une autre Hennequin, parente de sa mère et fille d'un maître des comptes, qu'il avoit épousée, il ne laissa qu'une fille, mariée à Jacques Barrillon, conseiller au Parlement, et un fils, Jean-Jacques II de Mesmes, sieur de Roissy, qui fut conseiller au Parlement, maître des requêtes, conseiller d'État, employé en la direction des finances, et qui mourut doyen du Conseil en octobre 1642. Il avoit épousé Antoinette, dame d'Irval, d'Avaux et d'autres terres, fille unique et héritière de Jérôme Grossaine, lieutenant général au siège présidial de Reims. Il en eut trois fils et deux filles, et c'est à cette génération que commence l'époque de l'élévation de MM. de Mesmes.

« Les deux filles furent diversement mariées : l'aînée, à Lambert d'Herbigny, maître des requêtes, puis conseiller d'État; l'autre qui fut mère de M. de Soyecourt-Belleforière, grand maître de la garde-robe et grand veneur, et que nous verrons chevalier de l'Ordre en 1661.

« Les trois fils furent Henri II de Mesmes, qui n'eut que deux filles[2]; Claude, seigneur d'Avaux, cause de cet article et duquel il a été parlé d'abord, et Jean-Antoine de Mesmes, sieur d'Irval, qui continua la postérité[3].

1. Lisez : *à la Chambre des comptes.*
2. Les cinq derniers mots sont en interligne, au-dessus de *qui continua la postérité,* biffé.
3. A la suite de ce mot, il y a la phrase suivante, qui a été biffée : « et duquel on se réserve à parler, et de sa descendance, lorsque, dans la suite, on le trouvera prévôt et grand maître des cérémonies de l'Ordre. »

« Henri de Mesmes, l'aîné des trois, fut conseiller au Parlement 1608, lieutenant civil au Châtelet 1613, et fut député pour le tiers-état aux derniers États généraux de 1614, à Paris, et, en 1617, à l'Assemblée des notables à Rouen. Ensuite, il fut prévôt des marchands, et enfin président à mortier en 1621[1]. Il avoit épousé en 1620[2] Jeanne, veuve de Charles d'Amboise, seigneur de Bussy et de Renel, et fille du maréchal de Balagny, bâtard de l'évêque de Valence, si connu dans son temps et frère du maréchal de Monluc. Cette première femme mourut sans enfants, en janvier 1638, et, en décembre 1639, il épousa Marie, veuve de Gilles de Saint-Gelais, marquis de Lansac, mère d'une fille unique, la duchesse de Créquy, dame d'honneur en 1680 de la reine Marie-Thérèse d'Autriche. Cette veuve étoit fille unique et héritière du marquis de Fossés, que nous venons de voir, p. 106[3], chevalier de l'Ordre de cette promotion, dont il n'eut que deux filles ; l'une, naine et fort contrefaite, qui se fit religieuse, bienfaitrice du couvent des Filles de Sainte-Marie de Chaillot près Paris. L'autre fut la maréchale-duchesse de Vivonne. Le président de Mesmes mourut en 1650. Puisqu'on a parlé ci-devant du second frère le célèbre d'Avaux, passons au troisième.

« Jean-Antoine de Mesmes, troisième frère, fut conseiller au Parlement, maître des requêtes, conseiller d'État, et succéda enfin à son frère aîné en la charge de président à mortier, et mourut à soixante-quinze ans, en février 1673. D'Anne Courtin, fille d'un maître des requêtes, il laissa le président de Mesmes, qui eut sa charge et fut père du premier président de Mesmes, le dernier marquis d'Avaux, ambassadeur en divers lieux, un abbé, et un chevalier de Malte, qui n'ont guères paru dans le monde. Comme les deux aînés de ces frères ont été successivement prévôts et grands maîtres des cérémonies de l'Ordre, on attendra à parler d'eux qu'on les rencontre dans ces charges... »

En 1647, c'est-à-dire peu après le retour en France du psautier de saint Louis, dont il a été parlé ci-dessus, p. 220, note 3, et que les Mesmes exposèrent dès lors avec orgueil dans la riche bibliothèque de la rue Sainte-Avoye comme la preuve la plus certaine de leur antique noblesse, François Blanchard avait dressé pour le président Henri sa généalogie dans *Les présidens au mortier du parlement de Paris*, p. 387-397. Quatre ans plus tard, le P. Labbe contait les aventures du précieux manuscrit dans l'*Abrégé royal de l'alliance chronologique de l'histoire sacrée et profane*, tome I, p. 627-628, et en 1693 une généalogie plus complète était soumise à M. de Caumartin, intendant de Champagne (Bibliothèque nationale, Lm³655, in-fol. pièce, et Cabinet des titres, Dossiers bleus, vol. 445, article 11936, fol. 154). Elle était d'ailleurs déjà insérée dans les diverses éditions du *Dictionnaire de Moréri*. Mais une note de d'Hozier, qui se

1. Lisez : *1627*.
2. Lisez : *1621*.
3. Aujourd'hui, fol. 111 v°.

trouve au Cabinet des titres, dans le *Nouveau fonds d'Hozier,* vol. 236, à l'article Mesmes, nous éclaire sur les doutes qu'avait éprouvés déjà la famille sur de telles origines. La note est ainsi conçue : « Après que cette généalogie et les preuves eurent été dressées à Paris par le feu abbé le Laboureur, M. de Mesmes les envoya à feu M. de Caumartin, afin de les comprendre dans le Nobiliaire de Champagne ; on les fit imprimer à ce dessein, et, depuis, comme M. de Mesmes changea d'avis, il en fit retirer tous les exemplaires et il pria M. de Caumartin de ne la point insérer dans son recueil et dans son procès-verbal. Voilà pourquoi ce nom n'est pas compris parmi les races maintenues nobles en Champagne pendant que feu M. de Caumartin y étoit intendant et faisoit la recherche et la vérification de la noblesse de cette province. »

Dès le temps de Louis XIII, d'ailleurs, les Mesmes n'avaient pas cru que le XIIIe siècle fût une antiquité suffisante pour leur race ; remontant jusqu'aux premiers âges de Rome, ils avaient supposé que le consul Memmius était un de leurs ancêtres (*Historiettes de Tallemant des Réaux,* tome IV, p. 416-417) et un poète, renchérissant, avait composé ce beau distique à l'adresse du premier président Jean-Antoine :

Maxima gens tibi dat, non Memmia, Maxime, nomen,
Implesti nomen Maximus ipse tuum.

Cependant, en 1714, le gentilhomme gascon, Alexandre du Lyon, dont la grand'mère paternelle était fille de Jean-Pierre de Mesmes, seigneur de Garein, et qui, en 1701, avait été chargé de dresser, en vue de la capitation et conjointement avec l'intendant, l'état de la noblesse de Marsan, crut devoir faire à la généalogie prétendue diverses rectifications qui sont parvenues jusqu'à nous sous ce titre :

« *Notes faites par Mre Alexandre du Lyon, seigneur de Besle en Marsan, province de Gascogne, sur la généalogie de la famille de Mesmes imprimée dans le* Dictionnaire historique *de Moréri, édition de l'an 1713, et dans le supplément du même dictionnaire publié l'an 1714, lesdites notes envoyées au mois de septembre 1714 par le même M. du Lyon à M. le président de Lamoignon qui les a depuis communiquées à M. d'Hozier*[1].

« Mesmes.

« I. Ce château s'appelle de tout temps Castelnau de Mames, et non pas Mesmes, et les seigneurs de ce château portoient le nom de la Mothe ; il fut rebâti par le cardinal de la Mothe, du temps du pape Clément V.

« II. Ce qu'on dit ici de cette maison est imaginé, tout comme les

1. Bibl. Nat. Cabinet des titres, Dossier bleu Mesmes, fol. 50-52. Les mots *par Mre Alexandre du Lyon, sgr de Besle en Marsan, province de Gascogne,* ont été biffés ainsi que la phrase *Lesdites notes...* jusqu'à *M. d'Hozier.* Cf. la copie par d'Hozier aux fol. 92-93.

seigneuries de Mesmes, de Cachen, etc. : celle de Mesmes n'a jamais été, et celle de Cachen ni les autres n'ont jamais appartenu à la famille des Mesmes.

« III. L'acte dont il est parlé ici est un état des seigneurs ayant fiefs dans le bailliage de Roquefort, qui étoient obligés d'assister à la cour de ce bailliage, lorsque la vicomtesse Constance de Marsan l'alloit tenir. Tous ces seigneurs y sont nommés *domini*, et Petrus de Mames est le premier de tous; mais ce n'est pas Petrus de Mesmes; il y a de l'apparence que c'étoit un gentilhomme de la maison des seigneurs de Castelnau de Mames qui avoit quelque fief dans la juridiction de Roquefort.

« IV. Ce terme de *dominus* ne veut pas dire là chevalier ; il signifie seigneur; aussi est-il donné, dans cet état des seigneurs du bailliage de Roquefort, qui contient aussi l'état des seigneurs des autres bailliages de Marsan, dont Roquefort est le second, à tous les seigneurs de Marsan qui y possédoient des fiefs, quoiqu'il y eût parmi eux des bourgeois du Mont-de-Marsan qui fussent roturiers.

« V. Je ne sais ce que c'est que l'hommage rendu par Éléonore de Foix. J'ai vu l'hommage que les gentilshommes de Marsan lui rendirent, parmi lesquels il ne s'en trouve aucun du nom de Mesmes, mais bien du nom de Mames.

« VI. La qualité de *Mossen* étoit donnée indifféremment à tout le monde, et ce n'est que celle de noble et d'écuyer ajoutée à *Mossen* qui détermine la qualité.

« VII. *Molnaut* signifie *rien* en gascon ; il faut, si l'acte est véritable, que ces mots y soient marqués autrement. Quant à ceux de *Roger de Cosdun,* chevalier, seigneur de Mesmes, ils prouvent que celui dont on parle n'étoit pas de la famille, ni de Mames, ni de Mesmes. Roger est le nom de baptême, Cosdun le nom de famille, et Mesmes celui de la terre.

« VIII. La dot qu'on donne à Angéline de Miossens est excessive pour ce temps-là. On trouve que peu auparavant tous les seigneurs de ce pays furent caution d'un gentilhomme pour le payement de la somme de mille sous, qu'il devoit payer pour sa rançon au roi d'Angleterre.

« IX. Il y avoit au Mont-de-Marsan un bourgeois du nom de Lassus, qui étoit seigneur de Canenx.

« X. Jusqu'ici tout est fable dans cette généalogie. Depuis Georges de Mesmes, on la trouvera confondue avec l'histoire. Georges de Mesmes étoit natif de Cachen, où il y a encore des laboureurs de ce nom. Il se retira à Roquefort, où il avoit un parent de son nom apothicaire, dont le frère étoit châtelain, c'est-à-dire, concierge, du château du seigneur de Mesmes. Georges de Mesmes étoit marchand en petit détail, et il fut marié avec Catherine de..... et non pas avec Marguerite de Cauna. Cette Catherine, étant veuve, se remaria avec le nommé Lartigau, marchand du Mont-de-Marsan ; ce fait est prouvé par une enquête par tourbe faite au sujet du partage entre les enfants des deux lits. L'aîné dudit Georges de Mesmes et de Catherine, sa femme, a été supprimé dans cette généalogie ; il s'appeloit Jean de Mesmes, qui fut aussi marchand à Roquefort. Il fut marié deux fois : du premier lit, il eut Noël et Jean de Mesmes. Le fils de Noël s'établit à Renung, où cette branche des aînés de cette famille subsiste encore aujourd'hui, et Jean de Mesmes, frère dudit Noël et sieur du Touya, se fit huguenot. Le maréchal de Monluc le fit pendre à Agen ; il laissa une fille mariée au sieur Darroussés, bourgeois. Du second mariage de Jean de Mesmes, vinrent Joseph et Guttière de Mesmes. Joseph fut envoyé apprenti chaussetier à Limoges par Domenges de Mesmes, son oncle et son tuteur ; il en fut chassé pour avoir volé son maître, et Guttière de Mesmes fut mariée avec le sieur Luc Gardes.

« XI. Georges de Mesmes, étoit le quatrième fils de Georges de Mesmes et de Catherine... Il n'y a jamais eu de seigneur de Guèdes. Il étoit marchand au Mont-de-Marsan, où il épousa Joannine de Claverie, aussi fille d'un marchand. Il en eut trois filles : Romaine de Mesmes, qui fut mariée avec M..... Castets, juge de Marsan, Jeanne de Mesmes, mariée avec François de Mérignac, marchand au lieu de Tartas, et Françoise, qui fut mariée avec Bernard de Junca, marchand au Mont-de-Marsan.

« XII. Domenges de Mesmes, troisième fils de Georges de Mesmes et de Catherine..., n'a jamais pris la qualité d'écuyer ; il étoit juge de Marsan, et l'on trouve, dans les registres de l'hôtel-de-ville du Mont-de-Marsan, une délibération par laquelle on nomme un député pour s'opposer à ce que le roi de Navarre lui donne cette charge de juge, et une autre par laquelle on lui accorde une gratification de deux cents livres pour avoir rédigé l'usance de Marsan en l'état qu'elle est à présent. Cela fait voir qu'il n'a jamais été sénéchal de Marsan. Il faut, pour posséder cette charge, être gentilhomme faisant profession des armes, et Domenges de Mesmes, bien loin de l'être, faisoit une profession toute différente. D'ailleurs on sait les noms des gentilshommes qui furent sénéchaux de Marsan du temps de Domenges de Mesmes.

« XIII. La transaction du 6 d'avril 1527 est fausse : les qualités qu'on y donne à Domenges et à Georges de Mesmes le prouvent évidemment, aussi bien que le délaissement que Jean-Jacques de Mesmes fait à Domenges de Mesmes, son frère, des terres de Brocas et de Lusson, pour tous les droits qu'il pouvoit prétendre dans la succession de noble Georges de Mesmes et de dame Marguerite de Cauna, leur père et mère. Georges de Mesmes étoit marchand et non pas noble ; Marguerite de Cauna n'étoit ni femme de Georges, ni mère de Jean-Jacques ni de Domenges de Mesmes, qui n'auroient aucun droit sur les terres de Brocas et de Lusson ; les fiefs de Lusson et de Ravignan appartenoient à Domenges de Mesmes du chef d'Anne du Cos, sa première femme, et ceux de Brocas et de Garein du chef de Jeanne du Bois, sa seconde femme, et, s'il avoit fallu délaisser les biens de l'hérédité de Georges de Mesmes, c'étoit à Jean de Mesmes, son fils aîné, à qui ce droit auroit appartenu.

« XIV. Domenges de Mesmes ne prend aucune qualité de noblesse dans le dénombrement de l'année 1538.

« XV. Pierre de Mesmes, seigneur de Moustrou en Béarn, par sa femme qui en étoit héritière, n'a pas laissé de postérité : il ne fut jamais chambellan du roi de Navarre. Les transactions ci-dessus, où il est parlé de lui sont fausses. On lui a donné la qualité de noble dans le for de Béarn, parce que c'est l'usage du pays que tous ceux qui y ont un fief ou bien noble, entrent aux États de Béarn avec la noblesse, et on leur donne la qualité de noble quoiqu'ils soient marchands ou laboureurs.

« XVI. Jean de Mesmes, seigneur de Patience, dont la postérité subsiste encore au Mont-de-Marsan, étoit second fils de Domenges de Mesmes, et frère de Pierre, et il n'étoit pas gouverneur du Mont-de-Marsan, mais châtelain ou capitaine du château neuf, et c'étoit le sénéchal qui en étoit gouverneur. »

A ces « Notes » joignons une autre pièce du même genre, dont l'auteur est peut-être un des d'Hozier, et dont il existe deux copies au Cabinet des titres (Dossier bleu MESMES, fol. 47-49 et 94-97), la seconde étant de la main même de d'Hozier.

Réflexions sur la généalogie de la famille de Mesmes.

« Il y avoit autrefois, dans le pays de Marsan, une famille noble du nom de Mames qui finit vers la fin du XIVe siècle. Petrus de Mames, que l'on trouve au nombre des seigneurs de la baillie de Roquefort de Marsan et qui vivoit en 1270, en étoit incontestablement. Tout ce qu'on a mis dans la généalogie de la famille de Mesmes insérée dans Moréri, des prédécesseurs de ce Pierre et des descendants de Guillaume, son frère, pour en faire descendre Jean-Jacques, Domenges, Pierre et George de Mesmes, est supposé et ne mérite pas que l'on s'y arrête.

« On a donné auxdits Jean-Jacques, Georges, Domenges et Pierre de Mesmes, Georges de Mesmes et Marguerite de Cauna pour leur père et mère. Cette filiation est prouvée par la transaction de 1527 passée entre Georges ou Pierre de Mesmes (car il n'est pas nettement expliqué lequel des deux l'a passée) et Jean-Jacques et Domenges de Mesmes, ses frères cadets, et par une autre transaction du 6e avril de la même année, par laquelle Jean-Jacques de Mesmes cède à noble Domenge de Mesmes, écuyer, sénéchal de Marsan, les terres de Brocas et de Lusson pour tous les droits qu'il pouvoit prétendre dans la succession de Georges de Mesmes et Marguerite de Cauna, ses père et mère ; elle est passée en présence de Pierre de Mesmes, leur frère, écuyer, seigneur de Moustrou, chambellan du roi de Navarre. Sans s'arrêter à la contradiction manifeste qui se trouve dans ces transactions, la première faisant Jean-Jacques de Mesmes, cadet, et la seconde, l'aîné de la famille, puisqu'il paroît saisi de l'hérédité de leur père et mère et qu'il délaisse à Domenges, son cadet, des terres pour la part qu'il pouvoit prétendre, qui prouveroit suffisamment la fausseté de ces deux pièces, faisons quelques réflexions qui l'établiront incontestablement :

« 1° Il est faux que Georges de Mesmes et Marguerite de Cauna soient les père et mère de Jean-Jacques, Georges, Domenges et Pierre de Mesmes ; leur père étoit Bernardon de Mesmes et leur mère s'appeloit Catherine et non pas Marguerite, et n'étoit pas de la maison de Cauna.

« Il est prouvé que leur père étoit Bernardon de Mesmes par le livre de raison de Domenges de Mesmes, qui est un grand livre couvert de parchemin, qui contient les lieux des rentes des seigneurs de Garein, Brocas et Ravignan, l'état des affaires de Domenges de Mesmes, et plusieurs obligations passées en sa faveur, dans lequel il a mis que Jean de Mesmes de Roquefort, son frère, n'avoit laissé à son fils aîné (du premier mariage) que deux cents francs bourdelois et la part audit Jean échue des biens de son père Bernardon de Mesmes. Or, si Bernardon de Mesmes est le père de Jean de Mesmes et Jean de Mesmes le frère de Domenges de Mesmes, il s'ensuit que Bernardon de Mesmes est le père de Domenges et de ses autres frères. Le même livre de raison qui est écrit de la main dudit Domenges fait foi en cent endroits que Jean de Mesmes de Roquefort étoit frère de Domenges. Il le traite toujours de son frère dans tous les endroits où il parle de lui ; il eut l'administration de ses enfants du second lit et de leurs biens après sa mort ; la recette et la dépense qu'il fit pour eux y est couchée tout au long, et il les nomme partout ses neveux.

« Il est encore établi que leur mère s'appeloit Catherine par l'enquête par tourbe faite l'an 1558, sur la manière de partager les biens en Marsan entre les enfants de différents mariages. Il y a deux témoins qui déposent que la mère de Jean-Jacques, Domenges et autres frères de Mesmes, fut mariée en secondes noces avec Guirauton de Claverie, marchand du Mont-de-Marsan, duquel mariage il vint des enfants qui partagèrent par ventrée les biens de leur mère avec leurs frères du premier lit. Le premier témoin, qui est un prêtre, dit même que la mère desdits sieurs de Mesmes se nommoit Catherine, ne se souvenant pas du nom de sa famille, ce qui prouve, aussi bien que son mariage avec un marchand, qu'elle n'étoit pas de la maison de Cauna, qui étoit une des plus illustres de la province, dont il n'y a pas d'apparence que le témoin eût oublié le nom, ni qu'elle eût épousé un marchand.

« 2° Les qualités qu'on donne à Domenges de Mesmes de noble, d'écuyer et de sénéchal de Marsan, et à Pierre de Mesmes, seigneur de Moustrou, de chambellan du roi de Navarre, prouveroient encore la fausseté de cette transaction. Domenges de Mesmes n'a jamais pris que les qualités de maître et d'honorable homme, comme il est justifié par le contrat de mariage de Sibille de Mesmes, sa fille, avec Gaillard de Gallosse de l'an 1548, par deux obligations passées en sa faveur les années 1555 et 1557, et Jeanne du Bois, sa veuve, ne lui en a pas donné d'autres dans les deux reconnoissances des années 1581 et 1582. Il avoit été juge de Marsan et non pas sénéchal. Il est prouvé qu'il avoit été juge de Marsan par la délibération du corps de ville du Mont-de-Marsan du 26 août 1541, qu'il vouloit l'être derechef, et que le corps de ville s'y opposoit par celle du 18 avril de la même année. Cette charge est beaucoup au-dessous de celle de sénéchal. S'il avoit eu celle-ci, il se seroit fait un honneur d'en prendre la qualité. Il ne la prend pas, ni sa femme ne la lui donne dans les actes ci-dessus. D'ailleurs pour être sénéchal, il faut être gentilhomme faisant profession d'armes ; il n'étoit point gentilhomme, ni n'en a jamais pris les qualités. Il étoit homme de robe, puisqu'il avoit été juge de Marsan, et qu'il est prouvé, par la délibération dudit hôtel-de-ville du 8 décembre 1548, qu'il étoit conseil de ladite ville à vingt écus de gages, et qu'il étoit avocat consultant et travaillant pour le premier venu, et, par celles du 29 avril et du 26 août 1541, que c'étoit lui qui avoit dressé les articles de la coutume de Marsan, ce qui ne convient qu'à un homme de robe.

« Pierre de Mesmes, seigneur de Moustrou, n'étoit pas non plus chambellan du roi de Navarre. On trouve dans le for de Béarn qu'il fut député l'an 1551 pour la réformation des fors de Béarn, où il n'en prend pas la qualité, ce qu'il n'auroit pas manqué de faire s'il l'avoit été ; il n'étoit pas même de qualité à pouvoir l'être. Le roi de Navarre n'auroit pas choisi pour chambellan le frère de deux marchands (Jean et Georges de Mesmes) et d'un avocat d'une petite ville (Domenges de Mesmes). Il ne seroit pas surprenant de trouver des actes, où il eût pris la qualité de noble : il est d'usage en Béarn que tous ceux qui ont une seigneurie, quoiqu'ils soient roturiers, ont entrée aux États parmi la noblesse et en prennent les qualités ; la seigneurie de Moustrou est en Béarn.

« 3° Ces deux transactions réglant le partage des biens desdits de Mesmes devroient faire mention de tous les frères. On ne manque jamais de les nommer dans les narratives de pareils actes ; cela est même essentiel pour faire voir la justice du partage. Cependant, il n'est point fait mention de Jean de Mesmes de Roquefort, qui a l'air d'être l'aîné de tous puisqu'il se tenoit à Roquefort, dont les Mesmes sont originaires, ou à Cachen, qui n'en est qu'à une lieue, et qu'il jouissoit de tous les petits biens que cette famille y avoit eus.

« 4° La seigneurie de Brocas n'avoit jamais appartenu au père desdits sieurs de Mesmes et ne pouvoit pas par conséquent avoir été baillée par Jean-Jacques de Mesmes à Domenges, comme faisant partie de sa succession. Cette seigneurie appartenoit vers la fin du XVe siècle à Ogier de Bresquet. La fille dudit Ogier la porta dans la maison Daons ; Jean Daons, seigneur de Lussagnet, la vendit à Bernard du Bois (en gascon du Boscq) ; Jean du Bois, son fils, la possédoit encore l'an 1568, comme il est prouvé par un contrat de vente de quelques biens en Brocas. Domenges de Mesmes reconnoît lui-même que ledit

Jean du Bois étoit seigneur de Brocas dans l'inventaire des pièces qu'il avoit dans sa maison, écrit dans son livre de raison, où il a inventorisé une quittance que ledit du Bois lui avoit donnée en ces termes : « Acquit des dépens obtenus par Jean du Bois, seigneur de « Brocas, contre moi Domenges de Mesmes, pris sur la fin de ses « jours. » Cette seigneurie de Jean du Bois et ses frères fut donnée à Domenges de Mesmes en payement de la dot de Jeanne du Bois, sa seconde femme et sœur desdits du Bois ; on trouve même dans le susdit inventaire que ledit seigneur de Lussagnet lui avoit fait donation du droit qu'il avoit sur cette seigneurie, qui étoit apparemment le droit de rachat, et qu'il avoit lui-même acheté la maison de Brocas.

« 5° La seigneurie de Lusson, qui fait partie de ce partage, est une dépendance de celle de Ravignan que Domenges de Mesmes avoit acquise, comme il est justifié par ledit inventaire et qu'il est de la savance (*sic*) de tout le monde.

« 6° Y a-t-il de l'apparence que Jean-Jacques de Mesmes eût donné ces terres à Domenges de Mesmes ? Il les auroit conservées pour lui et baillé à son frère les biens roturiers qu'il avoit dans ce pays. Cependant l'on trouve dans les mêmes registres de l'hôtel-de-ville du Mont-de-Marsan que, le 1er de janvier de l'an 1542, le corps de ville quitta trente-cinq sous de taille à Jean-Jacques de Mesmes, lieutenant-civil de Paris, à cause des services qu'il avoit rendus à la ville. Il avoit donc gardé pour lui les biens roturiers et donné les nobles.

« Toutes ces raisons prouvent évidemment la fausseté de ces transactions et détruisent la prétendue généalogie de MM. de Mesmes.

« Celui qui a fait cette généalogie n'a pas été plus sincère dans la suite. Je ne dirai rien de Jean-Jacques de Mesmes, ni ses descendants. Ils sont assez connus. Examinons ce qu'il dit de Domenges de Mesmes et de ses autres frères.

« Il a donné pour femme à Domenges de Mesmes Jeanne de la Cassaigne et fait sortir d'eux Pierre de Mesmes, seigneur de Ravignan, président du conseil souverain de Béarn. Il est supposé que Jeanne de la Cassaigne ait été femme de Domenges de Mesmes ; aussi s'est-on contenté de le dire simplement, sans en donner aucune preuve. Domenges de Mesmes fut marié deux fois : il épousa en premières noces Bertrane du Cos, fille d'un petit marchand de cette ville, et en secondes noces il fut marié avec Jeanne du Bois, fille de Bertrand du Bois et sœur de Jean, Adam et Martin du Bois, qui étoit une famille bourgeoise du Mont-de-Marsan.

« Son mariage avec Bertrane du Cos est prouvé par le contrat de mariage de Sibille de Mesmes, sa fille, avec Gaillard de Gallosse, licencié ès lois, dans lequel Sibille de Mesmes renonce à tous les droits qu'elle pourroit avoir sur les biens de Domenges de Mesmes, son père, et de Bertrane du Cos, sa première femme et mère de ladite Sibille, sauf future succession. Ce sont les termes de ce contrat, qui fut passé le 21 septembre 1548.

« Il épousa, le mois de mai 1545, Jeanne du Bois, comme il est justifié par un mémoire écrit de sa main, contenant les affaires qu'il avoit avec Jean, Adam et Martin du Bois, ses beaux-frères ; Jeanne du Bois lui survécut. Les reconnoissances dont il est parlé ci-dessus sont passées en sa faveur, où elle se dit veuve de Domenges de Mesmes, sieur de Ravignan.

« On ne comprend pas la raison pour laquelle on a supprimé les deux véritables femmes de Domenges de Mesmes pour lui en donner une supposée. Il faut apparemment que ceux qui ont fait la généalogie aient trouvé les noms de du Cos et du Bois trop roturiers pour les y mettre.

« Il vint du mariage de Domenges de Mesmes avec Bertrane du Cos : Pierre de Mesmes, seigneur de Ravignan, président au conseil souverain de Béarn, bisaïeul de Joseph de Mesmes, seigneur de Ravignan, maréchal des camps et armées du Roi ; — Jean de Mesmes, seigneur de Patience, que l'on a mis mal à propos dans la généalogie fils de Pierre, au lieu qu'il étoit son frère ; celui-ci fut lieutenant d'artillerie en Guyenne et châtelain du château de Nolibas du Mont-de-Marsan, dont M. de Castelnau étoit gouverneur, qui fut rasé du temps de Louis XIII ; c'est de celui-ci que sortent les mêmes Patience du Mont-de-Marsan ; — autre Jean de Mesmes, dit Jean Gros ; — Martin de Mesmes, et plusieurs autres. Ce Martin fut mis par son père, apprentif pour être marchand. Cela est justifié par deux articles du susdit inventaire contenant les pièces que Domenges de Mesmes avoit dans sa maison, couchés en ces termes : « Acquit de cent dix francs dix sols tournois du « maître de Martin de Mesmes, mon fils ; acquit des 25 écus d'or sol « pour l'apprentissage de mon fils Martin. » Il eut encore plusieurs filles de ce mariage, l'une desquelles fut mariée avec Bertrand de la Salle, dit Bordes, marchand du Mont-de-Marsan.

« Domenges de Mesmes eut de son second mariage avec Jeanne du Bois, trois enfants mâles nommés : Jean, le cadet, fut lieutenant de Roi de Cambray ; il ne fut pas marié, non plus que son dernier frère ; Jean de Mesmes, l'aîné, seigneur de Brocas et de Garein, du chef de Jeanne du Bois, ne laissa qu'un fils nommé Jean-Pierre de Mesmes, qui ne laissa qu'une fille unique mariée avec feu M. le baron de Campet.

« Il n'est pas parlé dans cette généalogie de Jean de Mesmes de Roquefort, qui étoit l'aîné de Jean-Jacques, Domenges, Georges et Pierre de Mesmes. La raison qui l'a fait oublier est qu'il étoit marchand tenant boutique à Roquefort, où l'on montre encore sa maison et sa boutique. Il est prouvé qu'il étoit marchand dans cent endroits de la recette et de la dépense des revenus des biens de ses enfants, que Domenges de Mesmes a écrite tout au long dans son livre de raison. Il fut marié deux fois ; il eut de son premier mariage deux garçons et quelques filles. Jean de Mesmes, sieur du Touya, l'aîné, que Domenges de Mesmes appelle le capitaine, fut pendu à Agen par ordre du maréchal de Monluc. Il paroît, dans un article de la susdite dépense, qu'il étoit poursuivi par le procureur général pour avoir pillé plusieurs églises. Noël de Mesmes, son cadet, est la tige des Mesmes de Renung ; il avoit épousé en secondes noces Jeanne de Bernardet ; il eut de ce mariage deux enfants mâles, Joseph et Jean, et plusieurs filles. Joseph fut mis apprentif à Limoges par Domenges de Mesmes, son oncle, dont il fut chassé pour vol, et remis apprentif chaussetier à Bordeaux, comme il est justifié par divers articles du susdit état de dépense. Jean fut aussi destiné pour la marchandise. Ils sont morts sans enfants mâles.

« Georges de Mesmes étoit aussi marchand au Mont-de-Marsan, comme il seroit aisé de justifier. Il fut nommé du conseil de la ville du Mont-de-Marsan, avec d'autres bourgeois et artisans, le 29 de mai 1541. Il refusa de prêter serment, à moins qu'on ne lui permît de pouvoir être nommé jurat dans la suite nonobstant qu'il fût étranger (il étoit de Roquefort), ce qui lui fut refusé. Cela paroît dans les susdits registres de l'hôtel-de-ville. Il n'eut pas d'enfants mâles ; il laissa trois filles. La première fut mariée avec Georges de Castels, juge de Marsan ; la seconde avec Bernard du Junca, marchand du Mont-de-Marsan, et la troisième avec François de Mérignac, bourgeois et marchand de Tartas. Domenges de Mesmes fait mention de celle ci dans le susdit inventaire, sous le nom de « ma nièce de Mérigna ». On montre encore au Mont-de-Marsan la maison et la boutique de Georges de Mesmes.

« Je ne crois pas qu'après cela on puisse soupçonner que la famille de Mesmes fût une famille de noblesse. Jean et Georges de Mesmes étoient marchands ; Martin, fils de Domenges, et Joseph et Jean de Mesmes, fils de Jean de Mesmes, avoient fait leur apprentissage pour l'être, et leurs autres parents de Cachen et de Roquefort n'étoient pas dans une situation plus honorable. On trouve dans les registres du Mont-de-Marsan que, le 2 de janvier 1558, les paroisses de Marsan ayant été assemblées, Jean de Mesmes y comparut pour Roquefort, et François de Mesmes pour Cachen, étant tous deux du conseil de ces deux communautés, dont l'une est un bourg fermé de murailles, et l'autre une simple paroisse où il n'y a que des laboureurs, dont les Mesmes sont originaires, et d'où ils furent s'établir à Roquefort. Il paroît encore par le susdit état de dépense que le castellan de Roquefort, qui étoit capitaine ou concierge du château, qui étoit frère de Bernard de Mesmes, apothicaire, étoit proche parent de Domenges de Mesmes et de Joseph et Jean de Mesmes, ses neveux. »

VII

LA MALADIE ET LA MORT DU DUC ET DE LA DUCHESSE DE BOURGOGNE[1]

La relation inédite qui va suivre n'a encore, croyons-nous, été signalée par personne ; M. le comte d'Haussonville, le dernier historien de la duchesse de Bourgogne, ne semble pas l'avoir connue. Elle donne les détails les plus précis sur la maladie et la mort du Dauphin et de la Dauphine, avec des particularités qu'on ne rencontre pas ailleurs. Son auteur est certainement un familier de la cour ; mais ce n'est pas un grand seigneur ni un courtisan ; il ne devait pas non plus appartenir à la maison du duc ou de la duchesse ; car sa relation, sèche et précise, ne laisse percer aucune émotion, aucun souci personnel. Peut-être était-ce un de ces « valets intérieurs du Roi » ou un de ces fonctionnaires secondaires de la Maison qui se trouvaient, par leurs fonctions, mêlés à tout et étaient à même de voir, d'entendre et de connaître bien des choses. Celui à qui il écrit n'est pas moins inconnu. En effet, nous ne possédons cette relation que dans une copie que Clairambault en a faite et qu'il a insérée dans ses papiers (aujourd'hui vol. 1152, fol. 50-53) sans indiquer le nom de l'auteur ni celui du destinataire.

« A Versailles, le 14 février 1712.

« Madame la Dauphine s'étant trouvée fort incommodée à Marly d'une fluxion à laquelle elle étoit très sujette, les médecins la prièrent de vouloir garder la chambre ; elle leur répondit que le salon étoit trop triste lorsqu'elle n'y étoit pas, et commença à jouer cachée dans ses coiffes et assise dans une niche qu'on lui apporta. Elle parut se mieux porter pendant les premiers jours que la cour fut à Versailles ; elle assista au sermon et à tout l'office le jour de la Purification ; mais, sur la fin de la semaine, il lui prit fantaisie de manger d'un gâteau qu'elle apprêta elle-même. Il y entroit trois livres de fromage, autant de sucre, autant de blé d'Inde et autres choses de cette nature. Cette princesse en mangea excessivement, but par-dessus des liqueurs chaudes pour aider la digestion. Le dimanche au soir, 7e de février, elle fut attaquée de sa fluxion ordinaire, et ses douleurs furent si grandes et si vives que les médecins pour les apaiser lui donnèrent jusqu'à dix-sept grains d'opium. Elle tomba dans un assoupissement extraordinaire accompagné de rêveries. On eut peur que ce ne fût ou petite vérole, ou rougeole, avec du pourpre ; on la saigna deux fois coup sur coup, le lundi matin ; on lui donna des gouttes d'Angleterre.

1. Ci-dessus, p. 269 et suivantes.

Tout cela ne fut pas capable de la tirer de son assoupissement. On voulut la saigner du pied ; Monsieur le Dauphin s'y opposa. Le mardi, on lui donna l'émétique ; l'évacuation fut si forte, qu'on ne comprend pas qu'un corps humain pût contenir tant de choses ; elle rendit beaucoup de blé d'Inde, de fromage et d'autres vilaines choses. Tout cela lui étoit demeuré dans l'estomac, ce qui aida à tromper les médecins qui ne lui trouvoient pas le ventre plus dur ni plus tendu qu'à l'ordinaire. Le mercredi, Madame la Dauphine se trouva soulagée. On dit même que la rougeole sortoit, et on se rassura un peu. Les chirurgiens n'avoient pas été de l'avis des médecins : Mareschal avoit proposé d'abord qu'au lieu de lui donner de l'opium, on lui appliquât des vésicatoires, et qu'on fît d'autres remèdes pour détourner la fluxion ; son sentiment, qui étoit bon, ne fut pas suivi.

Le mercredi au soir 10e [février], je vis un chirurgien de Monsieur le Dauphin, je lui demandai ce qu'il pensoit de la maladie de Madame la Dauphine. Il me dit qu'il ne la croyoit pas hors de danger. En effet, le redoublement revint le soir. Il fut accompagné d'un transport qui dura toute la nuit, et, comme le jeudi matin elle parut dans son bon sens, on jugea à propos de la faire confesser et de lui donner le viatique et l'extrême-onction.

« On parle assez diversement de la manière dont elle demanda un confesseur. Les uns disent que le P. de la Rue lui proposa lui-même de prendre tel confesseur qu'elle voudroit, parce qu'il s'étoit aperçu depuis assez longtemps qu'elle n'avoit pas de confiance en lui ; d'autres disent que, ce père lui ayant proposé de se confesser, elle lui répondit qu'elle lui avoit déclaré plus d'une fois qu'elle ne vouloit pas se confesser à lui, et qu'elle demanda M. Bailly, prêtre missionnaire de la Paroisse, homme assez estimé. Il ne se trouva pas : il étoit allé à Liancourt, à la prière de Mme de la Rochefoucauld, pour raccommoder les sœurs de la Charité avec le curé. On demanda à Madame la Dauphine si elle ne vouloit point quelque autre missionnaire ; elle répondit qu'elle ne connoissoit pas ces Messieurs-là. Quelqu'un nomma tout haut le P. Noël, qui a été prieur des Récollets, et en dit du bien. Madame la Dauphine reprit : « Eh bien ! le Père Noël, soit ! » Ce Père vint, la confessa, et, sur les neuf heures et demie, on apporta le viatique de la chapelle. Monsieur de Senlis, qui se trouva dans la chambre, le lui administra.

« On jugea à propos de faire venir des médecins de Paris, et l'après-midi, arrivèrent du Moulin, Chirac et la Carlière. Ils consultèrent en présence du Roi avec MM. Boudin, Dodart et Fagon, et tous conclurent à une saignée du pied ; cela fut fait sur les quatre heures. On crut que cette saignée pourroit empêcher le redoublement : elle le différa quelque peu ; mais il fut plus violent sur les neuf heures et continua presque toute la nuit.

« Le vendredi 12 [du] matin jusqu'à midi, on donna quatre prises d'émétique, qui ne firent rien. Vers les trois heures, elle jeta quelque matière. M. le duc d'Orléans courut dire au Roi que l'émétique opéroit, et, comme il ne voulut pas répondre à Mme d'O, qui lui demanda des nouvelles de la princesse, elle cria en pleurant que Madame la Dauphine étoit morte, ce qui jeta l'effroi et la douleur dans tout l'appartement.

« Cette apparence d'évacuation donna quelque espérance, et du Clos, apothicaire de Mme la princesse de Conti, me dit que cette évacuation faisoit connoître que la nature n'étoit pas encore éteinte, mais que, si le redoublement revenoit sur les cinq heures, ce qu'il y avoit bien lieu d'appréhender, il falloit compter Madame la Dauphine morte. Le redoublement revint, et le bruit se répandit aussitôt qu'elle étoit passée. Tout le peuple courut à l'appartement, et il ne fut pas au pouvoir des gardes de l'empêcher. Un officier de marine présenta un sudorifique qui fut examiné par les médecins : Madame la Dauphine le prit et le trouva fort mauvais. On croit que, si on [le] lui eût donné plus tôt, il auroit pu la sauver. Mais elle entroit en agonie, et elle expira à huit heures et demie et près des trois quarts. Le Roi partit aussitôt avec Mme de Maintenon et alla à Marly. Monsieur le Dauphin, qui avoit été saigné le matin et qui avoit encore la fièvre, ne put partir que le lendemain. M. et Mme d'Orléans ne quittèrent Versailles que le lundi matin.

« P. S. — Ce même jour, samedi, sur les onze heures du soir, on a ouvert Madame la Dauphine ; on ne lui a trouvé aucune cause de mort, si ce n'est qu'elle avoit les veines du cerveau un peu gonflées ; elle étoit grosse d'un mois ou six semaines. »

« A Versailles, ce jeudi 18 de février 1712.

« Vous dûtes recevoir hier une relation de la maladie et de la mort de Madame la Dauphine ; je vous rendrai compte aujourd'hui de la maladie et de la mort de Monsieur le Dauphin.

« Je vous ai déjà mandé que ce prince se trouvoit mal vendredi et qu'il ne put aller à Marly avec le Roi. Il paroissoit supporter avec assez de résignation et de fermeté la perte qu'il venoit de faire. Il dîna même assez bien lundi ; mais, le soir, il ne prit qu'un bouillon et se trouva assez mal. La nuit ne fut pas bonne, et mardi on envoya chercher du Moulin. Tout le monde crut qu'il avoit la rougeole, et on a presque toujours été dans cette erreur. La nuit de mardi à mercredi fut très mauvaise, et, le matin, il ne fut pas mieux. Le Roi alla se promener dans les jardins. Madame la Duchesse l'y suivit, et S. M. lui dit que, puisque c'étoit la rougeole qu'avoit Monsieur le Dauphin, elle pouvoit le voir. Il lui demanda même de quelle manière elle avoit traité Monsieur le Duc et Mlle de Bourbon ; elle lui expliqua tout ce qu'on avoit fait, et, en quittant le Roi, elle entra chez Monsieur le Dauphin, et, après l'avoir bien considéré, elle dit aux médecins qu'elle ne pouvoit pas croire que ce fût la rougeole. Depuis la moitié du corps jusqu'en bas, il ne paroissoit rien. On visita encore les cuisses et les fesses; on s'imagina y voir quelques marques rouges; mais, dès les quatre heures, du Moulin jugea qu'il n'y avoit plus d'espérance. Cependant, sur les six heures, il eut une assez grande sueur. M. d'O envoya dire à Madame la Duchesse que Monsieur le Dauphin se portoit mieux. Très peu après, le maréchal d'Estrées vint chez cette princesse avec un visage fort triste, et il lui dit que du Moulin venoit de dire à un valet de chambre de M. de Vaudémont que cette sueur ne valoit rien et qu'il ne connoissoit rien à cette maladie. Dodart vint à quelque temps de là plus mort que vif: déjà toutes les extrémités devenoient extrêmement froides; Monsieur le Dauphin se sentoit affoiblir, et, sur les dix heures, il demanda plusieurs fois s'il ne seroit pas bientôt minuit, parce qu'il vouloit qu'on lui dît la messe et y communier. Depuis ce temps, il a toujours été fort agité. La tête lui a beaucoup enflé. Il communia à la messe, et, quoiqu'il sentît que ses forces s'en alloient, il ne croyoit pas néanmoins être si près de sa fin. Il avoit une soif extrême, et il demandoit sans cesse à boire. A six heures, le transport a commencé. A sept heures, les convulsions lui ont pris : il vouloit absolument se lever, et il a fallu plusieurs personnes pour le tenir. A huit heures, les convulsions ont été moins fortes; on lui a donné l'extrême-onction, et, à huit heures et demie, il est passé de cette vie à une meilleure.

« On a cru que le Roi viendroit à Trianon ; on a préparé son appartement; puis S. M. a changé de résolution, et on a jugé qu'il valoit mieux apporter ici le corps de Monsieur le Dauphin, et, à trois heures et demie je l'ai vu mettre dans un carrosse avec un matelas et une couverture. Le Roi est allé se promener et Madame la Duchesse avec lui, et je suis revenu à Versailles.

« On croit qu'on fera la même cérémonie pour Monsieur le Dauphin que pour Madame la Dauphine, qu'on les portera et enterrera ensemble. »

Lorsque l'état de la Dauphine devint inquiétant, le Roi, devant l'impuissance des médecins, se décida à implorer l'assistance divine par l'intercession de la patronne de Paris, sainte Geneviève, en faisant découvrir sa châsse et en l'exposant à la vénération des fidèles. C'était là une mesure qu'on ne prenait qu'en présence des calamités publiques et qui nécessitait des formalités réglées par l'usage. Louis XIV fit donc écrire par le secrétaire d'État Jérôme de Pontchartrain les lettres suivantes au procureur général du Parlement et à l'abbé de Sainte-Geneviève (registre O¹56, fol. 212 v° et 213); des lettres conformes furent envoyées au premier président :

A M. le Procureur général du Parlement.

« A Versailles, le 11 février 1712.

« L'état dangereux, Monsieur, où se trouve Madame la Dauphine détermine le Roi à vouloir que la châsse de sainte Geneviève soit découverte demain à la pointe du jour. La situation où nous sommes ici et la diligence avec laquelle j'ai ordre de faire partir cet exprès ne me donnant pas le temps de chercher les formalités qui doivent être observées en pareil cas, ainsi vous aurez agréable d'y suppléer, de concert avec M. le Premier Président, pour ce que le Parlement aura à faire. J'ai cru cependant devoir à tout hasard vous envoyer une lettre du Roi pour M. l'abbé de Sainte-Geneviève, dont vous pourrez vous servir si elle vous est nécessaire ; sinon, vous n'aurez qu'à me la renvoyer, en m'expliquant ce que le Parlement doit faire et aura fait en cette occasion ; mais surtout il faut, en quelque forme que ce soit, que la volonté du Roi s'exécute demain à la pointe du jour, et qu'en conséquence la châsse soit découverte.

« Je suis, etc.

« PONTCHARTRAIN. »

A M. l'abbé de Sainte-Geneviève.

« A Versailles, le 11e février 1712.

« Je dois, Monsieur, vous donner avis que le Roi desirant avoir recours à l'intercession de sainte Geneviève pour demander à Dieu la guérison de Madame la Dauphine, qui est dangereusement malade, Sa Majesté souhaite que la châsse de cette sainte soit découverte demain à la pointe du jour. Vous recevrez plus particulièrement ses ordres par le Parlement en la forme ordinaire, et cependant Sa Majesté me charge de vous marquer qu'elle attend de votre zèle et de votre piété que vous exécuterez demain matin ses intentions pour la découverte de la châsse, et que vous ferez des prières dans toute votre communauté pour le rétablissement de la santé d'une princesse dont la conservation est si précieuse.

« Je suis, etc.

« PONTCHARTRAIN. »

Dès qu'il eut connaissance de ces lettres, le Parlement s'empressa d'y donner suite et décida en outre qu'un de ses membres se rendrait à Versailles pour aller prendre des nouvelles de la Dauphine au nom de la Compagnie. Le récit de cette visite a été consigné dans les registres de la cour (Archives nationales, XIA 8428, fol. 273-274) :

« Du samedi 13e février 1712, du matin.

« Ce jour M. le Premier Président a dit que, suivant l'arrêté fait par la cour le jour d'hier, il avoit chargé M. Guy Nouet, l'un des secrétaires du Roi servant en icelle, d'aller de la part de ladite cour vers Madame la Dauphine, pour s'informer de sa santé et lui témoigner que la Compagnie n'a point de termes qui puissent exprimer l'extrême et vive douleur qu'elle ressent de sa maladie ; — que, ledit Nouet étant parti immédiatement après avoir reçu les ordres de la cour, il arriva à Versailles environ midi et demi, et s'adressa d'abord à M. de Pontchartrain, secrétaire d'État, suivant l'ordre qu'il en avoit, pour prendre ses instructions sur l'état où étoient les choses, et régler la manière dont il devoit se conduire, dans l'exécution de la commission dont il avoit plu à la cour de l'honorer ; — qu'ensuite, suivant ce qui avoit été concerté avec M. de Pontchartrain, il avoit été chez Mme la duchesse du Lude, dame d'honneur de Madame la Dauphine, qu'il ne trouva point, étant chez Madame la Dauphine, où il fut sur-le-champ, et trouva, en entrant dans son appartement, la salle et antichambre remplies d'officiers et autres personnes de marque qui avoient le visage fort abattu ; qu'il parla à l'officier qui étoit près de la porte de la chambre, qu'il pria d'avertir Mme la duchesse du Lude qu'il désiroit lui parler de la part du Parlement, ce qu'il n'avoit pu faire, étant occupée près Madame la Dauphine, à qui l'on donnoit quelques remèdes, le Roi présent, et qu'il pouvoit attendre un moment ; — que, peu de temps après, le Roi étant sorti, Mme la duchesse du Lude, ne pouvant quitter Madame la Dauphine, envoya Mme la duchesse de Sully, sa nièce, laquelle dit audit Nouet qu'il étoit impossible à Mme la duchesse du Lude de sortir de la chambre de Madame la Dauphine, tant à cause de ses incommodités, qui ne lui permettoient pas de marcher et se tenir sur ses pieds, qu'à cause de la situation très affligeante de Madame la Dauphine, qui la mettoit hors d'état de pouvoir lui parler ; sur quoi, ledit Nouet lui ayant dit le sujet de sa mission de la part de la Compagnie, et qu'elle feroit un office très agréable au Parlement de vouloir bien rendre compte à Madame la Dauphine du zèle et de l'attention particulière de la cour pour une santé si précieuse à tout le royaume, Mme la duchesse de Sully, étant rentrée dans la chambre et [ayant] parlé à Mme la duchesse du Lude, revint dire audit Nouet que Mme la duchesse du Lude étoit très fâchée de ne pouvoir venir elle-même, comme elle savoit devoir le faire, qu'elle n'avoit que de très mauvaises nouvelles à faire savoir au Parlement sur l'état de Madame la Dauphine, qu'elle avoit pris de l'émétique, et quelques remèdes depuis, qui ne faisoient aucun effet, qu'elle n'étoit pas en état qu'on lui parlât ; que, si on étoit assez heureux pour voir du retour à la santé de Madame la Dauphine, Mme la duchesse du Lude profiteroit du premier moment pour lui rendre compte du zèle et de l'attention de la cour, et qu'en tout cas elle ne manqueroit pas d'en rendre compte au Roi ; — à quoi Mme la duchesse de Sully ayant ajouté que Monsieur le Dauphin étoit aussi malade, avoit eu une grosse fièvre la nuit précédente et avoit été saigné le matin, ledit Nouet lui répondit que ce seroit un grand sujet d'augmentation d'affliction pour la Compagnie d'apprendre en même temps cette triste nouvelle, mais que, n'ayant point ordre de la cour d'aller vers Monsieur le Dauphin, il ne devoit pas prendre cette liberté ; — et ensuite Mme la duchesse de

Sully lui fit l'honneur de le conduire jusqu'à la porte de la première antichambre, et s'en retourna chez Madame la Dauphine. »

Lorsque le Dauphin, quelques heures avant sa mort, qu'on ne croyait pas si proche, eut obtenu du Roi la permission de faire dire la messe dans sa chambre et d'y communier dès minuit sonné, Louis XIV craignit que cette nouvelle répandue dans le public ne donnât naissance à des alarmes trop vives et qui lui semblaient prématurées. Il prescrivit donc au secrétaire d'État de sa Maison d'écrire au premier président du Parlement pour l'informer de son consentement à ce qu'il croyait n'être qu'une fantaisie de malade, et pour rassurer la Compagnie et le public. Le texte de la lettre nous a été conservé dans les registres du Parlement (X[1A] 8428, fol. 274); des lettres analogues furent adressées au procureur général, au lieutenant général de police, au prévôt des marchands et à l'archevêque de Paris (reg. O[1] 56, fol. 214 v° et 215).

« Du jeudi 18 février 1712, du matin.

« Ce jour, sur les sept à huit heures du matin, pendant que l'audience tenoit, M. le Premier Président a reçu une lettre de M. de Pontchartrain, secrétaire d'État, de la part du Roi, et, l'audience levée, il en a fait lecture à la Compagnie ainsi qu'il suit :

« Monsieur,

« Vous savez que Monseigneur le Dauphin a la rougeole. Quoique, Dieu merci ! sa maladie paroisse aller aussi bien qu'on le doit desirer, ce prince, dont la piété est si connue, veut communier la nuit prochaine, et on lui dira à minuit une messe dans sa chambre, à laquelle il communiera. Comme cette nouvelle seroit capable d'alarmer le public, le Roi m'a ordonné de vous écrire cette lettre pour vous en informer et vous mettre en état de calmer les frayeurs que cela pourroit répandre. C'est un simple effet de la piété de ce prince, qu'on ne peut assez admirer, et, grâces à Dieu ! il n'y a aucune nécessité qui l'y engage. C'est de quoi je puis vous assurer et ce que le Roi m'a commandé de vous marquer de sa part, pour en faire l'usage que je viens de vous dire.

« Je suis avec respect, Monsieur,

« Votre très humble et très obéissant serviteur,

« PONTCHARTRAIN. »

« A Marly le 17 février 1712.

« Après la lecture, il a été arrêté que la lettre sera portée aux chambres, pour en informer Messieurs qui composent la Compagnie, ce qui a été fait par l'un des principaux commis au greffe de la grand chambre. »

Comme il a déjà été dit, quand cette lettre si optimiste parvint au Parlement, le prince était mort.

Le volume *Espagne* 218 du Dépôt des affaires étrangères renferme les copies des lettres par lesquelles Louis XIV apprit aux souverains espagnols le double malheur qui les frappait comme lui, et de celles qu'ils lui répondirent dans ces tristes circonstances. Comme elles sortent de la banalité ordinaire des lettres officielles et qu'elles furent écrites sous l'impression immédiate de la douleur ressentie, nous croyons intéressant de reproduire la plupart d'entre elles. Nous y joindrons une lettre de Mme des Ursins à Torcy (vol. *Espagne* 213, fol. 12), qui montre bien la consternation de la cour de Madrid à l'annonce de ces deux événements.

Louis XIV au roi d'Espagne.

« A Marly, 14e février 1712.

« J'ai perdu ma fille la Dauphine, et, quoique vous sachiez à quel point elle m'a toujours été chère, vous ne pouvez encore vous représenter assez la douleur que sa perte me cause. Je connois trop le bon cœur de Votre Majesté pour douter de ses sentiments lorsqu'elle apprendra cette funeste nouvelle. Les miens pour vous sont très tendres et très conformes à l'amitié dont je suis assuré de votre part. »

Louis XIV à la reine d'Espagne.

« A Marly, 14 février 1712.

« La douleur que je ressens de la mort de ma fille la Dauphine est si vive, que je ne puis que vous dire que je partage celle que vous éprouverez en cette funeste occasion. Je sais à quel point vous serez touchée de la perte que nous avons faite, vous d'une sœur et moi d'une fille que j'aimois aussi tendrement. Il n'y aura point de moments dans ma vie où je ne la regrette, et s'il est possible que la douleur dont je suis pénétré reçoive quelque adoucissement, je ne le trouverai que dans les bénédictions dont je prie Dieu de combler Votre Majesté. »

Le roi d'Espagne à Louis XIV.

« Madrid, 28 février 1712.

« La grande perte que nous venons de faire par la mort de Madame la Dauphine m'a touché plus sensiblement que je ne puis l'exprimer à Votre Majesté ; mais, au milieu de toutes les raisons que j'ai pour la ressentir vivement, votre douleur, à laquelle je prends plus de part que personne, augmente encore de beaucoup mon affliction. Je prie Dieu, qui seul peut donner des consolations dans des coups aussi terribles que celui-là, de vous en combler. Pour moi je les attends de lui, et de vous aussi, rien ne m'étant plus cher et ne me pouvant faire plus de plaisir que la continuation de votre précieuse amitié, que je vous demande instamment et que j'ose dire que je mérite par la tendresse pleine de reconnoissance que j'ai pour vous. »

La reine d'Espagne à Louis XIV.

« A Madrid, le 28 février 1712.

« Quoique je sois accablée de la plus vive douleur de la cruelle perte que j'ai faite, je viens remercier Votre Majesté d'avoir eu la bonté de se souvenir de moi dans cette terrible occasion et la supplier de croire que l'affliction que vous en avez redouble, si cela se peut, la mienne. Demandons à Dieu des consolations, puisque c'est de lui seul que nous pouvons en attendre. Si j'étois capable d'en recevoir, ce seroit par l'amitié que vous me témoignez et parce que vous voulez bien agréer la sincère tendresse que j'ai pour Votre Majesté. »

Le roi d'Espagne au duc de Bourgogne.

« Madrid, 28 février 1712.

« Que vous dirai-je, mon très cher frère, pour vous marquer toute la part que je prends à votre douleur de la cruelle perte que vous venez de faire et qui m'a été plus sensible que je ne puis vous l'exprimer ? Elle est bien proportionnée, je vous assure, à ma tendresse pour vous, et, entre toutes les raisons que j'ai pour ressentir vivement un si grand malheur, dont l'affliction de la reine, qui a été jusqu'au point de m'effrayer pour elle, n'est pas, comme vous le jugerez, la moindre, la pensée de votre état me pénètre et me fait une peine inconcevable. Je suis dans une inquiétude terrible sur votre santé, que j'ai appris qui n'étoit pas trop bonne. Enfin je songe toujours à un frère qui m'est infiniment cher et dont je ressens bien vivement les peines. Dieu veuille vous donner les consolations qui peuvent venir de lui seul ; je l'en prie de tout mon cœur et le souhaite bien ardemment, vous aimant, mon très cher frère, avec une tendresse inexprimable, et qui durera de même tant que je vivrai. »

La reine d'Espagne au duc de Bourgogne.

« Madrid, 28 février 1712.

« C'est avec le cœur percé de la plus vive douleur que je vous écris aujourd'hui pour vous marquer combien j'entre dans la vôtre et combien je pense à l'état où vous devez être après ce que nous avons perdu, et je vous assure que vous devez m'en savoir quelque gré, au milieu de l'accablement où cette funeste nouvelle m'a mis. Je suis inquiète aussi de votre santé. Tout cela doit vous prouver l'amitié sincère que j'ai pour vous. Je n'ai pas la force de vous en dire davantage. »

Louis XIV au roi d'Espagne.

« A Marly, 21 février 1712.

« Vous comprendrez le surcroît de ma douleur quand vous apprendrez la mort du Dauphin. Ce sont en peu de jours deux terribles épreuves que Dieu a voulu faire de ma soumission à ses ordres. Je le prie de me conserver Votre Majesté et de nous consoler des malheurs que je ressentirai vivement aussi longtemps qu'il lui plaira de me laisser vivre. »

La reine d'Espagne à Louis XIV.

« Madrid, 6 mars 1712.

« Il n'est pas aisé que je puisse exprimer à V. M. tout ce que je sens dans les terribles malheurs qui viennent de nous arriver. J'étois encore accablée de la perte d'une sœur que j'aimois tendrement, quand il a fallu apprendre au roi la mort d'un frère qu'il n'aimoit pas moins. Jugez, s'il vous plaît, de mon état et de ma douleur. Une des choses qui me touchent le plus vivement est la vôtre ; car, malgré votre résignation à la volonté de Dieu et votre grand courage, je crains l'impression que peut faire sur votre précieuse santé des coups aussi sensibles. Je lui demande du meilleur de mon cœur de vous conserver de longues années pour la France et l'Espagne, qui en ont tant besoin en général, et en particulier pour le roi et moi, qui y sommes intéressés par tant de raisons, mais surtout par la tendresse et la reconnoissance infinies que nous avons pour vous. Plût à Dieu que nous fussions capables de pouvoir dans ces tristes occasions vous donner quelque soulagement ; ce seroit un grand bonheur pour nous ; car, encore une fois, Votre Majesté ne sauroit croire tout ce que nous pensons et tout ce que nous sentons pour le meilleur grand père du monde. »

La princesse des Ursins au marquis de Torcy.

« Madrid, 6 mars 1712.

« Vous aviez raison, Monsieur, par votre dernière lettre quand vous me marquiez que vous ne saviez pas comment je pourrois résister au nouveau malheur de la mort de Monsieur le Dauphin, qui a suivi de si près celle de Madame la Dauphine, puisque la surprise que me donna cette affreuse nouvelle me saisit si fort, que Leurs Majestés, auxquelles je voulois la cacher jusqu'au jour qu'elles devoient faire leurs dévotions, qui étoit du mardi au soir jusqu'au jeudi matin, s'aperçurent que je n'étois pas dans mon naturel, quoique je m'efforçasse d'y paroître. Elles appréhendoient de me demander s'il étoit venu un courrier qui eût apporté quelque nouveau malheur, de peur d'être confirmées dans les pensées qu'elles avoient, et je n'osois, de mon côté, Monsieur, leur annoncer le funeste événement qui venoit d'arriver. Enfin la reine, en revenant de la messe, où j'avois eu l'honneur d'assister à sa communion, m'ordonna de lui apprendre ce que je savois sur la santé du Roi et de Monsieur le Dauphin, disant que son extrême inquiétude ne lui permettoit plus de n'en être pas éclaircie, et je la trouvai si affligée, que je crus qu'il valoit mieux ne pas différer plus longtemps à lui annoncer ce dernier coup. Je commençai par l'assurer de la bonne santé du Roi son grand père, qui étoit principalement l'endroit le plus sensible. S. M. remercia Dieu de l'avoir conservé et jeta un torrent de larmes en apprenant la perte de Monsieur le Dauphin, qui a suivi de si près celle de Madame la Dauphine, dont elle étoit déjà pénétrée de douleur. Le roi Catholique ne l'est pas moins : il aimoit tendrement Monsieur le Dauphin, et il connoît combien cet événement est sensible au Roi son grand père et funeste à toute la France. J'espère que de si fâcheux événements uniront encore plus étroitement les liens de l'amitié entre Leurs Majestés Très Chrétienne et Catholique, et qu'elles trouveront quelque consolation dans celle qu'elles ont. Je suis sûre, Monsieur, que vous y contribuerez autant qu'il vous sera possible de votre côté. Pour moi, je ne désire rien avec plus d'ardeur, connoissant de quelle utilité ce concert est desirable et important pour le bien des deux monarchies. Faites moi l'honneur, Monsieur, de me croire la très humble servante et la plus sincère que vous puissiez avoir.

« LA PRINCESSE DES URSINS.

« Comme j'ai déjà eu l'honneur d'écrire au Roi sur la mort de Madame la Dauphine, je n'oserois plus le faire sur celle de Monsieur le Dauphin de peur de l'importuner, S. M. ayant bien d'autres choses à faire qu'à lire mes respectueux compliments. Je vous supplie néanmoins, Monsieur, si vous le jugez à propos, de lui dire la raison qui m'en empêche.

« La reine, qui, comme vous savez, Monsieur, avoit accoutumé d'envoyer à Madame sa sœur ses paquets pour la cour de Savoie, croit que vous voudrez bien prendre la peine d'en prendre soin à l'avenir. J'ai eu l'honneur d'assurer S. M. que vous vous en chargeriez avec plaisir et que je lui répondois de votre ponctualité. Don Joseph de Grimaldo vous les remettra tous les ordinaires. »

Ajoutons encore le texte d'une lettre que le duc du Maine écrivit à Mme de Maintenon trois semaines plus tard, alors que la mort du petit Dauphin et la maladie de son frère le duc d'Anjou faisaient éprouver à tous les craintes les plus vives pour l'avenir de la monarchie. Elle est extraite du deuxième registre de sa Correspondance, fol. 238 :

« A Versailles, le 9 mars 1712.

« Jusqu'à quand, Madame, plaira-t-il à Dieu de nous frapper ! Hélas ! que ceux qui sont morts dans le Seigneur sont heureux, tant par ce qu'ils ont trouvé que par ce qu'ils ont quitté, et parce qu'ils n'en verront point les suites ! Aussi n'est-ce pas sur eux qu'il faut pleurer, c'est sur nous qu'il faut verser des larmes, en voyant tous les jours reculer nos espérances. Si nous perdions encore M. le duc d'Anjou, que de nouveaux obstacles à la paix ! et si tout cela roule sur la vie d'un enfant de deux ans, dont même la complexion est assez foible, que nous reste-t-il à envisager pour l'avenir, et que ne pourront pas dire les perturbateurs du repos public dans les pays étrangers ? En sortant des craintes de l'aspect d'une minorité, on retombe dans celle d'un mal présent, dont la fin ne peut se prévoir. Toutes ces idées sont bien accablantes ; elles augmentent de moment en moment le prix de la conservation du Roi. Rien n'est plus flatteur, Madame, que l'attention que vous avez pour mes enfants au milieu de nos calamités. C'est eux en effet qui, suivant le cours de nature, sont à plaindre, et non pas moi, qui puis espérer avec quelque vraisemblance que le Roi me survivra. L'instinct qui nous porte toujours à conserver notre sang, suivant l'ordre de la Providence, me les a fait envoyer à Sceaux dès lundi. Je comptois que Mme la duchesse du Maine les suivroit de près ; mais les inquiétudes sur le sort des deux petits princes l'ont emporté jusqu'à présent sur ses frayeurs personnelles. Adieu, Madame ; je ne puis encore, dans ces premiers instants, me résoudre à vous voir. Où en serions-nous, si nous ne croyions pas en Dieu ? »

Le carton K 1003 des Archives nationales contient (nos 19 et suivants) un certain nombre de documents curieux relatifs aux obsèques, notamment : l'ordonnance relative au trajet du cortège funèbre et à la police des rues où il devait passer ; la lettre du secrétaire d'État indiquant au prévôt des marchands le jour où la Ville serait admise à présenter ses condoléances au Roi ; l'invitation au service que la Ville fit célébrer à Saint-Jean-en-Grève ; le placard des crieurs publics pour le service à Saint-Denis ; enfin la description du feu d'artifice tiré à la Saint-Jean suivante et dont le sujet allégorique était « la conservation de la personne du Roi ».

Terminons enfin cette série de documents par l'ordonnance rendue par Louis XIV pour faire estimer les effets mobiliers du Dauphin et de la Dauphine ; elle est du 1er mars 1712, et elle nous a été conservée dans un des registres du secrétariat d'État de la Maison du Roi (O¹56, fol. 51 v°). Malheureusement l'on n'a pas retrouvé l'inventaire avec estimation qui a dû être fait en conséquence :

De par le Roi.

Sa Majesté, comme légitime administrateur de Monsieur le Dauphin, son arrière-petit-fils, à présent seul héritier de Monsieur le Dauphin, son père, et de Madame la Dauphine, sa mère, desirant faire payer les dettes de la succession de Madame la Dauphine sur la partie des effets mobiliers que Sa Majesté jugera devoir être vendue, Sa Majesté a ordonné et ordonne, veut et entend qu'il soit fait un état général et estimation de tous les effets mobiliers desdites successions, sur la représentation qui en sera faite par ceux ou celles qui en sont chargés ou dépositaires, voulant Sa Majesté que lesdites estimations soient faites, savoir : celle des meubles meublants par Lallier, tapissier du Roi, et Prévost, maître tapissier à Paris ; celle de la vaisselle d'or, argent et vermeil doré par le sieur de Launay, orfèvre de Sa Majesté et directeur de la Monnoie des médailles ; celle des pierreries par Varenne et Rondé, joailliers du Roi ; celle des bijoux, porcelaines, bronzes et lustres par Dhautel et Legras, marchands à Paris ; celle des livres et estampes par le sieur Boivin, commis à la garde des livres de la bibliothèque du Roi, et Billy, marchand libraire à Paris ; et celle des ustensiles et batterie de cuisine par Duchemin, chaudronnier de Sa Majesté. Lesquels états seront signés et certifiés par ceux ou celles qui auront représenté lesdits effets et par ceux qui les auront estimés ; et seront lesdits effets remis au sieur le Febvre, intendant et contrôleur général de l'argenterie et affaires de la chambre du Roi, que Sa Majesté a commis et commet à cet effet, pour, lesdits états ainsi signés et certifiés, avec les reçus dudit sieur le Febvre au bas de chacun, étant remis au secrétaire d'État ayant le département de la Maison du Roi, être par Sa Majesté ordonné ce qu'il appartiendra.

VIII

LETTRES ET PIÈCES DIVERSES CONCERNANT SAINT-SIMON

Année 1711.

I

Projet d'arrêt du Conseil présenté par Saint-Simon[1].

[Janvier 1711.]

« Sur la requête présentée au Roi en son Conseil par Messire Louis, duc de Saint-Simon, pair de France, seigneur châtelain de la Ferté-Arnauld et de Beaussart, contenant que de tout temps ladite châtellenie de la Ferté, qui est composée de vingt paroisses et qui touche Senonches d'une part et Verneuil de l'autre, a de tout temps été de la subdélégation de Châteauneuf, si ce n'est depuis sept ou huit ans, que le feu sieur de Brétignières, qui acheta la charge de subdélégué du sieur intendant d'Alençon à Verneuil, et le sieur de Brétignières, son frère, à présent en possession de cette charge, ont entrepris d'interrompre cet usage, en faisant comprendre subrepticement dans la quittance de finance et dans leurs provisions les paroisses de ladite châtellenie de la Ferté et beaucoup d'autres voisines ; mais, le suppliant en ayant été averti et s'en étant plaint, leurs provisions furent réformées, et toutes ces paroisses ont été distraites de la subdélégation de Verneuil comme n'en ayant jamais été et n'en pouvant même être, puisqu'il est certain que la châtellenie de la Ferté a toujours été du département du subdélégué de Châteauneuf, relevant de ce bailliage, qui a une coutume particulière, et qui ressortit au parlement de Paris, au lieu que Verneuil est dans la province de Normandie et du parlement de Rouen. Et, quoique ledit de Brétignières en ait une parfaite connoissance et qu'il ait consenti à quitter l'usurpation et l'entreprise par lui faite, et que les paroisses de ladite châtellenie de la Ferté fussent ôtées de son département et rendues à celui du subdélégué de Châteauneuf, néanmoins il ne laisse pas dans toutes les occasions de continuer, par usurpation violente et sans plus aucun titre, d'y exercer les fonctions de la charge de subdélégué avec une affectation extrême, ce que le suppliant a grand intérêt d'empêcher pour obvier aux entreprises continuelles dudit de Brétignières ;

« A ces causes requéroit ledit suppliant qu'il plût à Sa Majesté ordonner que les paroisses de la Ferté, Lamblore, Morvilliers, la Chapelle, Rohaire, Beauche, la Mancelière, les Châtelets, Saint-Maurice,

1. Archives nationales, carton G⁷ 75.

Chérencé, les Ressuintes, la Puisaye, Boissy, Rueil, Saint-Martin-du-Vieux-Verneuil, Réveillon, la Béhardière, Bonvilliers, Moussonvilliers, Saint-Victor, et en outre celle de la Gadelière, leurs appartenances et dépendances, seront et demeureront distraites et séparées de la subdélégation de Verneuil, encore bien que quelques-unes d'icelles aient été subrepticement employées dans la quittance de finance expédiée aux sieurs de Brétignières pour l'office de subdélégué dudit lieu, dont ils ont été l'un après l'autre pourvus, et avec la même fraude et dessein de leur part sur lesdites paroisses; — faire audit de Brétignières présentement subdélégué très expresses défenses et inhibitions de faire à l'aveuir, dans toute l'étendue desdites paroisses, leurs appartenances et dépendances, aucune fonction dudit office, à peine de nullité, d'interdiction, et de tous dépens, dommages et intérêts ; — et en conséquence ordonner que le subdélégué du bailliage de Châteauneuf-en-Thimerais et ses successeurs en ladite charge continueront d'en faire les fonctions dans lesdites paroisses de la Ferté et dans toutes les autres susnommées, leurs appartenances et dépendances, sans que ledit sieur de Brétignières, ni autres qui seront pourvus dudit office de subdélégué de Verneuil, le puisse troubler ni inquiéter en aucune manière que ce soit, ni entreprendre de faire aucune fonction de subdélégué dans aucunes de toutes lesdites paroisses susmentionnées, leurs appartenances et dépendances, à peine, en cas de contravention, des mêmes peines susdites, d'interdiction, et de tous dépens, dommages et intérêts ;

« Vu ladite requête, signée le Vasseur, avocat du suppliant, ouï le rapport du sieur Desmaretz, conseiller ordinaire au conseil royal, contrôleur général des finances,

« Le Roi en son conseil, etc. »

Sur l'analyse de cette requête, faite par un commis de ses bureaux, le contrôleur général écrivit de sa main : « Excepter toutes les paroisses dépendant du bailliage et de la baronnie de Châteauneuf » et le commis a mis la date : « Du 31 janvier 1711 ». En conséquence, le conseil d'État rendit le 10 février l'arrêt suivant, qui fut envoyé à l'intendant d'Alençon avec une lettre missive du même jour qui fait partie du même dossier.

II

Arrêt du conseil d'État.

10 février 1711.

« Le Roi ayant été informé qu'encore que toutes les paroisses dépendant du bailliage et de la baronnie de Châteauneuf aient toujours été du ressort du parlement de Paris et dans l'étendue de la jurisdiction du subdélégué de ladite ville de Châteauneuf, néanmoins le sieur de Brétignières, subdélégué de Verneuil, qui est du département de

Normandie, en auroit fait dénommer plusieurs dans les provisions qui lui ont été expédiées pour l'office de subdélégué, et que sous ce prétexte il prétend y exercer ses fonctions, quoique la chose ait déjà été décidée en plusieurs occasions, et Sa Majesté, voulant arrêter les suites de ces différentes contestations, qui sont également contraires au bien de la justice et du service de Sa Majesté, ouï le rapport du sieur Desmaretz, conseiller ordinaire au conseil royal, contrôleur général des finances,

« Sa Majesté en son Conseil a ordonné et ordonne que toutes les paroisses dépendantes du bailliage et de la baronnie de Châteauneuf seront et demeureront, comme elles l'ont toujours été, du ressort et de la jurisdiction du subdélégué de ladite ville ; fait Sa Majesté défenses au sieur de Brétignières, pourvu de l'office de subdélégué à Verneuil, et à ses successeurs audit office, de faire aucune fonction de subdélégué dans l'étendue desdites paroisses, à peine de nullité et de tous dépens, dommages et intérêts ; et sera le présent arrêt exécuté nonobstant toutes oppositions ou autres empêchements quelconques ; enjoint Sa Majesté au sieur commissaire départi pour l'exécution de ses ordres en la généralité d'Alençon d'y tenir la main. Fait au conseil d'État du Roi tenu à Marly le 10e jour de février 1711. »

Cet arrêt n'eut pas d'effet immédiat : dès le mois de mars suivant, Saint-Simon réclame de nouveau par un mémoire que, lors de la rédaction de notre tome XX, nous avons cru devoir attribuer à l'année 1710 et qui a été inséré en conséquence dans ce volume, p. 553-554 ; il est en réalité de mars 1711 ; aussi nous croyons devoir en donner à nouveau le texte :

III

Mémoire pour le duc de Saint-Simon[1].

[Mars 1711.]

« M. Desmaretz a bien voulu faire la grâce à M. le duc de Saint-Simon de permettre, sur les raisons qu'il lui a représentées, que le sieur le Pelletier, fils et lieutenant du bailli de sa terre de la Ferté, ne payât point la taxe des aisés. Sur son ordre, cet homme n'a plus été poursuivi durant quelque temps, après quoi les menaces ont recommencé. Un second ordre les a arrêtées, et, présentement qu'il y avoit lieu d'espérer de l'obéissance de ceux qui lèvent cette taxe qu'ils n'inquièteroient plus le sieur le Pelletier, il vient de recevoir un commandement de payer neuf cents livres tout à l'heure, et, à faute de ce, de recevoir garnison chez lui. M. le duc de Saint-Simon supplie donc très instamment de vouloir bien donner promptement ordre à cette violence

1. Archives nationales, papiers du Contrôle général ; cette pièce a été publiée dans le tome XIX de 1873, p. 254-255.

d'une manière à ce que sa grâce, dès longtemps accordée, ait son effet, et qu'il n'en soit plus importuné à l'avenir.

« Il a fait la grâce à M. le duc de Saint Simon de lui accorder un arrêt pour empêcher à l'avenir les vexations et les usurpations du sieur de Brétignières, subdélégué à Verneuil de l'intendance d'Alençon, sur la terre de la Ferté, et pour la mettre pleinement, comme de tout temps et suivant les provisions des charges, dans le ressort du subdélégué de Châteauneuf. Cet arrêt, au lieu d'avoir été remis à M. le duc de Saint-Simon, a été envoyé à M. l'intendant d'Alençon depuis peu, et il n'est pas inutile de remarquer que c'est depuis que le sieur de Brétignières en a eu connoissance que le commandement de payer sous peine de garnison a été fait au lieutenant de la Ferté. M. le duc de Saint-Simon supplie donc très instamment M. Desmaretz d'achever de le tirer, lui et les siens, des pattes de ce Brétignières, et de faire mander à M. l'intendant d'Alençon de vouloir bien envoyer cet arrêt à M. le duc de Saint-Simon, et de vouloir bien, suivant cet arrêt, ne se servir en rien du ministère de Brétignières, ni de ceux de Verneuil, pour l'exécution de ses ordres dans la terre ni sur les officiers de la Ferté. »

En apostille, de la main du contrôleur général : « M. Clautrier. Écrire à M. de Bouville. Faire copie. » *De la main du commis* : « Fait le 24 mars. »

Voici la réponse de l'intendant :

IV

Lettre de M. de Bouville, intendant à Alençon[1].

« A Alençon, ce 6e avril 1711.

« Monsieur,

« Celui qui est chargé du recouvrement des rentes provinciales dans cette généralité m'a fort assuré que, bien loin d'avoir fait faire un commandement au sieur le Pelletier, lieutenant du bailli de la Ferté, pour lequel M. le duc de Saint-Simon s'intéresse, il lui a fait dire au contraire qu'il ne seroit fait aucune poursuite contre lui au sujet de la taxe à laquelle il est employé dans l'état de distribution desdites rentes. Ainsi il doit être en repos de ce côté-là.

« A l'égard de l'arrêt du Conseil qui déclare que toutes les paroisses qui sont dans l'étendue du bailliage et de la baronnie de Châteauneuf dépendent de la subdélégation dudit lieu, lequel vous m'avez fait l'honneur de m'envoyer le 15e février dernier, j'y ai mis au bas mon ordonnance, et je l'envoie aujourd'hui à M. Boileau.

« Je suis, etc.

« DE BOUVILLE. »

En apostille : « Faire voir à M. le duc de Saint-Simon. »

1. Arch. nat., carton G7 75.

L'affaire ne fut pas cependant terminée et nous verrons dans le prochain volume, parmi les pièces relatives à l'année 1712, un nouveau mémoire de Saint-Simon sur le même sujet.

V

Mémoire pour le duc de Saint-Simon[1].

[Juin 1711.]

« On a donné avis à M. le duc de Saint-Simon que M. d'Ormesson, intendant à Soissons, a fait abattre un petit bois appelé le bosquet de Clastres, qui appartient à M. le duc de Saint-Simon, faisant partie de son duché-pairie.

« C'est ce qui l'oblige de supplier M. Desmaretz d'ordonner qu'il sera payé de la valeur de ce petit bois, suivant l'estimation qui en sera faite, pour le prix en provenant être employé à réparer la chaussée de Saint-Simon, qui est fort endommagée. Il lui en sera fort obligé.

VI

Lettre de M. d'Ormesson, intendant à Soissons[2].

« A Soissons, le 9 juillet 1711.

« J'ai l'honneur de vous renvoyer le mémoire de M. le duc de Saint-Simon, lequel demande le payement d'un petit bois qui lui appartient, appelé le bosquet de Clastres, qui fut coupé au mois de mars dernier et converti en fascines pour la réparation de la chaussée et des chemins du village de Séraucourt, par lesquels il a passé une quantité considérable d'artillerie sortant des magasins de la Fère. Ce bosquet consistoit en deux setiers vingt-huit verges, à la mesure de Vermandois, qui ont été estimés 282 livres en total, et six chênes pris dans les bois de Bruyères de M. le duc de Saint-Simon, pour fortifier le pont de la chaussée de Séraucourt, à 39 livres 7 sous 6 deniers Mais ces six chênes sont restés, parce que, de gros canons qui devoient passer sur ce pont ayant pris une autre route, on jugea à propos de suspendre l'exécution de cet article.

« Non seulement ce bois, mais encore les autres ouvrages faits pour la réparation de la chaussée de Séraucourt, sont à la charge de M. de Séraucourt, maître des requêtes, seigneur péager, lequel est assigné au bureau des finances de Soissons pour être condamné à les payer. Je presse les officiers de finir. Ils m'assurent qu'il n'y a nullement de leur faute, mais que le sieur Danré, procureur du Roi, qui a toutes les pièces de cette affaire en ses mains, est depuis quelque temps à

1. Arch. nat., carton G7 515.
2. *Ibidem.*

Paris. Je lui écris pour l'obliger à finir, ou à faire remettre ces pièces à l'un des avocats du Roi, afin d'avancer autant qu'il sera possible le payement de M. le duc de Saint-Simon ; c'est à quoi je tiendrai soigneusement la main.

« Je suis, etc.

« D'ORMESSON. »

VII

Lettre de Saint-Simon au Roi[1].

Les trois pièces qui vont suivre nous ont été conservées par Saint-Simon lui-même, en une copie de sa main, qui se retrouve actuellement au Dépôt des affaires étrangères, dans le volume *France* 1181. La première est la lettre qu'il écrivit à Louis XIV, après la mort du maréchal de Boufflers, pour demander la charge de capitaine des gardes du corps qui fut donnée au duc de Charost; la seconde est une lettre de Mme de Saint-Simon à Mme de Maintenon pour le même objet; enfin la troisième est la lettre que M. de Beauvillier adressa à notre duc pour lui faire comprendre qu'il n'avait aucune chance d'obtenir la charge qu'il convoitait. Ces trois pièces ont été publiées par Prosper Faugère en 1882 dans le tome IV des *Écrits inédits de Saint-Simon*, p. 5-8. La Beaumelle avait déjà inséré celle de la duchesse dans sa *Correspondance de Mme de Maintenon*, édition 1788, tome VIII, p. 204, mais en altérant le texte et agrémentant le style, suivant son habitude, en la datant du 30 août, et en y ajoutant des passages d'une lettre qui n'est certainement pas de Mme de Saint-Simon.

Copie de ma lettre écrite au Roi, de Fontainebleau, samedi 22 août 1711, écrite aussitôt après la mort de M. le maréchal-duc de Boufflers et par moi présentée au Roi rentrant dans son cabinet après sa promenade autour du Canal.

« Sire,

« Je ne puis refuser à mon extrême et sensible attachement à la personne sacrée de Votre Majesté de me présenter à elle avec le plus profond respect pour celui de tous les honneurs qui me seroit le plus cher, qui est celui de vous garder, comme la fonction le plus selon l'attrait de mon cœur, après toutes les grâces que j'ai reçues de Votre Majesté. Ce sont elles, Sire, qui m'inspirent la hardiessse d'aller à vous par vous-même et de n'avoir autre appui près de Votre Majesté que ses uniques bontés, dont j'ai si véritablement ressenti les effets. Si, plus de trente-six ans, un attachement continuel à votre personne, un dévouement entier à tout ce qui lui peut plaire, une vérité d'affection que le respect m'empêche de répandre devant vous dans toute

1. Ci-dessus, p. 102.

son étendue, que j'ai apportée en naissant et que j'ai fidèlement nourrie, peut en cette occasion être regardée par Votre Majesté, je me croirai le plus heureux de tous les hommes moins par les sentiments de l'esprit que par ceux du cœur. Oserois-je ajouter avec une liberté respectueuse que, si je ne suis pas de la taille de vos gardes, j'atteins au moins un de leurs capitaines et je ne le cède à aucun en zèle. Après tout, Sire, nous sommes tous en vos mains, et ma soumission est telle que, quelque grandes que soient les grâces que j'ose prendre la liberté de demander, j'attendrai toujours l'effet de vos volontés avec une résignation parfaite, transporté de joie si je pouvois avoir le bonheur d'être admis si près de votre personne, et cependant content de tout, pourvu que je vous puisse plaire et vous prouver par tous les instants de ma vie à quel point elle est dévouée à Votre Majesté et avec combien de parfaite reconnoissance et de profond respect, etc. »

Copie de la lettre de Mme de Saint-Simon à Mme de Maintenon sur la charge de capitaine des gardes, de Fontainebleau 23 août 1711.

« Tant de marques de bontés que j'ai reçues de vous, Madame, me donnent la confiance de vous en demander une dans la plus importante occasion de ma vie et de vous supplier, avec toute sorte de respect et d'instance, de me faire la grâce d'aider de vos bons offices auprès du Roi une lettre que M. de Saint-Simon a pris la liberté de lui écrire sur la charge malheureusement vacante de capitaine des gardes, dans l'exercice desquelles j'ai perdu mon père et mon oncle. Les bontés du Roi pour M. de Saint-Simon, son attachement à sa personne et à ne songer qu'à lui plaire, des établissements qu'il tient de ses bienfaits et qui ne lui laissent à desirer que l'honneur d'être approché de lui, seulement pour l'être, nous ont persuadés qu'il pouvoit oser s'y présenter. Plus de trente six ans, sa naissance, la fidélité de feu Monsieur son père dans tous les temps, et tout ce qu'il ne sied peut-être pas à une femme de dire de son mari, m'encouragent à vous conjurer, Madame, à ne nous y pas refuser votre protection. Notre confiance et notre résignation seront égales à vos sentiments et aux volontés du Roi, et notre reconnoissance, quoiqu'il puisse arriver, infinie, étant, Madame, avec tout le respect possible, votre très humble et très obéissante servante. »

Lettre du duc de Beauvillier à M. de Saint-Simon.

« Ce jeudi matin 24 août 1711.

« Votre lettre, Monsieur, a été goûtée et parut très bien écrite ; je le sais certainement ; mais, par quelque chose qu'on m'a dit en même temps, j'ai lieu de juger (sans néanmoins qu'on m'ait lâché le mot positif) que le choix tombera sur un autre qu'il ne m'est pas permis de vous nommer. Nous sommes convenus entre nous que l'intime amitié qui nous lie, ne doit pas nous rendre moins exacts à garder les secrets qui nous seront confiés par d'autres. J'agis sur ce principe dans les occasions et ne vous ai nommé aucun de quatre ou cinq compétiteurs que vous avez et qui, par eux-mêmes ou leurs proches pour eux, se sont ouverts à moi sous condition du secret; chacun voulant garder des mesures avec Monsieur le Dauphin, on me croit un canal assez à portée de faire confidence des démarches qui se font sur une matière qui le touche d'aussi près, ou qu'au moins il n'est pas inutile de m'en dire un mot.

« Assurez-moi, mon très cher duc, je vous en supplie, que je ne vous blesse point par cette conduite et que vous ne demandez de moi que la préférence dans mon cœur, qui vous est acquise; car je ne sache personne qui n'y ait place derrière vous et dont les intérêts ne me soient presque indifférents en comparaison des vôtres, pour lesquels je n'omettrai jamais ce que je pourrai croire vous convenir. Ce qui pressoit hier ne presse plus depuis la conversation que j'eus hier au soir; ainsi je ne vous demande aucun temps ce matin; mais vous me feriez un extrême plaisir, si vous vouliez bien que ce soir nous soupassions ensemble d'un très petit souper de famille. Je serois ravi que Mme la duchesse de Saint-Simon y voulût bien être, si elle étoit maîtresse de son temps. Mme de Levis y sera et la petite duchesse de Saint-Aignan, qui arriva hier. M. de Biron n'y seroit pas de trop; proposez-le lui et le préparez à la frugalité, lui faisant remarquer que c'est une marque du desir que j'ai de l'approcher un peu de nous sur le pied d'ami.

« Si vous veniez à sept heures et demie, nous causerions seuls jusques à huit; nos dames, sur les huit heures, s'amuseroient à quelque petit jeu, et je vous ferois entendre le valet de chambre qui joue de la flûte et un autre de mes gens qui a une assez belle voix. C'est un amusement qui ne m'est pas inutile, quand je peux en user. Bonjour, mon très cher duc, jugez, par la liberté avec laquelle j'en use avec vous, que je vous aime encore plus que je ne vous respecte.

« Ce que contient ce billet se borne à vous seul et à Mme la duchesse de Saint-Simon, sans exception d'aucun autre. »

VIII

Le duc de Saint-Simon au comte de Pontchartrain[1].

« De la Ferté, ce 1er novembre 1711.

« Il faut, Monsieur, de la patience partout, mais ici moins qu'ailleurs. Deux sangliers bien accompagnés, trois turbots, quantité de soles et de crabes excellents et d'huîtres m'ont tenu compagnie, au lieu de deux paresseux qui, par l'événement ne se seroient pas trop

1. Biblioth. nat., ms. Clairambault 1218, fol. 82; pièce publiée dans le tome XIX de l'édition de 1873, p. 257.

repentis d'être venus par le changement de temps ; mais il étoit si horrible que c'est pour leur poltronnerie une excuse légitime. Le comte de Chamilly a été plus hardi ; aussi ne vient-il que de sa campagne, où il retourne, à dix lieues d'ici.

« Puisque vous vous êtes séparé de M. des Granges, vous ne pouviez faire un meilleur ni un plus agréable choix pour le remplacer, ni pour succéder aussi à M. de la Chapelle. Je vous félicite, Monsieur, d'avoir si bon à prendre, et je vous rends mille très humbles grâces de l'honneur de votre souvenir. J'attends demain Mme de Saint-Simon de bonne heure, qui est présentement à Pontchartrain.

« S. S. »

IX

Le duc de Saint-Simon au comte de Pontchartrain[1].

« De la Ferté, ce 15 novembre 1711.

« Quoique Mme de Saint-Simon soit encore ici, Monsieur, je ne laisse pas d'obéir à vos ordres, en répondant à votre lettre. Nos nouvelles ici, comme partout ailleurs, je crois, sont pluies et fanges énormes, misère sans fond et friponnerie sans mesure. Tout cela n'est pas divertissant, et si peu, que je me hâte d'achever de planter, pour aussitôt après, me mettre en terrain sec à Versailles, et tâcher d'y faire chorus avec les autres de réjouissance anticipée, que je desire plus que nul autre voir bientôt réalisée par une bonne, ferme, solide et durable paix, et par les usages qui en doivent être faits si on veut la rendre consolante et utile. Puisque vous m'appelez campagnard, je vous réponds en campagnard, c'est-à-dire avec la franchise rustique, comme si j'ignorois que c'est pour le sanctuaire de la cour. De peur d'aller plus loin, je tranche court, en vous assurant que je suis autant à vous, Monsieur, qu'il m'est possible de vous l'exprimer[2].

« S. S. »

X

Le duc de Saint-Simon au comte de Pontchartrain[3].

« De la Ferté, ce 23 novembre 1711.

« J'achève ici mes plants, Monsieur, et les ravauderies que le temps fâcheux de plus d'une sorte permet de se proposer ; après quoi, j'irai

1. Bibliothèque nationale, ms. Clairambault 1218, fol. 53 ; publiée dans le tome XIX de 1873, p. 258.
2. Pontchartrain a annoté ainsi cette lettre : « Réponse. Amitié. Ne dit point précisément le temps de son retour. Mme la duchesse de Saint-Simon est arrivée ici en bonne santé. Je ne l'ai point encore vue. »
3. *Ibidem*, fol. 54 ; publiée dans le tome XIX de 1873, p. 259.

retrouver le séjour des dieux de ce monde à Marly, le 30, si on y va ce jour-là, sinon à Versailles trois ou quatre jours plus tard. Voilà ma marche. Faites-en sorte, s'il vous plaît, que je n'y trouve plus ni maréchal d'Huxelles ni abbé de Polignac, et que les voyages précédents soient ôtés des fastes de ce siècle.

« Mme de Saint-Simon aura suppléé à ce que j'aurois pu faire auprès de vous en faveur de M. de Moyencourt, qui se marie à la Martinique, et l'aura fait avec avantage, à ce que j'espère. Pour votre protection immédiate et médiate, trouvez bon que je vous en remercie très humblement par avance, en vous assurant, Monsieur, de tout ce que je vous suis.

« S. S. »

ADDITIONS ET CORRECTIONS

Page 4, note 8. Le duc de Luynes a fait précéder la copie de la lettre de Saint-Simon au P. Isidore, qu'il avait pu se procurer, de réflexions qui montrent que, pour ses contemporains, Saint-Simon, tout en répudiant les idées jansénistes dans leur ensemble, était regardé comme partageant certaines d'entre elles, et cela par suite de sa haine et de son horreur pour la constitution *Unigenitus*. Voici ce passage (*Mémoires de Luynes*, tome I, appendice, p. 452) : « On trouvera ci-après un détail curieux sur les sentiments d'un homme très respectable, qui a été dans de très grandes places, et à qui une mémoire heureuse et beaucoup de lecture ont donné une conversation agréable et instructive. Comme j'ai été de ses amis toute ma vie, je ne puis mettre son nom qu'après sa mort, si elle arrive avant la mienne. On verra par ce détail ce que peut faire la prévention sur un esprit vif, qui avoit été assez heureux pour connoître la vérité et qui s'est laissé séduire. Ce qui paroîtra singulier, c'est qu'on prétend que celui dont est question n'est nullement janséniste, et en effet il est ami des jésuites ; mais en même temps il est à feu et à sang contre la Constitution. »

Page 88, note 2. A la mort de l'ancien ministre Claude le Peletier, le duc du Maine adressa au premier président, son ami, la lettre de condoléances qui va suivre ; elle est extraite du deuxième registre de la Correspondance du prince, fol. 213 : « A Fontainebleau, le 13 août 1711. C'est avec bien de la douleur, Monsieur, qu'un cœur comme le vôtre supporte la mort d'un père tel que celui que vous venez de perdre, et ce sont là de ces occasions où l'on a besoin d'autant de religion que vous en avez. Croyez, je vous supplie, que je prends une part très sincère à tout ce qui vous touche, et souvenez-vous, s'il vous plaît, qu'il y a longtemps que je fais profession d'avoir pour vous toute l'estime possible, et de savoir mieux qu'un autre tout ce que vous valez. Aussi, Monsieur, ai-je toujours eu lieu de me flatter que vous aviez pour moi quelque amitié ; ainsi j'ose espérer que dans cette triste conjoncture vous voudrez bien distinguer mon compliment de tous ceux que vous recevrez. »

Page 97, note 3. Les *Mémoires de Sourches* (tome XIII, p. 175) racontent ainsi la mort du maréchal de Boufflers, le 22 août 1711 :

« Entre quatre et cinq heures du soir, le maréchal de Boufflers tourna tout d'un coup à la mort, n'ayant alors que sa femme dans sa chambre; mais, un moment après, ses gens arrivèrent avec tout le secours qu'on lui pouvoit donner. On n'épargna pas les gouttes d'Angleterre, qui le firent revenir; mais ce ne fut que pour lui donner le temps de recevoir l'extrême-onction. Il fut plus d'une heure à l'agonie, et comme son appartement étoit de plain-pied à la cour de la conciergerie, et que ses fenêtres étoient toutes ouvertes pour lui donner de l'air, et tous les rideaux de son lit ouverts, toute la cour le vit dans cet état, avec une extrême compassion pour lui et pour la maréchale, qui étoit assise à terre au pied de son lit, d'où on ne put l'arracher que quand il fut mort, c'est-à-dire à six heures. » Mme de Maintenon écrivait à ce propos à Mme des Ursins (*Correspondance*, recueil Bossange, tome II, p. 206-207) : « Nous perdîmes hier le plus honnête homme de France, le plus attaché au Roi, et le meilleur de mes amis; vous reconnoîtrez bien le maréchal de Boufflers à ce portrait. La nouvelle de la perte de la communication de Bouchain lui serra le cœur; il tomba malade le jour même et ne dura pas quatre jours. Madame sa femme arriva assez tôt pour avoir ce triste spectacle. »

Page 101, note 6. À propos des dettes contractées par le maréchal de Boufflers, voici une lettre qu'il écrivit au contrôleur général Pontchartrain, de Lille, le 20 mai 1695 (Archives nationales, G[7]994, dossier du 31 mai) : « Plusieurs voyages que j'ai faits sur cette frontière sont cause que je n'ai reçu que depuis peu la lettre que vous m'avez fait l'honneur de m'écrire au sujet de trois mille cinq cent trente-trois livres que je dois aux fermiers de la poste pour des ports de lettres. Je vous avoue que je croyois avoir beaucoup fait dans un temps comme celui-ci, et même plus que je ne devois, pour une chose que je ne devrois pas naturellement payer dans le poste où j'ai l'honneur d'être, de leur avoir assigné sur mon homme d'affaires à Paris le payement de cette somme suivant l'état ci-joint. Puisque vous jugez ce terme trop long, je ferai de mon mieux pour payer cette somme plus promptement; mais soixante mille francs que j'ai avancés depuis cet hiver pour les travaux de Furnes et de Namur, et quarante mille qui me sont dus de mes appointements de gouverneur général de Flandres, outre treize mille tant de livres pour mes appointements de maréchal de France de l'année 1694, quoique nous soyons au mois de mai 1695, ne me laissent pas le pouvoir de faire sur cela ce que je desirerois. Si vous avez agréable, Monsieur, de donner vos ordres pour que je sois payé de mesdits appointements de maréchal de France de 1694, et de me faire mettre sur l'état de distribution, je donnerai ordre à mon homme d'affaires à Paris de retirer les billets que j'ai donnés aux fermiers de de la poste et de les payer comptant sur l'argent qu'il recevra desdits appointements de maréchal de France. Je souhaiterois de tout mon cœur, Monsieur, que l'état de mes affaires pût me permettre de mieux faire, pour vous marquer ma déférence pour tout ce qui peut vous être agréable et la passion avec laquelle je suis, etc. LE MARÉCHAL DE BOUFFLERS. »

Page 110, note 4. Voici comme type de brevet d'affaires celui qui fut accordé le 17 décembre 1708 au maréchal de Boufflers (reg. O[1]52, fol. 165 v°) : « Le Roi, étant à Versailles, voulant témoigner au sieur duc de Boufflers, pair et maréchal de France, capitaine d'une compagnie des gardes du corps de S. M., l'estime qu'elle fait de sa personne et lui marquer l'étroite confiance qu'elle prend en son affection et en sa fidélité, S. M. lui a permis et permet d'entrer librement et à toutes les heures qu'il voudra en tous les lieux de sa maison où S. M. pourra être, même pendant ses plus secrètes affaires, de la même manière et aux mêmes heures qu'y entrent les premiers gentilshommes de sa chambre ; déclare, veut et entend que les portes lui en soient ouvertes sans difficulté ; ordonne aux huissiers de son antichambre, de sa chambre et de son cabinet, et à tous autres officiers qu'il appartiendra de lui en laisser la liberté entière ; et, pour assurance de sa volonté, S. M. m'a commandé d'en expédier audit sieur maréchal duc de Boufflers le présent brevet, qu'elle a signé de sa main et fait contresigner par moi conseiller secrétaire d'État et de ses commandements et finances. »

Page 114. Les notes suivantes sur l'archevêque Harlay de Champvallon se lisent dans le dossier bleu HARLAY au Cabinet des titres, fol. 48 : « Nommé au cardinalat par la voix publique, il eut en effet la nomination du Roi ; mais le Pape ne voulut point le nommer, parce qu'il avoit été de l'Assemblée du clergé de 1682, et, pour esquiver de le mettre en place, il différa la promotion. A cette occasion le P. de la Rue, jésuite, fit une devise qui avoit pour corps un bouton de rose vert éclairé par le soleil, et pour âme : *le soleil le fera rougir.* — Il avoit une éloquence facile qui lui obéissoit sur le champ. Coadjuteur de Rouen, son oncle François de Harlay, prêchant devant le Roi, se perdit. « Sire, dit M. de Harlay, permettez-moi de faire mes fonctions « de coadjuteur. » Il monta en chaire, acheva le sermon avec un applaudissement qui vengea son oncle de l'infidélité de sa mémoire. — Aimable, galant, bel esprit, de l'Académie. — Le Roi, venant à Paris, lui défendit la harangue. Cependant S. M. entrant dans Notre-Dame aux acclamations du peuple : « Sire, vous me fermez la bouche pendant « que vous l'ouvrez à la joie publique. » — En 1654, il représenta l'évêque de Laon au sacre comme pair de France. — Ami de Mme de Bretonvilliers, le mari les surprit en désordre, donna des bénédictions à droite et à gauche : « Monsieur l'Archevêque fait ma besogne ; il est « juste, puisqu'il prend cette peine, que je fasse la sienne. »

Page 117, note 2. A propos de la contestation entre M. de Harlay, archevêque de Paris, et le duc de Charost, pour leur réception au Parlement, le greffier Gilbert rédigea quelques notes, qui sont conservées dans les papiers de la pairie aux Archives nationales, carton K 616, n° 12 :

« M. de Harlay, archevêque de Paris, obtint des lettres d'érection en pairie de la terre de Saint-Cloud et autres qui y furent jointes, au mois d'avril 1674. Il les présenta au Parlement le 29 du même mois d'avril 1674, avec une requête pour l'enregistrement, sur laquelle il y eut ordonnance de soit montré au procureur général du Roi, du même jour 29 avril 1674.

« On sait que Monsieur l'archevêque prétendit alors avoir rang et séance au-dessus de Messieurs les autres pairs par sa dignité d'archevêque ; elle lui fut contestée, et il abandonna son enregistrement pendant quatorze ans.

« Au bout de ce temps, mieux conseillé, il reprit sa poursuite, et, sans lettres de surannation et sur la même requête du 29 avril 1674, où se trouva le soit montré, ses lettres d'érection furent enregistrées le 18 août 1690, et lui reçu le lendemain, sur une simple requête nouvelle pour être reçu au serment.

« Il n'y eut aucune difficulté, même de la part du parquet.

« Au contraire, M. de Charost avoit obtenu des lettres d'érection en pairie en l'année 1672, avec un billet de la main du Roi qu'aucun pair de nouvelle création ne seroit reçu devant lui ; il ne présenta point ses lettres et n'obtint point d'ordonnance de soit montré alors. Mais, en 1690, il s'avisa de poursuivre sa réception, voyant que Monsieur l'archevêque vouloit poursuivre la sienne, et, comme il avoit un billet de la main du Roi pour être reçu le premier, il fallut que Monsieur l'archevêque y acquiesçât ; mais, M. de Charost n'ayant point présenté ses lettres, ni obtenu de soit montré depuis 1672, il fut obligé de prendre des lettres de surannation. Il fut reçu le 12 août 1690, soit [six] jours devant Monsieur l'archevêque.

Page 130, note 3. Le duc du Maine écrivit de Fontainebleau le 25 août 1711 au maréchal d'Harcourt, à propos de la prise de la communication de Bouchain (2e registre de sa Correspondance, fol. 217) : « Vous aurez vu, Monsieur, par ma précédente combien je crains de me lâcher par écrit sur les affaires de Flandres, et je vois, par la façon énigmatique dont vous me parlez sur tout ce qui s'y est passé, que vous appréhendez comme moi d'en entamer le propos, quoiqu'il fût plus aisé que celui qu'on pourroit tenir par rapport à l'avenir, sur lequel je vous avoue que je suis absolument démonté. En effet, comment raisonner quand on ne peut tabler sur rien, et quand l'expérience apprend que tout est possible aux ennemis, même les choses qui sont le plus hors de la vraisemblance. Nous n'avons jamais été ni vous ni moi pour une bataille dans ces quartiers-là, cependant je crois que, tout éclopés que nous sommes, nous n'aurions jamais résisté à une arrière-garde qui se seroit présentée à nous avec les charmes qu'avoit celle de l'armée de M. de Marlborough. Toutes les déconvenues du reste de la campagne ne me frappent point ; je les envisage comme des suites nécessaires de la première faute, que je regarde comme le péché originel qui a ouvert la porte à toutes nos misères et à toutes nos foiblesses. Nous sommes dans l'agréable expectative de l'ouverture de la tranchée de Bouchain, dont nous n'avons point encore de nouvelles, ce que nous savons seulement c'est que la besogne ne doit pas être bien dure et qu'apparemment elle ne consommera point la campagne ; il faut espérer que Dieu nous assistera ; il en est grandement temps. Vous aurez été touché sans doute de la mort de M. le maréchal de Boufflers ; les honnêtes gens et les bons citoyens sont si rares qu'il seroit à desirer qu'ils fussent immortels. Le Roi ne vous a point encore nommé de camarade ; le nombre des aspirants est prodigieux. On a appris ces jours passés avec assez de joie que M. le duc de Savoie avoit quitté son armée pour aller aux eaux, et cela, joint à l'arrivée de votre détachement, tranquillise fort pour le côté du duc de Berwick. On ignore jusqu'à présent l'effet du départ de l'Archiduc, qui, à ce qu'on dit, ne s'est pas fait sans quelque émeute. Adieu, Monsieur ; aimez-moi toujours. »

Page 132, note 2. Voici comment M. d'Affry rendit compte de la belle résistance de Bouchain, dans une lettre écrite, de Tournay, le 18 septembre 1711, au contrôleur général Desmaretz (Archives nationales, carton G^7 584) : « Nous avions ordre de M. le maréchal de Villars de porter notre défense le plus loin qu'il nous seroit possible, et d'éviter cependant d'être prisonniers de guerre. Nous avons soutenu vingt-cinq jours de tranchée ouverte dans une petite ville qui n'a pas cent toises en carré, et avons été battus par quarante-cinq pièces de canon et cinquante mortiers et attaqués par trois endroits, enfin réduits à capituler par deux brèches insultables faites à deux des bastions, dont quatre composent la ville. Nous avons battu la chamade le 12 à deux heures après midi, et en même temps, envoyé et reçu des otages, l'instruction des nôtres étant de sortir avec tous les honneurs de la guerre pour nous rendre à Cambray par le plus court chemin. Cet article ayant été refusé, après avoir rendu les otages et repris les nôtres, nous avons recommencé à tirer, dans la résolution de nous exposer à la dernière extrémité, plutôt que de nous rendre prisonniers de guerre. Environ trois quarts d'heure après les actes d'hostilités repris, les ennemis rappelèrent par un tambour dans la tranchée et un des officiers qui avoient été en otage demanda à rentrer en négociations de la part de M. Fagel, lieutenant général des États, qui faisoit le siège. M. de Ravignan averti de ce fait, y envoya M. Favart, brigadier et ingénieur, et après plusieurs propositions faites, on convint d'un tempérament. savoir : que nous sortirions avec tous les honneurs de la guerre, pour nous rendre à Cambray par le plus court chemin ; que nous serions prisonniers de guerre, uniquement pour servir d'échange, et que, s'il n'y avoit pas de quoi le faire, qu'officiers et soldats ne cesseroient pas de pouvoir servir, en quelque endroit que le Roi voulût nous employer. M. de Ravignan accepta cette condition, et M. Fagel, qui promit de la faire exécuter, nous donna de nouveau des otages et en reçut de nous sur cette convention. On livra, le 13, une porte sur cette parole, et, la nuit du 13 au 14, le mylord nous envoya un aide de camp à minuit avec un papier signé et cacheté de lui, des États et de M. Fagel, pour que nous eussions à le signer, dans lequel il étoit énoncé qu'il nous recevoit prisonniers de guerre. Personne de nous n'y a voulu souscrire ; on nous a envoyés ici, et nous devons passer pour le 28 à Bréda, c'est-à-dire les officiers, et les soldats ont été conduits à Gand. La grosse fatigue que j'ai essuyée m'a fait tomber malade en sortant de Bouchain ; ainsi, je ne quitterai point cette ville où je vous conjure, Monsieur, de me donner de vos nouvelles chez M. Delarue, procureur, près Notre-Dame. Je solliciterai un passeport, et, dès que j'en obtiendrai, je m'en servirai pour me rendre à la cour. Je vous demande, Monsieur, la continuation de votre amitié, et vous assure de la parfaite reconnoissance avec laquelle j'ai l'honneur d'être, Monsieur, votre très humble et très obéissant serviteur. D'Affry. »

Il existe en outre au château de Vaux-le-Vicomte deux lettres originales de M. de Ravignan au maréchal de Villars, relatives au siège et à la capitulation de Bouchain ; nous croyons intéressant d'en donner le texte en conservant l'orthographe, plutôt fantaisiste : « A Tourné ce 17 septambre 1711. Monseigneur, ie vous prie detre bien persuadé que moy et tout ce qui compose la garnison, nont iammais manqué de fermeté, il me samble quon nan peut doner une preuve plus certaine que davoir esté exposé pendant quatre iours a un assaut general qui enverité estoit insoutenable de notre pard, ie metoïs flaté que par une ferme contenance engager les enemis de nous accorder, une capitulation avantageuse, ie ne rien negligé pour intimider les ostages qui mavoit este envoyés en premier lieu luy ayant persuadé que si ie navés eu des mines dans les bastions ie naurois pas atandu letat ou la place paroissoit au dehors pour batre la chamade, cela avoit bien reussi quoi quil ni eut pas un mot de vray et cest ce qui a engagé ce mesme ostage à demander un pour parler. Sil eut diferé un cartdheure nous aurions estes soumis aux premieres conditions detre prisoniers de guerre, c'est pourquoi iay voulu man tenir aux dernieres conditions assurées par des ostages de pard et d'autre, voyan bien que ie nan pouvès esperer de plus favorables, et pour eviter toutes chicanes iay accordé une porte sous pretexte d'une bone foy qui ne me portét nul preiudice puisque ce netoit que la bassecule qui partage le corps de place avec la demi lune aveq la precaution d'une traversse sous la porte aveq cent grenadiers soutenus de deuxcens fusilliers, si les breches du corps de place eussent esté ausi favorables pour nous que cette porte qui fait tant de bruit dans notre armée ie serès encore huict iours dans bouchayn, si on peut mimputer quelque chose cest d'avoir tenu trob longtemps, ie veux bien metre exposé a cette sansure ayant cru que les iours que tiendrès dans bouchayn estoit des iours precieux pour le service du roy ie scavès dailleurs que vous metiez tout en usage pour nous secourir, si iay mal tait ie veux et demande un conseil de guerre, ie suis si penetré de douleur que ie ne croi pas y survivre iay la fievre assés forte, mais iay la satisfaction de ne pouvoir rien me reprocher ie desire de tout mon cœur que tous les suiets, du roy le servent aveq autan de zele et dafection, pour ce qui est de mon avanceman ie vous ay la mesme obligation que si la chose estoit faite, la seule grace que ie vous demande est que la garnison ne soit pas oubliée le servise du roy le demande m^r dafri m^r de favar qui est d'un merite distingué m^r de lachaux tous messieurs les colonels ont fait des merveilles et plusieurs particuliers don ie ne scaurés dire assés de bien ie ne puis vous envoyer un iournal du siège gi travaille ie vous diré seulement quil cest fait trente sorties qui ont presque toutes révssi, vous trouverés ci ioynt un detaill du dernier pour parlé, si quelque chose pouvoit me conssoller dans mes annuis cest lamitié dont vous mhonorés gi suis si sansible que ie la prefere de tout mon cœur aux reéompences, iay lhonneur detre aveq tout le respect et latacheman possible Monseigneur Votre tres heumble et tres obeyssant serviteur Ravignan.

Sil est question de recompances noublies pas ie vous prie mr de beaulieu. »

Le 20 septembre 1711, Ravignan écrit encore : « Monseigneur ie reçois dans ce mommant deux de vos letres du 17 et 18 ie les ay faites voir a tous nos messieurs a qui eles ont doné une grande consolation, ie vous assure monseigneur que la douleur dont ie suis accablé ne pouvet estre calmée que par les asurances et marques damitié dont il vous plait mhonorer, iespere par mon eschange avoir bientot lhonneur et le plaisir de finir cette campaigne sous vos ordres, ie voudres bien que la garnison en peut faire autan, mais ie crayns bien que milor malbroug veulle ne pas advoüer son tord vous croyes bien que ie ne pas esté muet dans une afaire aussi iniuste ie puis vous assurer que toute larmée des alliés ne lignore pas m^r de catogan qui est venu ici a qui iay parlé de mesme ma dit quon avoit fait signer m^r de pagni diférament de ce quil a avancé ian doubte fort il faudra voir quele tournure ils pouront doner contre une verité ausi parfaite, iay lhonneur destre avec tout lattachemant et le respect possible Monseigneur Votre tres heumble et tres obeyssant serviteur Ravignan.

ie vous rans mille grace du passeport que vous mavez envoyé il en procurera un pareill a mon frere. »

Page 145, note 1. Le cardinal de Noailles écrivit le 6 juin 1711 au contrôleur général Desmaretz (Arch. nat., carton G^7 542) : « Je ne dois pas différer, Monsieur, de vous avertir que l'on dérange beaucoup l'assemblée du clergé. Je reçus hier au soir une lettre de Mme de Maintenon, qui me mande que le Roi est dans la disposition de n'entendre parler de rien de ce qui me regarde avant l'assemblée. Elle n'explique pas si ce rien va jusques à la lettre injurieuse des évêques, ou seulement aux mandements dont on peut différer l'accommodement jusques après l'assemblée ; mais j'ai lieu de craindre qu'il ne comprenne tout. Si cela est, quelle figure puis-je faire dans l'assemblée ?

Quel honneur et quelle autorité y aurai-je, et qu'y pourrai-je faire pour le service du Roi ? Un homme opprimé au point que je le suis, et qui ne reçoit dans son oppression aucune marque de bonté et de considération du Roi, ne peut plus être bon à rien. Pensez-y, s'il vous plaît, Monsieur, et aidez-moi en ce que vous pourrez à me mettre en état de servir utilement S. M. Je ne lui demande que justice, et j'ose dire qu'il est dans son intérêt de me la rendre dans cette occasion. Je viens d'en écrire fortement à Mme de Maintenon ; mais j'ai besoin de vos bons offices : je vous les demande instamment, et vous prie d'être bien persuadé qu'on ne peut vous honorer, Monsieur, plus parfaitement que je le fais. LE CARDINAL DE NOAILLES. »

Page 179, note 4. M. de la Porte du Theil, ambassadeur de France à Vienne, écrit au ministre le 21 avril 1736, à propos de la mort du prince Eugène (Affaires étrangères, vol. *Autriche* 189, fol. 243, v°) : « Le prince Eugène de Savoie est mort ce matin à huit heures subitement, et étant, à ce que l'on dit, occupé à entendre le rapport ou *referat* des affaires du conseil de guerre, dont il étoit président. C'est tout ce que je sais jusqu'à ce moment des circonstances de cet événement. Occupé à vous écrire, je ne puis sortir pour aller aux enquêtes ; j'y ai mis quelqu'un qui pourra m'informer ce soir, et, s'il m'apprend des choses qui méritent de vous être mandées, je vous en rendrai compte par un billet séparé que je vous ferai tenir demain matin avant que cacheter. » Le lendemain 22, il ajoute (fol. 254) : « Depuis mes lettres écrites hier au soir, j'ai appris que le prince Eugène a été trouvé mort dans son lit. Ce qui a donné lieu de dire qu'il avoit expiré travaillant avec quelques référendaires est qu'il les avoit mandés pour ce même matin. On est persuadé qu'il n'a fait aucune disposition testamentaire. On prétend que deux jours auparavant, il a pensé à en faire une, et même qu'il avoit fait venir quelqu'un pour y travailler, mais que cette velléité n'a pas eu plus d'effet que plusieurs autres que l'on étoit parvenu ci-devant à lui inspirer. » Enfin le 29, il donnait des détails complémentaires (fol. 308) : « Voici quelques circonstances que j'ai apprises touchant le feu prince Eugène. Il laisse la valeur de cent cinquante mille florins en argent ; on ne dit point qu'il ait des dettes autres que celles des gages courants de ses domestiques. Ses principaux biens consistent en terres dans la Hongrie, qui reviennent à l'Empereur suivant la coutume du pays, qui fait retourner au souverain ces sortes de terres, quand le possesseur meurt sans enfants ou sans avoir fait de testament. Les meubles, la vaisselle, les tableaux, la bibliothèque et le recueil d'estampes et d'autres curiosités forment des objets considérables, et il y a aussi des pierreries, entre autres, deux portraits d'empereurs, et une épée fort belle, qui lui avoit était donnée par la feue reine Anne. La terre de Hoff ne tombe point dans le cas de la reversion à l'Empereur ; mais l'entretien des bâtiments et des jardins va fort au delà des revenus. Il y a la maison du faubourg, appelé le jardin du Prince, qui suivant mon avis ne peut jamais qu'embarrasser quiconque n'aura pas des revenus immenses. La maison de la ville est vaste, plus belle par les ameublements que par les bâtiments : elle a été formée, je crois, à diverses reprises, de trois maisons contigües ; il reste un grand nombre de domestiques, d'ouvriers, etc. fort désolés. La veille de sa mort, il avoit envie de faire venir le Nonce et de lui dicter quelques sortes de dispositions qu'il auroit prié ce prélat de porter à l'Empereur C'est du Nonce même que je tiens cette particularité. Lui et le comte de Tarouca, qui ont toujours été fort attachés au prince Eugène, se sont donnés beaucoup de mouvement pour engager cette cour à porter au plus loin les honneurs funèbres ; ils ont proposé qu'à l'exemple de ce qui a été fait autrefois en France pour le maréchal de Turenne, on mît au moins le cœur du prince mort dans l'église où sont les tombeaux de la famille impériale ; on leur a objecté l'inviolabilité de l'étiquette. L'enterrement a été assez beau, après avoir été ordonné par l'Empereur ; mais je crois qu'on auroit pu faire mieux. Il y aura des obsèques au bout de six semaines. L'après-midi qui a précédé la nuit de sa mort, le prince Eugène, se croyant seul dans son appartement s'avança dans une pièce sur la cheminée de laquelle il y a un grand portrait de l'Empereur ; il passa quelques minutes à faire des gestes vis-à-vis ce portrait, et il alloit parler, lorsqu'un domestique, qui, par respect pour son maître, avoit tâché d'éviter qu'il l'aperçût là, fit quelque bruit involontaire qui le fit retirer. L'Empereur et le prince Eugène ne se sont jamais aimés ; on prétend même qu'il y avoit aversion réciproque. Le Nonce soutient que, quoique le prince Eugène sentît bien que sa fin n'étoit pas éloignée, il ne l'a point crue si proche, pendant que d'autres sont persuadés que, dans les deux derniers jours, il a bien connu que le dernier moment étoit proche, et qu'il s'est tenu debout et n'a point voulu que personne veillât dans sa chambre la dernière nuit, pour éviter tout ce qui se pratique tant pour le corporel que pour le spirituel, à l'égard d'un catholique, dans l'état où il se trouvoit. On dit que le fond de sa religion étoit qu'il suffit d'être honnête homme. »

Page 188, note 1. Le 15 août 1711, alors que la disgrâce du duc de Noailles en Espagne et sa cause devaient être connues en France, Mme de Maintenon lui écrivait la lettre suivante, qui ne peut guère s'accorder avec le récit de Saint-Simon : « J'entrevois bien qu'il s'est passé quelque chose en Espagne qui vous a donné envie de revenir, et je comprends que vous ayez voulu quitter quand vous avez cru être inutile, et que vous y demeurez par la confiance que vous avez dans M. le comte de Bergeyck. Je n'ai pas dessein de combattre tous les sentiments d'honnête homme que je connois en vous ; mais je vous réponds que vous les poussez trop loin, et que vous n'en aurez jamais que la satisfaction de votre conscience... Il vous est très honorable d'avoir été retenu par LL. MM. Catholiques ; vous saurez bien placer votre retour ; il n'y a qu'à vous laisser faire. Le Roi approuve fort toute votre conduite et démêle bien pourquoi vous ne revenez plus et pourquoi vous vouliez revenir. Si je considérois mon intérêt et mon amitié, je vous desirerois ici ; mais, selon toutes les apparences, vous n'y trouveriez que des sujets de chagrin, et par les affaires générales, et par les affaires de M. le cardinal de Noailles, qui se répandent déjà sur votre famille. » (Recueil Geffroy, tome II, p. 286.)

Page 249, note 1. Saint-Simon a dit que M. de Mesmes fut nommé premier président grâce aux sollicitations du duc du Maine. La lettre écrite par celui-ci à Mme de Maintenon le 31 décembre 1711 (2e registre de sa Correspondance, fol. 223) vient confirmer ses dires : « J'appris hier à Paris, Madame, que M. le premier président s'étoit enfin déterminé à demander au Roi un successeur. Vous jugez bien que je ne m'imagine pas que ce soit par brigues qu'une telle place doive être remplie, et que je suis plus persuadé que personne que la voix du peuple et le mérite personnel doit avoir plus de part au choix du chef du Parlement que les offices des particuliers. D'ailleurs, Madame, vous me connoissez assez pour savoir que chez moi le bien du Roi et de l'État va devant tout. Ainsi, quoique M. de Mesmes soit connu publiquement pour être de mes amis, je vous demande hardiment votre suffrage pour lui dans cette conjoncture, et j'ose compter que, dans ce que vous ne pouvez savoir par vous-même, il n'y a point de témoignage qui, dans les matières sérieuses, vous soit moins suspect que le mien, surtout quand il est sur un homme qui est tellement et depuis si longtemps exposé aux yeux du monde, qu'il y auroit de la folie à croire qu'il fût possible d'en imposer. J'ai souvent admiré comme, dans les commencements de votre faveur, vous refusâtes les donneurs d'avis qui vinrent se jeter à votre tête ; mais cet exemple ne me retient point, quand il est question d'appuyer la vérité, que vous avez toujours aimée, et de relever le mérite, dont vous avez toujours fait grand cas, puisque je crois que, si vous n'aviez attendu d'autres sentiments des gens qui vinrent s'offrir à vous, vous les auriez mieux reçus que vous ne fîtes. Aussi, Madame, sans que mon intérêt particulier y ait la moindre part, et sans vous convier de vous rendre solliciteuse en une chose où je présume assez que vous ne voudrez pas entrer, j'ose vous assurer que le noviciat de premier président que fait M. de Mesmes, depuis trois ans que l'autre par sa mauvaise santé ne pouvoit exercer, a suffisamment démontré par les acclamations des juges et des plaideurs, qu'il est digne d'en occuper la place. Peut-être qu'il y en a d'autres qui en seroient dignes aussi ; mais ils n'ont pas du moins été éprouvés comme celui-ci, et ils n'y sont pas appelés par une espèce de cours naturel, qui, bien qu'il ne fasse pas de loi, suffit pour faire regarder une préférence comme un affront. J'aurois, Madame, trop de pardons à vous demander, sur la liberté de cette lettre, pour les entamer. » Lorsque le choix du Roi eût couronné ses instances, le prince écrivit à sa protectrice (ibidem, fol. 224, 5 janvier 1712) : « Comme vous avez été témoin, Madame, de mes empressements pour M. de Mesmes, soyez le aussi, s'il vous plaît, de ma joie. Le Roi m'a fait aujourd'hui certainement un grand plaisir, et je ne doute pas qu'il n'en reçoive aussi de la manière dont son choix est universellement applaudi ; cela redouble bien le contentement des gens qui non seulement voient leur ami bien traité, mais qui sont encore plus attachés au distributeur des grâces qu'à ceux qui recueillent les bienfaits. Je n'appréhende point de démenti dans la suite de tout ce que j'ai avancé sur notre nouveau premier président. »

Page 232, note 2. Le terme de *petit-maître*, bien qu'il ait son origine à l'époque de la Fronde, n'était pas mentionné dans l'édition de 1718 du *Dictionnaire de l'Académie française*. Cinquante ans plus tard, le *Dictionnaire de Trévoux* ne le définissait que par des exemples, ou des descriptions des personnages qu'on pouvait qualifier ainsi. Littré, MAÎTRE, 23°, dit que ce nom s'applique « figurément et familièrement à un jeune homme qui a de la recherche dans sa parure et un ton avantageux avec les femmes. »

Page 263, note 4. D'après Madame (*Correspondance*, recueil Jæglé, tome II, p. 104), le marquis de Gondrin était le plus grand fat du monde. Sa belle-sœur, la duchesse de Guiche, se plaignant d'une indigestion de visites : « Madame, lui dit-il, il faut prendre un lavement de solitude » (Joret, *Basville et l'épiscopat en Languedoc*, p. 37).

Page 290, note 8. D'après Madame, la mort prématurée de la duchesse de Bourgogne lui aurait été prédite de bonne heure. Voici le passage d'une lettre du 15 juin 1722 (*Correspondance*, recueil Brunet, tome II, p. 372-373) où elle raconte ce fait : « Un savant astrologue de Turin avait fait à Madame la Dauphine son horoscope, où elle a trouvé tout ce qui devait lui arriver en sa vie, et quelle mourrait dans sa vingt-septième année. Elle en parlait souvent. Un jour, elle dit à son mari : « Voici le temps qui approche où je dois mourir : vous ne « pouvez pas rester sans femme à cause de votre rang et de votre dé« votion ; dites-moi, je vous prie, qui épouserez-vous ? » Il répondit : « J'es« père que Dieu ne me punira jamais assez pour vous voir mourir, et, « si ce malheur devait m'arriver, je ne me remarierais jamais ; car, dans « huit jours, je vous suivrais au tombeau. » Cela est arrivé justement comme il l'avait dit ; en effet, le septième jour après la mort de son épouse, il est mort aussi. Ce que je dis là n'est pas un conte ; c'est la pure vérité. Pendant que la Dauphine était encore bien portante, fraîche et gaie, elle disait souvent : « Il faut bien que je me réjouisse, puis« que je ne me réjouirai pas longtemps ; car je mourrai cette année. » Je croyais que c'était une plaisanterie ; mais la chose n'a été que trop réelle. Lorsqu'elle tomba malade, elle dit de suite qu'elle n'en réchapperait point. »

Page 305, note 2. Saint-Simon n'a pas consacré au duc de Bourgogne moins de six portraits ou écrits spéciaux ; c'est par ordre chonologique : 1° le *Discours sur Mgr le duc de Bourgogne, 25 mai 1710, adressé à M. le duc de Beauvillier, qui me l'avoit demandé*, qui est inséré dans les *Mémoires*, tome XIX de la présente édition, p. 141-

178 ; 2° les *Collections sur feu Monseigneur le Dauphin mort le 18 février 1712*, qui furent écrites très peu de temps après la mort du prince, peut-être en mars ou avril 1712, et que M. de Boislisle a publié dans la *Revue des questions historiques*, juillet 1880 ; 3° les *Projets de gouvernement du duc de Bourgogne*, qui sont de 1714 et qui ont été édités en 1860 par M. Paul Mesnard ; 4° la grande Addition au *Journal de Dangeau*, tome XIV, p. 90-99, 18 février 1712, qui fut rédigée vers 1735 ; 5° le *Crayon de Mgr le duc de Bourgogne pour lors*, qui suit dans les *Mémoires* (tome XIX, p. 178-186) le « Discours » de 1710, et qui fut écrit vers 1742 ; 6° enfin l'*Éloge, traits et caractère du Dauphin*, inséré dans les *Mémoires* à l'époque de sa mort (ci-dessus, p. 305-333) et qui date du commencement de 1744.

Le duc de Bourgogne fut en outre l'objet d'un grand nombre de relations et de publications. Les premières en date sont : le portrait que Spanheim inséra dans sa *Relation de la Cour de France en 1690*, édition Bourgeois, p. 136-138 ; — et ceux des ambassadeurs vénitiens P. Venier (1695) et Erizzo (1699), qui ont été publiés dans les *Relazioni*, série *Francia*, tome III, p. 536 et 589 ; — un portrait de 1703, dans le ms. Additionnel 29507 du British Museum, fol. 5 v° ; — un éloge par Mme de Maintenon, qui a été inséré par la Beaumelle dans le tome V de ses *Mémoires sur Mme de Maintenon*, édition 1757, p. 170-172, note, et dont on peut rapprocher les extraits de ces mêmes Mémoires qui se trouvent dans le ms. Arsenal 2326, fol. 89, 97 et 134 ; — les très nombreuses oraisons funèbres prononcées de tous côtés en 1712, dont une liste très incomplète est dans la *Bibliothèque historique de la France* du P. Lelong, tome II, n°s 25707-25717 ; à cette liste, on peut ajouter les éloges funèbres prononcés par les Pères du Cerceau et Sanadon, les abbés Le Gouvello, de la Bessière, Fejacq, de Caudebec et Briguet, et un autre par un chanoine de Saint-Quentin ; — le *Portrait de Mgr le duc de Bourgogne*, par l'abbé Claude Fleury, son ancien sous-précepteur, daté du 11 mars 1712, et imprimé en 1714 ; — le *Discours sur la mort de Monsieur le Dauphin et de Madame la Dauphine*, par Germain-Antoine Guiot, Paris, 1712 ; — un portrait, sans nom d'auteur, qui est conservé dans le volume *France* 1188 du Dépôt des affaires étrangères, fol. 18-21, entre une copie du *Portrait* par Fleury et les *Collections* de Saint-Simon ; — *Mémoire des principaux actes de vertu qu'une personne de probité a remarqués en feu Monseigneur le Dauphin*, imprimés aussi en 1712 ; — *Les Vertus de Louis de France, duc de Bourgogne, puis Dauphin*, par le P. Martineau, son confesseur, Paris, 1712 ; — le discours que le pape Clément XII prononça dans le consistoire du 16 mars 1712, à l'occasion de la mort du prince, et le bref du 1er juin suivant adressé à Louis XIV ; — un Mémoire sur la vie et le caractère du Dauphin, inséré dans les *Mémoires sur les vies des plus illustres personnes*, Londres, 1713 ; — *Éloge historique de Mgr le duc de Bourgogne*, par Lefranc de Pompignan, Paris, 1771 ; — *Vie du Dau-*

phin, père de Louis XV, par l'abbé Proyart, Paris, 1782 ; — les *Dialogues et vie du duc de Bourgogne*, composés par l'abbé Millot pour l'instruction du duc d'Enghien et qui ne furent publiés qu'en 1816 ; — enfin Sainte-Beuve a consacré au duc de Bourgogne une de ses *Causeries du lundi*, tome X, p. 34 et suivantes.

Page 323, note 4. Clairambault avait été chargé d'instruire le duc de Bourgogne sur la noblesse du royaume. Voici ce qu'il écrivait à ce sujet, le 6 janvier 1724, à un destinataire qui doit être le secrétaire d'État de la maison du Roi, M. de Maurepas (Bibliothèque nationale, mss. Clairambault, vol. 1054, fol. 57) : « Vous avez eu agréable, Monseigneur, de me permettre de vous rendre compte de ce que j'avois porté à Versailles le premier jour de l'an, par rapport aux études du Roi (Louis XV).

« En 1693, le feu Roi ne trouvant pas Messeigneurs les ducs de Bourgogne, d'Anjou et de Berry assez instruits pour distinguer les personnes de la cour qui avoient de grandes charges et l'honneur de les approcher, je fus proposé par M. le chancelier de Pontchartrain, M. le duc de Beauvillier et M. de Fénelon, depuis archevêque de Cambray, pour leur en donner une idée. Il me fut ordonné de faire la même chose auprès de M. le comte de Toulouse. J'allois trois fois par semaine à Versailles, et cela dura environ deux ans.

« Après avoir fait de petits abrégés pour mettre les princes en état d'entrer plus aisément dans la connoissance des familles considérables de la France, je leur donnai en abrégé les trois races royales, avec toutes les branches : cela composoit un volume.

« Les maisons des ducs et pairs, grands officiers de la couronne et de la maison du Roi, des chevaliers du Saint-Esprit et gouverneurs des provinces vivant en 1693 : cela faisoit le second volume.

« Et des familles considérables qui n'étoient pas comprises dans les articles précédents, mais qui par leur ancienneté, par les charges qu'elles avoient possédées ou par leurs services, méritoient d'être connues et distinguées : cela formoit le troisième volume.

« Ces études finies, Mgr le duc de Bourgogne, qui vouloit tout approfondir, demanda un recueil complet et plus étendu de toutes ces maisons.

« Ce que j'avois fait étoit in-4°, pour le rendre d'un usage plus aisé et moins embarrassant ; il souhaita que le grand recueil fût en grand in-folio.

« J'avois donc, Monseigneur, porté à Versailles le premier jour de l'an ces trois volumes in-4°, et le premier grand in-folio fait pour Mgr de Bourgogne, sur lequel j'ai ajouté ce qui est arrivé depuis 1693 jusqu'en 1723.

« Ce prince avoit encore eu l'idée d'avoir un état abrégé de toutes les familles nobles du royaume, divisé par provinces, pour connoître combien il y avoit de familles et estimer par là combien il y avoit de nobles dans le royaume et, dans le besoin, combien il y en avoit capables de porter les armes. J'y avois aussi porté ce que j'ai fait par ordre en 1722 et 1723 sur l'origine des maisons souveraines de l'Europe et de la parenté de tous les princes et princesses avec le Roi.

« Je suis en état de rendre compte de l'usage que l'on avoit projeté de faire de cet ouvrage et de plusieurs autres faits pour Sa Majesté. Si vous croyez, Monseigneur, que l'on puisse tirer quelque secours de tout ce que je viens de vous informer, je l'offre avec tout le zèle et la soumission possible. Je vous supplie de me guider, tant par rapport à Monseigneur le Duc qu'à Monseigneur de Fréjus et à vous, et de me donner vos ordres.

« Je suis avec un très profond respect, Monseigneur, votre très humble et très obéissant serviteur. CLAIRAMBAULT.

En marge : « Par conseil, je n'envoyai point cette lettre ; j'ajoutai les principaux articles à celle de M. de Maurepas, ou plus je ne fis qu'une lettre des deux, afin qu'il la lût à Monseigneur le Duc. »

Page 346, note 3. Le curé de Versailles était depuis janvier 1704 Claude Huchon, qui, après avoir été supérieur de la maison de la Mission à Sedan et curé de cette ville, avait remplacé à Versailles son ami Hébert nommé à l'évêché d'Agen. Il mourut dans ces fonctions en 1721.

Page 349, note 5. Les registres du Bureau de la Ville nous ont conservé le texte du discours de M. Bignon, prévôt des marchands (Archives nationales, H 1844, fol. 348 v°) : « Sire, dans la consternation où nous sommes, nous ne savons que nous jeter aux pieds de Votre Majesté pour la supplier de sacrifier sa douleur au bonheur de ses peuples, dont elle réunit les espérances. La prospérité de votre royaume dépend d'une santé si précieuse ; elle est notre unique ressource. Sire, au nom des vertus et de la piété du prince que vous pleurez, au nom du respect et de la tendresse que son auguste épouse vous avait vouée, enfin, Sire, au nom du Dieu même qui vous éprouve et dont vous adorez encore la rigueur, conservez votre personne sacrée ! »

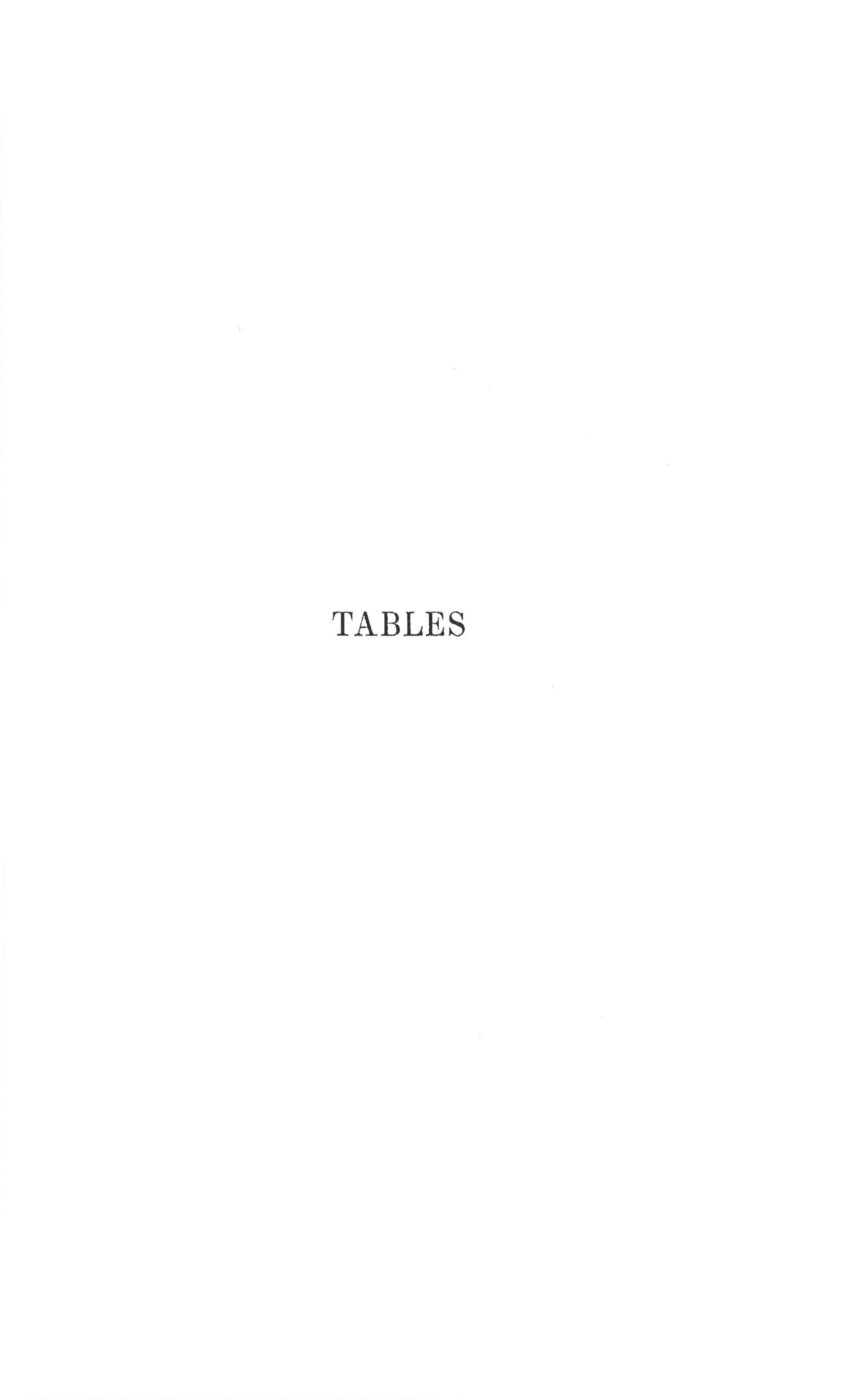

TABLES

I

TABLE DES SOMMAIRES

QUI SONT EN MARGE DU MANUSCRIT AUTOGRAPHE.

Suite de 1711.

II

TABLE ALPHABÉTIQUE

DES NOMS PROPRES

ET DES MOTS OU LOCUTIONS ANNOTÉS DANS LES *MÉMOIRES*.

N. B. Nous donnons en italique l'orthographe de Saint-Simon, lorsqu'elle diffère de celle que nous avons adoptée.

Le chiffre de la page où se trouve la note principale relative à chaque mot est marqué d'un astérisque.

L'indication (Add.) renvoie aux Additions et Corrections.

A

C

D

N

Q

R

S

T

W

Y

III

TABLE DE L'APPENDICE

PREMIÈRE PARTIE

ADDITIONS DE SAINT-SIMON AU *JOURNAL DE DANGEAU.*

(Les chiffres placés entre parenthèses renvoient au passage des *Mémoires* qui correspond à l'Addition.)

SECONDE PARTIE

I

II

TABLE DES MATIÈRES

CONTENUES DANS LE VINGT-DEUXIÈME VOLUME.

FIN DU TOME VINGT-DEUXIÈME.

CHARTRES. — IMPRIMERIE DURAND, RUE FULBERT.